宁夏医科大学支持学术著作

药品安全预警信息系统建模研究

张文学 董富江 连世新 刘哲 等著

燕山大学出版社

·秦皇岛·

图书在版编目（CIP）数据

药品安全预警信息系统建模研究 / 张文学等著. —秦皇岛：燕山大学出版社，2021.12
ISBN 978-7-5761-0244-4

Ⅰ. ①药… Ⅱ. ①张… Ⅲ. ①药品管理－管理信息系统－预警系统－系统建模－研究
Ⅳ. ①R954

中国版本图书馆 CIP 数据核字（2021）第 249769 号

药品安全预警信息系统建模研究

张文学 董富江 连世新 刘哲 等著

出 版 人：陈　玉			
责任编辑：王　宁		策划编辑：王　宁	
责任印制：吴　波		封面设计：吴　波	
出版发行：燕山大学出版社 YANSHAN UNIVERSITY PRESS		地　　址：河北省秦皇岛市河北大街西段 438 号	
邮政编码：066004		电　　话：0335-8387555	
印　　刷：秦皇岛墨缘彩印有限公司		经　　销：全国新华书店	

尺　　寸：185mm×260mm　16 开		印　　张：20.5	
版　　次：2021 年 12 月第 1 版		印　　次：2021 年 12 月第 1 次印刷	
书　　号：ISBN 978-7-5761-0244-4		字　　数：437 千字	
定　　价：83.00 元			

著 作 团 队

张文学（宁夏医科大学）

董富江（宁夏医科大学）

连世新（宁夏医科大学）

刘　哲（宁夏医科大学）

杨德仁（宁夏医科大学）

杨　柳（宁夏医科大学）

马宜青（宁夏医科大学）

张海宏（宁夏医科大学）

袁　渊（宁夏医科大学）

张　甜（宁夏医科大学）

杨晓燕（宁夏职业技术学院）

前　言

　　药品安全关系人民群众的身体健康和生命安全，关系社会和谐稳定。党和国家领导人历来重视药品工作，多次作出重要批示指示，要求用"四个最严"对药品生产、流通、使用等各环节加强监管，坚决杜绝各类药品质量安全事件的发生，包括监管部门、药品企业、医疗机构等在内的各方在各个环节共同维护药品安全。药品安全预警系统对药品全生命周期过程中存在的异常现象进行警示，防范各类药品质量安全事件发生，能够起到预防不良事件发生的作用。

　　用药是医疗实践中最普遍的治疗手段。在可用药品越来越多的同时，药品使用情况也越来越复杂，实际生活中用药不规范的现象普遍存在。树立安全用药理念，知晓药品用法、不良反应适应症等药品信息，提高安全用药技能，可切实保障公众健康。本书第1章讨论了有利于规范用药行为的合理用药信息系统，第2章讨论了药品不良反应监测系统以了解药品的不良反应结果，从而知晓正确的剂量及合理服用药物，避免药物伤害。

　　药品安全涉及政府、企业、社会等多元利益主体，实现药品安全数据的共建共享是各责任主体进行工作协调联动的基础。本书第3章讨论了药品生产部门、药品使用部门、卫生部门与药品监管部门协同工作中的药品安全数据共享系统建模，包含药品风险沟通（跟踪药品临床不良反应、药品召回）、药品临床综合评价（收集报告药品使用信息、药物经济性评价、药品临床价值综合评价）、药品使用监测（重点监测、专项工作监测、药品集中采购监测）。

　　大数据时代如何从网络媒体发布的药品安全事件、药品安全监管及药品安全形势等医药新闻报道中跟踪药品安全舆情，是卫生部门和医药企业研判舆情的关键。本书第4章讨论了有利于药品安全舆情治理的药品安全舆情的情感分析系统，第5章讨论了药品安全舆情预警系统，以妥善处置药品安全问题，及时回应社会关切，营造良好的药品安全舆论氛围。

　　本著作共5章，43.7万字。其中，第1章，合理用药信息系统，5.0万字，由杨德仁、张海宏、袁渊、张甜、杨晓燕负责完成；第2章，药品不良反应监测系统，5.0万字，由董富江、连世新、刘哲、杨柳、马宜青负责完成；第3章，药品安全数据共享系统，11.3万字，由张文学负责完成；第4章，药品安全舆情的情感分析系统，10.6万字，由张文学负责完成；第5章，药品安全舆情预警系统，11.8万字，由张文学负责完成。

　　感谢2021年宁夏医科大学支持学术著作出版（宁医校发〔2021〕43号）、宁夏医科大学校级学术技术带头人后备培育对象（宁医校发〔2020〕53号）、国家社会科学基金西部项目（17XGL016）、宁夏自然科学基金（2020AAC03122）的资助。感谢宁夏医科大学理学院科研项目基金：医疗文本挖掘中有监督学习的实体消歧模型和算法研究，主题舆情结构化知识库构建研究，XLNet模型针对电子病历命名实体识别的研究，基于机器学习方法的医药安全信息识别方法研究。

　　本书的顺利出版，作者要感谢责任编辑王宁和其他为此书付出辛勤工作的燕山大学出版社的工作人员。感谢宁夏医科大学领导的关心和支持，感谢宁夏医科大学本科生陈思丹、郭蓉臻、普荣智、李毅凡、王利在稿件整理与图形绘制过程中的辛勤工作。本书参阅和借鉴了大量的文献资料，在此一并表示感谢。

2021年4月8日

目 录

第1章　合理用药信息系统

　　合理用药包括安全、有效、经济与适当基本要求。本章讨论在合理用药信息系统中，医生根据病人自身情况进行药品的选择，确定使用药品的数量、给药途径和频次、剂量、剂型；药剂师负责审核医生所开的处方药物中是否出现药物相互作用以及是否出现过敏药物的使用；专家负责分析药品的经济指标，进行药品经济学评价。

　　本章详细阐述了合理用药信息系统的需求分析、系统分析、系统设计和系统实现。首先，需求分析部分详细地阐述了需要完成的业务，主要分析目标包括三个，即组织分析、需求获取和需求分析。根据现有业务得到系统需要的功能需求包括：确定使用药品合理性、开出合理医嘱、确定使用药品情况。在需求分析的基础上，详细阐述了系统分析，给出了系统用例、业务规则、用例实现，并建立了分析模型。其次，在需求分析和系统分析之后对本系统进行了完整的设计，包括设计模型、接口设计、包设计和数据库设计，设计了药品数据表、药品匹配表和处方数据表等。最后，系统实现了医生模块、药剂师模块功能。

1.1 绪论

1.1.1 研究背景

世界卫生组织（WHO）1985年在内罗毕召开的合理用药专家会议上，把合理用药定义为："患者接受的药物适合他们的临床需要，药物剂量符合他们的个体需要，疗程足够，药价对患者及其社区最为低廉。"由此诞生了合理用药的概念。1986年，世界卫生大会第39.17号决议（WHA39.17）将合理用药明确定义为："基于患者临床需要，剂量和用药时间适当，患者个体和社会承担的费用最低。"[1]20世纪90年代以来，国际药学界学者达成共识，给合理用药赋予了更科学、更完整的定义："以当代药物和疾病的系统知识和理论为基础，安全、有效、经济、适当地使用药物。"

长期以来，不合理用药现象普遍存在。据世界卫生组织估计，所有药物的处方、配发和销售有半数以上不适当，而且所有病人有半数不能正确服药[2]，解决不合理用药迫在眉睫。设计和实现合理用药信息系统，借助信息化手段对合理用药进行管理，具有一定的现实意义。

1.1.2 国内外研究现状和趋势

1.国外研究现状

（1）合理用药现状研究

美国有相关的调查研究显示，不合理用药后会引发医疗事故，其发生率远远高于乳腺癌、艾滋病的发生率。综合美国的用药情况分析，不正确的医嘱占一定的比例，在为患者发放药物时出现不当情况也占一定比例。美国每年约有4.4万～9.8万的患者死亡是由于使用药物不恰当。《美国医学会杂志》报道称，对于美国1996—2006年间4个重要电子数据库中的153份报告，按Meta分析标准，对住院病人药物不良反应（Adverse Drug Reactions，ADR）发生率进行计算，得到39份科学前沿性的研究报告，严重ADR和导致死亡的ADR发生率分别为6.7%和0.32%。

有文献研究曾经分析过世界76个国家2000—2015年抗菌药使用的趋势和驱动因素，在这十几年间，以定义的用药频度（Defined Daily Doses，DDDs）来表示抗菌药消费量增加了65%，抗菌药消费率增加39%（每千名居民每日11.3~15.7DDDs）。如此大量的使用抗菌药物是抗菌药耐药性产生的最重要原因。迄今为止，全世界每年至少有70万人的死亡是由抗菌药耐药性引起的。据国际社会统计，在用于治疗严重感染的抗菌药中，至少有20%是不合适的。英国一份报告预测，到2050年，全球每年将有1000人死于抗菌药的耐药性。目前不合理用药是全世界普遍存在的现象，不合理用药大大增加了社会的负担，导致医药资源的浪费。

（2）合理用药制度和举措

世界卫生组织一直以来都倡导各国建立并施行国家基本药物制度，解决用药的可及性问题。内罗毕"合理用药"大会上，合理用药的定义扩展了基本药物制度的内涵。合理用药成为实施基本药物制度的重要使命，宣告了基本药物与合理用药相结合的新时代的到来。

基本药物目录是基本药物制度的核心。世界卫生组织现行的基本药物遴选标准是以循证医学为基础,对药品进行经济性、公共卫生相关性、药品质量、有效性、安全性和治疗成本等一系列因素的综合评估,并以此为基础制定基本药物目录。目录兼顾了同类比较的安全性、有效性和经济性证据,使疗效好但价格高的药品同样可以成为基本药物。目前,在世界卫生组织正式成员国中,已有八成以上的国家制定了本国的基本药物目录,且多数国家还根据国情定期或不定期地更新目录内容。通过检索部分发展中国家的基本药物目录,结果显示遴选指标基本都涵盖了经济性、安全性、有效性、公共卫生需求、可及性、药品质量等,其中经济性、有效性和安全性是各国遴选标准中考察得最多的3个因素,表明各国在基本药物的遴选标准上都将合理用药因素放在了重要位置[3]。

在研究如何合理用药的过程中,许多发达国家在工业化阶段就开始探索合理用药的多种模式,并在国家药物政策法规背景下,制订科学的用药计划,其目的与核心为合理用药、以人为本。澳大利亚于20世纪90年代建立了国家处方服务机构(National Prescribing Service,NPS),专门用来促进科学用药,并于2000年将科学用药列为国家药物政策的4个目标之一。英国于1999年建立国家卫生与临床优化研究所(National Institute For Health and Clinical Excellence,NICE),为NHS和当地权威部门及其他组织制定指南、设定质量标准,管理国家数据库,采用国家处方集促进合理用药。

鉴于抗菌药物不合理应用的重大影响,早在1992—1998年,世界卫生组织就建立了淋病球菌(Pila gonorrhea)抗菌药物监测计划,用以监测当时已对公众健康产生威胁的淋病奈瑟球菌(Neisseria gonorrhoeae)。2000年9月,世界卫生组织发布了一项全面的抗菌药物耐药性监测和遏制战略,以供国家和国际层面的应用,并且于2003年12月在瑞士日内瓦和2004年3月在挪威奥斯陆召开了两次关于人类医学领域之外抗菌药使用和细菌耐药性研讨会,强调务必将遏制抗菌药物耐药性战略落实。在2011年4月7日的世界卫生日,世界卫生组织提出了"抵御耐药性,今天不采取行动,明天就无药可用"的口号,并决定从监测、使用、预防、创新等方面来制止耐药性的传播。2015年10月22日,世界卫生组织启动了全球抗菌药物耐药性监测系统(Global Antimicrobial Resistance Surveiuance System,GLASS),这是第一个将抗菌药物耐药性监测标准化的全球合作项目。

欧盟也十分重视抗菌药物的耐药性及相关问题。欧盟政府曾出台过新抗菌药物说明书的指南,规范抗菌药物合理使用的说明书,同时还建议对不同细菌感染细化用药剂量,以便减少不良反应。在兽用抗菌药物方面,欧盟更是严禁在动物饲料中添加各种抗菌药物作为生长促进剂。2011年11月17日,欧盟委员会制订了一个全面的应对致病菌耐药性行动计划,该计划涉及多个领域,特别强调要提高人用抗菌药和兽用抗菌药的监测,确保使用得当。可以看出,欧盟在兽用抗菌药的管理方面确实要比其他国家更加严格。

美国自20世纪80年代开始,以监督执行有权威的临床指南和推荐使用处方集和通用名替代药为基础进行运作。为改善用药状况,美国还对公共资金支持的医疗救济项目(Medicaid)强制执行基于药物经济学的,以安全性、有效性、经济性为核心的药物利用评价及临床药师咨询。自20世纪90年代，以美国为代表的许多国家就已经开展了抗菌药物管理项目（Antimicrobial Stewardship Program，ASP）。除此以外，在1996年，美国FDA（Food and Drug Administration，FDA）兽药中心、农业部和疾病控制预防中心就合作建立了国家抗菌药物监测系统，主要目的是监测人类以及食用性动物中细菌的耐药菌趋势。1997年，美国疾病管理中心（Centers for Disease Control and Prevention，CDC）出台了抗菌药物使用指南以及关于预防医院内抗菌药物耐药性的指导方针[4]，对医生使用抗菌药进行详细指导。1999年，FDA和CDC联合发起了"遏制抗菌药物滥用"的运动，要求在抗菌药物说明书上以明确语言提示医生，在真正需要时才能开抗菌药物处方，同时向全国各地的就诊患者发放宣传手册，普及抗菌药物知识。同年，美国成立了专门处理抗微生物药耐药工作组（Task Force on Antimicrobial Resistance，TFAR），并制订了防止微生物耐药公共卫生行动计划，来处理与抗菌药物耐药性有关的各种问题。2007年，美国感染病学会和美国医疗保健流行病学学会联合发布了《加强抗菌药物管理计划发展指南》，进一步加强抗菌药物的管理。迄今为止，美国医疗保健系统每年都要花费数十亿美元，其中有大部分都被用于抗菌药物的管理。可以说，美国的抗菌药物管理计划对抵抗细菌、真菌和病毒之间抗性的出现起着巨大的作用。美国在抗菌药物管理方面还有一个特点，那就是对抗菌药处方权的控制非常严格。在美国获得抗菌药必须要经过三道关：一是医生关，一旦发现医生有违规开具处方的行为，会立即给予警告甚至吊销行医执照；二是药店关，在药店购买抗菌药的手续非常复杂，没有医生的签字和规范的处方，患者是不可能从药店买到抗菌药的；三是监管关，相关部门会定期考核医生的抗菌药知识储备，一旦不合格，会立即停止其处方权。所以美国的医学界一直有"获得抗菌药难"的说法。

印度通过设立基本药物预警制度，规定企业停产必须提前6个月告知政府，且政府可以为了公共利益要求医药公司继续生产一定数量的基本药物，以此来确保基本药物的供应。津巴布韦根据药品实际用量和临床重要性，从《基本药物目录》中挑选出常用药和急救药作为保证供应的优先品种。南非建立了药品仓库信息系统，用来记录各省政府和其他组织购买的药品数量和种类，以预测每年同种类药品的需求数量，依此来保证基本药物的供应。这些举措通过提高基本药物的可及性，为医生合理用药提供了资源保障。

国际促进药物合理使用大会（ICIUM）影响深远，国际和国家药物政策制定者和研究者、项目管理者、临床医师和其他利益相关者参会，达成了由最新理念支撑的、最先进的用药干预共识，特别为发展中国家促进合理用药提出了建议。历届ICIUM都提出了以保障民众"病有所医"，特别是以保障中低收入国家弱势群体的健康权为核心的策略。

（3）技术手段

欧洲于1998年由欧盟资助建立了欧洲抗微生物药物耐药监测系统（European Antimicrobial Resistance Surveillance System，EARSS），2010年更名为"欧洲抗微生物药物耐药性监测网络"，其主要用于收集耐药数据，为制订预防计划和相关政策提供数据基础。于2001年成立的欧洲抗菌药物使用量监测网（European Surveillance of

Antimicrobial Consumption，ESAC）定期从33个欧洲国家收集抗菌药物使用量，持续监测抗菌药物的使用，为科研和决策提供长期的数据支持。

南非和部分东南亚国家开发了国家药物使用情况趋势分析工具，为促进合理用药提供了依据[5]。撒哈拉以南地区的非洲国家开发了监测药物利用工具，制定了用药干预方法和监测指标，促进抗艾滋病药物治疗的依从性。印度和南非还在社区开展抗菌药物使用和细菌耐药监测。

国外药物管理系统发展较早，具有一定的功能优势。瑞典、德国两国针对老年人不合理用药现状使用了药物管理系统，瑞典多剂量给药系统更适用于医疗机构用药，德国高级辅助医疗系统更适用于家庭用药。总之，国外一些国家分别从不同角度改善了不合理用药现状，但仍存在不足[5]。

2.国内研究现状

（1）不合理用药现状

国内学者针对不合理用药现状的研究较多，近期的研究有：

万人南[6]通过医院HIS系统和临床药学点评系统，随机抽取某医院2018年1月—12月门急诊抗菌药物处方5421张，回顾性分析处方点评内容，评价抗菌药物的使用情况。结果显示抽取抗菌药物处方5421张，其中不合理处方255张，占4.70%，不合理类型主要包含给药途径不适宜、用法用量不适宜、联合用药不当、适应症不适宜、重复用药等。

魏奉天[7]以某院2018年4月—2019年4月间医院门诊和住院患者中随机选取180例为研究对象，对抗菌药物的使用情况进行回顾性分析。结果在所选取的180例病例中，其中共有122份病例使用了抗菌药物，抗菌药物的使用率为67.78%。所有患者均为非手术病例，共122份。122份使用抗菌药物的病例中，外科使用率最高，其次分别为内科、妇科以及儿科等。而其中使用较多的药物分别为头孢曲松和头孢噻肟钠以及头孢哌酮舒巴坦钠和青霉素钠等。在122例病例中，共有71份病例存在不合理用药，占比为58.20%，其中药物剂量使用不合理、药物选择不当占多数。结论是抗菌药物的临床使用中仍存在药物不合理使用的情况发生。

王玉玮[8]选取90例在2017年5月—2019年5月某院消化内科收治的患者，探究在用药过程中存在的相关问题，同时对相应的解决对策进行研究，结果显示用药问题所占比例为10.00%。抗生素存在较长的使用时间、联合用药不合理、联合用药不良反应、联合用药药效降低、重复用药及用药剂量过大等是用药过程中的常见问题。结论是消化内科不合理用药问题较多，需要制定改进措施。

张梅芳、刘跃林[9]采集2015年1月—2016年12月如皋市中医院肺病科、脑病科和心病科全部出院病历12464份，随机抽取80份，查阅入选病例的病历资料，回顾性分析患者的现病史、既往史、临床诊断、过敏史、检查检验结果、医嘱用药等资料。结果显示在80份病历中，存在不合理用药情况22份（27.5%），共涉及34例次不合理用药现象，不合理用药药物种类以抗菌药最多。

陈瑶、朱亚军[10]选取2018年1月—2019年1月于医院就诊后使用糖皮质激素类药物治疗的患者100例，向所有患者发放调查问卷，包括个人具体信息、所使用糖皮质激素名称、就诊科室、每日用药剂量、日常使用情况及不良反应发生状况等，并统计各科室糖皮质激素应用情况及不良反应诱因。结果显示共100例患者使用糖皮质激素，内科有36例，占36.00%，风湿科27例，占27.00%；糖皮质激素类药物单用率为64.00%，高于两种联用的27.00%及三种联用的9.00%，差异有统计学意义（$P<0.05$）。本研究中共出现31例不良反应，占31.00%，其中主要因素为联用相互作用13例，占13.00%，其次是用法用量不适宜7例，占7.00%。结论是糖皮质激素在临床应用中尚存在用法用量不适宜、联用相互作用等较多误区，应提高临床医生专业素养，加强临床用药指导，便于提高临床用药合理性，减少不良反应。

结合上述研究和其他文献，在我国不合理用药的主要表现有：

①选用不恰当的药品。如果选用的药物不对症，对特殊的患者可能会有后果严重的用药禁忌。

②药物配伍出现问题。没有依据需求和药物特性给出合理的给药方案，无必要或不恰当地合并使用多种含有相互作用的药物，增加了药物之间的毒副作用。例如在抗感染治疗中，相同作用机制的药物一起用，造成资源浪费；又或者是疗效相互拮抗的药物合用，引发严重的药品不良反应。

③使用错误的给药途径，过度使用注射。例如在卫生条件或消毒意识较差的农村地区，血液感染的概率比较大；不发达地区更容易存在严重的不洁注射行为，比如注射器的重复使用或者注射器质量不合格等，给患者带来潜在的安全隐患。

④用药剂量不合理。其中用药量不足包括剂量不足和疗程不足两个方面，这种情况多表现为患者不严格遵循医嘱，自认为病症已经治愈而减量或者停药。另一种是用药剂量过多或者疗程周期过长。有的患者为追求更快的疗效，自行加大药物用量，导致药品毒副作用增强，给肾脏造成了一定负担。

随着我国医疗卫生事业的发展，医疗行业市场化不断深入，加之医疗卫生人员素质水平参差不齐，导致医疗实践中药品使用的安全性、有效性、经济性和适当性难以保证。根据相关报告，我国每年死于药物不良反应的患者大约有20万，其中临床不合理用药所占比例为5%～17%。

（2）不合理用药原因

不合理用药原因与对策的研究，在我国也开展得比较多，近期的研究有：

王伟、胡冰[11]抽取2019年1—7月某间医院门诊口服PPI用药处方1800张，依据药品说明书分析其合理用药情况以及不合理用药的原因。结果显示在1800张口服PPI处方中，其不合理用药处方583张，其中超年龄用药105张（占18.01%）、无指征用药317张（占54.37%）、用药剂量不合理66张（占11.32%）、疗程不合理41张（占7.03%）和适应症选择不当54张（9.26%）。得出结论：某医院门诊口服PPI超说明书使用情况极为普遍，医师处方用药选择诊断较为随意，应加强门诊处方用药的干预管理并强化药品安全、合理使用的知识培训，以确保患者用药的安全性和合理性。

魏琴、赖亮生[12]抽取2019年度某医院住院患者用药医嘱403份，分析其不同季度抗菌药物使用的合理性，并对不合理用药医嘱产生的原因提出了干预措施。结果显示在403

份用药医嘱中，其中抗菌药物医嘱217份，占53.85%；医嘱中涉及不合理用药原因主要为药物选择不合理、用药时机不合理、适应症不适宜、用法用量不适宜、联合用药不适宜、给药疗程不当以及无指征用药等；经干预后医嘱中抗菌药物使用率、抗菌药物人均使用金额均明显下降，合格率显著提高。得出结论：通过对住院患者抗菌药物医嘱的点评和干预，规范了临床用药行为，确保了患者用药安全，减少了医疗浪费和医疗纠纷。

许斯、党德建[13]选择2012—2016年参加河南省三级医院等级评审的16家医疗机构，对比分析其评审前一年和评审后一年的合理用药指标（包括药费收入占医疗总收入比重、抗菌药物占西药出库总金额比重、限制级抗菌药物使用前微生物送检率、特殊级抗菌药物使用前微生物送检率、住院患者抗菌药物使用率和抗菌药物使用强度）变化。研究结果显示评审后一年限制级抗菌药物和特殊级抗菌药物使用前微生物送检率达标数分别提高83.33%和66.67%，且接受限制使用级抗菌药物治疗住院患者微生物检验样本送检率、接受特殊使用级抗菌药物治疗住院患者微生物检验样本送检率、抗菌药物使用强度差异无统计学意义（$P>0.05$）。药费收入占医疗总收入比重与参评前差异无统计学意义，而抗菌药占西药出库总金额比重与参评前相比显著下降，差异具有统计学意义（$P<0.001$）。得出结论：通过医院等级评审，可以规范医疗机构合理用药，降低住院患者抗菌药物使用的经济负担。

陈丹红[14]选取2017年6月22日至2018年6月22日期间江阴市第五人民医院150份抗生素处方（实施奇偶数法分组模式），对照组的75例患者进行常规管理措施，观察组的75例患者进行针对性用药管理措施。结果显示观察组抗菌医药费用（223.62±25.62）元、住院总费用（12421.23±152.36）元、住院时间（10.02±1.35）天、用药途径不正确（1.33%）、用药剂量过大（1.33%）、给药时机不当（0.00%）、疗程过短或过长（2.67%）、用药间隔时间不合理（1.33%），均优于对照组（$P<0.05$）。得出结论：针对性用药管理措施在抗生素合理用药中具有较高推广性，可规范临床用药行为，降低不合理用药率。

夏开梅[15]选取2016年4月至2017年4月期间毕节市中医院门诊当中200份使用糖皮质激素的处方作为研究对象，对这200份处方用药的合理情况进行分析和统计。结果表明在200份使用糖皮质药物门诊处方当中，存在10份不合理处方，所占比例为5%，合理处方190份，所占比例为95%。导致处方问题的原因主要包含药物剂量较高、处方和药物使用不相符。分析诊断使用分布类别，200份应用糖皮质激素类药物的处方中，皮肤科、儿科、针灸科等所占比例较大，分别为26%、25%、17%，而急诊科、骨伤科、耳鼻喉科等所占比例较小，分别为11%、13%、8%。得出结论：在临床中，对糖皮质激素进行应用，需结合患者实际情况，避免出现用药不合理现象，从而给患者健康带来影响。

吴娜梅[16]选取2018年1月—2019年9月使用替加环素的病历64份，根据2018年国家卫健委发布的《替加环素临床应用评价细则》，从适应症、给药方案、病原学及疗效评估、治疗时间、特殊使用级抗菌药物处方与会诊等方面进行点评。结果共点评64份病历，中位住院天数（四分位数间距）为30.50（24）天，替加环素平均用药天数为（10.98±7.04）天，分离出CRAB、CRPA、CRE、产ESBL肠杆菌、MRSA等耐药菌85株。替加环素主要用于治疗CRAB所致的社区/医院获得性肺炎、重症肺炎、腹腔感染。合理性评价采用扣分制，得分情况为100分41例、90分9例、85分11例、80分1例、75分1例、0分1例。存在问题包括替加环素用药依据不足、病原学依据不充分、广泛耐药革兰阴性菌感染单药治疗、联合用药不适宜、用法用量不适宜、疗程不适宜。得出结论：替加环素的使用基本合理，需强化多学科协作，加强替加环素临床应用规范化管理，促进其合理应用。

结合上述研究和其他文献，导致我国不合理用药的原因有：

①法律法规不完善，监督管理不到位。我国市场经济体制尚不完善，医疗保险机制还不健全，药品的分类管理及特殊药品的管理等重要管理制度未能得到严格遵守，药品广告管理欠规范，医疗卫生系统以药养医行为普遍存在。

②缺乏相关技能和基本知识。首先，医生临床诊断由于各种因素常常不明确，常常无法给出最佳诊断，缺少对患者病情的连续观察，导致不合适的处方和药品分发；其次，医学院校所教授的医药知识与现实略有脱轨，加上医学生深入实践经验短时间积累较少；最后，对广大群众医药知识的普及在传播的广度和深度上有所欠缺。

③无限制地获得药物。患者可以随意购买使用处方药，造成不合理服药和违背相关剂量规定。

④医务人员负担过重。医生对患者进行诊疗的时间太短，可能造成不适当的药物治疗。医生往往依赖于处方习惯和经验用药，因为他们没有时间更新自己的药学知识，也没有时间对患者的情况作全面深入的了解。

⑤患者由于家庭经济原因或者药品以及医疗费用昂贵等原因，负担不起全疗程用药，于是从其他不正规途径获取药物，不能保证药品的质量。

⑥国家对药物方面的策略缺少有效性举措。迄今为止，我国缺乏强有力的医药法律保障来确保合理用药。

近几年来，我国正在进行医疗卫生体制改革，一直秉承着"保基础，强基层"的理念，医改不断加大财政投入，通过完善基本医疗卫生保障和服务体系及基本药物供应体系，保障人人享有基本公共卫生和基本医疗服务，公平获得基本药物。发达国家也不可避免地存在着医疗需求与卫生资源间的供需矛盾，并且这一矛盾在我国也很突出。合理用药的重点是最大限度地达到药品资源的可利用率，是既能取得良好的医改成果又能实现药品资源的可持续发展的根本保证。

（3）合理用药对策

合理用药对策研究在我国开展较多，近期的研究有：

董卫权、王鲁萍、高雪[17]选取某院"六精一全"药物临床应用管理模式前后80例患者，按时间先后顺序分为参照组和研究组，对比两组药物服务质量水平。结果显示研究组药物服务质量各项评分均高于参照组，且差异明显（P<0.05）。得出结论："六精一全"模式在医院药物临床应用管理中的实施效果显著，对医院整体药学服务质量的提升有促进作用，可推广。

黄卫娟、王淑芬、唐荣江等[18]以序贯疗法构建辅助药品分级管理体系，按医师职称限制辅助药品的使用权限，评价2019年1月至6月（管理前）和2019年7月至12月（管理后）辅助药品的各项指标。结果显示构建辅助药品分级管理体系后，辅助药品使用率、不合理使用率、无适应症用药率均明显下降（$P<0.05$），辅助药品费用占比、住院人均辅助药费用均下降。得出结论：构建分级管理体系可促进辅助药品的合理使用，是一种有效的药品管理手段。

王横溢[19]随机选取2014年3月至2014年12月某院实施传统处方管理办法期间的2200张处方，作为对照组，选取2015年1月至2015年10月该院实施处方点评管理制度期间的2200张处方，作为研究组，比较两组的合理用药情况。结果显示研究组中不合理用药情况，包括适应症不适宜、联合用药不适宜、药品剂型不适宜、药品用法及用量不适宜、重复给药、药品配伍禁忌及给药方法不适宜，发生率分别为0.09%、0.09%、0.14%、0.23%、0.14%、0.23%、0.14%，均低于对照组的0.64%、0.68%、0.77%、0.86%、0.91%、0.95%、1.09%，差异有统计学意义（$P<0.05$）；研究组因不合理用药导致的医疗纠纷发生率为0.18%，低于对照组的0.64%，差异有统计学意义（$P<0.05$）。得出结论：处方点评在合理用药中的实践价值较高，可降低不合理用药的发生率，减少医疗纠纷的发生，值得进行深入研究。

施淑娟[20]选取2019年4月至2020年4月某医院门诊收治的91例患者，其中46例接受药物咨询服务的患者为A组，45例未接受此服务的患者为B组，观察用药合理性情况。结果显示不合理用药比较：A组发生率［13.04%（6/46）］低于B组［71.11%（32/45）］，差异有统计学意义（$P<0.05$）。咨询问题比较：关注用药方法的患者最多，差异有统计学意义（$P<0.05$）。药房服务评价：A组96.74分，高于B组88.37分，差异有统计学意义（$P<0.05$）。得出结论：在门诊药房接诊中为患者提供用药咨询服务，可增强患者用药科学性，减少不合理用药和不良反应，提升用药疗效，优化药房服务评价。

臧君丽[21]选择500张某院门诊处方作为对照组，另选择500张门诊处方作为研究组。对照组不进行临床药师干预，研究组进行临床药师参与临床路径的各环节实施。对比两组的药物合理使用情况，结果显示研究组不合理用药率3.20%低于对照组的12.20%，差异有统计学意义（$P<0.05$）。得出结论：临床药师参与临床路径各环节实施可以促进临床药物的合理使用，提高临床用药的安全性、规范性和经济性；医院临床药师需要发挥自身的专业优势，积极投入临床路径的实施中，切实保障临床患者的用药效果。

李歌平、潘俊[22]选取某院240张抗菌处方，按照患者入院先后顺序分为对照组和观察组，每组120张。对照组实施常规药学管理，观察组实施药学干预措施。比较两组抗菌药物使用情况及不合理用药的发生情况。结果显示观察组患者抗菌药物使用率31.67%显著低于对照组的45.83%，差异具有统计学意义（$P<0.05$）。观察组不合理用药发生率1.67%，低于对照组的15.00%，差异有统计学意义（$P<0.05$）。得出结论：药学干预运用于临床抗菌药物管理，能够有效减少抗菌药物的使用，降低不合理用药的发生率，临床用药价值较高。

任玲龙[23]选取某院采用抗生素治疗的患者120例，随机单双数法分为对照组60例，为常规用药指导，观察组60例，为接受细菌耐药机制指导，对比两种干预方式下医院感染管理质量以及临床医师对于抗生素合理使用的知识掌握度。结果显示观察组管理方式下抗生素不合理用药、联合用药以及医院感染等各种问题出现概率更低（$P<0.05$）；观

察组患者耐药机制、药物等级划分、轮替制度等评分均更高（$P<0.05$）。得出结论：对细菌耐药机制进行全方位分析之后发现，通过分析指导可提升医院感染管理质量和医师对于用药知识的掌握程度，从而促使抗生素的正确使用。

综上所述，在我国普遍采取的合理用药对策有药物临床应用管理、处方点评管理、用药咨询服务、临床路径环节参与、药学干预、临床用药分析指导和处方前置审核等。

抗菌药物是中国临床应用十分广泛的一类药物，但由于技术、管理和社会等多方面原因，抗菌药物的不合理使用现象普遍存在，临床主要表现在用药途径、剂量及联合用药几个方面。这些不合理使用导致的医药资源浪费和费用增长，以及更为严重的细菌耐药问题，已经成为我国医疗卫生领域的一个重大挑战。对于这一挑战，我国早在1985年就成立了细菌耐药性监测中心，从1987年开始，以国家细菌耐药性监测中心为基础在全国建立细菌耐药性监测网，用以监测全国范围内抗菌药物的使用情况及耐药性问题。原卫生部从2000年起开始推出相关文件措施，包括《医院药物治疗委员会指南》（2002年）、《抗生素临床使用原则》（2004年）、《中国国家处方集》（2010年）等。一直到2011年，原卫生部在全国范围内开展了抗菌药物临床专项整治活动。随后，又相继出台了《关于做好全国抗菌药物临床应用专项整治活动的通知》（2011年）、《抗菌药物临床应用管理办法》（2012年）、《关于进一步开展全国抗菌药物临床应用专项整治活动的通知》（2013年）、《抗菌药物临床应用指导原则》（2015年）以及《国家微生物治疗指南》等技术规范，用以指导临床合理用药。近期，国家颁布了《"健康中国2030"规划纲要》《"十三五"卫生与健康规划》《遏止细菌耐药国家行动计划（2016—2020年）》以及《进一步加强抗菌药物临床应用管理遏止细菌耐药的通知》等，表明了国家对抗菌药物合理使用的高度重视。2019年3月，国家卫生健康委员会办公厅发布了《关于持续做好抗菌药物临床应用管理工作的通知》，要求从优化抗菌药物管理模式、提高抗菌药物合理应用能力等方面，部署抗菌药物临床应用管理工作，保证医疗质量，遏制细菌耐药。近年来，由于国家对抗菌药物合理使用的重视程度越来越高，以及医药专业人员和社会群众的用药意识和水平的提高，抗菌药物的不合理用药现象得到了改善，其耐药率、使用强度等都有一定程度的下降。

（4）技术手段

合理用药技术手段研究在我国开展较多，近期的研究有：

谭喜莹、任发燕、王超[24]探讨了合理用药监测系统在中药注射剂临床使用监管方面发挥的作用。方法是2019年1—12月，每月抽取南京中医药大学附属医院中药注射剂超适应症使用病例，分析超适应症使用情况。结果显示使用合理用药监测系统干预后，中药注射剂超适应症使用频率显著下降。得出结论：合理用药监测系统可以提高中药注射剂临床使用的合理性。

黄文英、陈威娜、林霏霏[25]基于合理用药软件初筛结合人工点评模式，分析合理用药软件在门诊处方点评中的应用效果，提高糖皮质激素类药物合理性。方法是利用逸曜合理用药软件对福建中医药大学附属龙岩中医院糖皮质激素类药物处方3496张进行合理性初步筛查，再由临床药师对提取的警示信息及未提示的处方进行人工点评，判定不合理用药，并对用药合理性规则进行评价调整。结果显示3496张糖皮质激素药物处方中，通过合理用药软件初筛不合理用药处方1032张，占糖皮质激素类药物处方的29.52%；经过药师审核后判定不合理处方181张，占糖皮质激素药物处方的5.18%。得出结论：医院糖皮质激素电子处方基本合理，但也需要关注溶媒、相互作用等问题，合理用药软件用于处方点评，无效提醒较多，还需要药师结合临床实际情况进行人工审核后判定，定期改进医院的合理用药软件，对于进一步加强药师与患者的沟通及用药安全具有重要意义。

张淑燕、王珍诊、吴美玲等[4]探索了区域合理用药系统对区域合理用药水平的影响。方法是利用"互联网+医疗"的技术手段，搭建区域合理用药系统。依据药品说明书、专家共识、区域内各家机构处方点评汇总分析结果，制定适合区域的同质化审方规则，并将处方实行分级管理，实现处方事前、事中、事后三个维度的全方位的同质化用药管理。随机抽取2018年3—6月区域合理用药系统上线前的门诊处方6500张作为对照组，再抽取2019年3—6月区域合理用药系统稳步运行后的门诊处方6500张作为观察组，分析比较两组的处方合格率、不合格处方类型以及处方用药的基本情况。结果显示区域处方合格率从87.46%上升至95.44%，区域合理用药系统可以实现区域药事同质化管理，提高合理用药水平。

徐亚滨[26]为了提高儿科医生的临床工作效率，实现合理用药，开发与设计了基于人工智能的儿科合理用药系统。系统由知识库、推理机、人机交互界面组成，通过将患者的电子处方、体征信息与智能知识库进行匹配推理，实时给予临床用药决策提示。结果显示有效减少了临床诊疗过程中药品过量、错误使用、超范围用药等问题。得出结论：该合理用药系统的引入提高了医院临床用药的安全水平和工作效率。

解红锋、阎蕾、徐芳[27]探讨了基于移动护理终端构建的安全用药系统应用现状及用药安全影响因素。方法是选取2017年1月—2018年12月江苏大学附属医院930例护理用药事件，通过回顾性分析调查安全系统应用现状，并对用药安全影响因素进行分析。结果显示，扫码率为95%时用药错误事件93例，发生率为10%，其中用药对象错误24例、用药剂量错误20例、用药遗漏问题24例、用药时间错误21例、给药途径错误4例；经单因素、多因素Logistic回归分析显示，安全用药系统应用下用药安全影响因素包括护士学历、护士职称、安全用药培训、系统应用培训（$P<0.05$）。得出结论：本研究930例护理用药事件中用药错误事件93例（10%），且安全用药系统应用下的用药安全仍受到多方面因素的影响，还需加强对影响因素的分析，据此确定护理干预措施，促使安全用药系统功能得到充分发挥，减少用药错误事件的发生。

马永力、赖英、方新华等[28]介绍了杭州市中医院应用合理用药管理系统结合人工的方法进行门诊中药饮片全处方三级点评的模式。方法是依据《医院处方点评管理规范(试行)》、《中国药典》(2015版)和《浙江省炮制规范》(2015版)等法规的相关规定及三级处方点评管理小组共同制定的处方点评细则等，建立三级中药饮片全处方点评模式。门诊药房药师利用合理用药软件对中药饮片处方进行初次全处方点评；临床药师对门诊药房药师的点评结果进行复核，形成报告后提交给处方点评管理小组；处方点评管理小组根据处方点评的结果及医生的反馈，向医院报告并提出相应的改进措施。结果显示医院门诊饮片处方合理率由全处方点评前的77.7%上升至99.4%，协定方适应症适宜性的合格率从26.1%上升至100%。得出结论：医院中药饮片全处方点评的模式提高了门诊处方合格率，有效地促进了合理用药，为规范各级医院的中药饮片点评工作提供参考。

金慧、胡燕、林忠等[29]总结了癌痛规范化治疗示范医院创建的经验，希望进一步促进癌痛规范化治疗。方法是临床药师通过在合理用药系统和创业临床知识库系统中搭建癌痛用药规则体系，借助审方中心，阻止不合理医嘱行为，从而规范镇痛药物的使用，提高患者的用药安全。此外，临床药师定期对麻醉第一类精神药品处方及住院癌痛病历进行点评和动态分析，以点评结果检验系统规则拦截的有效性，不断完善规则体系，促进癌痛治疗的规范化。结果显示全院麻醉第一类精神药品处方的合格率从98.80%上升到99.51%，住院癌痛病历点评的合格率从91.36%上升到97.89%。得出结论：临床药师基于合理用药系统和创业临床知识库系统的用药规则维护，从流程上阻止不合理用药，可以提高医院药事管理和药学服务的水平，有效推进癌痛规范化治疗示范医院的创建。

沈峻、鲁威[30]报道上海市普陀区加强监管临床合理合规用药，以区域平台处方点评和区域合理用药为基础，以大数据挖掘等信息技术为手段，构建了一套提供智能化的药师处方前置审核等管理的药学辅助服务系统。经不断修正和完善处方审核规则知识库，形成了一套在普陀区内的药学服务闭环管理模式。该系统在区域内逐步推广和深化应用，为优化药学服务、提高医药服务水平、保证用药安全提供了一条可参考的路径。

苏冶玉[31]探讨了合理用药监测系统（Prescription Automatic Screening System，PASS）对中山市东凤人民医院临床不合理用药的监测情况，为临床合理用药提供参考。方法是对2016年1月1日至2017年3月31日该院PASS监测出的不合理用药处方和医嘱进行统计分析。结果显示：PASS共监测出问题处方和医嘱60761份（占总处方和医嘱数700824份的8.67%），主要涉及给药途径、剂量范围及药物相互作用等方面，主要分布于儿科、急诊科、内科、妇产科及重症医学室等科室。给药途径问题主要涉及氯化钠注射液、利多卡因注射液及氯化钾注射液等品种，剂量范围问题主要涉及左氧氟沙星片、注射用头孢拉定（粉末）及雷贝拉唑钠肠溶胶囊，药物相互作用问题主要涉及倍他司汀片、苯海拉明注射液及头孢克肟胶囊。红灯警示处方和医嘱58714份（占96.63%），橙灯警示处方和医嘱2001份（占3.29%），黑灯警示处方和医嘱46份（占0.08%）。多为胃肠道用药、抗菌药物等的用法与用量问题和儿童用药方面的问题，主要涉及雷尼替丁胶囊、枸橼酸铋钾胶囊及碳酸氢钠片等。得出结论：PASS能实时监测临床用药动态，促进临床合理用药，减少药品不良反应的发生，但仍存在一定的缺陷，需要不断完善和更新。

1.1.3 研究意义

迄今为止，合理用药没有一个准确的量化概念，绝对的合理用药也是非常难以达到的，本文中所指的合理用药只是相对的合理用药。公认的合理用药包括安全、有效、经济与适当这四个基本要求。药物品种随着医药科学的发展而不断增加，据有关数据统计，国内常用的处方药物大约有7000种之多。有人曾经预言在21世纪，药物仍然是医疗中不可或缺的重要手段，但出现的问题是临床药物治疗水平等多种方面并没有伴随着药品的增加而提高，依旧出现如浪费药品、延误病情、医疗事故、药源性疾病等不合理用药现象。不合理用药现象在国内比较严重，不合理用药危及人类的健康与生命安全，滥用药物不仅消耗了不必要的社会资金而且浪费人类生存空间，如果能大力推动合理用药的进展，使得用药做到安全、有效、经济、适当，就可以减少浪费和避免药害。现如今，医生的职责不仅仅是治病，更主要的是治病人；药师的职责不仅是给病人发药，更主要的是给病人用药。临床药学的核心是研究药物的合理应用，要求药师从以药物为中心转变为以病人为中心，而药学监护使临床药学提高到一个新的水平。随着计算机技术的高速发展，建立一个合理的用药监测系统，遵循临床合理用药专业工作的特点和基本要求，利用计算机数据库相关知识，结合科学、权威和最新的医学以及药学和相关学科知识进行信息标准化处理，实施医嘱监察和查询相关药物的功能，从而帮助医生、药剂师等专业人员在开出处方、检查处方的过程中即时、有效地掌握和利用医疗药品知识，有效地预防药物不良事件的发生。建立有效的合理用药信息系统在当下是非常具有研究意义的，既可以为开展临床药学工作提供先进的技术支持，也可以为全面提供药学服务奠定基础[8]。

1.2　需求分析

1.2.1　组织分析

1. 组织目标分析

合理用药系统主要包括常见药品分类、药品库存管理、常见药物的排斥反应等功能模块。每个模块相互独立也相互联系，通常医院的医生、护士和药房的药剂师都会用到此系统。通过在医院和市场采集各种药品信息，再根据实际情况找出一些可以描述药品合理性的指标，对不同的药品在各种指标下进行分析，得到药品的合理性结果。

系统的设计提高了医院合理用药、最大限度地实现"以病人为中心"的医疗服务目的，所进行的具体应用有望使合理用药水平能够得到显著提升，提高医院合理用药水平。

2. 组织机构分析

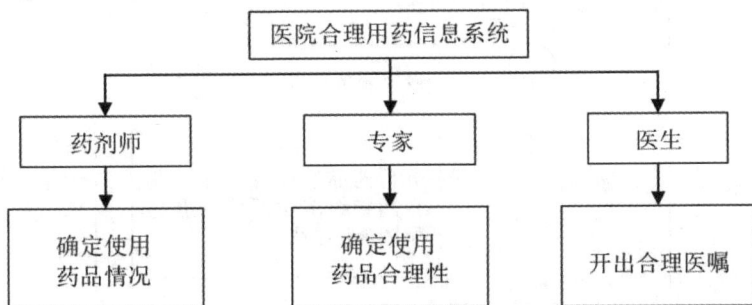

图 1-1　组织机构图

3. 组织职能分析

合理用药信息系统由病人信息录入查询、药品库存查询和常见药品的排斥性反应组成，各部分的具体职能如下：

（1）病人信息录入查询

医生开出合理医嘱时，首先要查阅病人的相关信息，了解其过敏史、既往史等，才能确认相关药品信息；如果未查阅到相关病人的信息，则需要为病人建立档案，将病人信息录入系统。

（2）药品库存查询

药品库存查询主要是为了方便医生和药房管理人员，医生根据库存确定能否给患者开药。药房管理人员根据系统的库存提示，确定哪些药品达到了库存预警值，且何时可以采购药品。在药品查询部分还可以查到药品的价格（对应经济学指标）和生产时间（对应合格率）。

（3）常见药品的排斥反应

给出一些常见药品和其他药品一起使用后产生的副作用和更好的疗效（对应匹配率）。还可以查询其用法用量以及最适给药时间、最适给药人群等（对应准确率）。此部分给医生开药提供了一定的依据，避免发生用药排斥。

1.2.2 需求获取

面向对象业务建模的目标是通过用例模型的建立来描述用户需求，需求规格说明书通常在这个阶段产生。这个阶段通常使用业务用例和业务用例实现两种类型，最好绘制活动图。在业务建模阶段，用例的粒度以每个用例能够说明一件完整的事情为宜，即一个用例可以描述一项完整的业务流程。

1. 定义边界

业务目标是最终系统要实现的功能，通过业务目标可划分系统的边界。每个业务目标都可以用来定义边界，每个边界都有不同的涉众参与，也会有不同的用例出现。根据组织分析可以推导出的系统边界有专家服务边界、医生人员服务边界和药剂师人员服务边界，分别如图1-2、图1-3和图1-4所示。

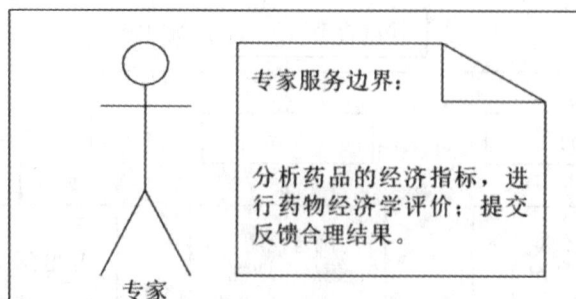

专家服务边界：

分析药品的经济指标，进行药物经济学评价；提交反馈合理结果。

专家

图1-2 专家服务边界

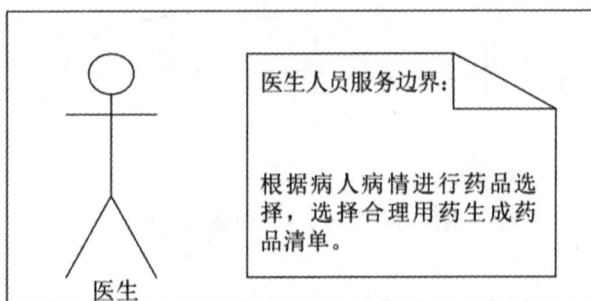

图 1-3　医生人员服务边界

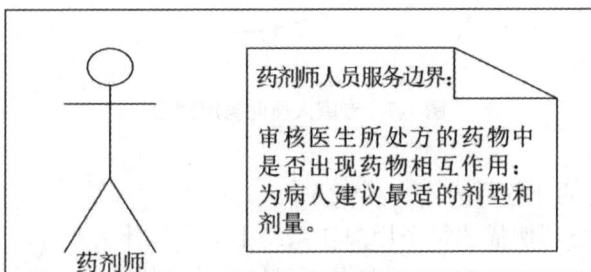

图 1-4　药剂师人员服务边界

2. 发现主角

在合理用药信息系统中，医生根据病人自身的情况进行药品的选择，确定使用药品的数量、给药途径和频次、剂量、剂型，将相关药品信息输入系统；药剂师负责审核医生所处方的药物中是否出现药物相互作用以及出现过敏药物的使用；专家负责分析药品的经济指标，进行药品经济学评价。

3. 获取业务用例

（1）获取业务用例

根据系统参与人员的主要职责得到系统的业务用例，分别如图1-5、图1-6和图1-7所示。

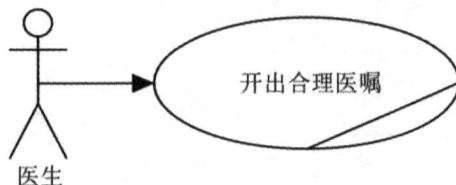

图 1-5　医生人员业务用例图

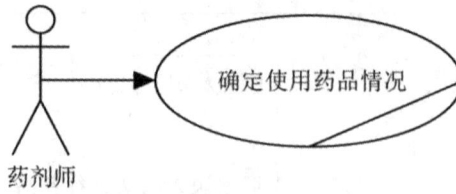

图 1-6　药剂师人员业务用例图

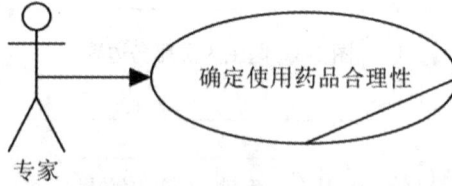

图 1-7　专家人员业务用例图

（2）用户视角的业务用例

从用户视角业务用例描述每个用户在系统中将参与什么业务。这个视图的意义在于，调研对象一眼就能看出来这个模型是否已经涵盖了他所有需要做的事。用户视角的业务用例分别如图1-8、图1-9和图1-10所示。

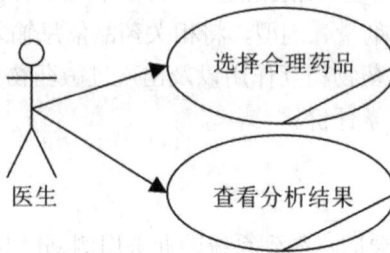

图 1-8　医生人员用户视角

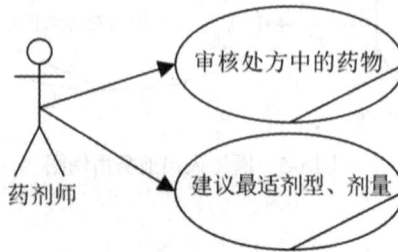

图 1-9　药剂师人员用户视角

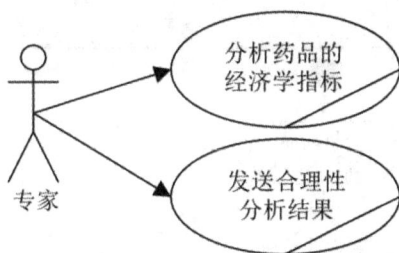

图 1-10　专家人员用户视角

4. 业务建模

在业务建模阶段，用例的粒度以每个用例能够说明一件完整的事情为宜，即一个用例可以描述一项完整的业务流程，这将有助于明确需求范围。

（1）业务用例场景图

同一个用例在实际执行的时候会有很多不同的情况发生，称为用例场景。用例就是对全部用例场景的抽象，用例场景就是从用例中实例化出来的一组活动。绘制业务用例场景图的时候，边界必须要缩小，缩小到每一个业务用例的大小。透过这个边界观看业务用例的内部，看到的是完成这个业务用例所需的步骤，也就是一个人是如何去做一件事的。

业务用例场景采用活动图描述该业务用例在该业务的实际发生过程中是如何做的。活动图直观描述客户的业务流程，强调参与该业务的各参与者的职责活动，采用第一步中定义的用户名字作为泳道名，使用第二步中定义的业务用例名作为活动名来绘制。根据需求，系统的业务用例场景图如图1-11、图1-12和图1-13所示。

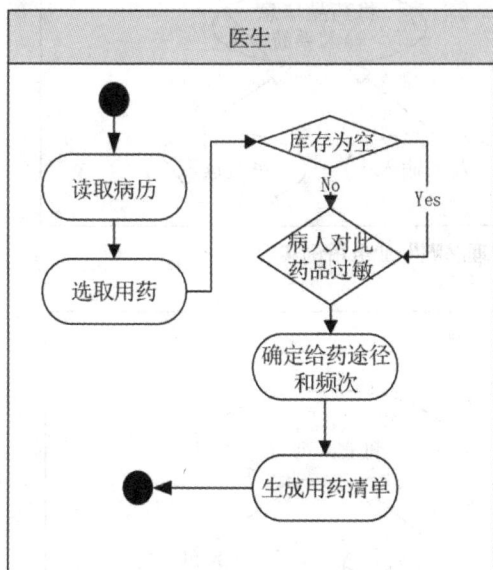

图 1-11　医生人员"开出合理医嘱"用例场景图　　图 1-12　药剂师人员"确定使用药品情况"用例场景

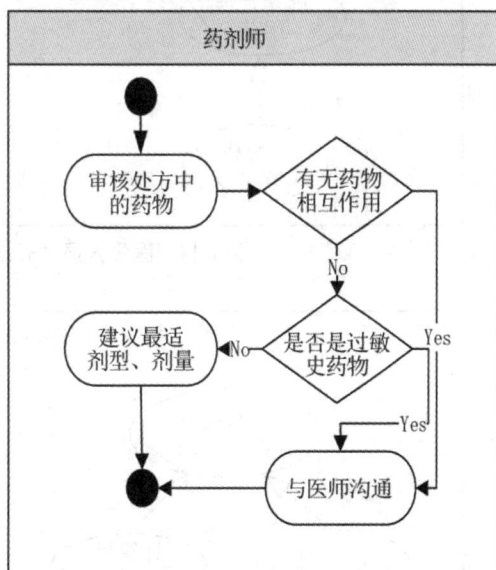

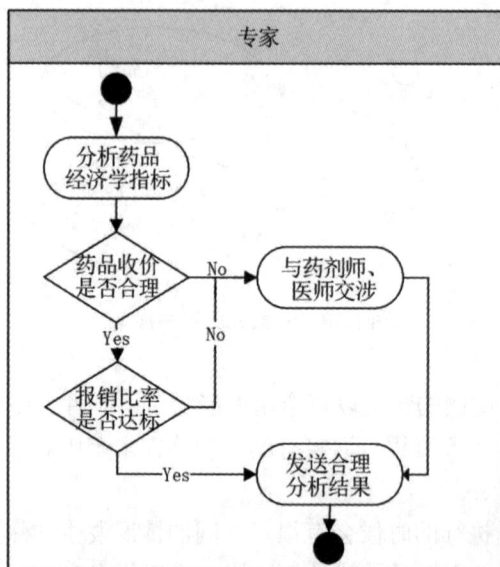

图 1-13　专家人员"确定使用药品合理性"用例场景

（2）用例实现视图

用例实现视图针对每个业务用例实现，对用例的实现过程进行场景模拟，分别如图1-14、图1-15和图1-16所示。

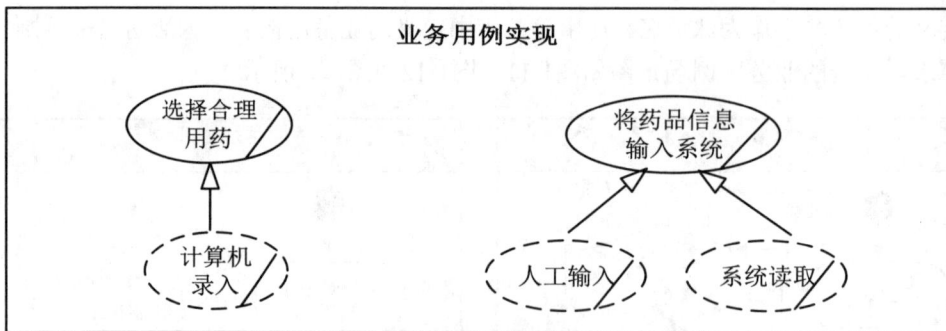

图 1-14　医生人员"开出合理医嘱"业务用例实现

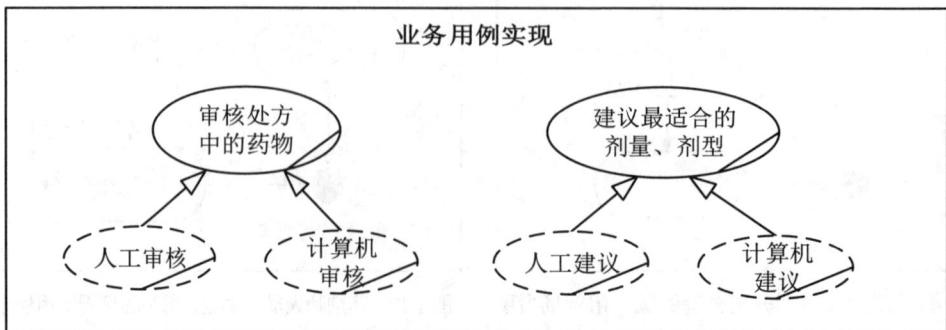

图 1-15　药剂师人员"确定使用药品情况"业务用例实现

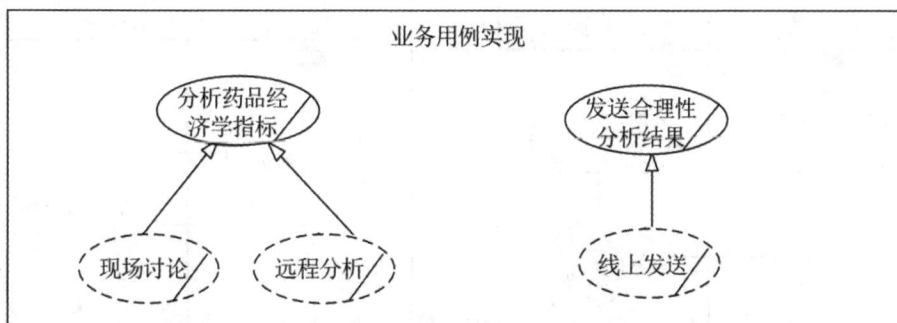

图 1-16 专家人员"确定使用药品合理性"业务用例实现

（3）业务用例实现场景图

用例实现既然已经谈到"实现"，则应当将计算机包括进来，从人机交互的视角来模拟业务场景。这是概念模型的一种，表达用户的实际业务在计算机环境下是如何实现的，给用户一个初步印象，告诉用户应怎样来做业务，分别如图1-17～图1-22所示。

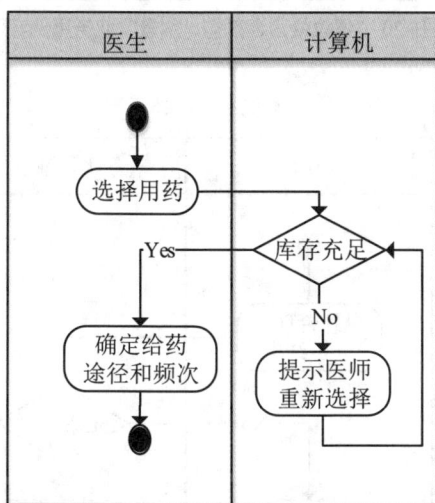

图1-17 "选择合理用药"业务用例实现场景 **图1-18 "查看分析结果"业务用例实现场景**

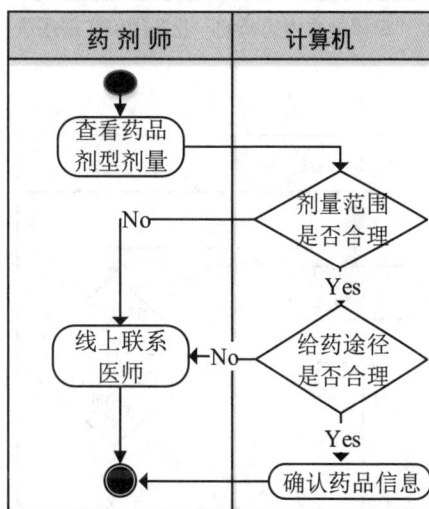

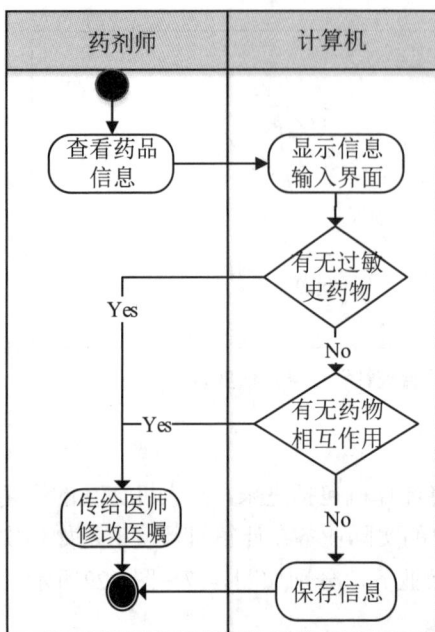

图1-19 "审核处方中的药物"业务用例实现场景

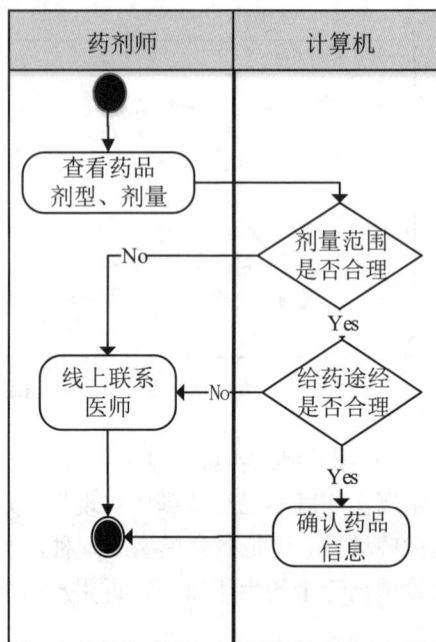

图1-20 "建议最适合剂型、剂量"业务用例实现场景

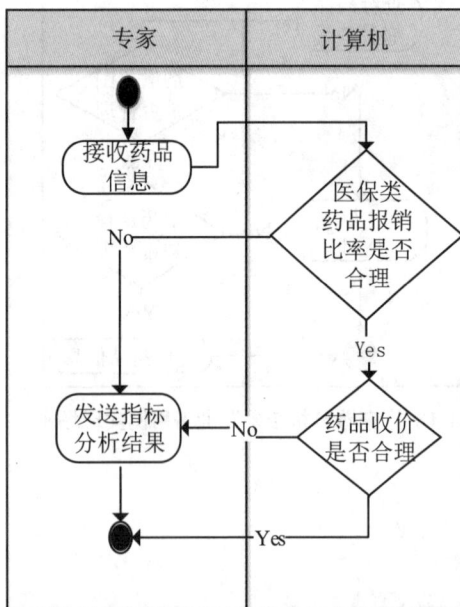

图1-21 "分析药品经济学指标"业务用例实现场景

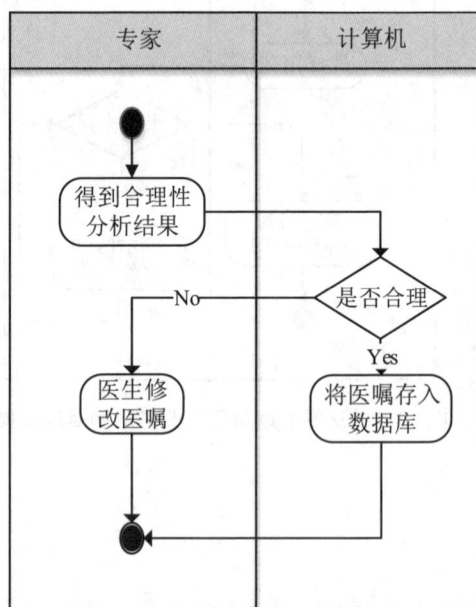

图1-22 "发送合理性分析结果"业务用例实现场景

5. 领域建模

任何一个领域都有两个方面的描述：（1）功能性，在UML中，功能性的描述是由用例来承担的。（2）结构性。结构性的描述则是由领域模型来承担的，大部分时候，

结构决定功能。结构包括业务角色和业务实体，业务角色也是一种特殊的业务实体。

领域建模的目的是用一些事物来表达或建立起该问题领域、行业领域、业务领域的构成。要发现表象下的本源，找出那些最基本的对象以及它们之间的关系，并描绘出这些对象如何交互而形成了我们正在分析的问题领域。

（1）业务对象模型（业务实体ER模型）

业务对象模型分别如图1-23～图1-26所示。

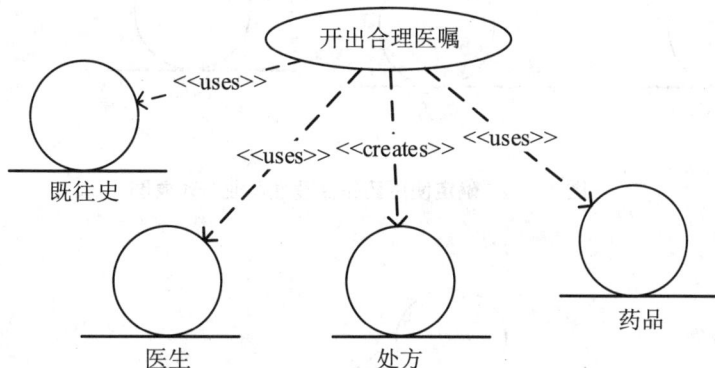

图 1-23　"开出合理医嘱"业务对象图

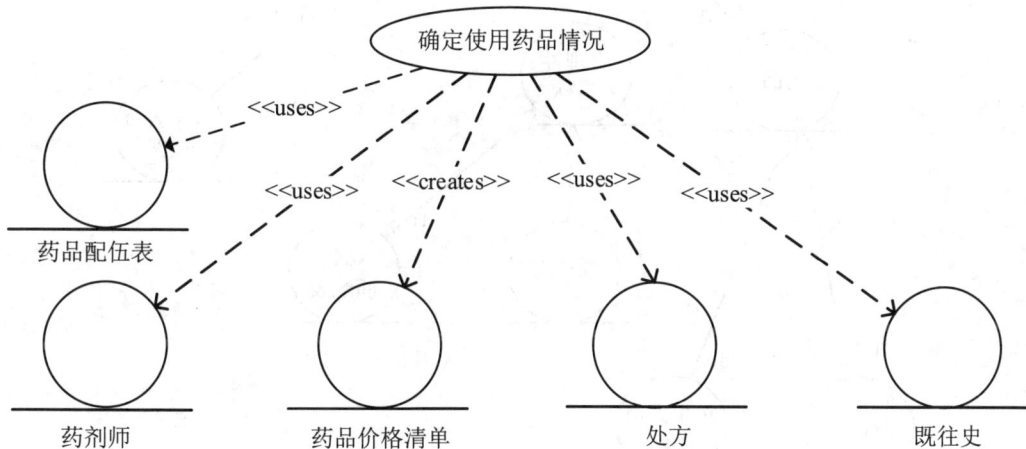

图1-24　"确定使用药品情况"业务对象图

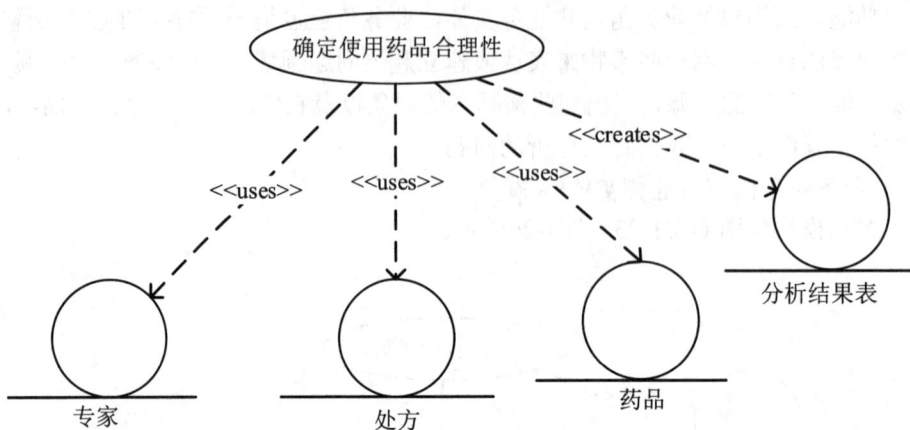

图 1-25 "确定使用药品合理性"业务对象图

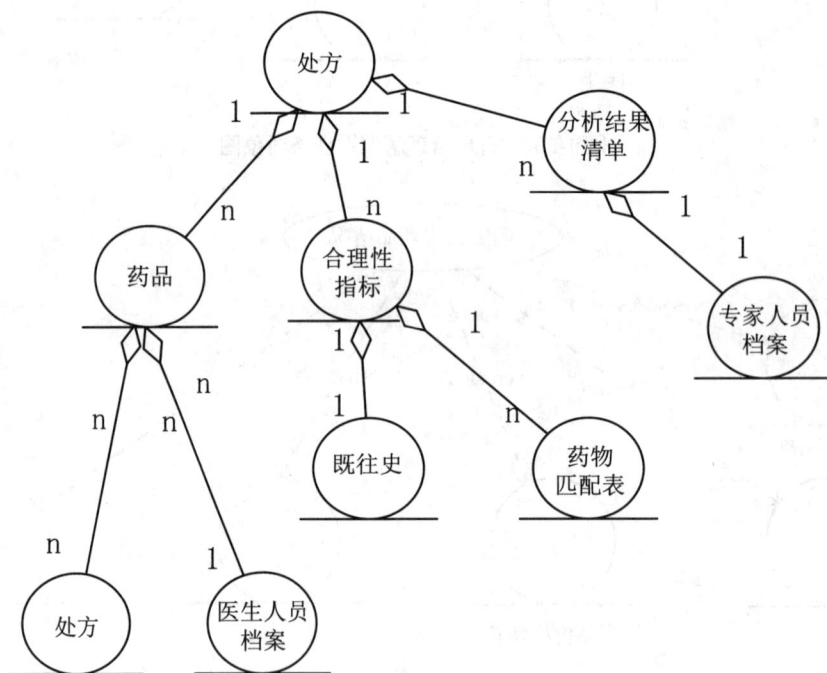

图 1-26 "开出医嘱"领域模型

（2）领域模型

领域模型分别如图1-27、图1-28和图1-29所示。

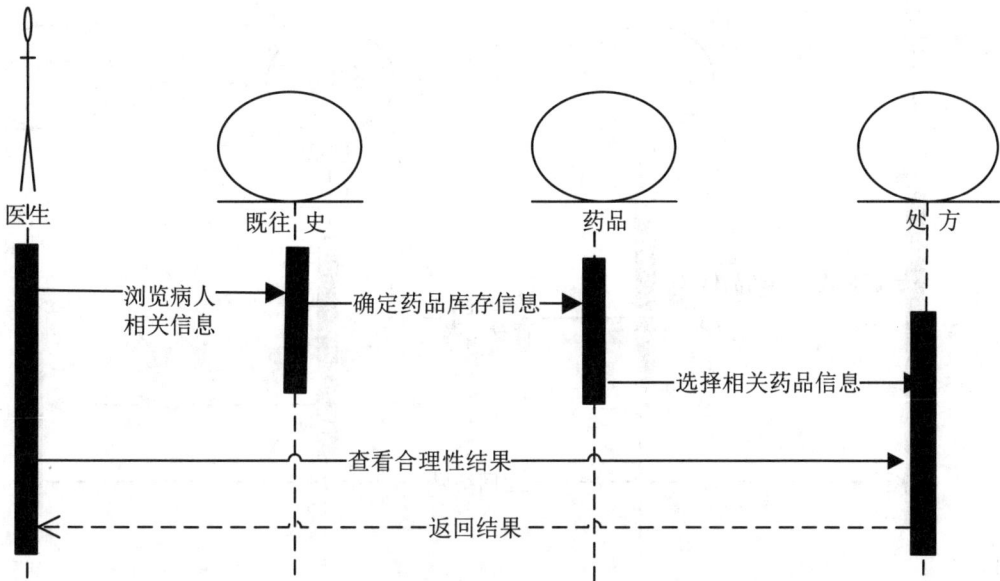

图1-27　"开出合理医嘱"领域建模场景

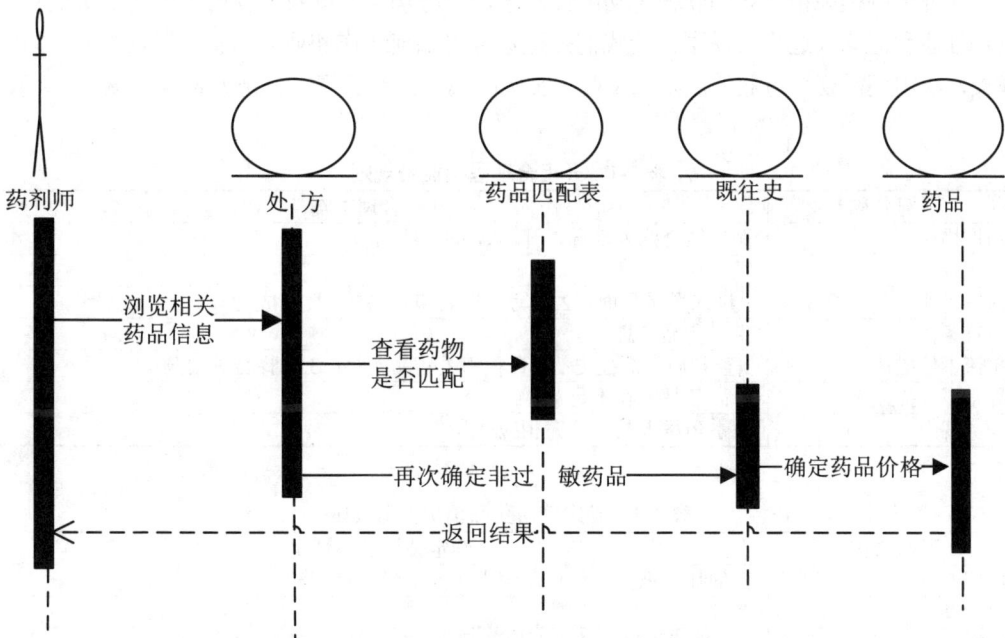

图1-28　"确定使用药品情况"领域建模场景

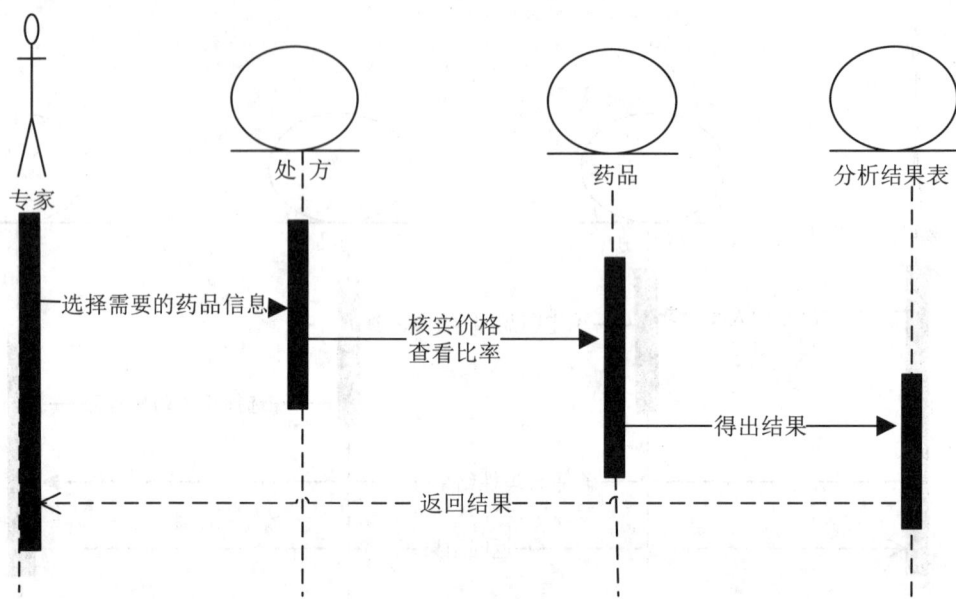

图1-29 "确定使用药品合理性"领域建模场景

6. 提炼业务规则

业务用例模型帮助我们获得了功能性需求,业务场景帮助我们获得了面对业务的执行过程描述和概念(逻辑)模型,让我们知道业务将如何运作和业务的执行过程。除了以上成果,我们还需要知道业务规则以及业务实例的属性。业务规则分别如表1-1~表1-3所示。

表 1-1   开出合理医嘱业务规则

用例名称	开出合理医嘱
用例描述	医生结合病人情况,开出合理医嘱
执行者	医生
前置条件	1.进入登录界面;2.填写用户名和密码;3.登录成功
后置条件	生成药品信息
主流事件描述	1.查看病人既往史;2.查看相关药品库存;3.选择合理用药
异常事件描述	所需药品库存不足
业务规则	联系药房人员,补充相应药品

表 1-2   确定使用药品情况业务规则

用例名称	确定使用药品情况
用例描述	药剂师根据药品信息,给出用药剂量、剂型和价格等
执行者	药剂师
前置条件	1.医生根据病人情况开出医嘱;2.药剂师人员登录成功
后置条件	给出对应的药品价格和建议的剂量、剂型
主流事件描述	1.获取相关药品信息,给出建议剂量、剂型;2.查看既往史,确定为非过敏药物;3.给出药品价格
异常事件描述	所给药物为过敏药物
业务规则	与医师沟通,修改用药清单

表 1-3　确定使用药品合理性业务规则

用例名称	确定使用药品合理性
用例描述	专家分析药品使用经济指标是否合理
执行者	专家
前置条件	1.医生开出医嘱；2.药剂师给出药品用药清单；3.专家登录成功
后置条件	生成药品合理性分析结果
主流事件描述	1.查看用药清单；2.对药物的经济指标进行分析；3.得出合理性分析结果
异常事件描述	专家登录失败
业务规则	系统管理员进行账户维护

7. 获取非功能性需求

非功能性需求如表1-4所示。

表 1-4　非功能性需求

设计约束	对于系统设计的约束条件：体系结构、关键技术
接口需求	如果系统和外部系统有接口，需要定义接口的：接口方式、接口数据协议结构、接口输入与输出
可用性	结合用例和界面场景，依据用户特征，确定可用性标准，系统本身需要的：界面风格、界面层次、关联策略、提示信息策略 系统随机附带的：系统操作指南、系统指南、应用示例、工作原理 向用户提供的文档：用户手册、操作手册 向用户提供的服务：培训、现场支援
物理需求	定义系统的物理形态：部署情况、物理程序分布、设备物理属性
实施需求	实施系统的工程需求：运行平台、开发环境、开发语言、部署方式 工程方法：需求、分析、设计、测试 Case工具要求
性能	结合用例和界面场景，依据用户特征，确定性能可用性标准，定义交互的时间响应：理想时间、平均时间、最长时间、最短时间
可靠性	结合用例和界面场景，依据用户特征，确定性能可用性指标：故障类型、严重性和可恢复性和恢复手段需求 定义每一个故障的：理想故障频率、最坏故障频率、最大故障频率、最小故障频率
可支持性	系统能够支持的：主机环境、网络环境、数据库、需求变更、配置要求

1.2.3 需求分析

需要分析包含业务需求分析和非功能性需求分析，如性能需求分析、技术需求分析、经济需求分析、风险分析等。风险分析是面临的主要技术性、工程性和环境性风险，风险的避免、限制、减轻和监控等处理策略。

1. 建立概念模型

概念用例是根据计算机实现将需求分解和分配后得到的功能需求和衍生需求，并建立用例场景的结果。在用例分析阶段，用例的粒度以每个用例能描述一个完整的事件流为宜，一个用例描述一项完整业务中的一个步骤。用例场景分析要用到三种视图：业务用例实现视图、业务用例场景、业务实体模型（领域模型）。

（1）业务主线

业务主线如图1-30所示。

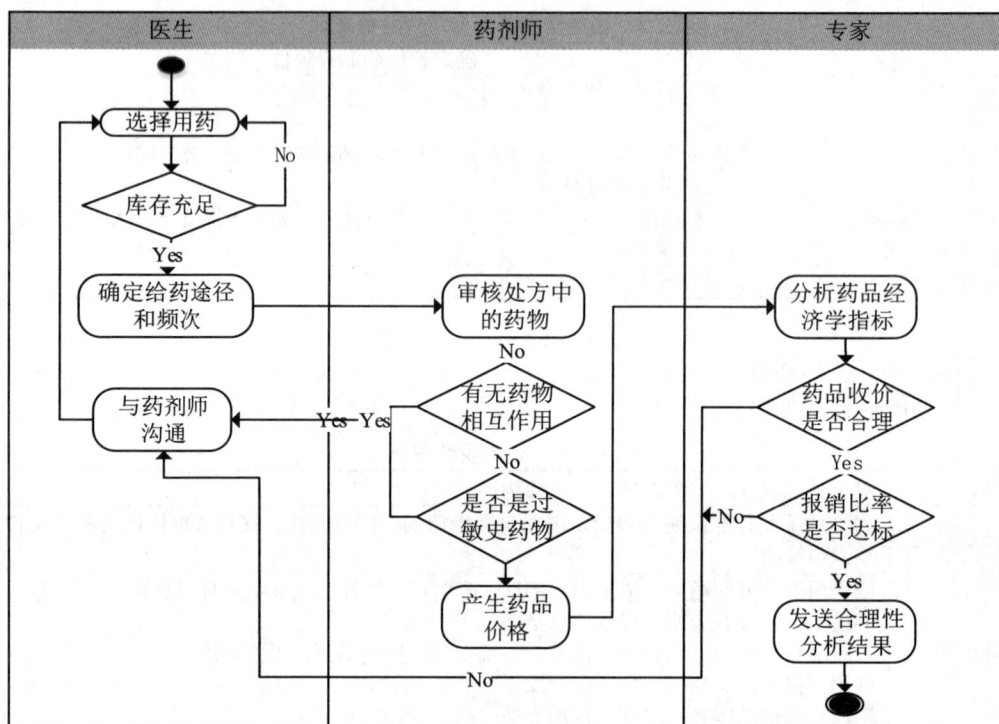

图1-30　系统的业务主线

（2）关键业务用例

关键业务用例如图1-31所示。

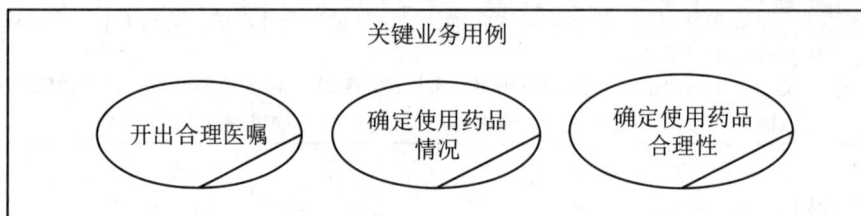

图1-31　关键业务用例

（3）概念用例图

概念用例图如图1-32、图1-33和图1-34所示。

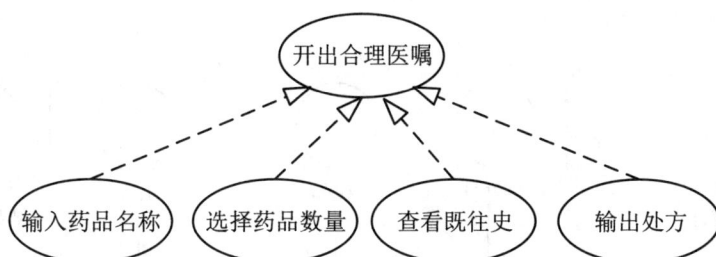

图 1-32　开出合理医嘱概念模型

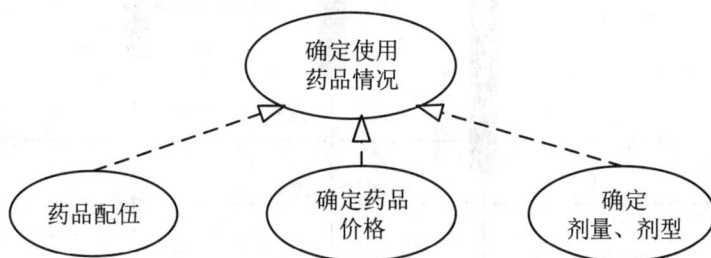

图 1-33　确定使用药品情况概念模型

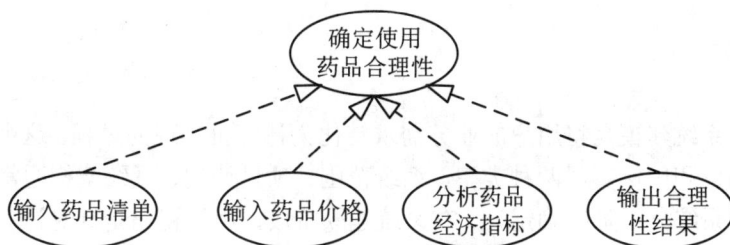

图 1-34　确定使用药品合理性概念模型

（4）概念用例场景

概念用例场景如图1-35所示。

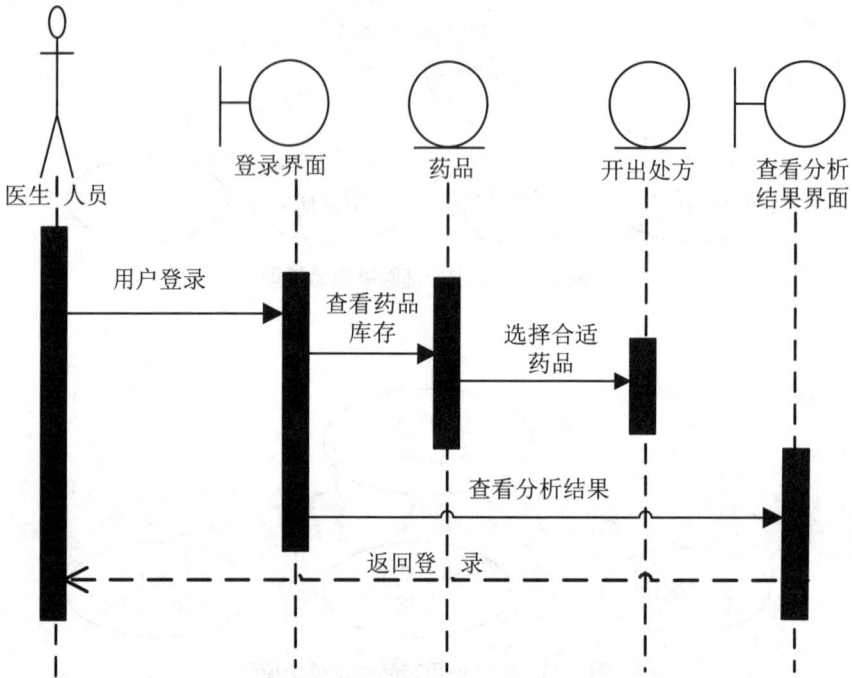

图 1-35　医生人员开出合理医嘱概念用例场景图

1.3　系统分析

面向对象系统建模是将用户的业务需求转化为计算机实现的过程。这个阶段通常使用无类型的用例和用例实现两种类型，系统范围、项目计划、系统架构通常在这个阶段形成雏形（在系统分析阶段确定）。在系统建模阶段，用例视角是针对计算机的，因此用例的粒度以一个用例能够描述操作者与计算机的一次完整交互为宜。

1.3.1　建立系统用例

系统用例中仅包括与系统发生数据交换的对象，从业务用例场景当中抽出那些可以在计算机当中实现的单元，业务用例场景中某某做什么是系统用例的来源。根据人员活动图可推导出系统用例，如图1-36～图1-41所示。

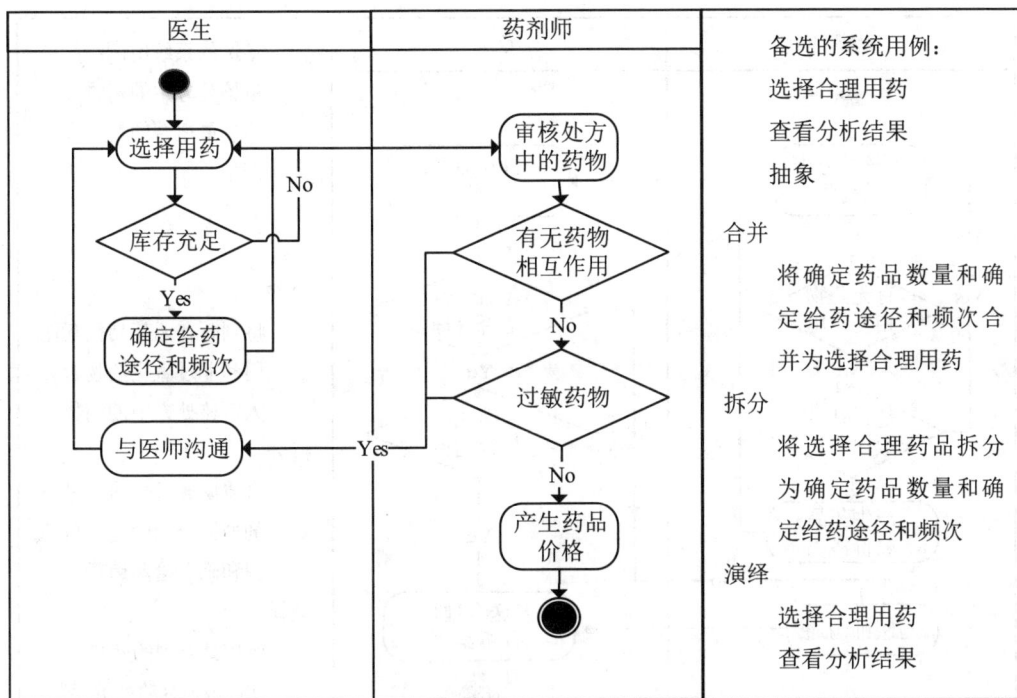

图 1-36 医生人员活动图

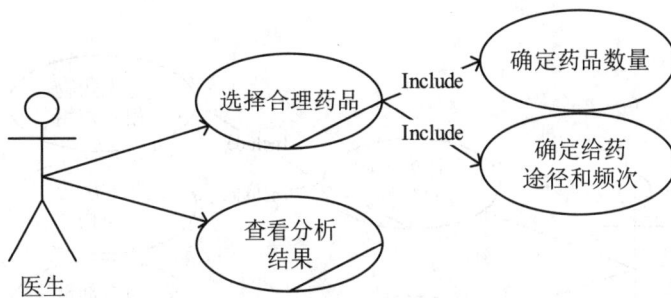

图 1-37 医生人员系统用例图

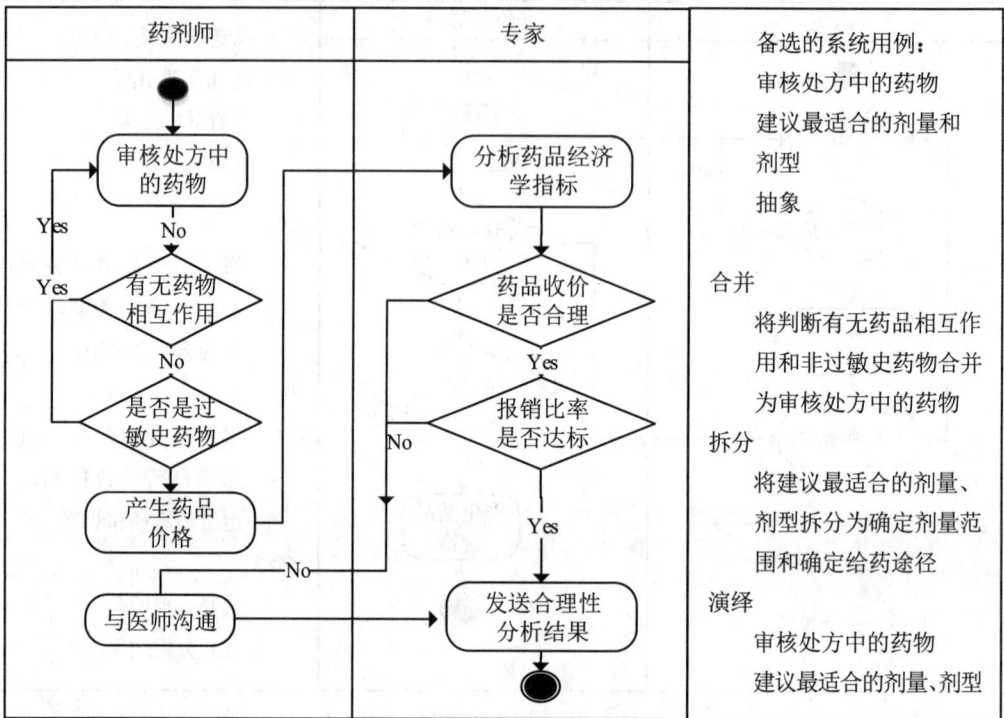

图 1-38 药剂师人员活动图

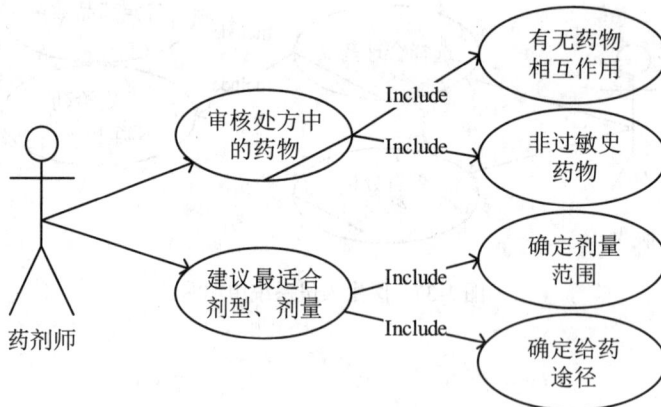

图 1-39 药剂师人员系统用例图

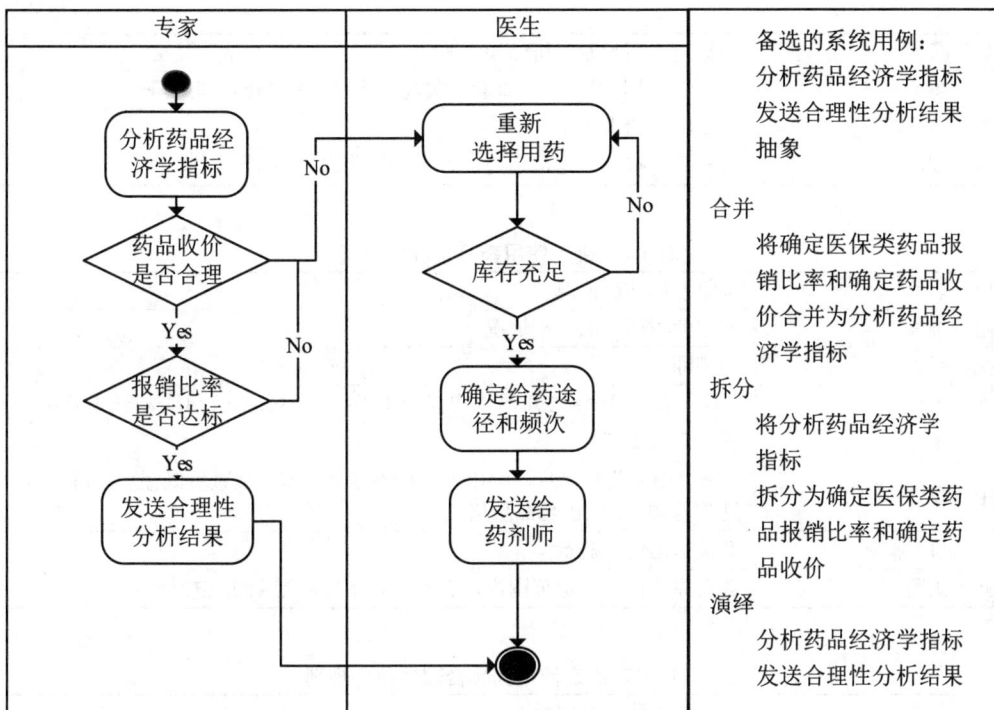

图1-40　专家人员活动图

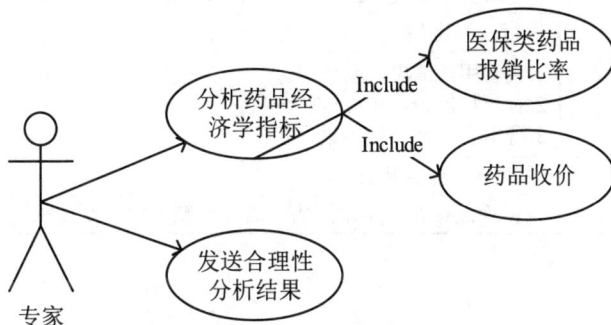

图1-41　专家人员系统用例图

1.3.2 分析业务规则

系统分析阶段的业务规则分别如表1-5、表1-6和表1-7所示。

表 1-5　开出合理医嘱业务规则

用例名称	开出合理医嘱
用例描述	根据病人病情开出合理医嘱
执行者	医生
前置条件	1.进入登录界面；2.填写用户名和密码；3.登录成功；4.填写分析结果

（续表）

后置条件	结果提交后查看分析结果
主流事件描述	1.查看病人既往史；2.查看相关药品库存；3.选择合理用药
异常事件描述	系统给出错误提示
业务规则	数据库连接在一定范围内，若不在范围内，则无法连接

表 1-6　确定使用药品情况业务规则

用例名称	确定使用药品情况
用例描述	确定使用药品的合理情况
执行者	药剂师
前置条件	1.进入登录界面；2.填写用户名和密码；3.登录成功；4.分析结果确认
后置条件	提交后查看库存信息
主流事件描述	1.获取相关药品信息，给出建议的剂量和剂型；2.查看既往史，确定为非过敏药物；3.给出药品价格
异常事件描述	系统给出错误提示
业务规则	数据库连接在一定范围内，若不在范围内，则无法连接

表 1-7　确定使用药品合理性业务规则

用例名称	确定使用药品合理性
用例描述	确认使用药品的合理性
执行者	专家
前置条件	1.进入登录界面；2.填写用户名和密码；3.登录成功；4.分析结果确认
后置条件	进行二次审核
主流事件描述	1.查看用药清单 2.对药物的经济指标进行分析 3.得出合理性分析结果
异常事件描述	系统给出错误提示
业务规则	数据库连接在一定范围内，若不在范围内，则无法连接

1.3.3　用例实现

系统用例实现的目的是实现系统需求。对于较大型的项目，将用例与其实现分离可以允许对用例设计进行更改，而不会影响到已设置基线的用例本身。

系统用例主要通过交互图来实现一个特定的用例，每一个用例对应一个类图，描述参与这个用例实现的所有概念类。类图是描述类、接口、协作以及它们之间关系的图，用来显示系统中各个类的静态结构。类图包含七个元素：类、接口、协作、依赖关系、泛化关系、关联关系以及实现关系。

1. 系统用例实现关系图

系统用例实现关系图如图1-42所示。

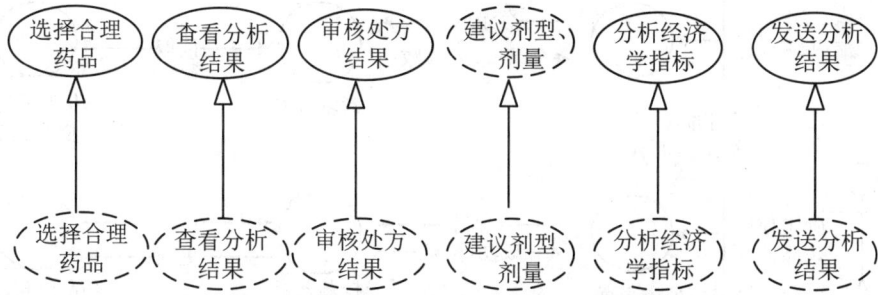

图 1-42　合理性用药信息系统用例实现图

2. 识别分析类

分析类是从业务需求向系统设计转化过程中最为主要的元素。业务需求通过分析类被逻辑化，成为可以被计算机理解的语义。分析类是在高层次抽象出系统实现业务需求的原型，高于设计实现，高于语言实现，高于实现方式。分析类图是用边界对象、控制对象和实体对象实现场景。分析类图分别如图1-43、1-44和1-45所示。

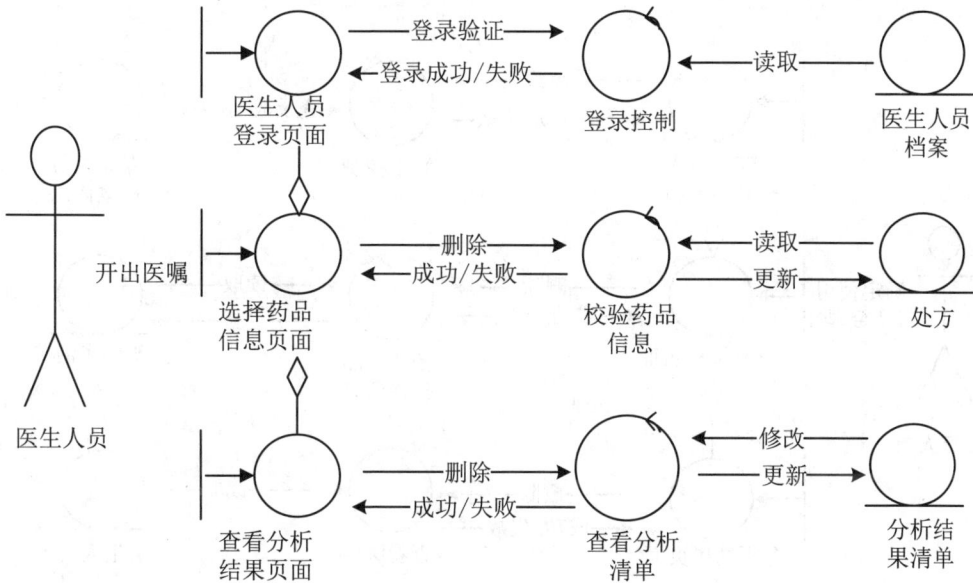

图 1-43　Web 层医生人员"开出合理医嘱"分析类图

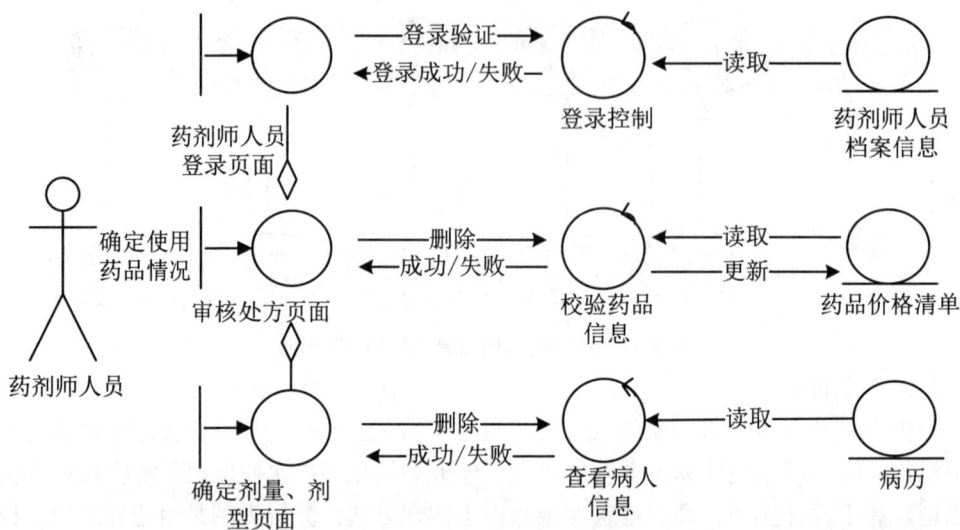

图 1-44　Web 层药剂师人员"确定使用药品情况"分析类图

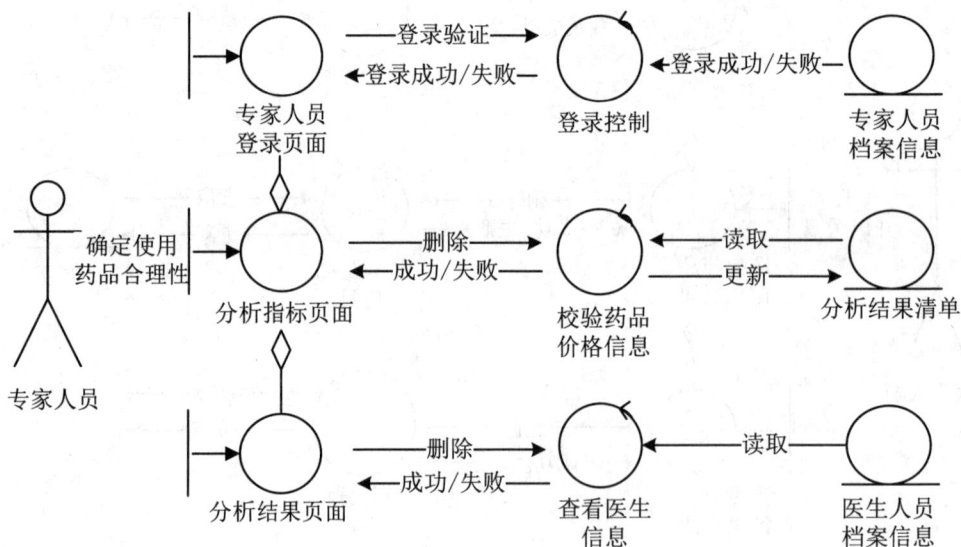

图 1-45　Web 层专家人员"确定使用药品合理性"分析类图

3. 系统用例实现建模

系统用例实现建模如图1-46和图1-47所示。

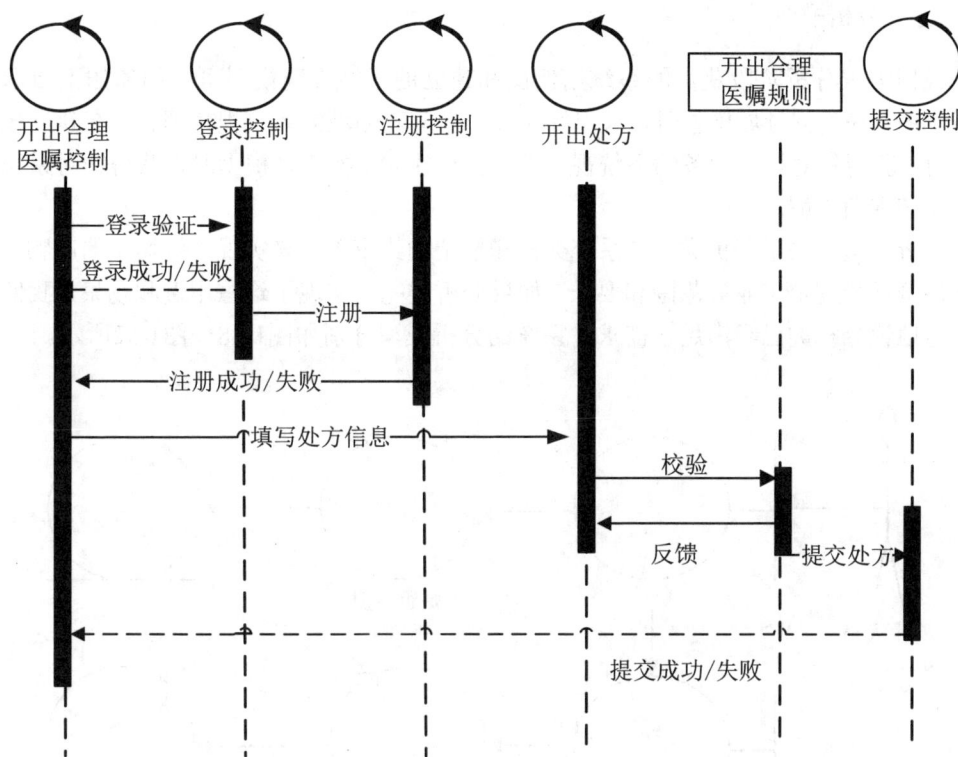

图 1-46　医生人员"开出合理医嘱"的 Business 层实现示意图

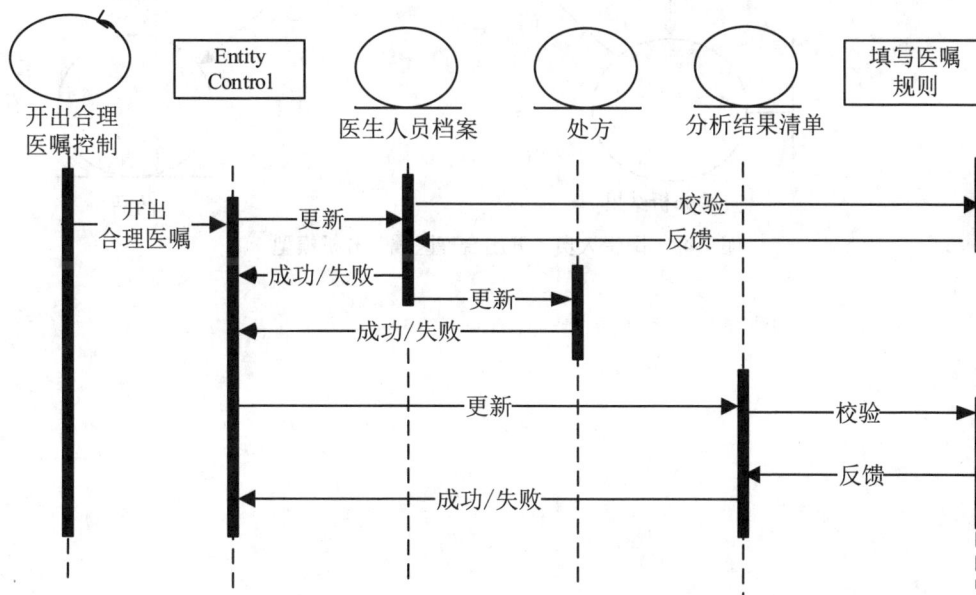

图 1-47　医生人员"开出合理医嘱"的 Entity 层实现示意图

1.3.4 建立分析模型

根据需求分析阶段获得的系统用例图和建立的用例实现模型可以创建如下所示的分析类图：在建立领域模型时，获得针对某一个问题领域的系统视角理解；在建立概念模型时，获得针对核心业务的系统视角理解；在建立用例实现模型时，获得针对系统需求的系统视角理解。

分析模型是采用分析类，在系统架构和框架的约束下，来实现用例场景的产物。用例和用例场景规定了业务范围和要求，如果分析类完全实现了这些用例和场景，我们就能肯定地说分析类已经满足了需求。系统的分析模型分别如图1-48～图1-52所示。

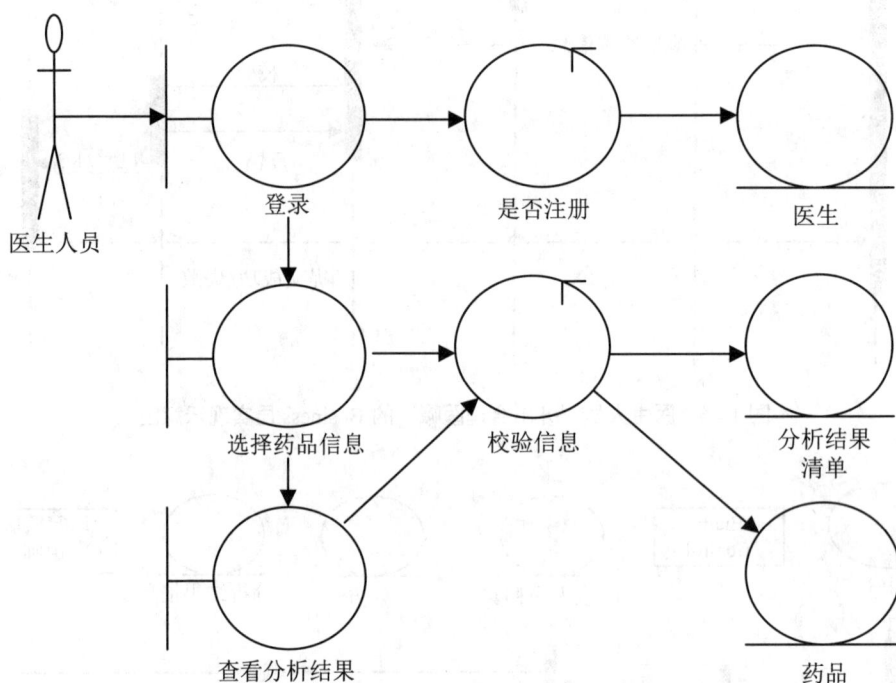

图 1-48　医生人员"开出合理医嘱"分析模型

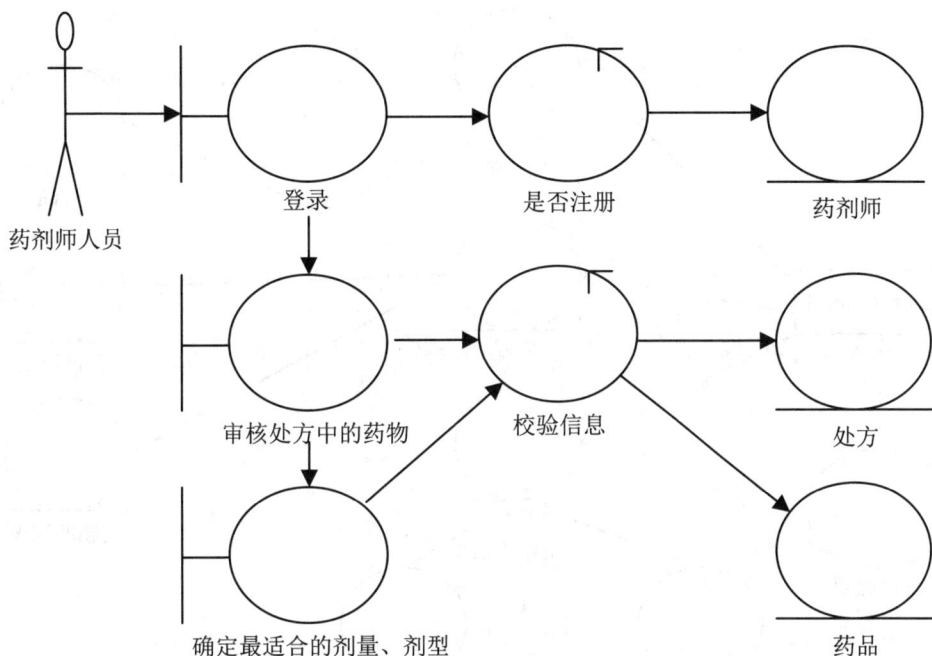

图 1-49　药剂师人员"确定使用药品情况"分析模型

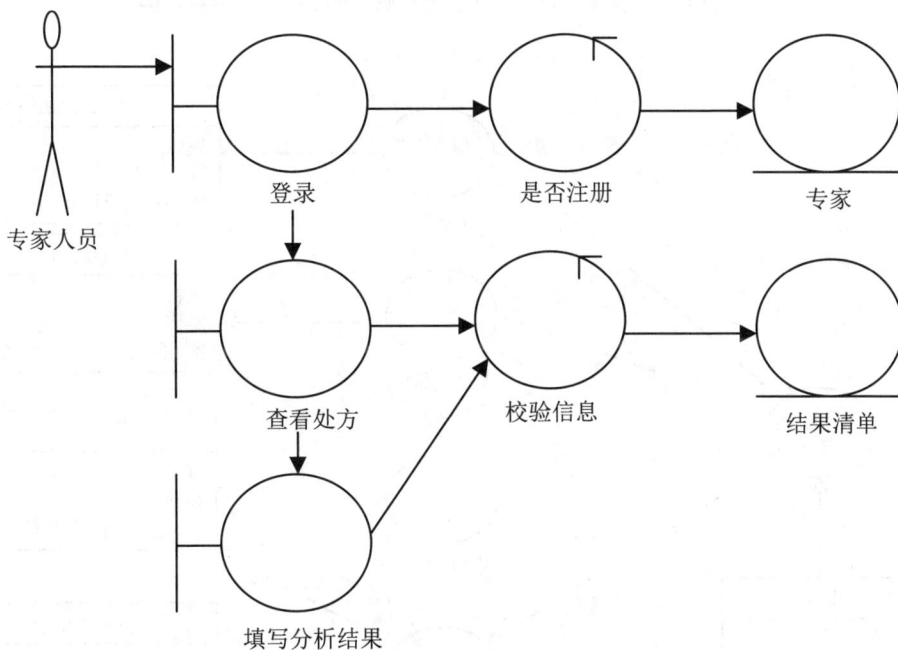

图 1-50　专家人员"确定使用药品合理性"分析模型

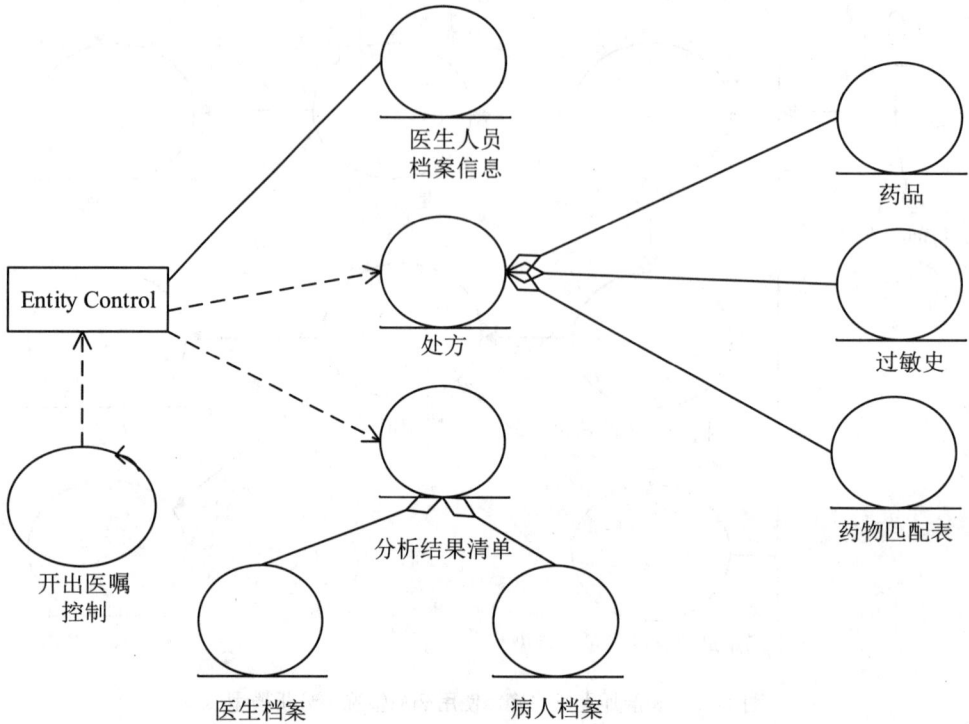

图 1-51　医生人员"开出合理医嘱"的 Entity 层分析类图

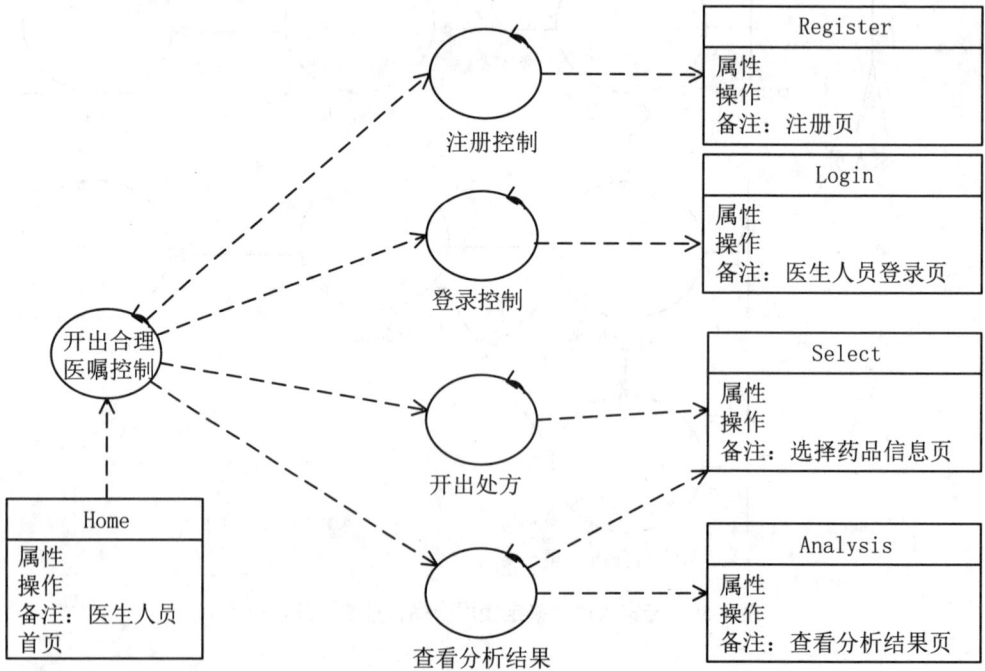

图 1-52　医生人员"开出合理医嘱"的 Control 层分析类图

1.4 系统设计

1.4.1 设计模型

设计类是系统实施中一个或多个对象的抽象。设计类所对应的对象取决于实施语言，它可以非常容易和自然地从分析类中演化出来。设计类由类型、属性和方法构成。设计类的名称、属性和方法也直接映射到编码中相应的class、property和method。

1. 实体分析类映射到实体设计类

实体分析类映射到实体设计类如图1-53~图1-56所示。

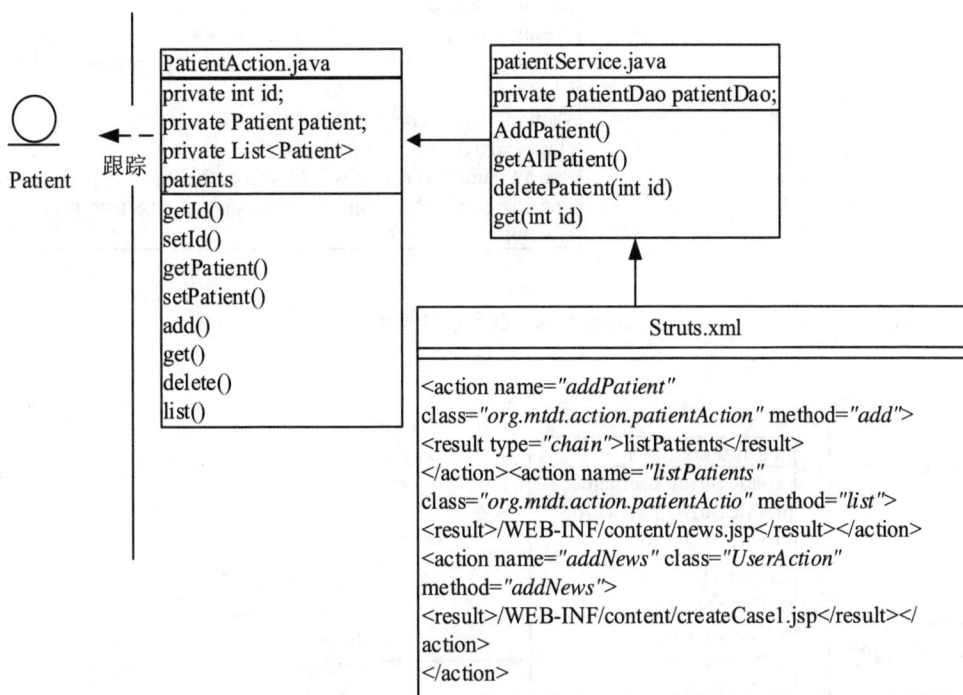

图 1-53 患者设计模型

DrugAction.java

private int id
private Drug drug
Private String param

get()
set()
add()
getName()
delete()
list()

Drug 跟踪

DrugService.java

addDrug()
getAllDrug()
deleteDrug(int id)
get(int id)
find(hql,param)

Struts.xml

<action name="getDrug"
class="Org.crazyit.app.action.DrugAction"
method="getName">
<result>/WEB-INF/content/Doctor/drugCheck.jsp</result>
<result name="error">/WEB-INF/content/error.jsp</result>
</action>
<action name="compatibility"
class="drugCompatibilityAction" >
<result name="error">/WEB-INF/content/Error..jsp</result>
<result>/WEB-INF/content/Pharmacist/success.jsp</result>
</action>

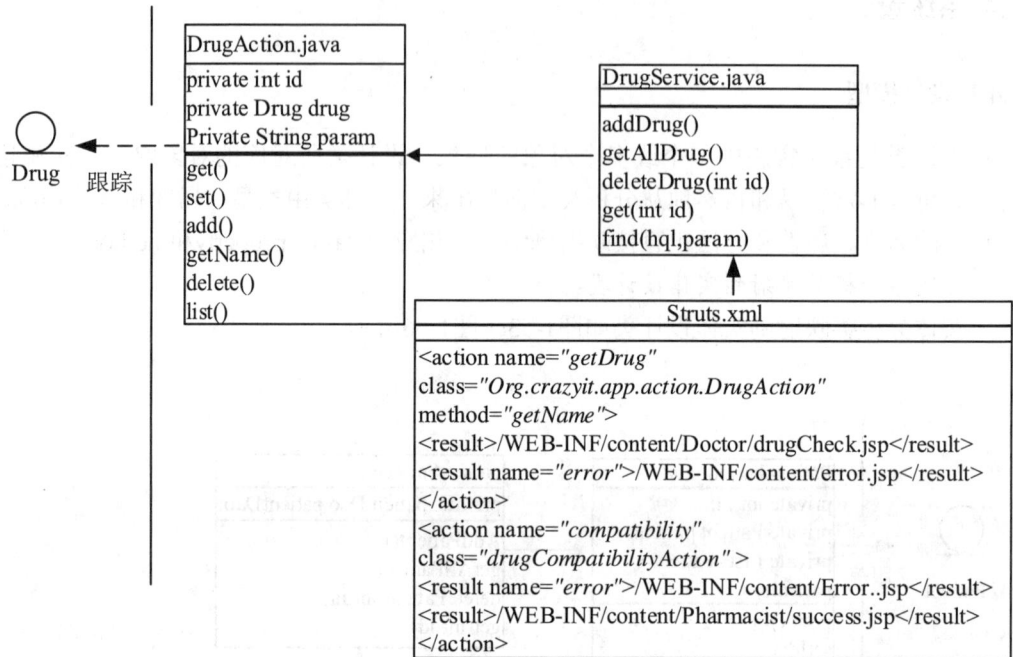

图 1-54　药品设计模型

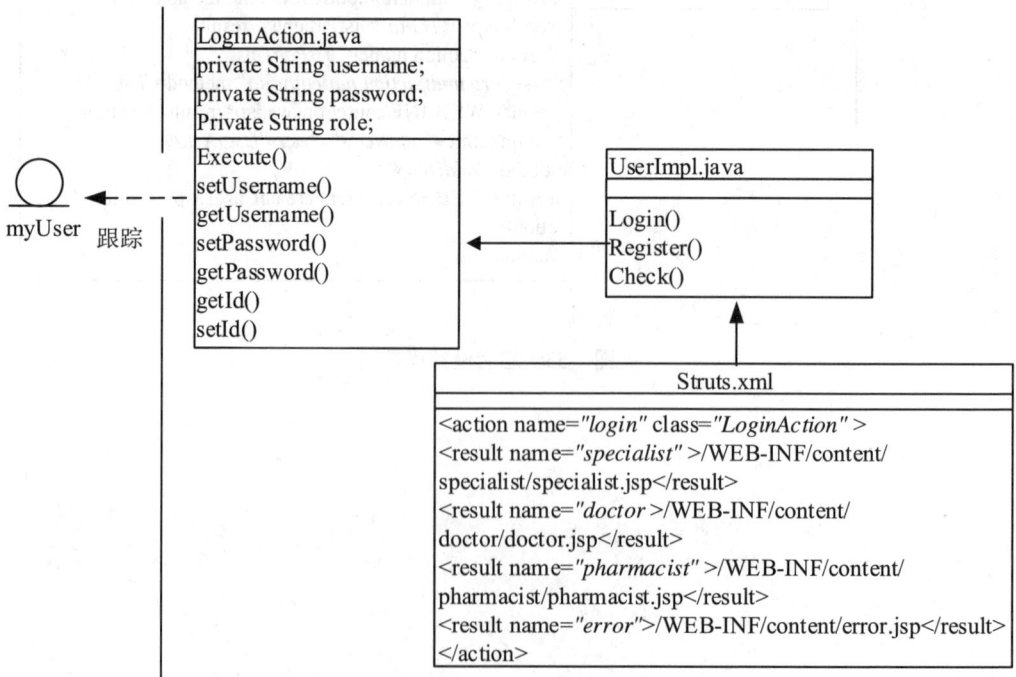

LoginAction.java
private String username;
private String password;
Private String role;

Execute()
setUsername()
getUsername()
setPassword()
getPassword()
getId()
setId()

myUser 跟踪

UserImpl.java

Login()
Register()
Check()

Struts.xml

<action name="login" class="LoginAction" >
<result name="specialist" >/WEB-INF/content/
specialist/specialist.jsp</result>
<result name="doctor" >/WEB-INF/content/
doctor/doctor.jsp</result>
<result name="pharmacist" >/WEB-INF/content/
pharmacist/pharmacist.jsp</result>
<result name="error">/WEB-INF/content/error.jsp</result>
</action>

图 1-55　用户设计模型

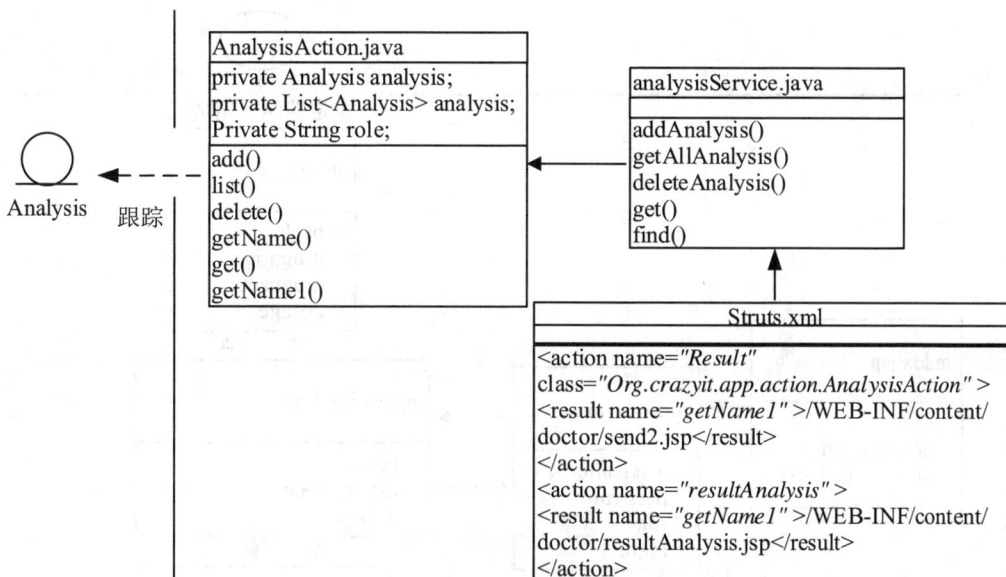

図 1-56　分析结果设计模型

2. 控制分析类映射到控制设计类

控制分析类映射到控制设计类如图1-57～图1-59所示。

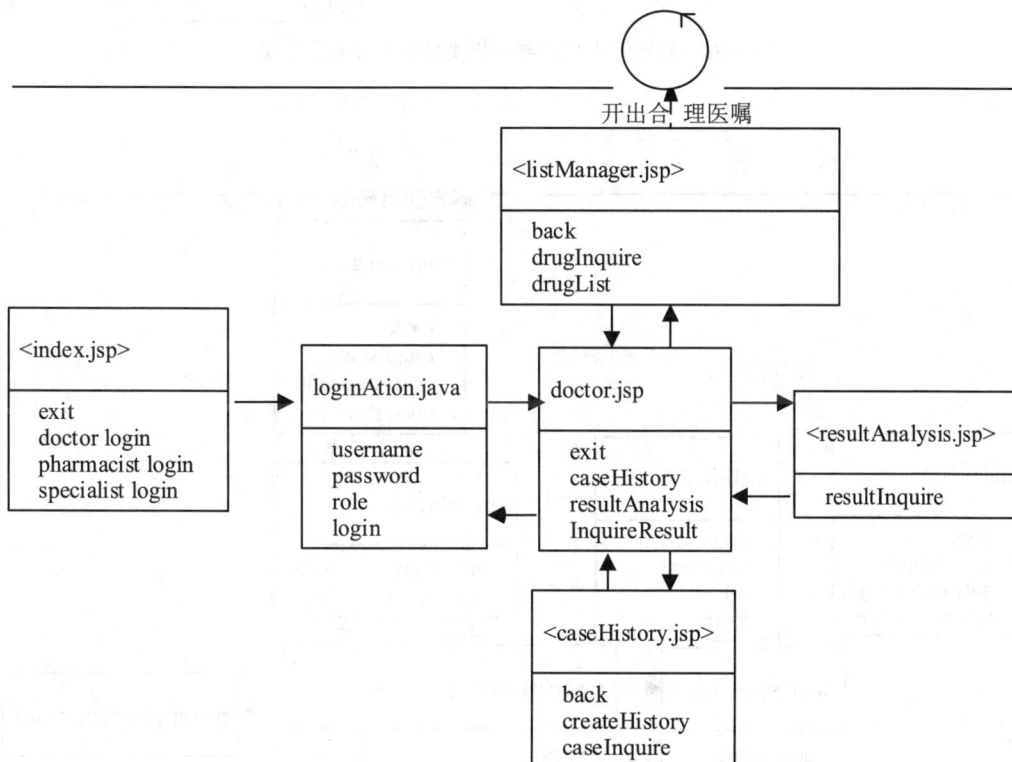

図 1-57　医生人员控制分析类映射到控制设计类

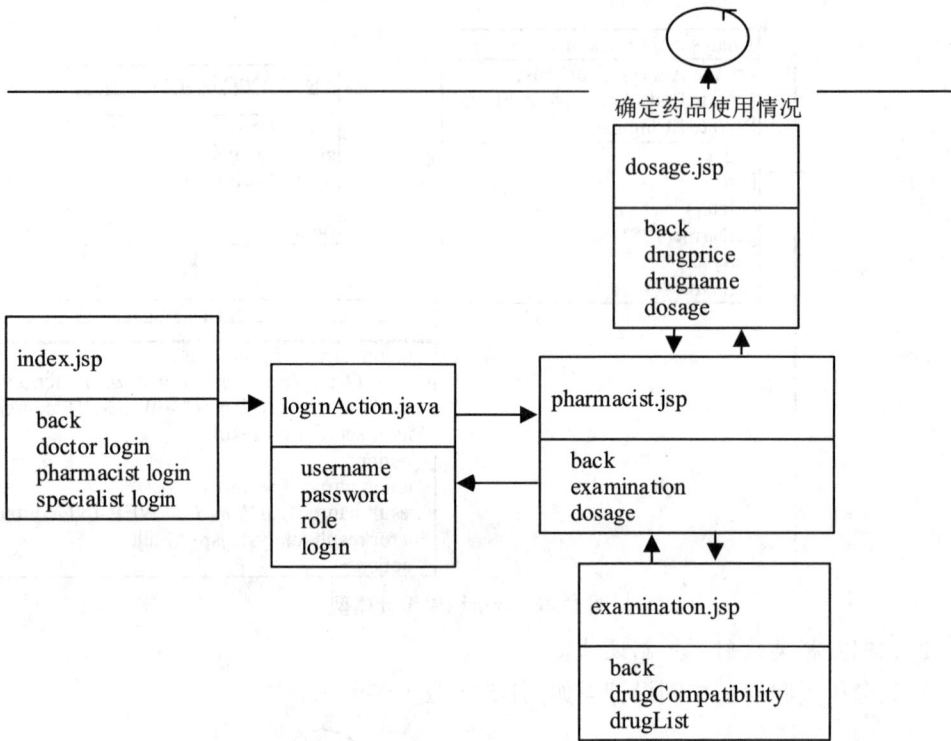

图 1-58　药剂师人员控制分析类映射到控制设计类

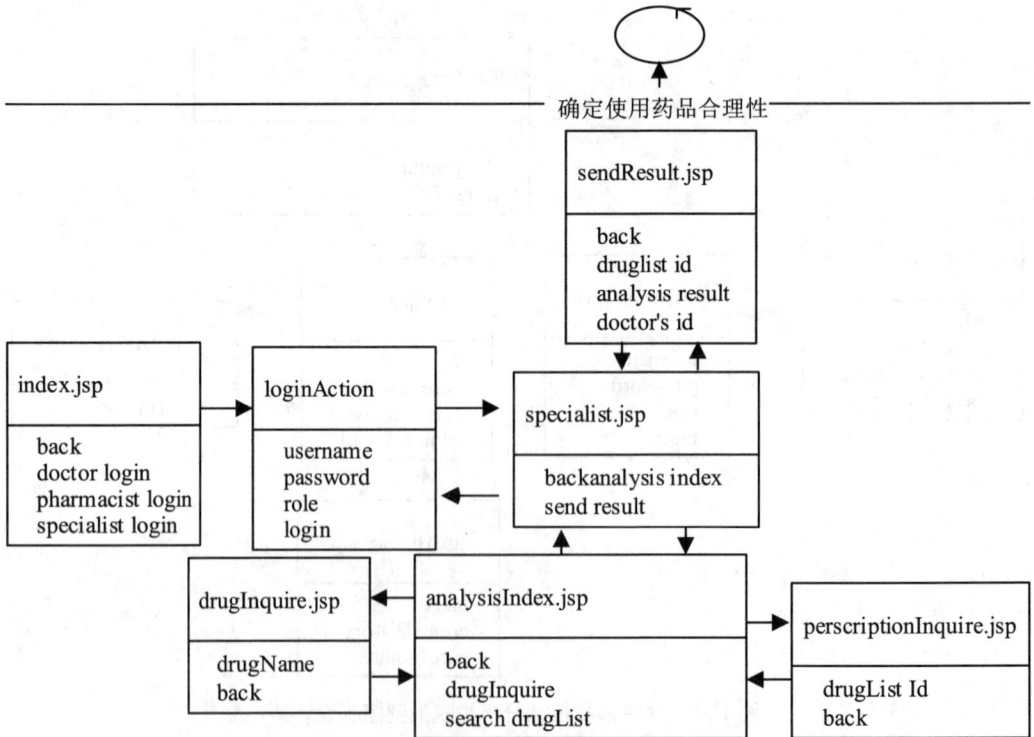

图 1-59　专家人员控制分析类映射到控制设计类

3. 边界分析类映射到边界设计类

边界分析类映射到边界设计类如图1-60～图1-61所示。

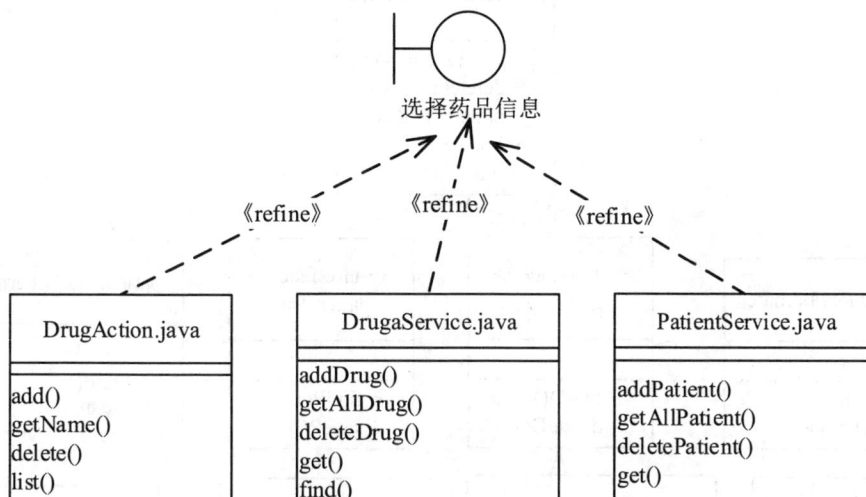

图 1-60　选择药品信息边界分析类映射到边界设计类

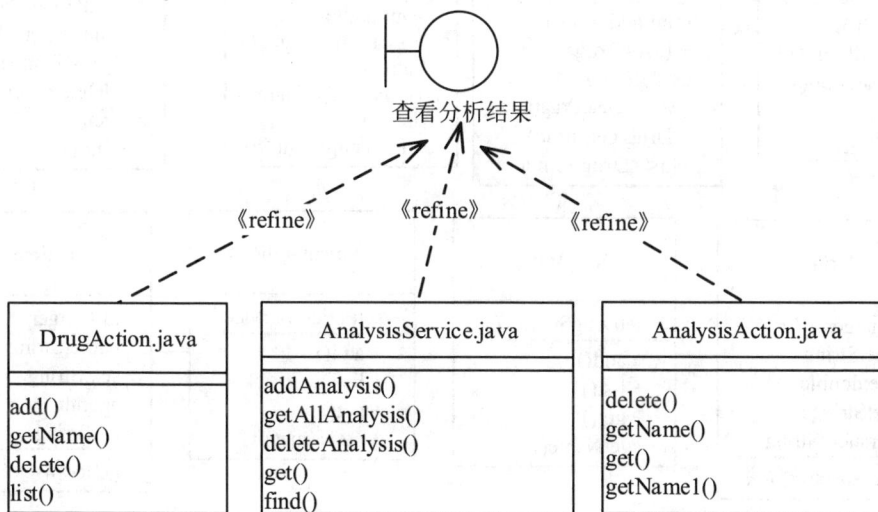

图 1-61　查看分析结果边界分析类映射到边界设计类

4. 各功能模块的设计类图（类设计、类之间的关系）

系统设计类图如图1-62所示。

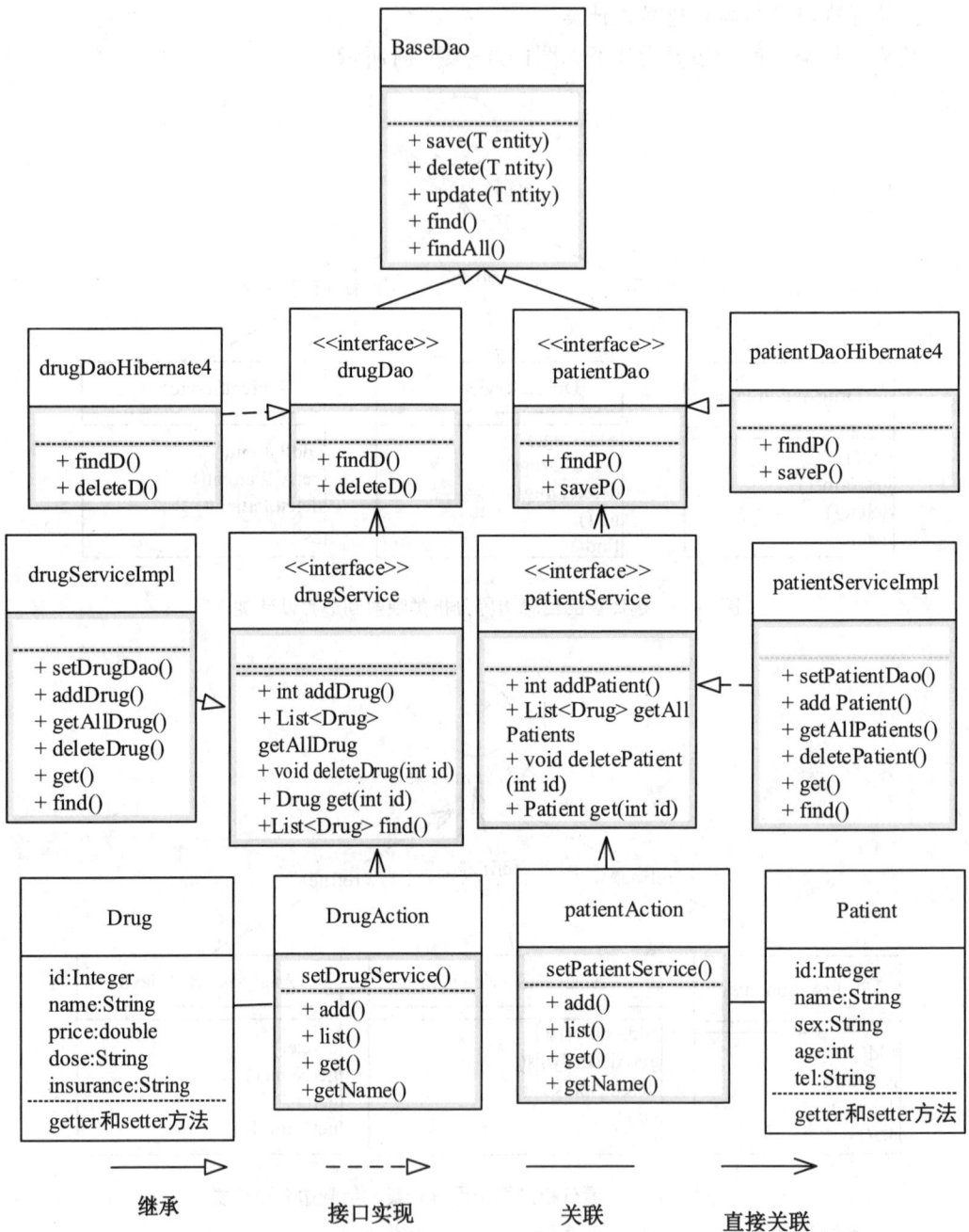

图 1-62　系统类图

1.4.2 接口设计

　　边界的出现使我们忽略对象的内部，并且用边界的角度描述系统。在实际情况中，可以简单地把每个边界看作一个接口，这个"接口"有属性与行为，这些属性和行为构成了整个系统。接口设计分别如表1-8～表1-10所示。

表 1-8　医生开出合理医嘱内部接口设计（页面跳转关系）

页面名词	元素名称	跳转页面	备注
医生登录页面	登录	loginForm.jsp	登录成功
	登录	/	登录失败
病历管理页面	查询	caseInquire.jsp	显示病人信息
	查询	/	查无此人
	建档	createCase.jsp	病人信息存入数据库
处方管理页面	药品查询	drugcheck.jsp	显示药品信息
	开出处方	drugLis.jspt	处方信息存入数据库
分析结果页面	查看分析结果	resultAnalysis.jsp	查看分析结果
医生注册页面	注册	register.jsp	注册成功

表 1-9　药剂师人员确定使用药品情况内部接口设计（页面跳转关系）

页面名词	元素名称	跳转页面	备注
药剂师登录页面	登录	loginForm.jsp	登录成功
	登录	/	登录失败
审核处方页面	药物匹配	Compatibility.jsp	得出匹配结果
	过敏药物	allergyDury.jsp	查看过敏药物
确定剂量页面	确定剂量	dosage.jsp	存入数据库
药剂师注册页面	注册	register.jsp	注册成功

表 1-10　专家人员确定使用药品合理性内部接口设计（页面跳转关系）

页面名词	元素名称	跳转页面	备注
专家登录页面	登录	loginForm.jsp	登录成功
	登录	/	登录失败
分析指标页面	药品查询	drugInquire.jsp	查看相应药品
	处方查询	perscriptionInquiry.jsp	查看相应处方
发送结果页面	发送结果	send.jsp	存入数据库
专家注册页面	注册	register.jsp	注册成功

1.4.3　包设计

　　包图是一种维护和描述系统总体结构模型的重要建模工具，通过对图中各个包以及包之间关系的描述，展现出系统模块间的依赖关系等。可以把若干个相关的类包装在一起作为一个单元（包），相当于一个子系统（见表1-11）。

表 1-11　医院合理用药信息系统总体包设计

包名	相关类	功能描述
org.crazyit.app.action	AnalysisAction.java DrugAction.java DrugCompatibility.java DrugListAction.java LocalAction.java LoginAction.java PatientAction.java RegisterAction.java	包含各种业务处理类
org.crazyit.app.dao	BaseDao.java DrugDao.java DrugListDao.java PatientDao.java User.java patientService.java drugListService.java drugService.java	使用hibernate连接数据库,操作数据库（增删改查）
org.crazyit.app.dao.impl	analysisDaoHibernate4.java analysisServiceImpl.java BaseDaoHibernate4.java drugDaoHibernate4.java drugListDaoHibernate4.java drugListServiceImpl.java patientDaoHibernate4.java patientServiceImpl.java UserImpl.java	Dao层相关类的实现类
org.crazyit.app.domain	Analysis.java Drug.java DrugCompatibility.java DrugList.java myUser.java Patient.java	数据库涉及的实体类
org.crazyit.app.util	HibernateUtil.java	封装着对数据库底层操作的工具类

1.4.4 数据库设计

在采用面向对象的方法分析与设计系统时,在业务需求实现后,先定义需要持久化的对象（实体对象）,再依据数据库的三大范式及性能要求将对象持久化,并考虑特殊需求有非功能需求（高并发、大吞吐）,业务需求（海量查询、统计）和数据仓库。

1. E-R 设计

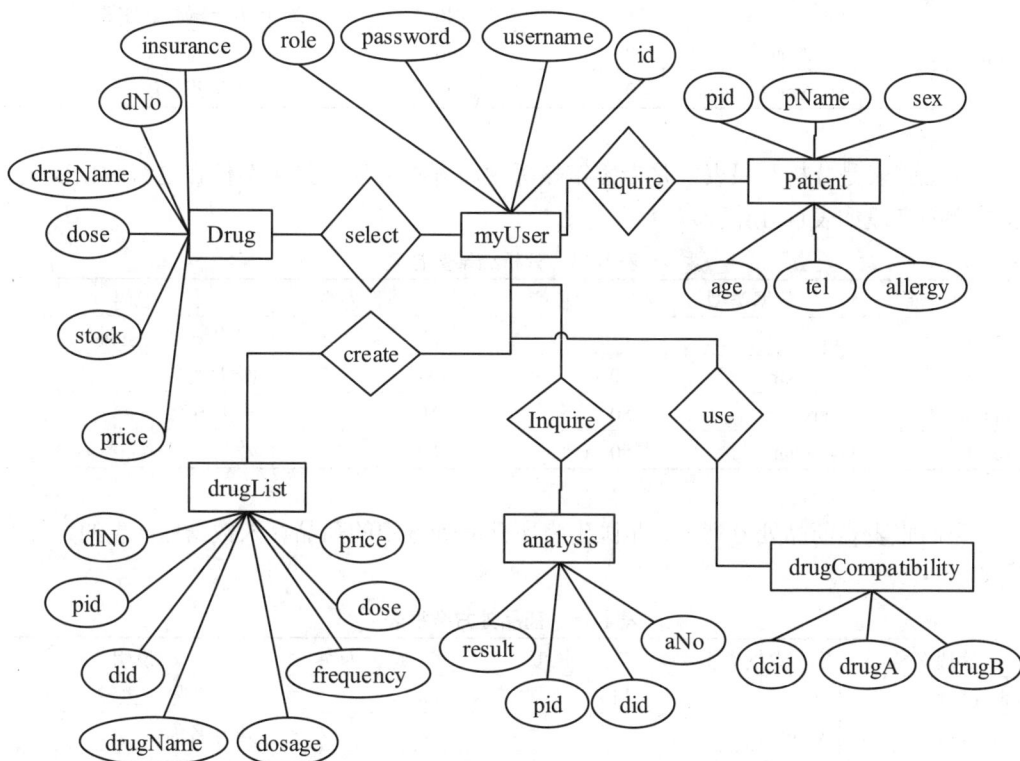

图 1-63　E-R图

2. 主要数据表

本系统采用MySQL5.5作为数据存储平台，一共有6张表。

第一张表为药品表，用来存储药品信息，以供医生选择合理用药。药品数据表的字段说明如表1-12所示。

表 1-12　药品数据表字段说明

字段名称	数据类型	长度	是否为空	说明
id	int	11	No	用户编号、主键
Insurance	varchar	50	No	医保类药品
dose	varchar	50	No	剂型
name	varchar	50	No	姓名
price	Double	50	No	价格
stock	int	11	No	库存

第二张表是药品匹配表，是药剂师用来匹配两种药品是否产生相互作用的。表字段的具体说明如表1-13所示。

表 1-13　药品匹配表数据表

字段名称	数据类型	长度	是否为空	说明
dc_id	int	11	No	用户编号、主键
drugA	varchar	50	No	匹配药品A
drugB	varchar	50	No	匹配药品B

第三张表是分析结果表，是专家审核医生所开处方后将结果存储在这张数据表里。表的详细字段如表1-14所示。

表 1-14　分析结果数据表

字段名称	数据类型	长度	是否为空	说明
id	int	11	No	用户编号、主键
dname	varchar	50	No	医生姓名
pname	varchar	50	No	病人姓名
result	varchar	50	No	姓名

第四张表是药品处方列表，是医生将所开的处方中的药品存入数据库。表的详细字段如表1-15所示。

表 1-15　药品处方数据表

字段名称	数据类型	长度	是否为空	说明
drugList_id	int	11	No	处方编号、主键
dName	varchar	50	No	处方名称
day	varchar	50	No	服用天数
dosage	varchar	50	No	剂量
drugName	varchar	50	No	药品名称
frequency	varchar	50	No	频次
pName	varchar	50	No	病人姓名

第五张表是用户表，用来存储角色、用户名、密码，实现药剂师、医生、专家的角色控制。

表 1-16　用户数据表

字段名称	数据类型	长度	是否为空	说明
id	int	11	No	用户编号、主键
password	varchar	50	No	密码
day	varchar	50	No	服用天数
dosage	varchar	50	No	剂量
drugName	varchar	50	No	药品名称
frequency	varchar	50	No	频次
pName	varchar	50	No	病人姓名

第六张表是存储病人信息的表。详细字段如表1-17所示。

表 1-17　病历数据表

字段名称	数据类型	长度	是否为空	说明
patient_id	int	11	No	病历编号、主键
day	varchar	50	No	服用天数
dosage	varchar	50	No	剂量
drugName	varchar	50	No	药品名称
frequency	varchar	50	No	频次
pName	varchar	50	No	病人姓名

1.5　系统实现

1.5.1　系统实现技术概述

　　系统实现的任务是通过一系列迭代，把信息系统的设计模型转变成为可以交付测试的信息系统，其重心是实现信息系统的软件。信息系统软件由源程序代码、二进制可执行代码和相关的数据结构构成，这些内容以构件的形式被组织。实现的工作包括确定系统的实现结构，子系统、类和接口的实现，单元测试，系统集成等。

1.5.2　医生模块

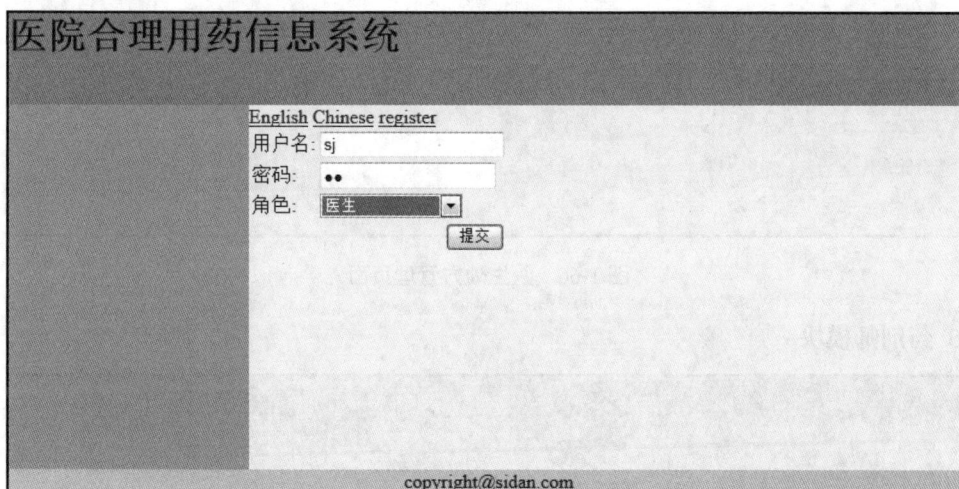

图 1-64　医生登录页面

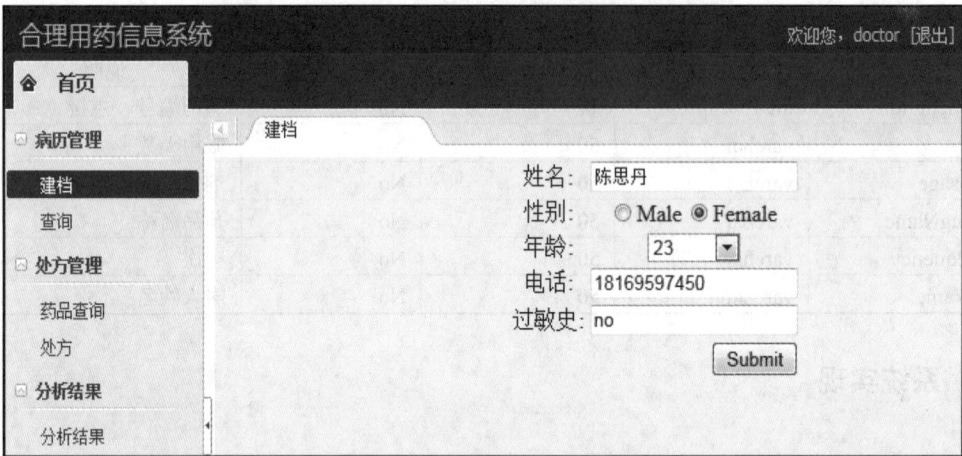

图 1-65　医生建立病人档案页面

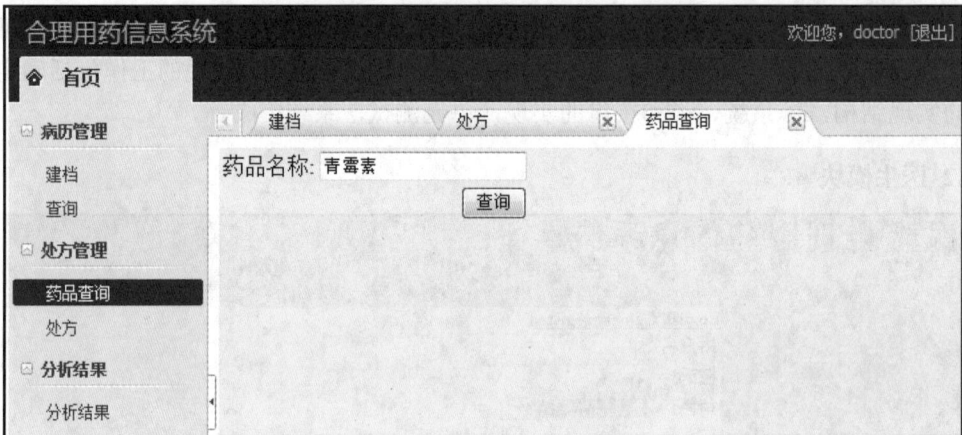

图 1-66　医生处方管理页面

1.5.3 药剂师模块

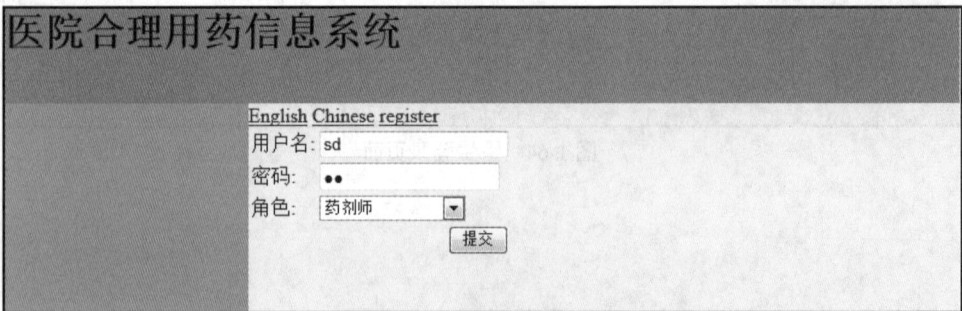

图 1-67　药剂师登录页面

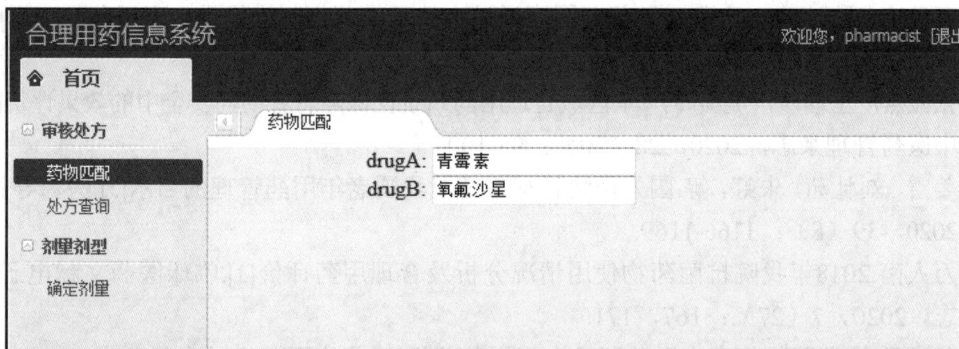

图 1-68　药剂师审核药方页面

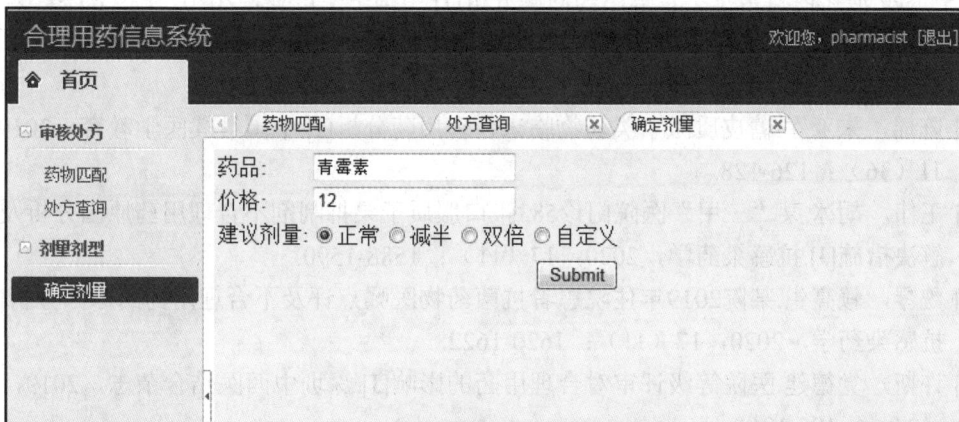

图 1-69　药剂师给定剂量、剂型页面

1.6 本章小结

本章首先通过对合理用药信息系统实现流程的进一步分析，获得医生、药剂师、专家三种角色以及相关的业务需求，画出具体的系统用例图、系统用例规约、顺序图以及设计类图等，并设计相关数据表；其次，通过使用高级框架SSH技术实现医生查看合理医嘱，药剂师确定药品的使用情况以及专家确定使用药品的合理性；最后，实现了具体的功能，通过系统演示并给出系统关键代码。

本章参考文献

[1] World Health Organization. The rational use of drugs[R].39th World Health Assembly Resolution WHA39.27.Ge-neva：WHO.1986-05-16.

[2] WHO. Essential Medicines[EB/OL]. （2010-03-02）. http://www.who.int/medicines/areas/rational_ use/en/index.html.

[3] 王欣怡，陈冰清，叶桦，等.部分国家通过实施基本药物制度推进合理用药的启示[J].中国药事，2019，33（3）：344-349.

[4] 张淑燕，王珍珍，吴美玲，等.区域合理用药系统在保障患者用药安全中的效果评价[J].中医药管理杂志，2020，28（20）：98-100.

[5] 姜雪，刘壮茹，朱虹，等.国外药物管理系统对我国老年用药管理的启示[J].医药导报，2020，39（8）：1166-1169.

[6] 万人南.2018年我院抗菌药物使用情况分析及合理用药评价[J].临床医药文献电子杂志，2020，7（27）：167，171.

[7] 魏奉天.抗菌药物临床应用监测及合理用药分析[J].临床医药文献电子杂志，2020，7（27）：175，181.

[8] 王玉玮.消化内科常见不合理用药问题分析[J].中国卫生产业，2020，17（8）：52-54.

[9] 张梅芳，刘跃林.老年患者的合理用药调查[J].临床合理用药杂志，2020，13（7）：103-105.

[10] 陈瑶，朱亚军.糖皮质激素类药物临床合理用药分析[J].中国继续医学教育，2019，11（36）：126-128.

[11] 王伟，胡冰.某"三甲"医院门诊583张口服质子泵抑制剂不合理用药原因分析及其解决措施[J].抗感染药学，2020，17（11）：1588-1590.

[12] 魏琴，赖亮生.某院2019年住院患者抗菌药物医嘱点评及不合理用药的原因分析[J].抗感染药学，2020，17（11）：1620-1622.

[13] 许斯，党德建.医院等级评审对合理用药的影响[J].深圳中西医结合杂志，2019，29（24）：195-196.

[14] 陈丹红.药房抗生素的合理用药管理方法评价[J].临床医药文献电子杂志，2018，5（A4）：213，223.

[15] 夏开梅.糖皮质激素类药物的用药误区及合理用药分析[J].医学食疗与健康，2020，18（24）：76，78.

[16] 吴娜梅.64例替加环素使用病历临床合理用药评价分析[J].中国医药科学，2020，10（23）：109-113.

[17] 董卫权，王鲁萍，高雪."六精一全"医院药物临床应用管理模式的构建与应用[J].中国农村卫生，2020，12（23）：40-41.

[18] 黄卫娟，王淑芬，唐荣江，等.医院辅助药品分级管理体系的构建与实践效果[J].中国药业，2021，30（5）：11-13.

[19] 王横溢.处方点评在合理用药中的实践及临床效果观察[J].临床研究，2020，28（12）：120-122.

[20] 施淑娟.门诊药房用药咨询服务对临床合理用药与疗效的影响[J].中国医药指南，2020，18（31）：28-29.

[21] 臧君丽.临床药师参与临床路径各环节实施对合理用药的促进作用[J].中国实用医药，2020，15（31）：168-170.

[22] 李歌平，潘俊.药学干预对合理使用抗菌药物的影响分析[J].中国现代药物应用，2020，14（21）：236-237.

[23] 任玲龙.细菌耐药机制指导在促进抗生素合理用药中的应用体会[J].北方药学，2020，17（11）：19-20.

[24] 谭喜莹，任发燕，王超.合理用药监测系统在中药注射剂使用中的作用分析[J].药学与临床研究，2020，28（6）：470-472.

[25] 黄文英，陈威娜，林霏霏.合理用药软件初筛结合人工点评在我院门诊糖皮质激素类药物处方点评中的应用[J].临床合理用药杂志，2020，13（34）：140-142.

[26] 徐亚滨.基于人工智能的儿科合理用药系统的设计与应用[J].中医药管理杂志，2020，28（19）：59-62.

[27] 解红锋，阎蕾，徐芳.基于移动护理终端构建的安全用药系统应用现状及用药安全影响因素调查研究[J].临床护理杂志，2019，18（6）：71-73.

[28] 马永力，赖英，方新华，等.应用合理用药管理系统进行中药饮片全处方点评模式探索[J].中医药管理杂志，2019，27（23）：106-109.

[29] 金慧，胡燕，林忠，等.基于合理用药系统促进癌痛规范治疗的药学实践[J].中国现代应用药学，2019，36（16）：2090-2094.

[30] 沈峻，鲁威.基于人工智能的区域处方前置审核系统建设与应用[J].中国卫生信息管理杂志，2019，16（4）：493-496.

[31] 苏洽玉.合理用药监测系统对临床不合理用药监测情况分析[J].中国医院用药评价与分析，2018，18（11）：1551-1554.

第2章　药品不良反应监测系统

　　建立健全的药品不良反应的监测报告制度可以加强信息的大范围交流，这样可以避免同样药物的同一种不良反应在其他地区重复发生。使用药品不良反应监测系统可以了解药品的不良反应结果，从而知晓正确的剂量及合理服用药物，避免药物伤害，降低人体对药物的反应程度。

　　本章详细阐述了药品不良反应监测系统的需求分析、系统分析、系统设计和系统实现。首先，需求分析详细地阐述了需要完成的业务，主要分析目标包括三个：组织分析、需求获取和需求分析。根据现有业务得到系统需要的功能需求包括：（1）医院收集信息，上传药品不良反应报告；（2）药企收集信息，上传药品不良反应报告；（3）专家组查看信息、评估信息，上传评价报告；（4）国家药物总监局接收报告，发布药品预警信息；（5）系统管理员统一审核注册药企、医院、专家组、国家药监总局工作人员的账号，对系统的角色进行管理。其次，在需求分析的基础上，详细阐述了系统分析，给出了系统用例、业务规则、用例实现和建立分析模型。再次，在需求分析和系统分析之后，对本系统进行了完整的设计，包括设计模型、接口设计、包设计和数据库设计。最后，本章利用Struts2＋Hibernate3＋Spring三大框架和Java语言实现药品不良反应监测系统的整体系统设计。该系统主要的功能有：医院、药企对药品不良反应信息的收集上报；专家组对药品不良反应报告的评价；国家药监总局通过审核药品不良反应报告及评价报告，对该药品进行药品不良反应预警工作。

2.1　绪论

2.1.1　研究背景

药物不良反应（Adverse Drug Reaction，ADR）的监测研究因许多药源性灾难产生。在"反应停"事件的推动下，1962年，世界卫生大会责成WHO卫生总干事研究防治药物灾难性事件的有效措施，并"确保将药物新的严重不良反应迅速通报到各国卫生行政机构"，遂在美国成立药物不良反应合作监测的国际组织，试行一段时间后，于1971年在瑞士日内瓦建立全球ADR数据库，1978年搬迁到瑞典的乌普萨拉市至今。现代药物治疗学的发展，不仅要治疗好疾病，而且要防止可能或潜在的药物不良反应的发生，要合理、安全、有效地用药，首先必须对某药所可能发生的ADR谱有明确的认识。由于新药临床前各种因素的制约，对其ADR谱的认识非常局限，所以必须通过药物上市后的监测即IV期临床试验，完成对一个新药的全面评价。

药品可能是一把双刃剑，在治愈人类疾病的同时也可能导致一些不良反应的产生。近些年来，我国逐步认识到药品不良反应监测工作的重要性，所以越来越重视药品不良反应体系系统的建设。

2.1.2　国内外研究现状和趋势

1. 国外研究现状

（1）药品不良反应监管体系

英国主管ADR监测的机构是药品和保健品管理局（Medicines and Healthcare products Regulatory Agency，MHRA）。MHRA为英国卫生部下属的执行政府机构，保证药品和医疗器械的安全、有效。荷兰主管ADR监测的机构是荷兰药物警戒中心（Netherlands Pharmacovigilance Centre Lareb，简称Lareb）。Lareb分析ADR报告，发现了以前未知或认识不足的ADR新知识，为医疗保健供应者和公众提供了至关重要的预防和及时识别ADR的知识。瑞典药品署（Medical Products Agency，MPA）负责个人ADR报告的处理，将数据库中ADR的有关个人信息消除，以匿名的形式转发给欧洲ADR数据库EudraVigilance，构成了欧盟联合药物警戒基础的一部分。印度药物警戒计划（Pharmacovigilance Programme of India，PvPI）于2010年启动，以监控印度药品的安全性。从2011年开始，印度药典委员会（Indian Pharmacopoeia Commission，IPC）是印度卫生与家庭福利部下属的自治机构，目前正作为PvPI的国家协调中心（National Coordination Centre，NCC）运作。目前，有150个ADR监测中心（Adverse Drug Reaction Monitoring Centres，AMC）正在运行，并通过WHO-UMC开发的一个基于网络的NetFlow数据分析系统VigiFlow自发报告系统报告ADR[1]。

（2）各国药品不良反应监测机制

1）美国的药品不良反应监测机制

对于还在试验阶段并未上市的药品及医疗器械，美国的要求是十分严格的，在做临床试验之前必须要获得伦理委员会（IRB）的评估和批准。评估是持续进行的，IRB必须要掌握临床试验对受试人的生命健康安全影响的情况。美国食品药品管理局是负责对药品临床试验和上市后药品不良反应监测的政府机构，它的职责是通过制定相关制度，不断地提出可以确定哪些不良反应现象该向IRB报告的建议和指南。

对于上市后的药品而言，美国则采取研究不良反应报告等药品安全监测措施。该机构还详细规定了上市后研究、风险评估与降低策略等方面的规则，并且将上市后的研究与临床试验信息公开发布在官方网站上；还规定风险降低策略的递交程序，对药物不良反应、严重不良反应事件等相关定义进行了界定等一系列规定，进一步促进了对药品不良反应的监测。

2）欧盟的药品不良反应监测机制现状

对于欧盟国家而言，每个国家的药品不良反应监测机制都不太一样，但是值得注意的是，欧盟这些国家对于制药的企业以及单位都采取强制报告形式，而对于医疗人员则是通过自愿的形式，但是有些国家也采用强制的方式，例如法国、德国。在欧盟等国，主要有两种上报的途径：一种是采取集中报告的方式，就是将所有的病例报告通过报告人直接上报到国家中心；第二种是逐级报告的方式，就是通过对各地区各中心区上报的案例进行分析、汇总、评价，最后将所汇集的报告集中报至国家中心。

3）日本的药品不良反应监测机制现状

日本不良反应监测系统主要是由日本厚生省药事厅（MHW）特别设立的部门负责的，该部门负责对上市的药品进行监测。

（3）药品不良反应监测方法

1）自愿报告系统（Spontaneous Reporting System，SRS）

自愿报告是医务人员将在临床实践过程中发现的可疑ADR报告给药品生产、经营企业，ADR监测专业机构和药品监督管理部门。目前，WHO国际药物监测合作中心的成员国大多采用这种方法[2]。

该系统监测的范围广泛，包括上市后的所有药品，且没有时间的限制；参与人员多，不受时间、空间的限制，是ADR的主要信息源；可以及早发现潜在的ADR信号，从而形成假说，使ADR得到早期警告。目前公认该系统是药品上市后ADR监测的最简单、最常用的方式，是罕见ADR唯一的发现方式，也是最经济的方式。可见，自愿报告系统在ADR监测中发挥着极其重要的作用。

该系统最大的缺陷是漏报，不能准确计算出某种ADR的发生率。另外由于报告本身的随意性，报告信息不够完善，会导致报告偏倚，从而影响因果关系的确定。主要表现为归因过度（over-ascertainment，过高地估计药品与不良反应之间的关联性）或归因不足（under-ascertainment，过低地估计药品与不良反应之间的关联性）。

2）处方事件监测（Prescription-Event Monitoring，PEM）

处方事件监测最初是在"反应停"事件后，由英国统计学家首先提出来并正式开始在英国实施的。其方法是在选定一种研究药品后，通过处方计价局识别出开过此药的处方，由药物安全研究小组（DSRU）把这些处方资料贮存起来，如果在ADR报告方面发现某种药品问题值得深入调查时，就向开过该药处方的医师发出调查表（绿卡），询问服用该药后患者的反应。

相对于前瞻性队列研究，PEM的费用较低；不影响医师处方习惯和处方药品，偏倚性小；可以研究潜伏期较长的ADR。缺点是该研究的可信性取决于医师绿卡的回收率。处方事件监测是英国黄卡制度的有益补充，据推测，采用这种方法可以发现发生率为1/3000～1/1000的ADR。在今后相当长的一段时间内，PEM仍然是对新药进行上市后安全性监测的有效方法之一。

3）医院集中监测系统

医院集中监测是指在一定的时间、一定范围内对某一医院或某一地区所发生的ADR及药品利用情况进行详细记录，来探讨ADR的发生规律。这种监测既可以针对患有某种疾病的患者，也可以针对某种药品来进行。

医院集中监测的优点是资料详尽、数据准确可靠，能够计算出ADR的相对发生率，并探讨其危险因素。缺点是由于监测是在一定时间、一定范围内进行的，因此得出的数据代表性差，缺乏连续性，且费用较高，其应用受到一定的限制。

4）药物流行病学研究

自愿报告系统建立以后，虽然能够及时、广泛地收集到较大量的ADR信息，但是绝大多数病例的因果关系难以确定，同时由于缺乏同一时期用药人数的确切方法论资料，因而难以计算相应ADR的发生率。在这种情况下，不少国家的科学家纷纷利用流行病学的原理和方法，对一些可疑的ADR进行深入的调查研究，从而明确了药品与不良反应之间的因果关系，并可计算发生率，为政府管理部门的决策提供科学依据。

这种运用流行病学的知识、理论和方法研究药品在人群中的效应及其利用的科学即药物流行病学，常用方法包括病例对照研究（case-control study）、队列研究（cohort study）等。运用药物流行病学可以判断出药品和ADR之间的关联强度，计算出ADR的发生率。缺点是费用较高，需要有大型的数据库支持。实践显示，在药品不良反应普遍监测的前提下，运用药物流行病学研究方法开展重点药物监测是深层次进行ADR监测的有效方法，也是必须要采取的措施。

5）ADR计算机软件系统的主动监测

①ADR/ADE（Adverse Drug Event，ADE）不良反应信号的抓取

此种监测手段常指用计算机收集、贮存、处理与可疑ADR有关的患者的临床信息、实验室检查和用药情况，或提出一些警告性的信号，再由专业人员对计算机筛选的ADE进行分析、评价，最后确定是否为ADR。计算机自动监测可以提高ADR/ADE的报告率。

计算机监测中心可以借助相关数据库记录联结（recorded linkage）技术，把患者分散的实验室检查、诊断、用药、剂量、不良反应、收费记录及其他信息如年龄、性别、民族等，通过患者唯一的确认号码联结起来，进而可以开展各种形式的流行病学研究，以发现与药品有关的不良事件。这种方法充分利用计算机技术和现有的医疗信息资源，高效率地获取ADR监测所需的数据，而且不干扰正常的医疗活动，能进行大样本、长时间、各种设计类型的研究，代表了高效率进行药物流行病研究的方向。因记录数据库设计目的的不同，可能出现结果偏倚；并受医疗计算机化程度等诸多因素限制，前期工作

量大，需多部门协作，组织实施较为复杂；目的主要是主动发现更多的药品不良反应，而并不是尽可能地通过计算机系统程序进行干预，降低ADR/ADE的发生率。

②ADR/ADE主动监测干预系统

此项目开展的目的就是通过计算机技术，以合理的数据库甄别手段，开展ADR/ADE的事前干预，以降低药害事件发生为最终目标。对于该系统的研究，目前我国尚处于初级阶段。目前主流的一些干预标准仍停留在理论研究阶段，如全面触发工具、老年潜在不适当用药标准等。

a.全面触发工具：2003年，美国健康促进研究所（IHI）推出了全面触发工具（GTT），旨在用于不良事件的检测。研究证实，GTT与自愿报告方法相比特异性强，较单纯的病历审查方法效率更高。此外，英国、韩国、丹麦、澳大利亚、西班牙、瑞典、比利时等国家和我国台湾地区相继引进该工具并对其中推荐的触发器进行了本土化修改和补充。国外关于GTT的应用大致可分为两类：第一类是关于GTT在不同使用范围和患者群体中的应用研究，第二类是关于GTT性能改进的研究。国外对GTT的应用已较为成熟，证明了其在不良事件检测中具有较高的实用性，并提示在不同地区或者不同患者群体中应用时，应根据实际情况对GTT的触发器进行必要的修改以提高其应用价值和针对性。我国已在少数医院开展相关的研究。

b.老年潜在不适当用药：1991年，Beer提出，当老年人药物治疗的不良风险超过预期的获益，称为老年人不适当用药，并组织相关专家建立可判断老年患者潜在性不适当用药（Potentially Inappropriate Medication，PIM）的标准。老年人潜在不适当用药比例在很多国家都很高。在我国，老年人不适当用药的情况（主要为药物与药物、药物与疾病相互作用、重复用药及用法错误等）也普遍存在，因此老年人的合理用药问题备受关注。目前国外应用较为广泛的标准为美国的Beers标准和欧洲的STOPP/START标准。

2. 国内研究现状

（1）药品不良反应监管体系

我国现行的ADR监测法律法规体系主要包括《药品管理法》《药品不良反应监测管理办法（试行）》《药品不良反应报告和监测管理办法》。1984年，我国颁布《药品管理法》，提出了对ADR监测工作的具体要求。1999年，《药品不良反应监测管理办法（试行）》标志我国正式实施ADR报告制度。2004年，《药品不良反应报告和监测管理办法》就ADR报告的管理模式、执行主体、报告方式、报告程序等作出了明确的规定。我国ADR监测的工作主要由国家药品不良反应监测中心负责，由各省、自治区、直辖市收集来自药品经营、生产企业和个人ADR报告后，上报至国家药品不良反应监测中心进行处理。

（2）药品不良反应监测方法

张惠仙[3]分析探究了临床药师在药品不良反应监测中的重要作用，方法是将2012年2月—2018年2月丽江市人民医院的800份不良反应监测报告视为研究主体对象，以是否实行临床药师监测为参照划分为对照组及观察组，每组400份监测报告。对照组实行常规检测，观察组实行临床药师监测，对比两组药品不良反应发生率及引发不良反应的药品类型。结果：1）对照组与观察组药品不良反应发生率分别为28.50%和14.50%，观察组明显低于对照组，两组数据差异有统计学意义（$P<0.05$）。2）对照组与观察组药品不良反应临床药师上报率分别为0.25%和28.25%，观察组明显低于对照组，两组数据差异有统计学意义（$P<0.05$）。3）观察组内分泌系统药物、中药制剂、心血管药物及抗感染药物引发的不良反应发生率均明显低于对照组，两组数据差异有统计学意义（$P<0.05$）。结论是临床药师在监测药品不良反应中的价值作用明显，能够全程实时监测药品不良反应的变化情况，记录更多药品后续使用的数据信息，因此，临床药师需注重自身专业技术的提高，进而提高药品不良反应监测工作的效率及质量。

程艺、陈晨、余春飞等[4]利用美国食品药品监督管理局（Food and Drug Administration，FDA）不良事件报告系统（FDA Adverse Event Reporting System，FAERS），挖掘与分析免疫抑制剂他克莫司致药品不良反应信号，为临床安全用药提供参考。方法是采用回顾性研究方法，利用报告比值比（Reporting Odds Ratio，ROR）法和比例报告比值（Proportional Reporting Ratio，PRR）法，对FEARS数据库中2009年第一季度至2019年第一季度共41个季度的他克莫司不良事件报告进行数据挖掘与分析。结果：使用ROR法得到的他克莫司致药品不良反应信号共1365个，将其信号强度按照降序排列得到排序居前50位的信号，其中原研药说明书中未提及的不良反应共14个，按世界卫生组织术语集分类累及2个新的系统；新的不良反应主要集中在泌尿系统损害、全身性损害、免疫功能紊乱、呼吸系统损害、代谢和营养障碍以及中枢和外周神经系统损害。结论是他克莫司药品说明书未收录的不良反应较多且累及器官和（或）系统分布广泛，建议临床用药时需谨慎。

马丹华、刘红亮、王丹等[5]研究了国家药品不良反应术语集和MedDRA映射的可行性。方法是采用对比分析、问卷调查、专家访谈等方法研究MedDRA在我国的适用性。结果和结论是建立国家药品不良反应术语集和MedDRA的映射关系具有可行性，是保障上市许可持有人直接报告药品不良反应制度落实的有力举措。

王蒙[6]针对药品不良反应主动监测数据特点，以传统工具变量分析方法为基础，进一步结合贝叶斯理论构建贝叶斯工具变量分析模型，探索和比较不同数据条件下的最优参数估计模型，以完善工具变量分析在主动监测中的适用性，控制潜在未知的混杂因素对药品不良反应关联推断的影响，减少估计药品所致不良反应效应时的偏倚，并将方法在真实的药品安全性研究中推广应用，检验其效果，为药品风险管理提供及时、有效的药物警戒信息和循证决策依据。

施雯慧、巴磊、许豪勤[7]挖掘、评价阿格列汀上市后的不良反应信号，为临床安全用药提供参考。方法是采用贝叶斯置信传播神经网络法对美国药品不良反应（ADR）报告系统中的数据进行分析，信号生成条件定为信息成分IC的95%、CI下限> 0，且报告数$a \geqslant 3$。结果：共检索到以阿格列汀为怀疑药品或联用药品的ADR报告1298例，男性患者（53.85%）多于女性（39.21%），年龄分布以65～84岁最多（31.59%）。大部分ADR发生在用药一年内。报告数排名前十的ADR依次为脑梗死、恶心、发热、间质性肺病、贫血、肺炎、病情恶化、腹泻、皮疹和呕吐。共检测到115个警戒信号，涉及21个系统器官分类；有临床参考意义的高风险信号包括间质性肺疾病（$n=35$，$IC=3.36$）、横纹肌溶解症（$n=22$，$IC=2.57$）等。结论显示：对ADR自发呈报数据库进行数据挖掘，能快速提出警戒信号，为信号验证、评价提供基础。

王芳、李永辉、郭瑞峰等[8]综合利用国家药品不良反应监测系统数据及河北省药品电子检验报告书数据进行数据挖掘，找到信号检测切入点，探索药品不良反应风险信号的提取方法。方法是将国家药品不良反应监测系统数据的报告数量及河北省药品电子检验报告书药品采购量数据相结合，计算不良反应报告率，对不同企业生产的同通用名药品的不良反应报告率情况进行统计学分析。结果显示：两个数据库总体匹配度为86.39%，企业与其他企业生产的同种药品不良反应报告率之间存在差异，差异有统计学意义的占57.78%，其中报告率偏高且差异有统计学意义的占22.78%。结论是两个数据库匹配度较高；部分企业与其他企业生产的同种药品不良反应报告率之间差异有统计学意义，从而找出存在风险的企业及其生产的药品品种；可通过本方法快速、准确、经济地甄别药品不良反应风险信号。

周晶晶、庄鲁江[9]基于医院信息系统对某院住院患者采用ADR的主动监测，保证患者用药安全。方法是采用全面触发工具对某院呼吸与危重病科（呼吸一、呼吸二）2016年4月8日至6月9日所有病例进行回顾性分析。结果共有815份病例纳入研究。为检测触发器的效果，将统计结果分为两组，采用SPSS 17.0 Crosstabs做χ^2检验，比较两组总体有无差别；使用k系数分析法对某院ADR主动监测与手动检查病例的一致性进行分析。结论是采用ADR主动监测在某院具有可行性。

刘艳、李慧、张芳[10]通过对儿童药品不良反应报告进行信号检测，开展儿童不良反应药物风险预警研究。利用比例报告比值比法（PRR）、报告比数比法（ROR）、综合标准法（MHRA）三种方法对545例儿童药品不良反应数据进行信号数据挖掘。结果在545例儿童药品不良反应报告中，PRR法检出可疑信号30个，ROR法检出可疑信号19个，MHRA法检出可疑信号17个；通过ROR法与MHRA法检出的可疑信号在PRR法中全部都能检出；ROR法与MHRA法有13个可疑信号重叠。结论是可将不同方法结合使用，作为定期的SRS数据库中儿童药品不良反应信号筛选的手段。

赵霞、陈瑶、廖俊等[11]介绍了传统药品不良反应信号发现的主要途径及应用，描述了基于医药大数据进行药品不良反应信号挖掘的研究进展，简述了医药大数据背景下运用机器学习技术进行药品不良反应预测的方法及应用，提出深度学习作为机器学习中一项快速崛起的技术，将会成为未来研究的热点，其可能为药品不良反应信号挖掘与临床合理用药提供有益的思路。

张渊[12]引入一种新的方法——双聚类分析方法，以期识别出我国不良反应信号数据中的相似信号组合。利用组合中已确认信号的信息对待评价信号进行快速评价，提高信号评价工作的效率，并探索在分析我国不良反应信号数据过程中的最优参数设置。研究结论是利用双聚类算法分析我国不良反应信号数据所得到的双簇，可以为潜在药品不良反应确认、筛选需重点关注不良反应信号等多个方面提供十分有价值的信息，可以促进我国药品不良反应监测中信号评价工作效率的提高。

（3）药品不良反应监测系统

我国从2009年始建的国家药品不良反应监测系统，于2012年正式建成并接受总体验收。国家药品不良反应监测系统覆盖国家、省、地市、县四级监测机构和药械生产企业、药械经营企业、医疗机构；涵盖药品不良反应/事件监测、医疗器械不良事件监测、药物滥用监测三个平台，以及关联评估、专家评审、监测报警、查询统计四个应用系统。药监部门通过该系统可及时发现、预警药品质量问题引发的药品群体不良事件。系统还能利用信号检测方法，挖掘药品不良反应病例报告数据库，发现新的药品不良反应（药品说明书未载明的不良反应）。根据国家药监局2011年下发的《关于加强药品不良反应监测体系建设的指导意见》，我国将力争用五年时间，逐步健全全国各级药品不良反应监测机构，完善规章制度和监测机制，形成比较完善的全国药品不良反应监测体系。

重庆市第九人民医院作为第一完成单位（2017）研制与应用了医疗机构药品不良反应自动检测系统。项目研究成果如下：项目建立了ADR触发条件规则库；项目率先开发了医疗机构药品不良反应自动监测系统，该系统具有自动监测、判断和统计功能；项目开发了一套ADR数据库分析系统，运用ADR自动监测系统实现该院ADR自动监测，提高了药品不良反应的上报效率及ADR监测的时效性。项目研究成果的推广应用将提高医疗机构的药品不良反应上报率，有效提高对药品不良反应监测系统中数据资料的利用率，从而形成有效的安全用药预警模式，对提升重庆市乃至全国药品不良反应监测工作质量、促进临床科学安全用药水平具有重大意义。

2.1.3 研究意义

建立健全的药品不良反应的监测报告制度可以加强信息的大范围交流，可以避免同样药物的同一种不良反应在其他地区的重复发生。本系统可以通过对药品不良反应报告的收集整理达到对药品不良反应进行监测的目的[4]。使用药品不良反应监测系统可以了解药品的不良反应结果从而达到正确剂量及合理服用药物，避免药物伤害，降低药物对人体的药物反应程度。

2.2 需求分析

2.2.1 组织分析

1. 组织目标分析

药品不良反应监测系统是药品不良反应监测体系的核心监测平台之一，在多个部门的合作下才能得以运行，具体的组织目标分析如表2-1所示。

表 2-1   组织目标分析

类型	组织与发展计划	由组织发展计划而产生的信息系统计划
医院	收集不良反应信息 填写不良反应报告 上传不良反应报告	收集患者的不良反应信息,然后将收集后的信息通过上传平台进行上传
药企	收集不良反应信息 填写不良反应报告 上传不良反应报告	收集患者的不良反应信息,然后将收集后的信息通过上传平台进行上传
专家组	审阅信息 评价报告 提交报告	对信息按照相应的评价标准进行审阅和评价,并提交相应的结果报告
国家药物总监局	发布预警信息 预警信息存档	按照报告的要求发布相应的预警信息
系统管理员	审核、注册账号 角色管理	统一审核注册药企、医院、专家组、国家药监总局工作人员的账号,对系统的角色进行管理

2. 组织机构分析

本药品不良反应监测系统的主要服务对象——国家药物不良反应监测中心。组织机构如图2-1所示。

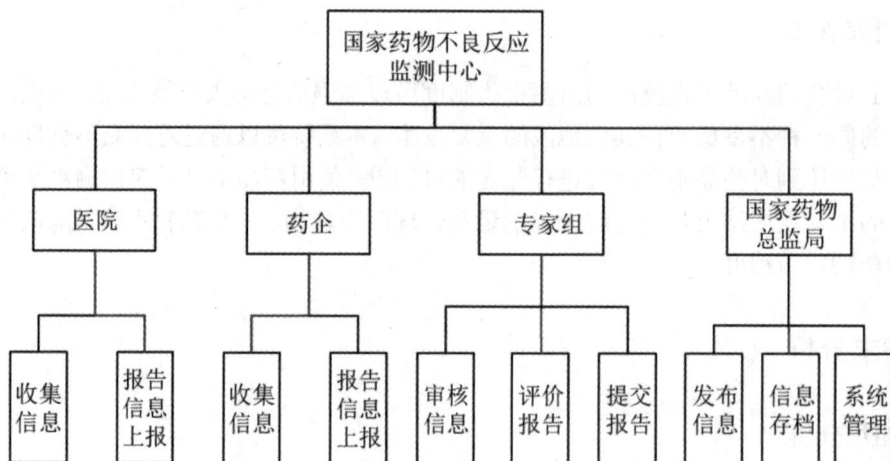

图 2-1   组织机构图

在图2-1所示的组织机构图中可以看到,整个系统分为医院、药企、专家组、国家药物总监局四个部门,本章分别对相关部门进行详细的讨论与设计。

3. 组织职能分析

药品不良反应监测信息系统由患者、医院、药企、负责本单位ADR检测工作的有关人员、专家组、国家药物不良反应监测中心组成,职能如下:

医院:收集统计规范处理不良反应信息,将不良反应信息报告整合进行上传。

药企：收集药品不良反应信息，将不良反应报告表上传到监测平台。

专家：对报告信息进行评价，对评价结果作出预警综合分析；将评价结果上报国家药物不良反应监测中心。

国家药物总监局：采取紧急措施；发布风险信号；设立专门的系统管理员管理系统；负责医院、药企、国家药物总监局账号的审核注册，对系统的角色进行管理。

2.2.2 需求获取

面向对象业务建模的目标是通过用例模型的建立来描述用户需求，需求规格说明书通常在这个阶段产生。这个阶段通常使用业务用例和业务用例实现两种类型，最好绘制活动图。在业务建模阶段，用例的粒度以每个用例能够说明一件完整的事情为宜，即一个用例可以描述一项完整的业务流程。

1. 定义边界

业务目标是最终系统要实现的功能，通过业务目标可划分系统边界。药品不良反应监测系统的设计与实现，根据组织分析目标可划分出以下边界，如图2-2～图2-6所示。

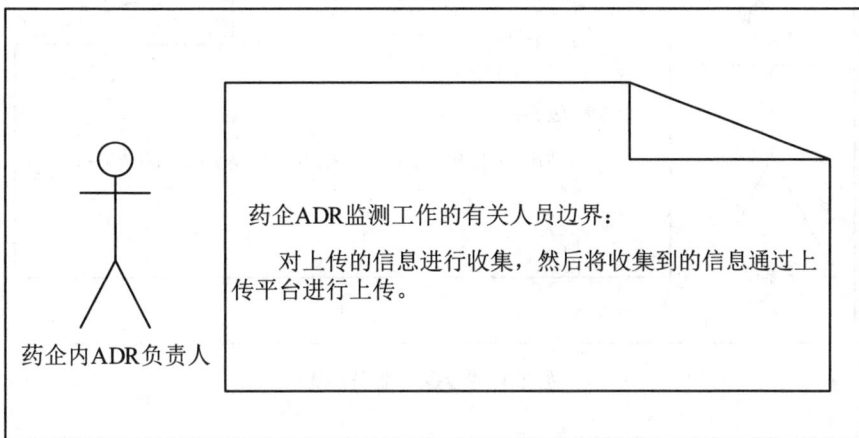

药企ADR监测工作的有关人员边界：

对上传的信息进行收集，然后将收集到的信息通过上传平台进行上传。

药企内ADR负责人

图 2-2　"药企内 ADR 负责人"服务边界

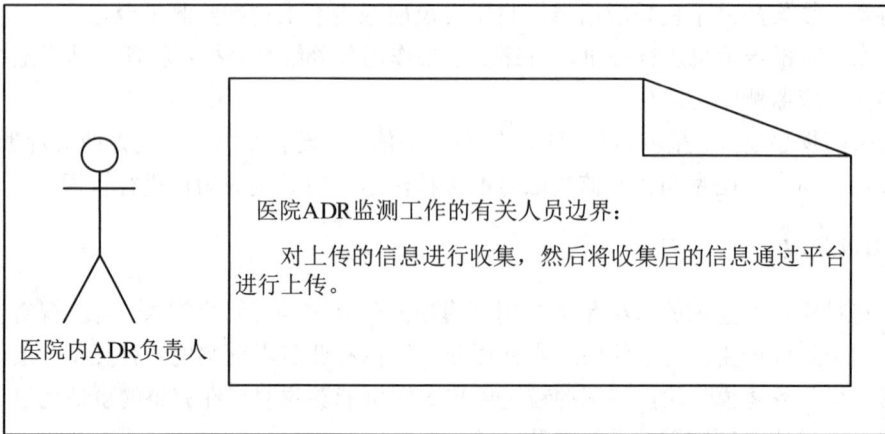

图 2-3 "医院"服务边界

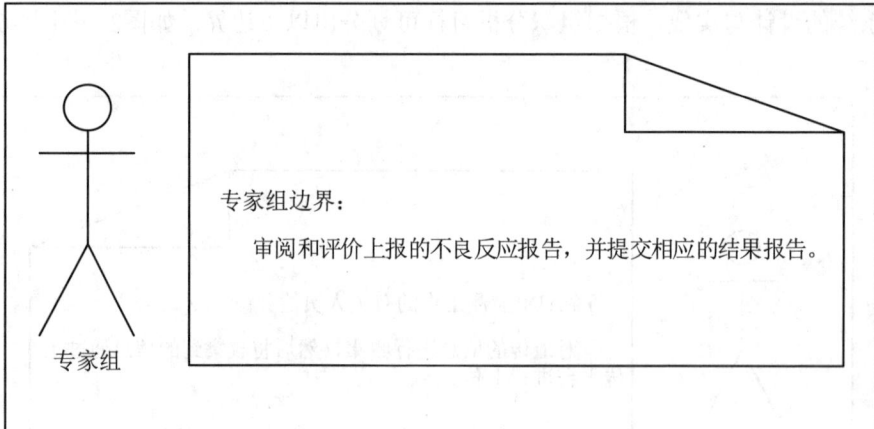

图 2-4 "专家"服务边界

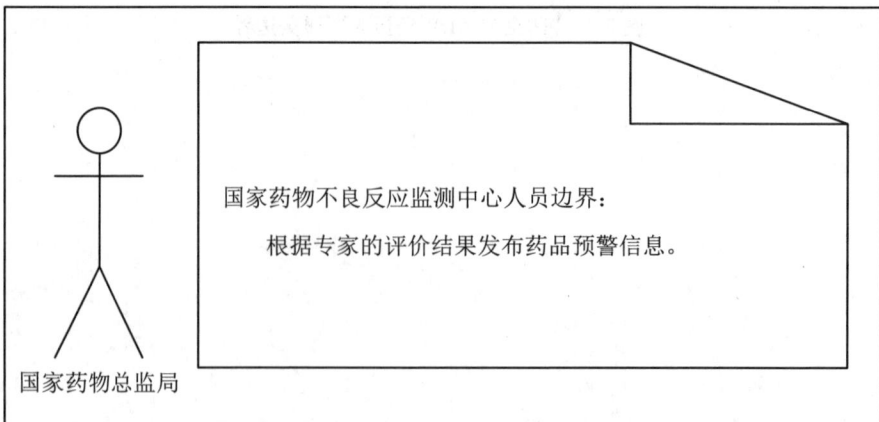

图 2-5 "国家药物总监局"服务边界

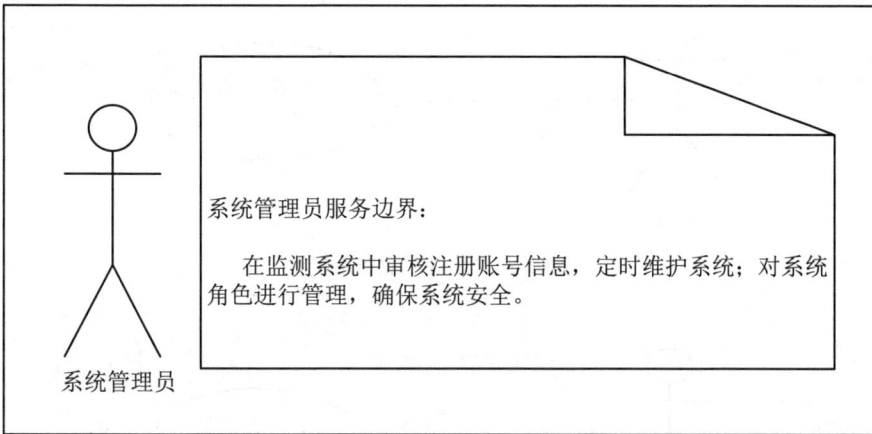

图 2-6　"系统管理员"服务边界

2. 发现主角

（1）医院：收集信息、上传药品不良反应报告。

（2）药企：收集信息、上传药品不良反应报告。

（3）专家组：查看信息、评估信息、上传评价报告。

（4）国家药物总监局：接收报告、发布药品预警信息。

（5）系统管理员：统一审核注册药企、医院、专家组、国家药监总局工作人员的账号，对系统的角色进行管理。

不良反应信息、评价信息、评价结果信息等最终都要由国家药物总监局人员进行汇总和预处理，所以国家药物总监局工作人员是业务主角。

上面的业务主角都是信息的提供者，最终由国家药物总监局人员对由这一系列的信息进行存档、发布，最终起到监测和预防的作用。

3. 获取业务用例

（1）获取业务用例

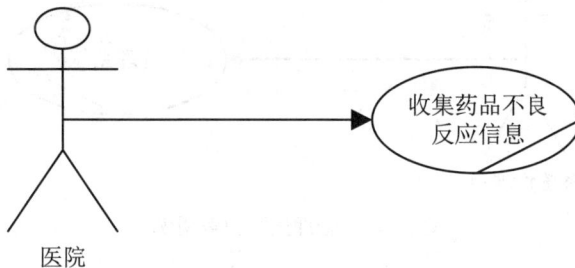

图 2-7　"医院"业务用例

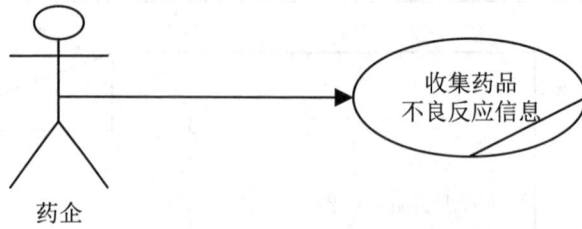

图 2-8 "药企"业务用例

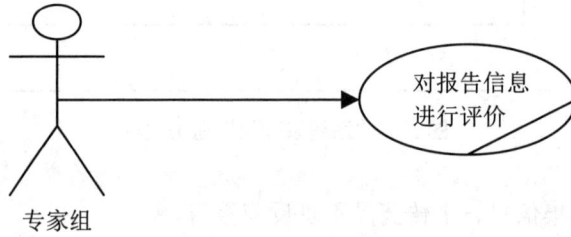

图 2-9 "专家组"业务用例

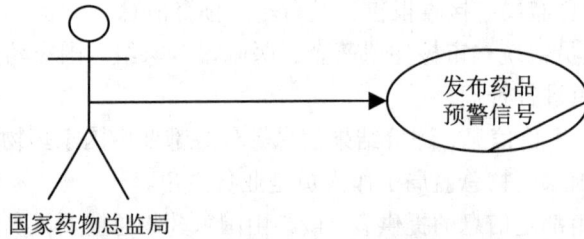

图 2-10 "国家药物总监局"业务用例

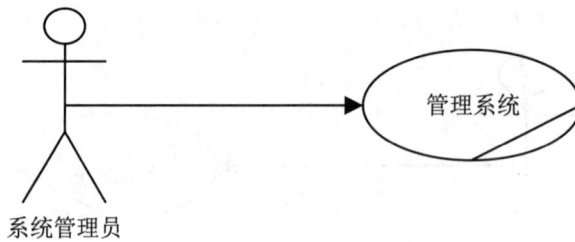

图 2-11 "管理员"业务用例

（2）业务用例的用户视角

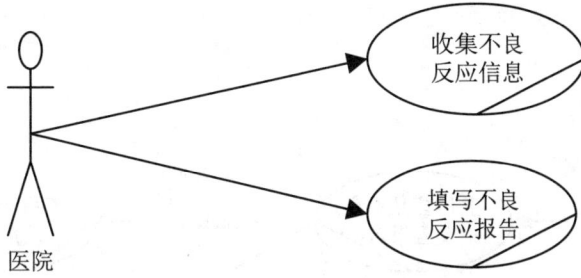

图 2-12　"医院"用户视角业务用例

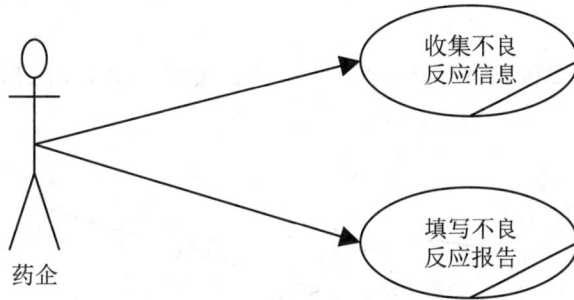

图 2-13　"药企"用户视角业务用例

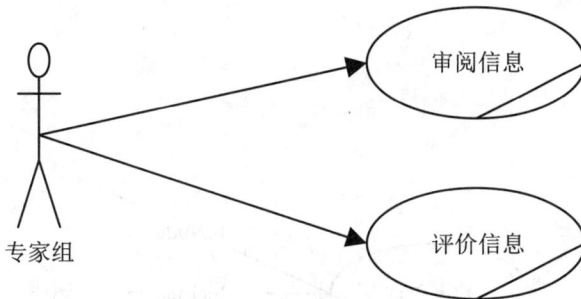

图 2-14　"专家组"用户视角业务用例

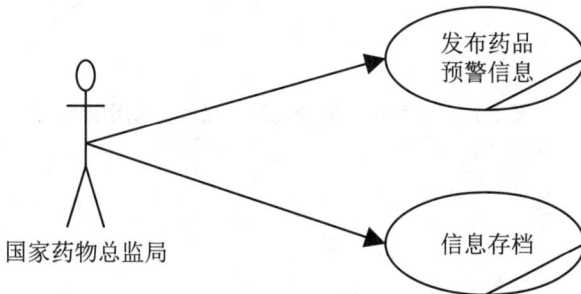

图 2-15　"国家药物总监局"用户视角业务用例

（3）业务用例的业务视角

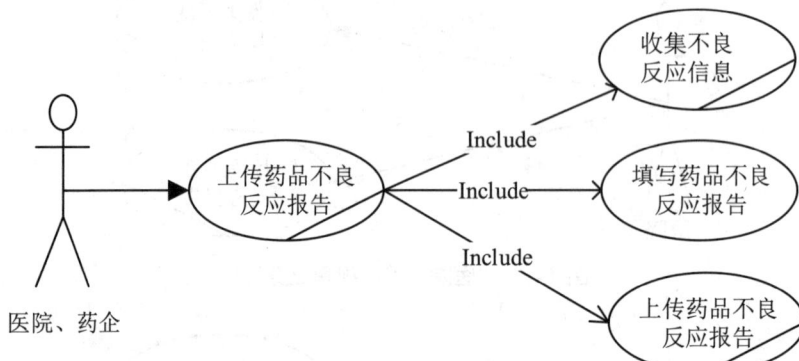

图 2-16 医院、药企"上报不良反应报告"视角业务用例图

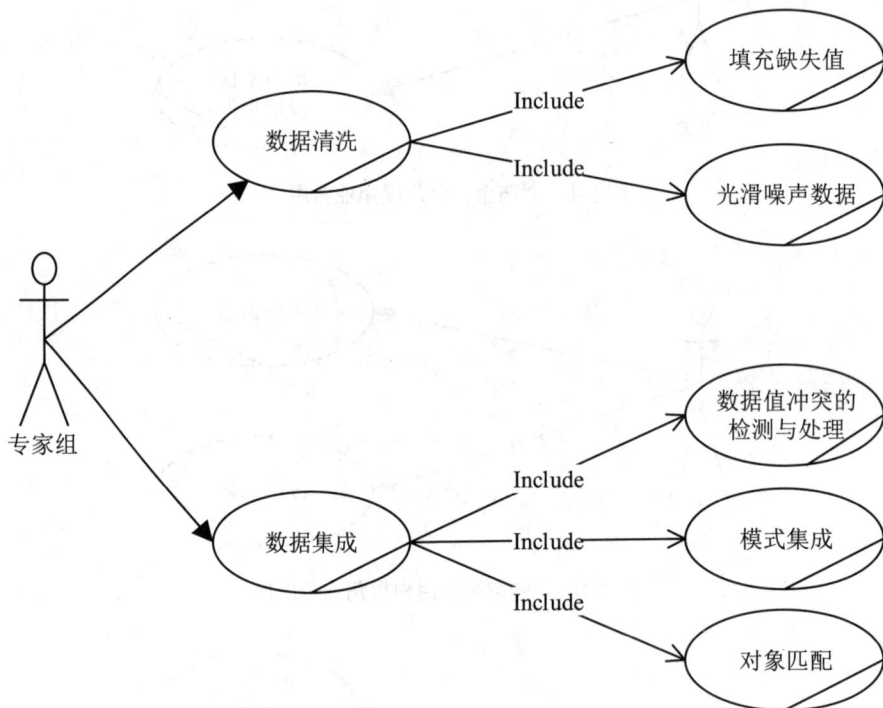

图 2-17 专家组"评价信息"视角业务用例图

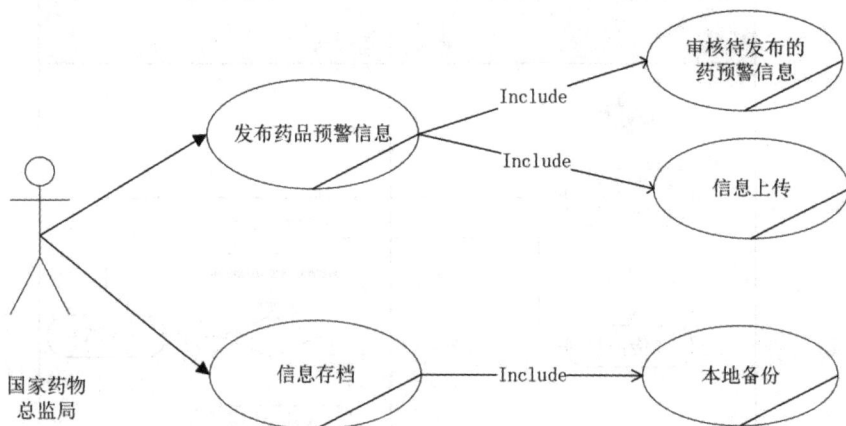

图 2-18 国家药物总监局"发布药品信息"视角业务用例图

4.业务建模

在业务建模阶段，用例的粒度以每个用例能够说明一件完整的事情为宜，即一个用例可以描述一项完整的业务流程，这将有助于明确需求范围。用例粒度的划分依据（尤其是业务用例）以该用例是否完成了参与者的某个目的为依据。业务模型：发现和定义涉众、画定业务边界、获取业务用例、绘制业务用例场景图、绘制业务实体模型（领域模型）、编制词汇表。

（1）业务用例场景图

主要的业务建模如下：

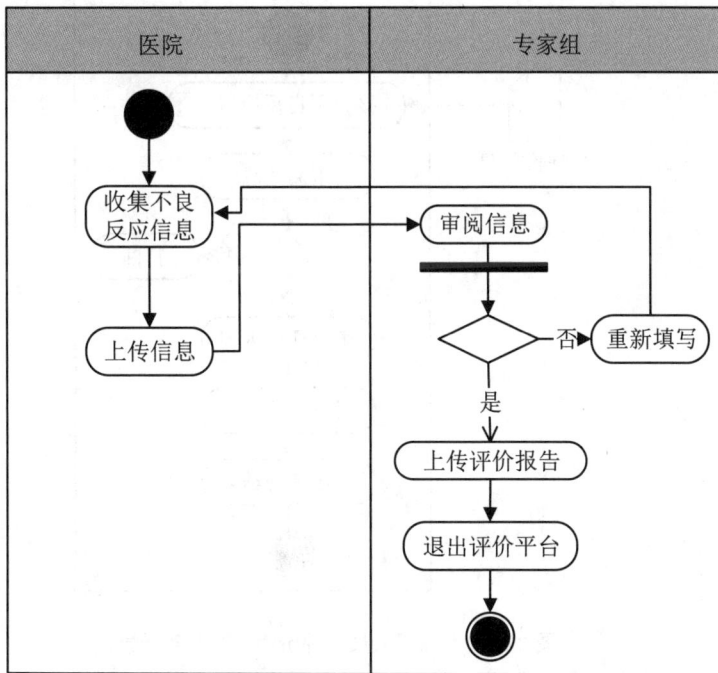

图 2-19 医院"收集统计不良反应信息"业务场景

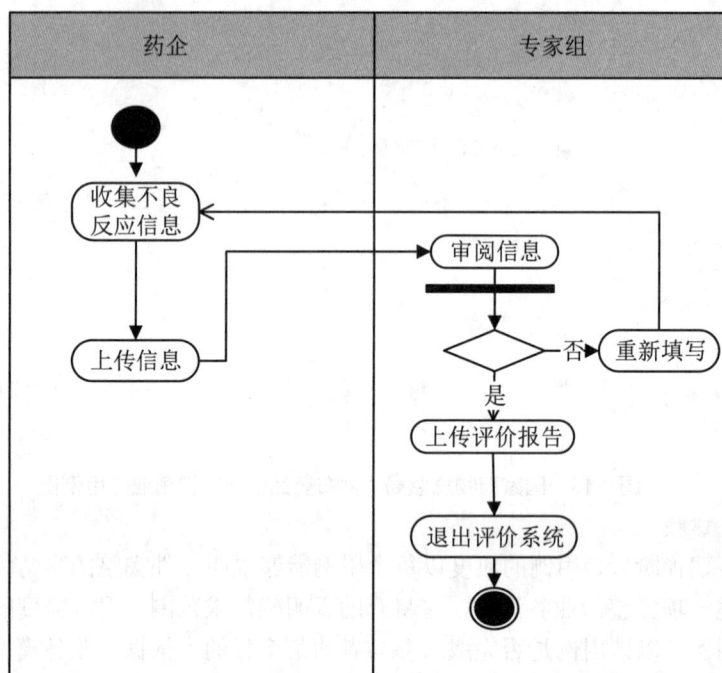

图 2-20 药企"收集统计不良反应信息"业务场景

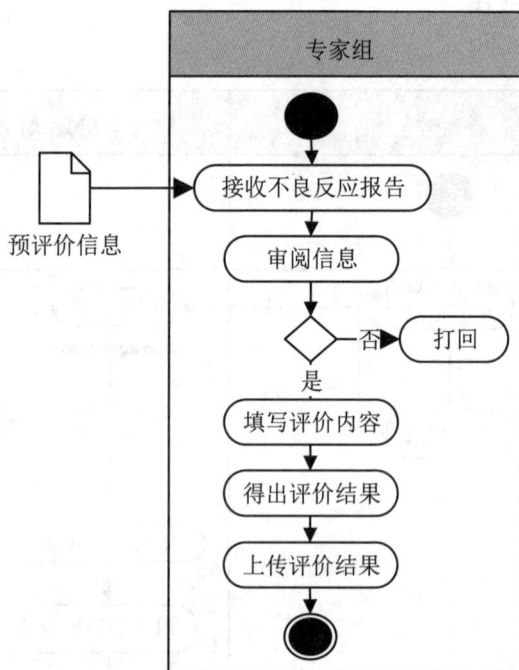

图 2-21 专家组人员"评价信息"业务场景

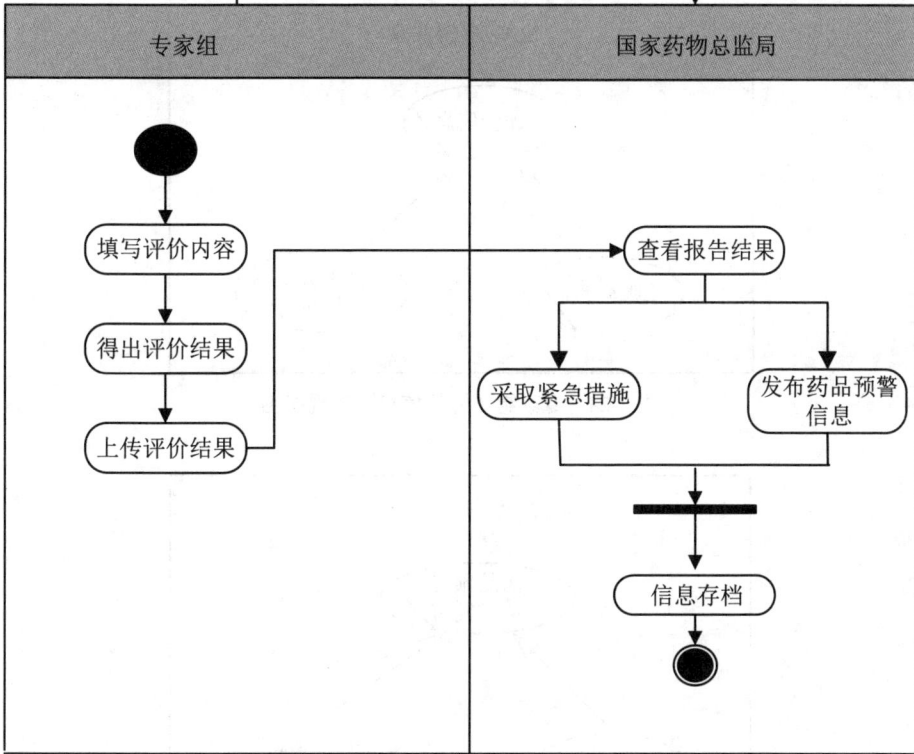

图 2-22　国家药物总监局"发布药品预警信息"业务场景

（2）用例实现视图

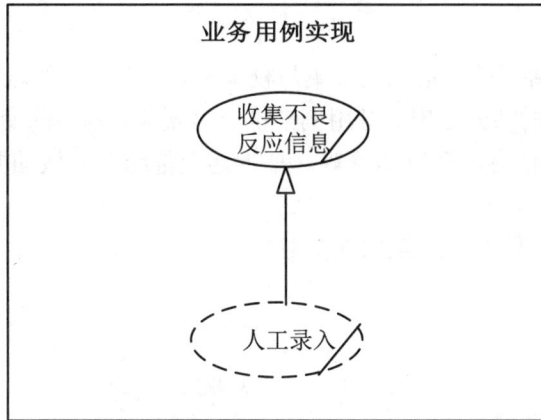

图 2-23　医院、药企"收集不良反应信息"实现视图

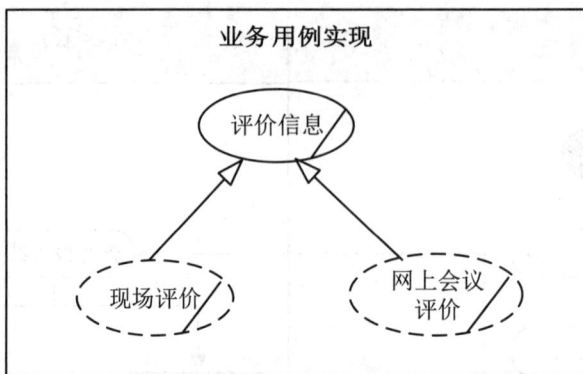

图 2-24　专家组"评价信息"实现视图

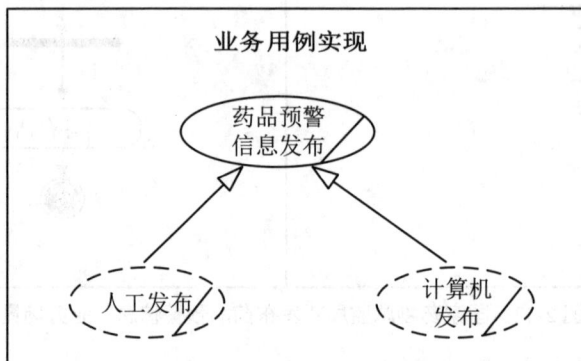

图 2-25　国家药物总监局"发布药品预警信息"实现视图

5. 领域建模

在不良反应信息系统中，信息的采集与收集是一个关键的领域，ADR信息档案的建立是本系统最为复杂的部分。用业务用例来推导出领域问题中的变量，例如专家信息、患者基本信息、评价信息、药物信息等。把上述变量结合领域的要求绘制成图，如图2-26～图2-30所示。

（1）业务对象模型（业务实体ER模型）

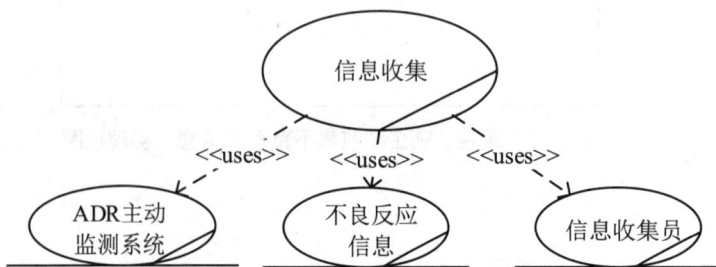

图 2-26　医院、药企"信息收集"业务对象图

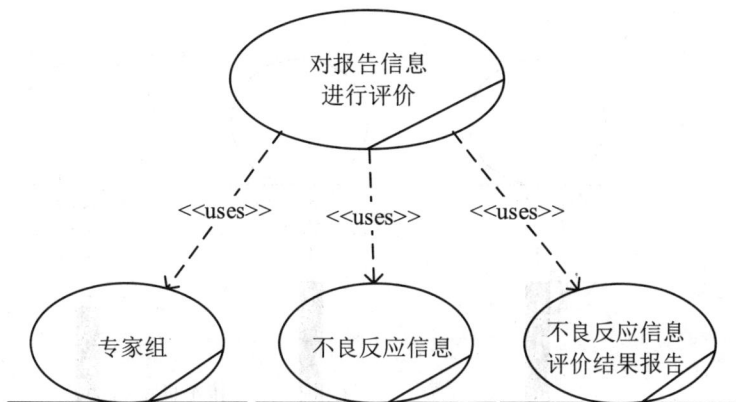

图 2-27　专家组"评价不良反应报告"业务对象图

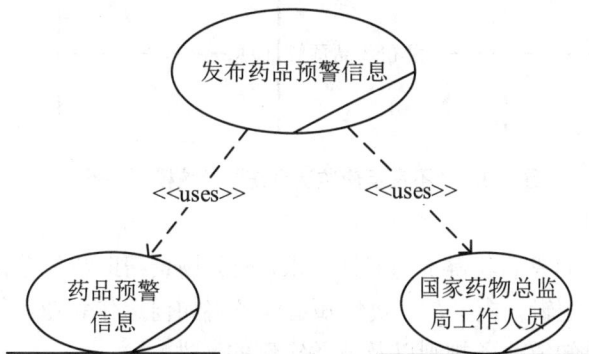

图 2-28　国家药物总监局"发布预警信息"业务对象图

（2）领域模型

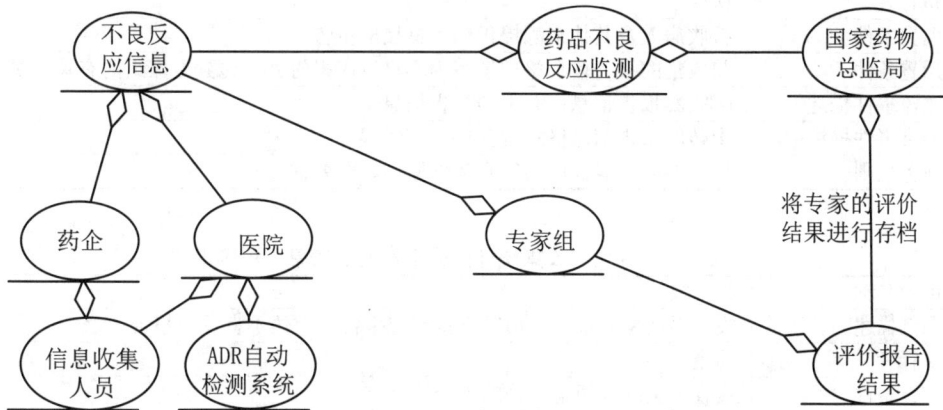

图 2-29　"不良反应监测系统"领域模型

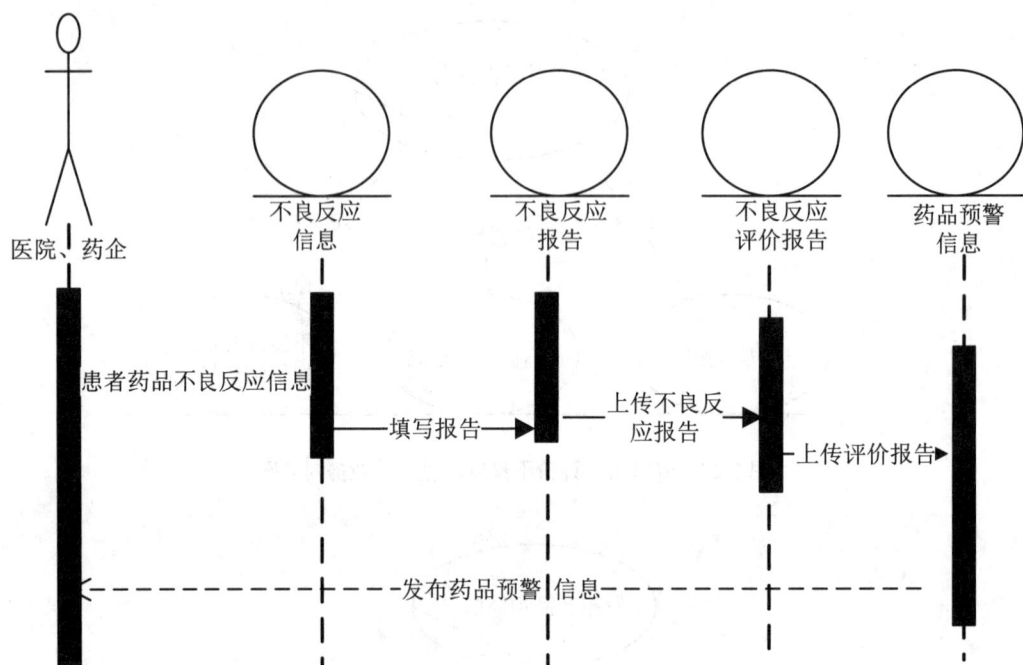

图 2-30 "不良反应监测系统"领域模型场景

6. 提炼业务规则

业务用例模型帮助我们获得了功能性需求，业务场景帮助我们获得了面对业务的执行过程描述和概念（逻辑）模型，让我们知道业务将如何运作和业务的执行过程。除了以上的成果，还需要知道业务规则以及业务实例的属性。

表 2-2 医院"收集统计药品不良反应信息"用例规约

用例名称	收集报告
用例描述	收集不良反应报告、填写不良反应报告、上传不良反应报告
执行者	医院
前置条件	接收病人及其他来源提供的不良反应报告
后置条件	将收集的报告信息整理填写为不良反应报告并上传到专家组的有关人员
主流事件描述	①收集报告信息；②上传报告信息
异常事件描述	上传的报告信息格式混乱、内容错误
业务规则	应该遵循准确性原则、真实性原则、时效性原则

表 2-3 药企"收集统计药品不良反应信息"用例规约

用例名称	收集报告
用例描述	收集不良反应报告、填写不良反应报告、上传不良反应报告
执行者	药企
前置条件	接收由医院及药企上传的报告信息
后置条件	将收集的报告信息整理填写为不良反应报告并上传到专家组的有关人员
主流事件描述	①收集报告信息；②上传报告信息
异常事件描述	上传的报告信息格式混乱、内容错误
业务规则	应该遵循准确性原则、真实性原则、时效性原则

表 2-4 "评价报告"用例规约

用例名称	评价报告
用例描述	评价不良反应报告
执行者	专家组
前置条件	评价不良反应报告信息
后置条件	上传评价报告信息
主流事件描述	①接收信息完整报告；②审阅信息；③评价信息；④上传评价结果报告
异常事件描述	上传的报告信息格式混乱、内容错误
业务规则	遵循整体性原则、客观性原则，综合多方面因素评价

表 2-5 "发布药品预警信息"用例规约

用例名称	发布信息
用例描述	发布预警信息
执行者	国家药物总监局工作人员
前置条件	不良反应信息评价报告
后置条件	上传报告信息
主流事件描述	①查看评价信息；②将报告信息上传到监测平台；③发布药品预警信息；④信息存档
异常事件描述	上传的预警信息格式混乱、内容错误，内容无法预览
业务规则	准时、快捷地发布预警信息

2.2.3 需求分析

需要分析包含业务需求分析和非功能性需求分析，如性能需求分析、技术需求分析、经济需求分析、风险分析等。风险分析是面临的主要技术性、工程性和环境性风险，风险的避免、限制、减轻和监控等处理策略。

建立概念模型。概念用例是根据计算机实现将需求分解和分配后得到的功能需求和衍生需求，并建立用例场景的结果。在用例分析阶段，用例的粒度以每个用例能描述一件完整的事件为宜，一个用例描述一项完整业务中的一个步骤。用例场景分析要用到三种视图：业务用例实现视图、业务用例场景、业务实体模型。

（1）业务主线

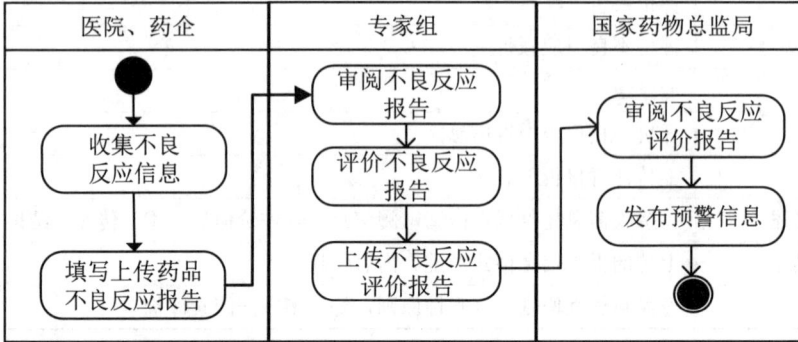

图 2-31　业务主线图

（2）关键业务用例

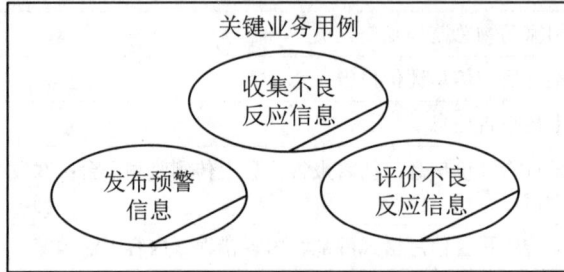

图 2-32　关键业务用例

（3）概念用例场景

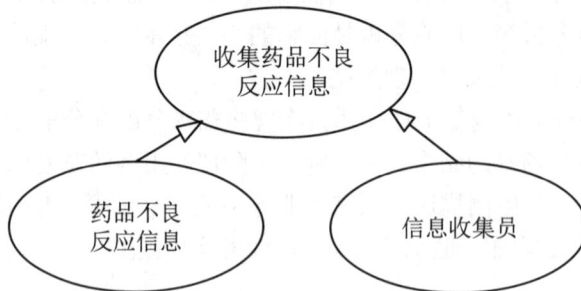

图 2-33　"收集不良反应信息"概念用例

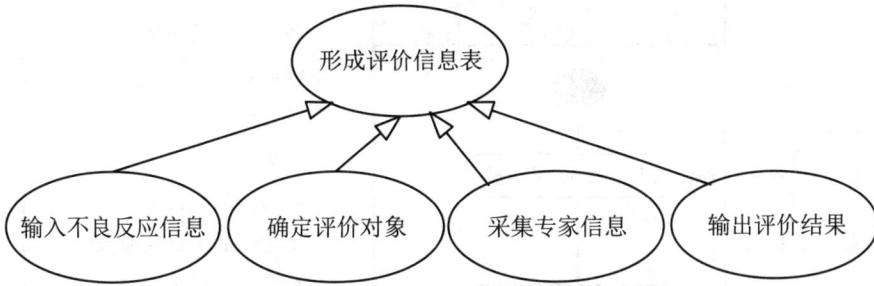

图 2-34　"评价信息"概念用例

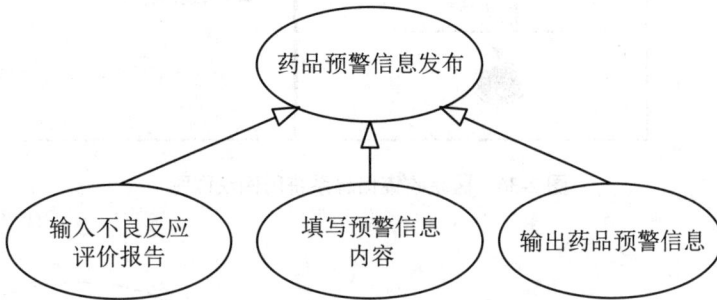

图 2-35　"发布预警信息"概念用例

2.3 系统分析

　　本节采用面向对象方法完成药品不良反应监测系统的系统用例分析、用例实现，给出软件架构和框架，并建立分析模型。

2.3.1 建立系统用例

　　药品不良反应监测系统的系统用例如图 2-36～图 2-43 所示。

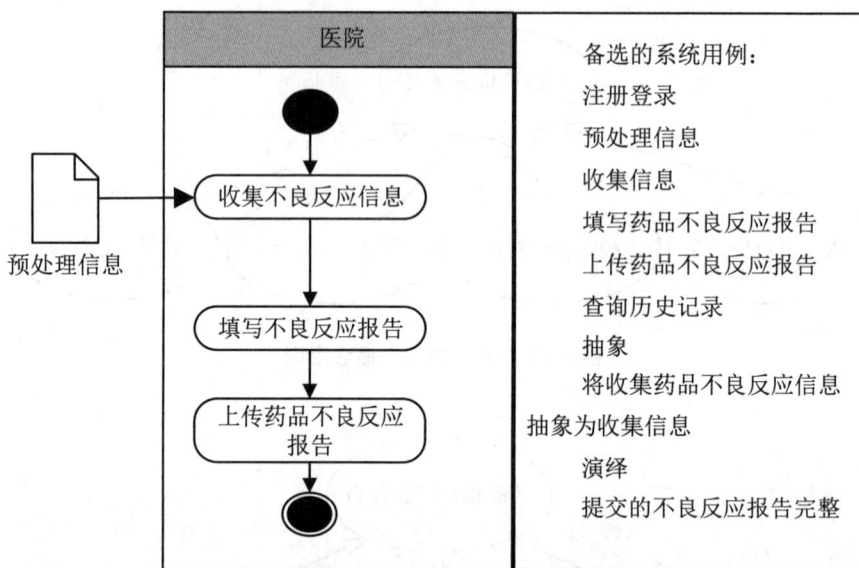

图 2-36　医院收集信息系统用例获取图

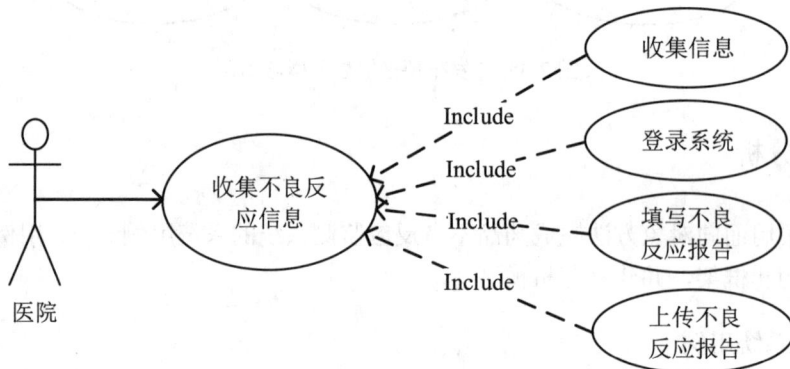

图 2-37　医院收集统计系统用例图

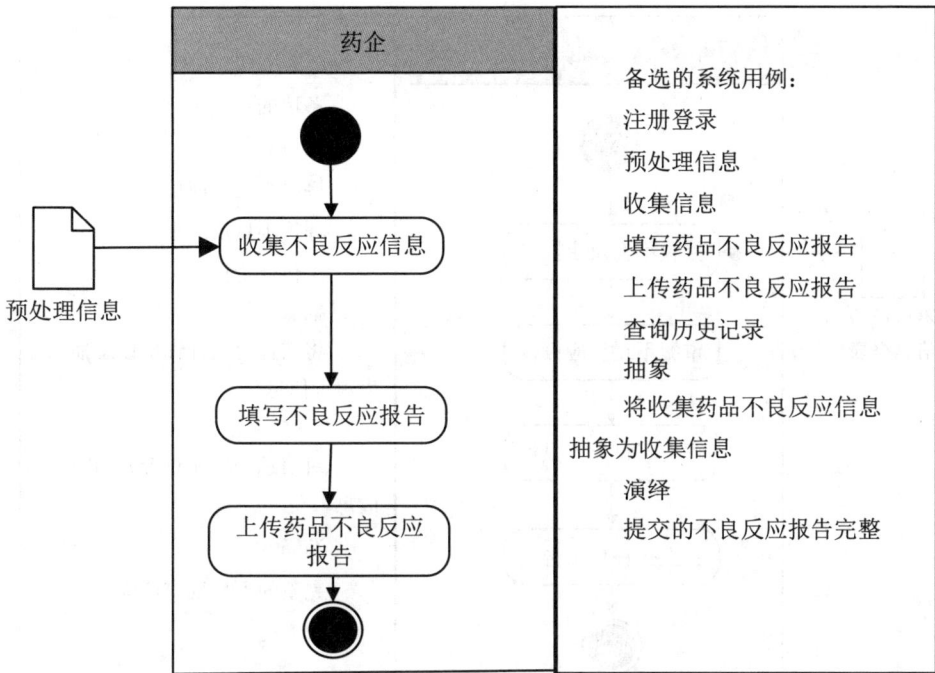

图 2-38　药企收集信息系统用例获取图

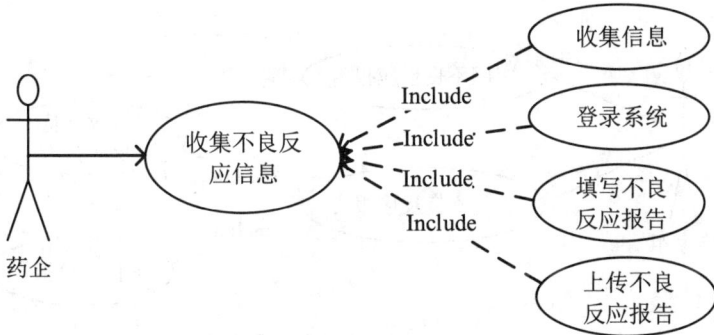

图 2-39　药企收集统计系统用例图

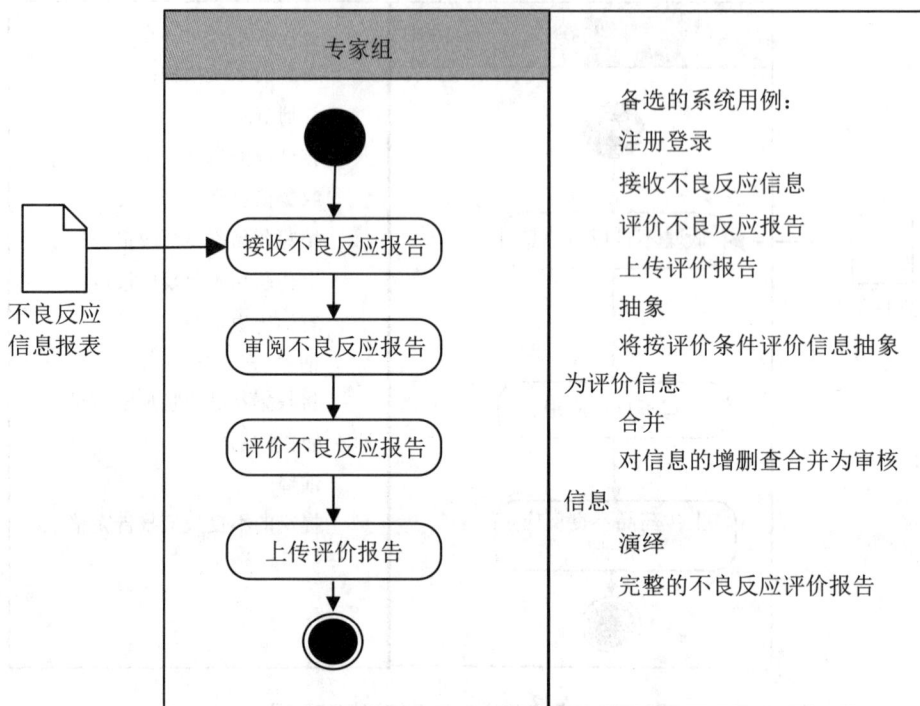

图 2-40　评价信息系统用例获取图

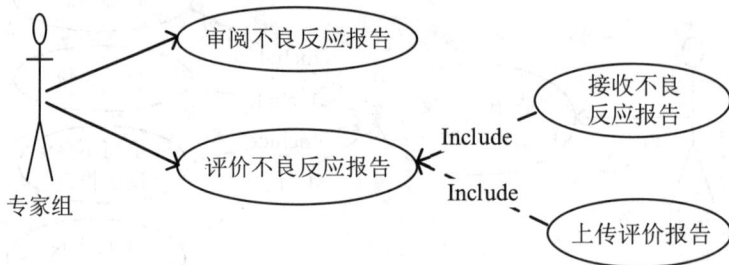

图 2-41　评价信息系统用例图

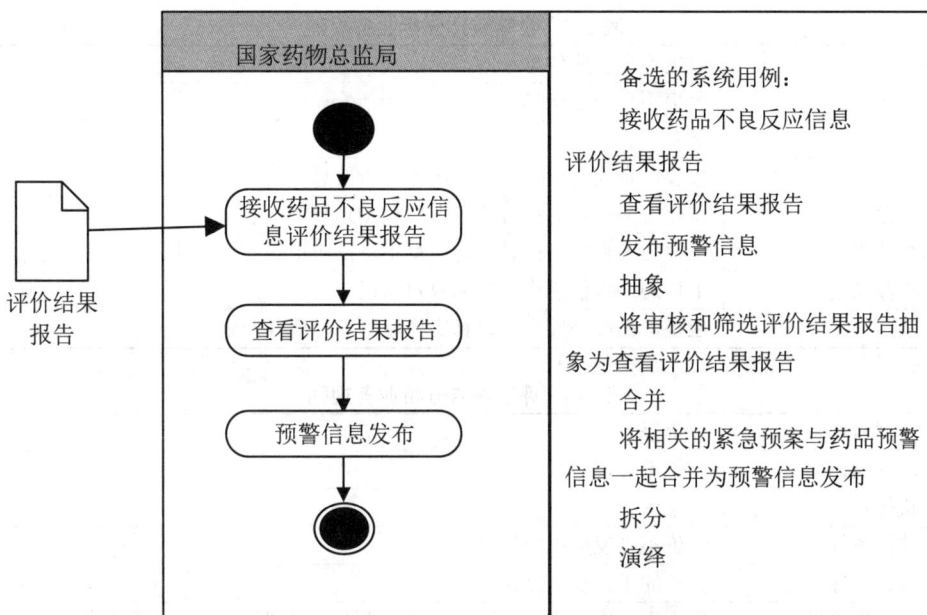

图 2-42　发布药品预警信息系统用例获取图

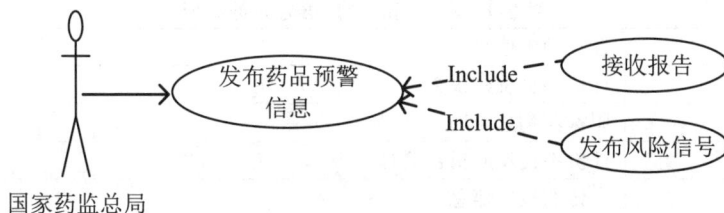

图 2-43　发布药品预警信息系统用例图

2.3.2 分析业务规则

表 2-6　收集分析业务规则

用例名称	收集不良反应信息
用例描述	收集不良反应信息
执行者	医院
前置条件	接收病人及其他来源提供的不良反应报告
后置条件	将收集整理后的报告信息上传到ADR检测平台
主流事件描述	①收集不良反应信息；②填写不良反应报告；③上传不良反应报告
异常事件描述	上传的报告信息格式混乱、内容错误
业务规则	应该遵循准确性原则、真实性原则、时效性原则

表 2-7　收集统计分析业务规则

用例名称	收集不良反应信息
用例描述	收集不良反应信息
执行者	药企
前置条件	接收由企业内药品不良反应的报告信息
后置条件	将收集整理后的报告信息上传到ADR检测平台
主流事件描述	①收集不良反应信息；②填写不良反应报告；③上传药品不良反应报告
异常事件描述	上传的报告信息格式混乱内容错误
业务规则	应该遵循准确性原则、真实性原则、时效性原则

表 2-8　评价报告分析业务规则

用例名称	评价报告
用例描述	评价不良反应报告
执行者	专家组
前置条件	评价不良反应报告信息
后置条件	上传的不良反应报告
主流事件描述	①不良反应报告；②填写评价报告；③将评价报告上传到监测平台
异常事件描述	上传的报告信息格式混乱、内容错误
业务规则	遵循整体性原则、客观性原则，综合多方面因素评价

表 2-9　发布药品预警信号业务规则

用例名称	发布预警信息
用例描述	评价不良反应报告
执行者	国家药物总监局
前置条件	评价不良反应报告信息
后置条件	上传的报告信息
主流事件描述	①发布药品预警信号；②采取紧急措施；③对相关的预警信息进行存档
异常事件描述	存储的药品预警信息丢失
业务规则	准时、快捷地发布预警信息

2.3.3 用例实现

　　系统用例实现的目的是实现系统需求。对于较大型的项目，将用例与其实现分离可以允许对用例设计进行更改，而不会影响到已设置基线的用例本身。

　　用例的实现主要通过交互图来实现一个特定的用例，每一个用例对应一个类图描述参与这个用例实现的所有概念类。类图是描述类、接口、协作以及它们之间关系的图，用来显示系统中各个类的静态结构。类图包含7个元素：类、接口、协作、依赖关系、泛化关系、关联关系以及实现关系。

1. 系统用例实现关系图

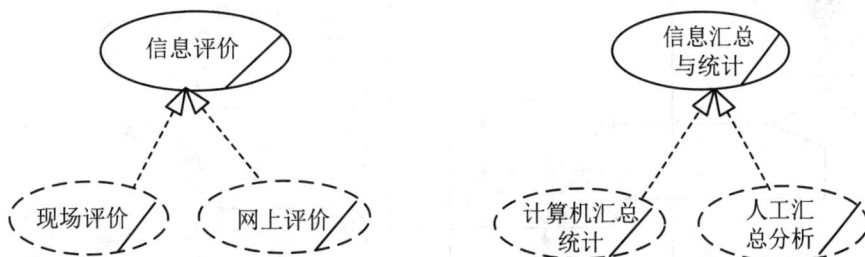

图 2-44　"信息评价"和"信息汇总与统计"的业务用例实现

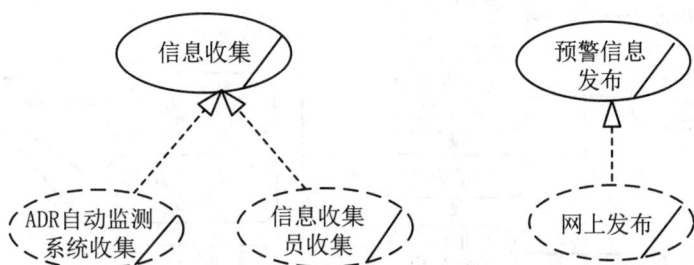

图 2-45　"信息收集"和"预警信息发布"的业务用例实现

2. 识别分析类

分析类是从业务需求向系统设计转化过程中最为主要的元素,业务需求通过分析类被逻辑化,成为可以被计算机理解的语义。分析类是在高层次抽象出系统实现业务需求的原型,高于设计实现,高于语言实现,高于实现方式。分析类图是用边界对象、控制对象和实体对象实现场景。

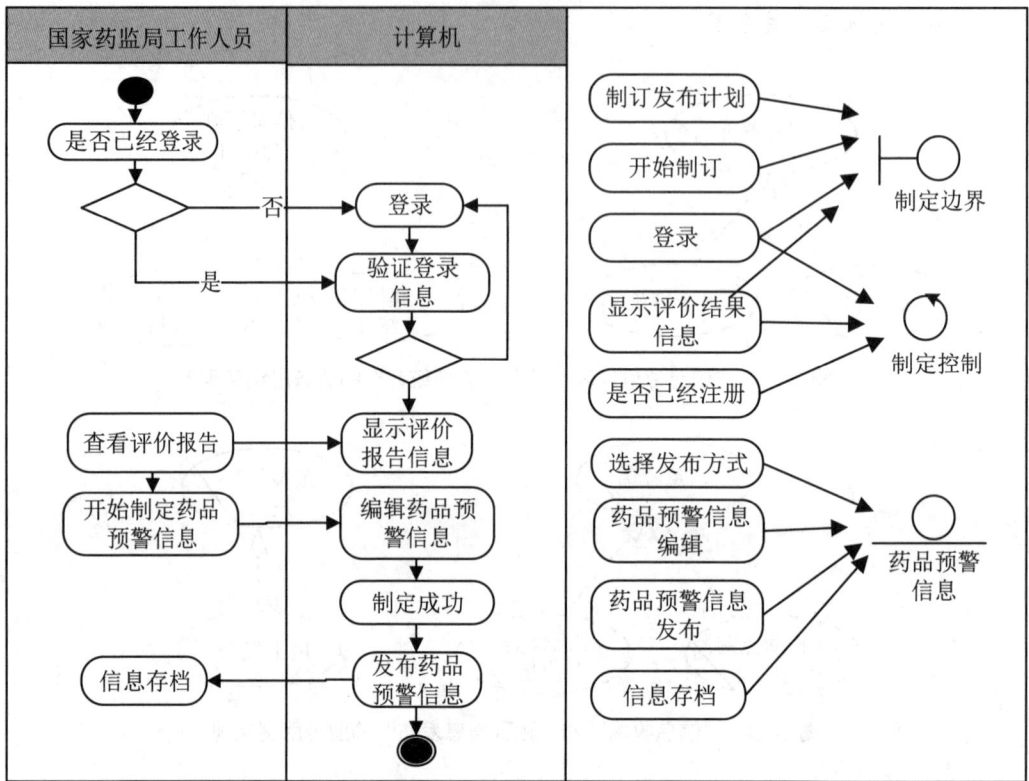

图 2-46　国家药物总监局工作人员发布药品预警信息流程图

3. 系统用例实现建模

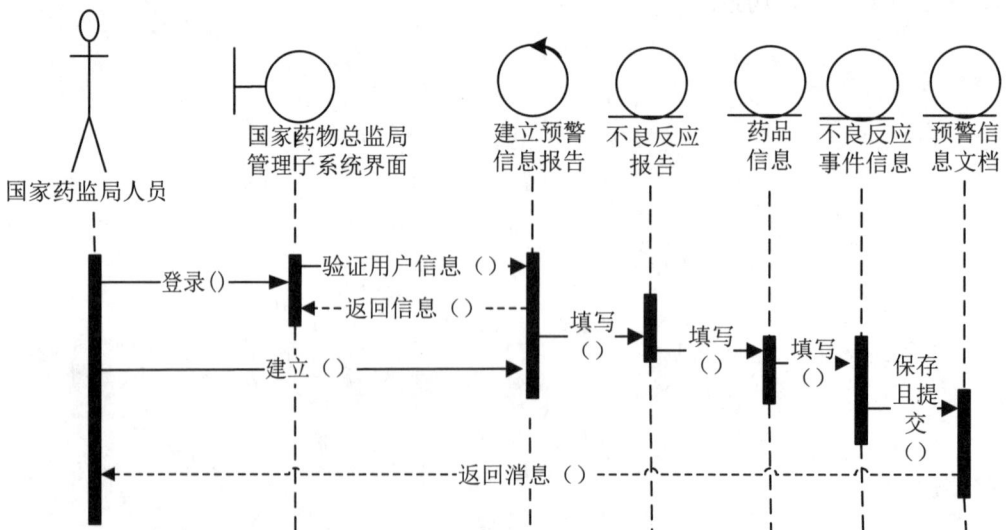

图 2-47　国家药物总监局工作人员发布预警信息时序图

2.3.4 软件架构和框架

　　软件领域的架构主要体现在模块之间的高内聚、低耦合，通俗来讲就是单一职责的功能封装成模块，在模块内部高度聚合，模块与模块之间不会互相依赖，即低耦合。比如我们常用的网络库、图片加载库，这是两个模块，在每个模块内部功能单一，代码高度内聚，但是网络库与图片加载库又不互相依赖，都可以独立工作，互不干扰，这就是所谓的低耦合。

　　在设计过程中，设计类必然会受到软件架构和框架的约束，从分析类到设计类，软件架构和框架是不得不考虑的一个重要因素。一个软件架构应当包括软件层次、每一层次的职责、层次之间的接口、传输协议和标准，以及每一层次上所采用的软件框架。

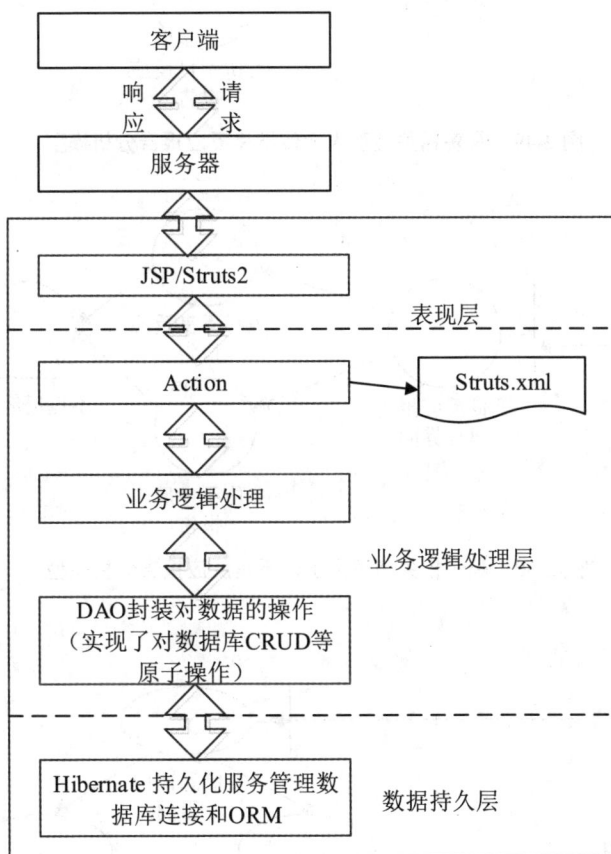

图 2-48　软件框架

2.3.5 建立分析模型

　　根据需求分析阶段获得的系统用例图和建立的用例实现模型可以创建如下所示的分析类图（图2-49～图2-55）：在建立领域模型时，获得针对某一个问题领域的系统视角理解；在建立概念模型时，获得针对核心业务的系统视角理解；在建立用例实现模型时，获得针对系统需求的系统视角理解。

分析模型是采用分析类，在系统架构和框架的约束下来实现用例场景的产物。用例和用例场景规定了业务范围和要求，如果分析类完全实现了这些用例和场景，说明分析类已经满足了需求。

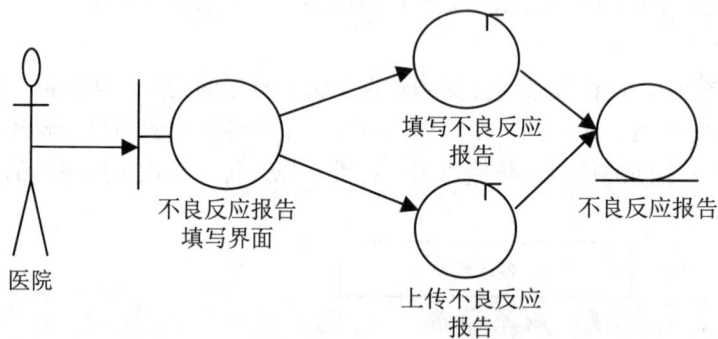

图 2-49　医院相关负责人上传不良反应报告分析模型

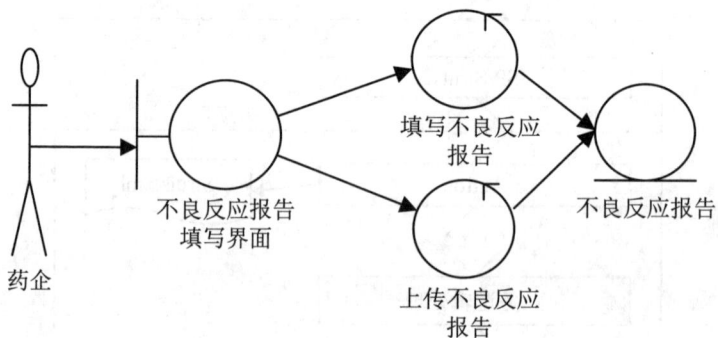

图 2-50　药企相关负责人上传不良反应报告分析模型

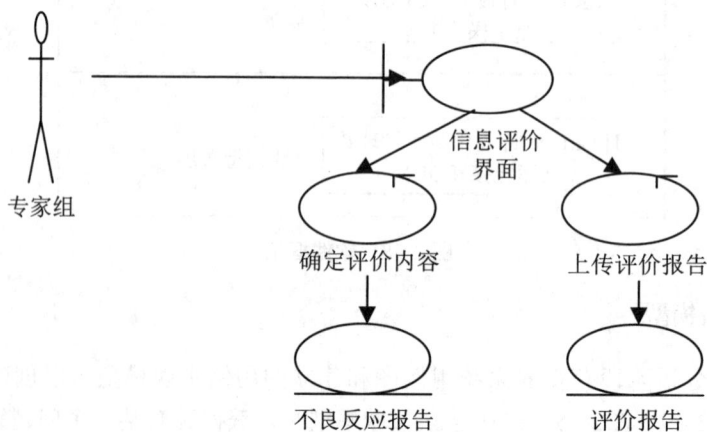

图 2-51　专家组评价分析模型

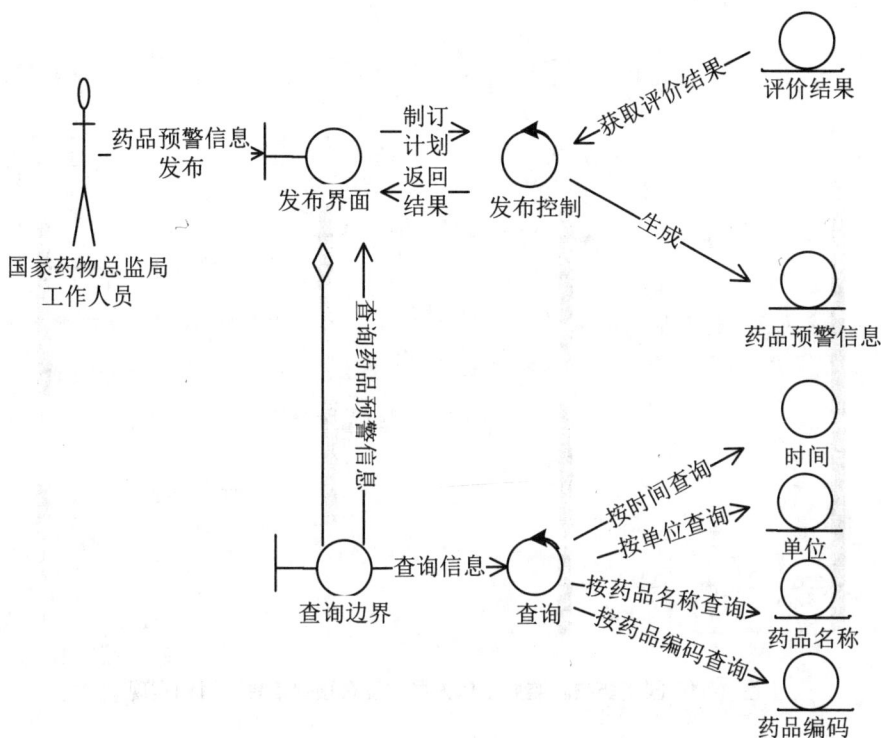

图 2-52　国家药物总监局人员发布药品预警信息分析模型

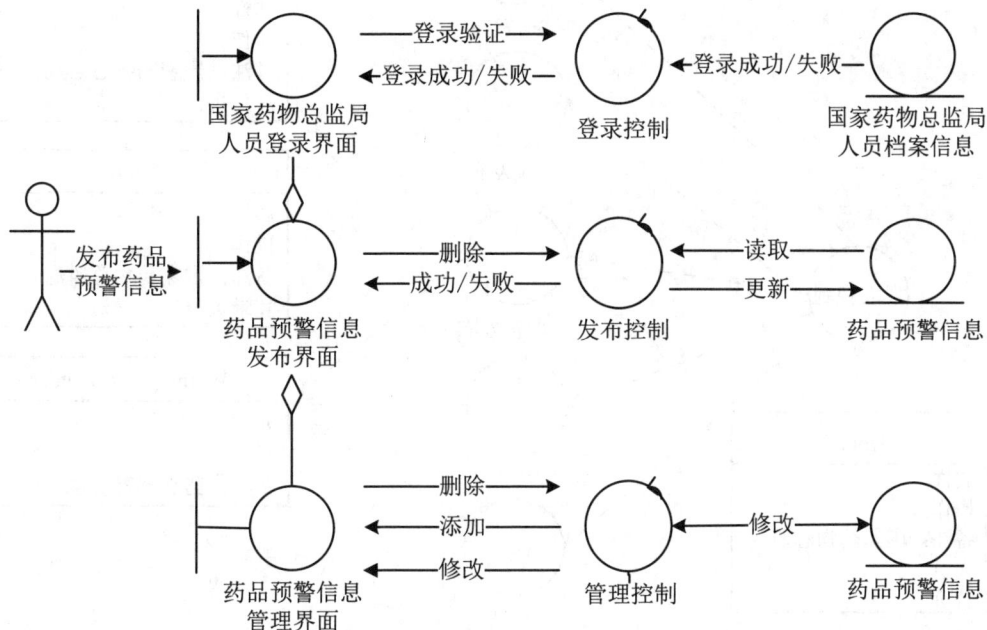

图 2-53　Web层国家药物总监局人员发布药品预警信息分析类图

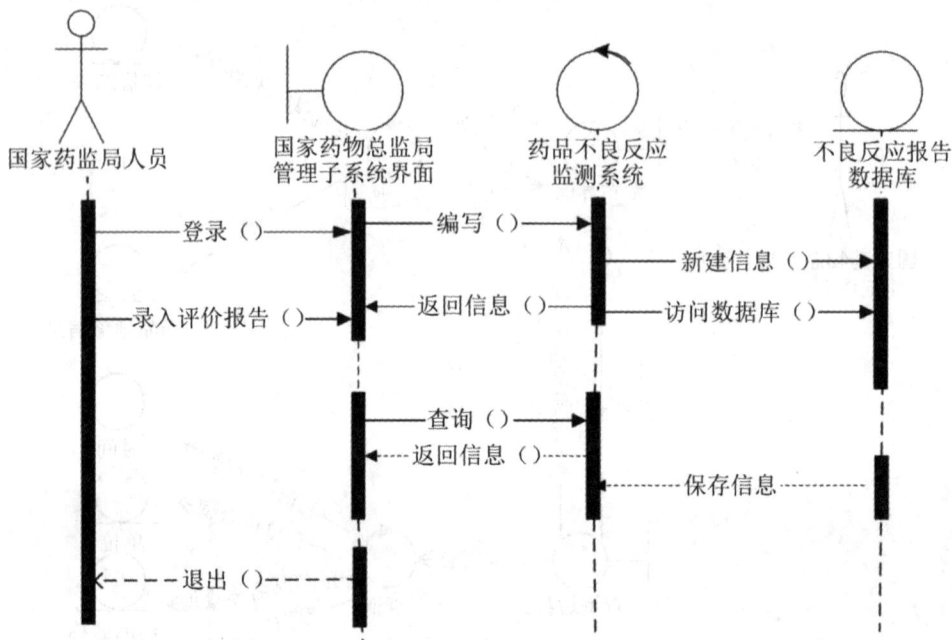

图 2-54　国家药物总监局工作人员"发布预警信息"用例实现

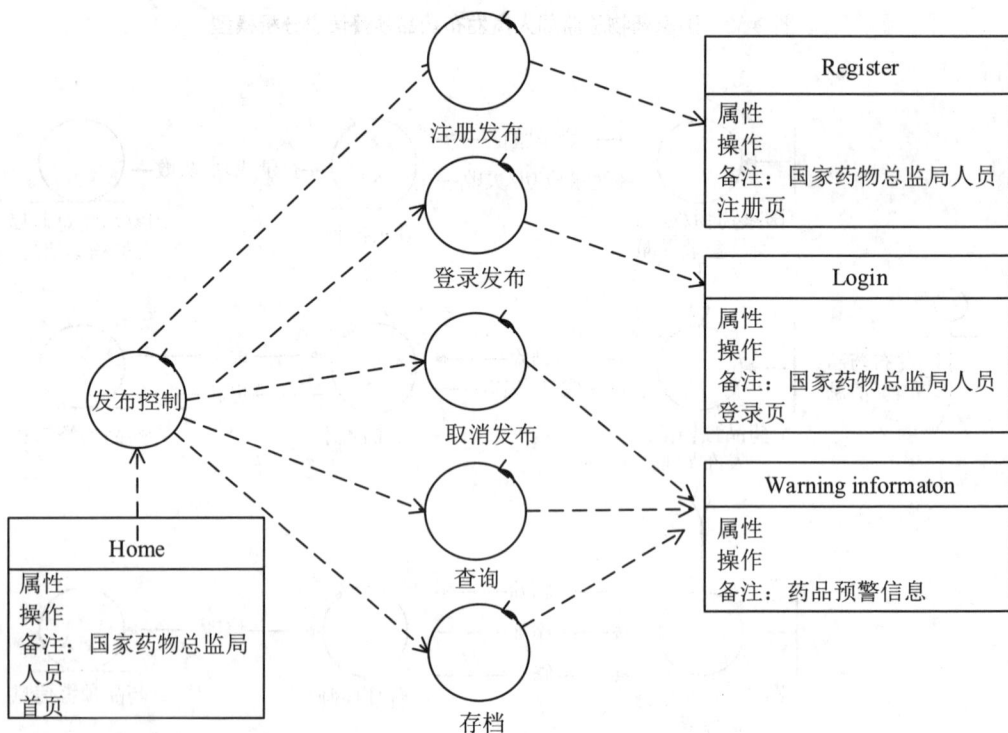

图 2-55　国家药监总局工作人员制订发布预警信息计划 Control 层分析类图

2.4 系统设计

2.4.1 设计模型

　　设计类是系统实施中一个或多个对象的抽象。设计类所对应的对象取决于实施语言，它可以非常容易和自然地从分析类中演化出来。设计类由类型、属性和方法构成。设计类的名称、属性和方法也直接映射到编码中相应的class、property和method。

　　1. 实体分析类映射到实体设计类

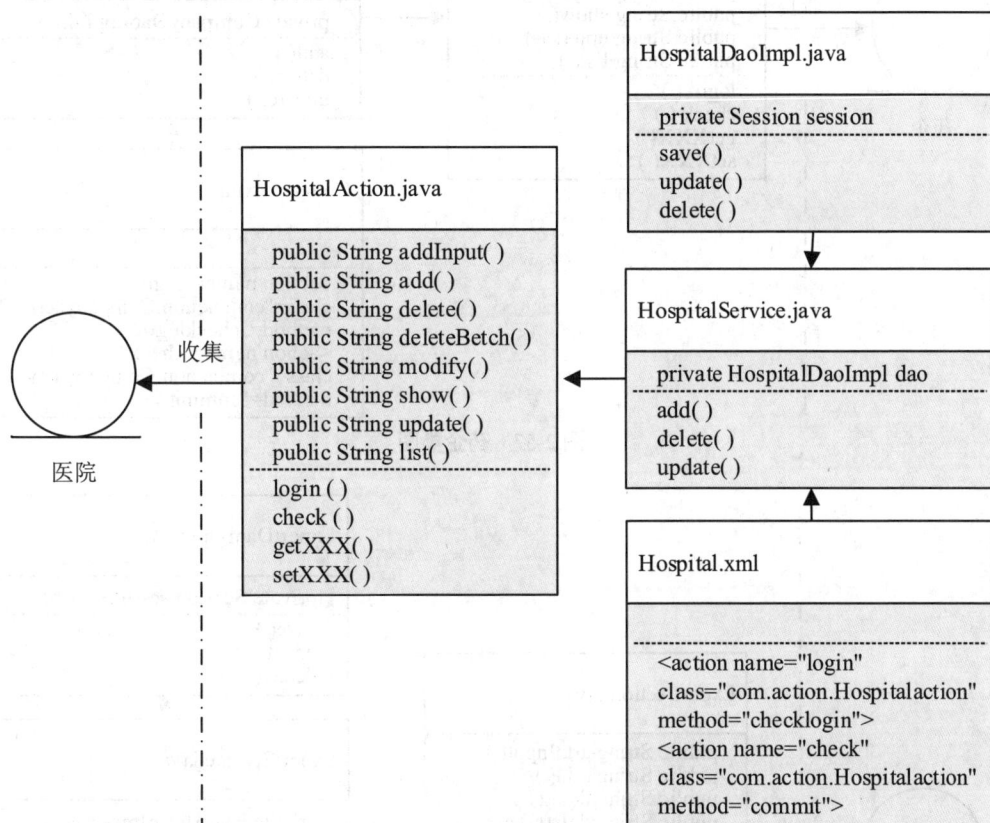

图 2-56　医院类图

CompanyDaoImpl.java

---

private Session session

---

save( )
update( )
delete( )

CompanyAction.java

---

public String addInput( )
public String add( )
public String delete( )
public String deleteBetch( )
public String modify( )
public String show( )
public String update( )
public String list( )

---

login ( )
check ( )
getXXX( )
setXXX( )

收集

药企

CompanyService.java

---

private CompanyDaoImpl dao

---

add( )
delete( )
update( )

Company.xml

<action name="login"
class="com.action.Companyaction"
method="checklogin">
<action name="check"
class="com.action.Companyaction"
method="commit">

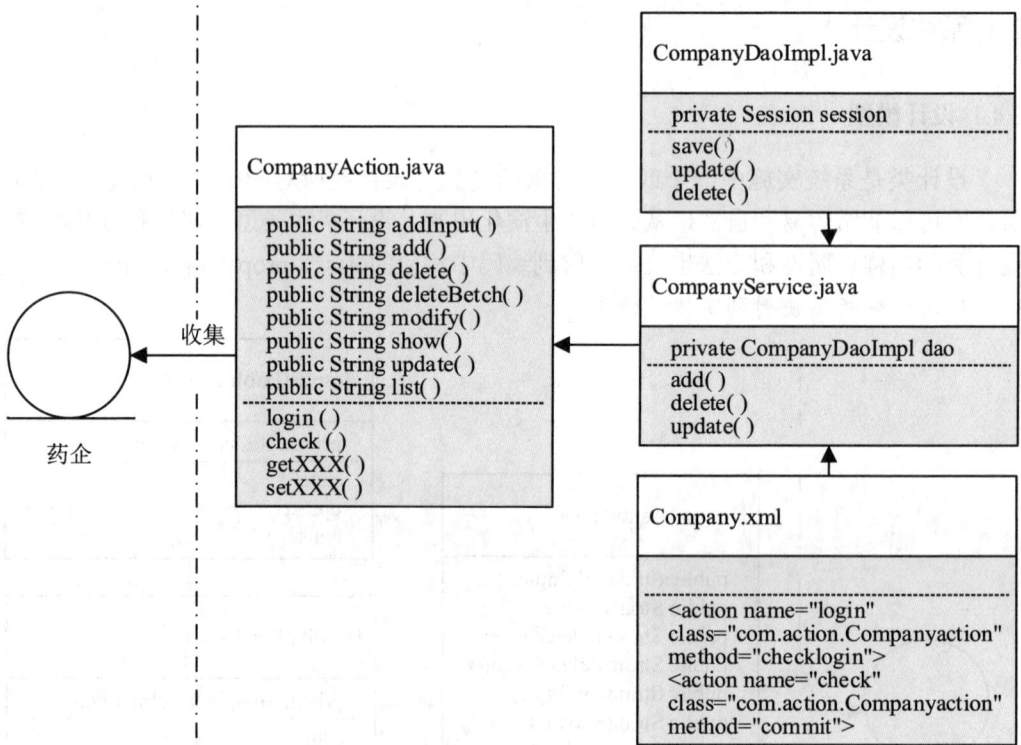

图 2-57　药企类图

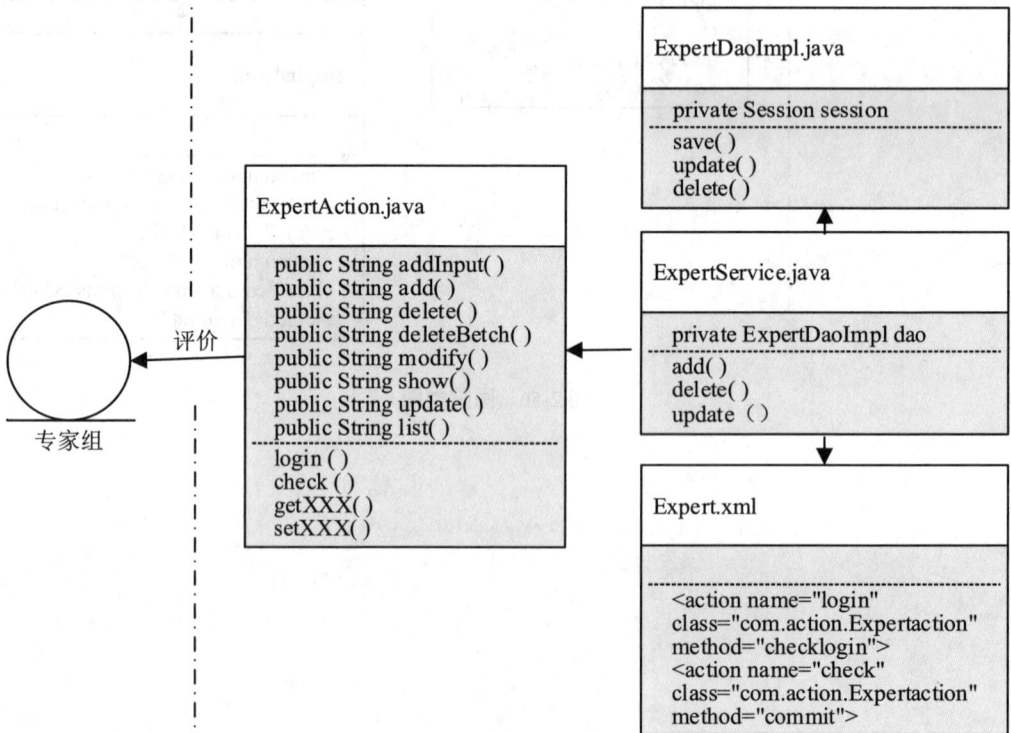

ExpertDaoImpl.java

---

private Session session

---

save( )
update( )
delete( )

ExpertAction.java

---

public String addInput( )
public String add( )
public String delete( )
public String deleteBetch( )
public String modify( )
public String show( )
public String update( )
public String list( )

---

login ( )
check ( )
getXXX( )
setXXX( )

评价

专家组

ExpertService.java

---

private ExpertDaoImpl dao

---

add( )
delete( )
update （)

Expert.xml

<action name="login"
class="com.action.Expertaction"
method="checklogin">
<action name="check"
class="com.action.Expertaction"
method="commit">

图 2-58　专家组类图

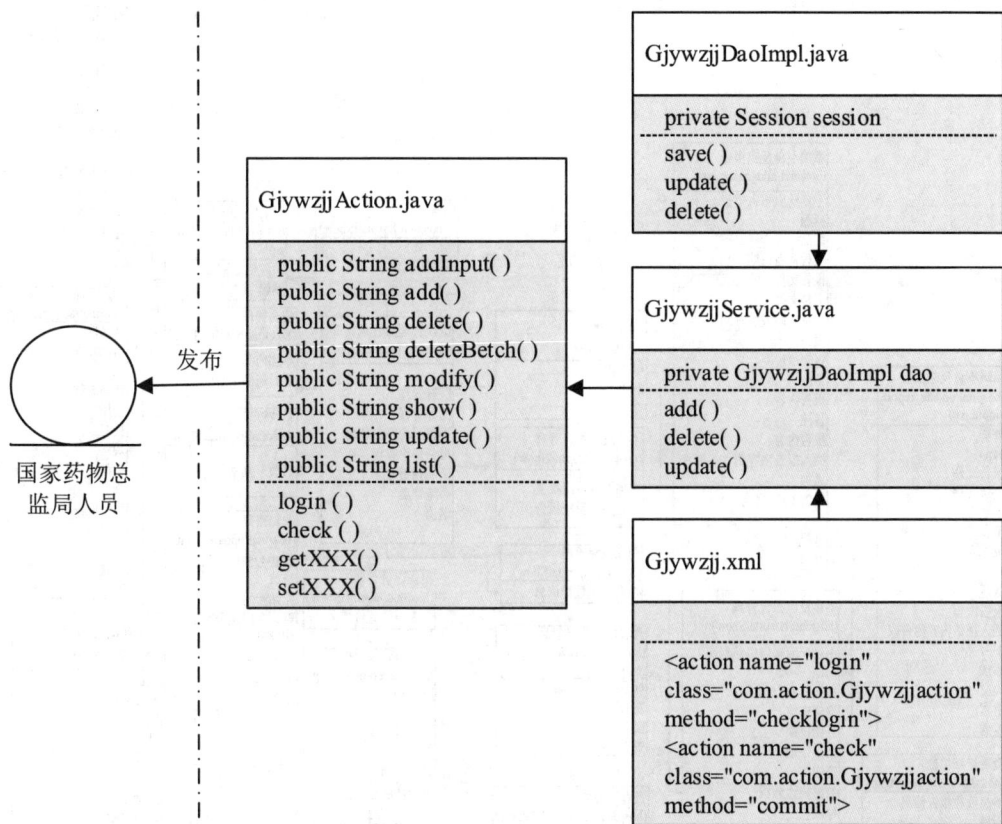

图 2-59 国家药物监督局类图

2.控制分析类映射到控制设计类

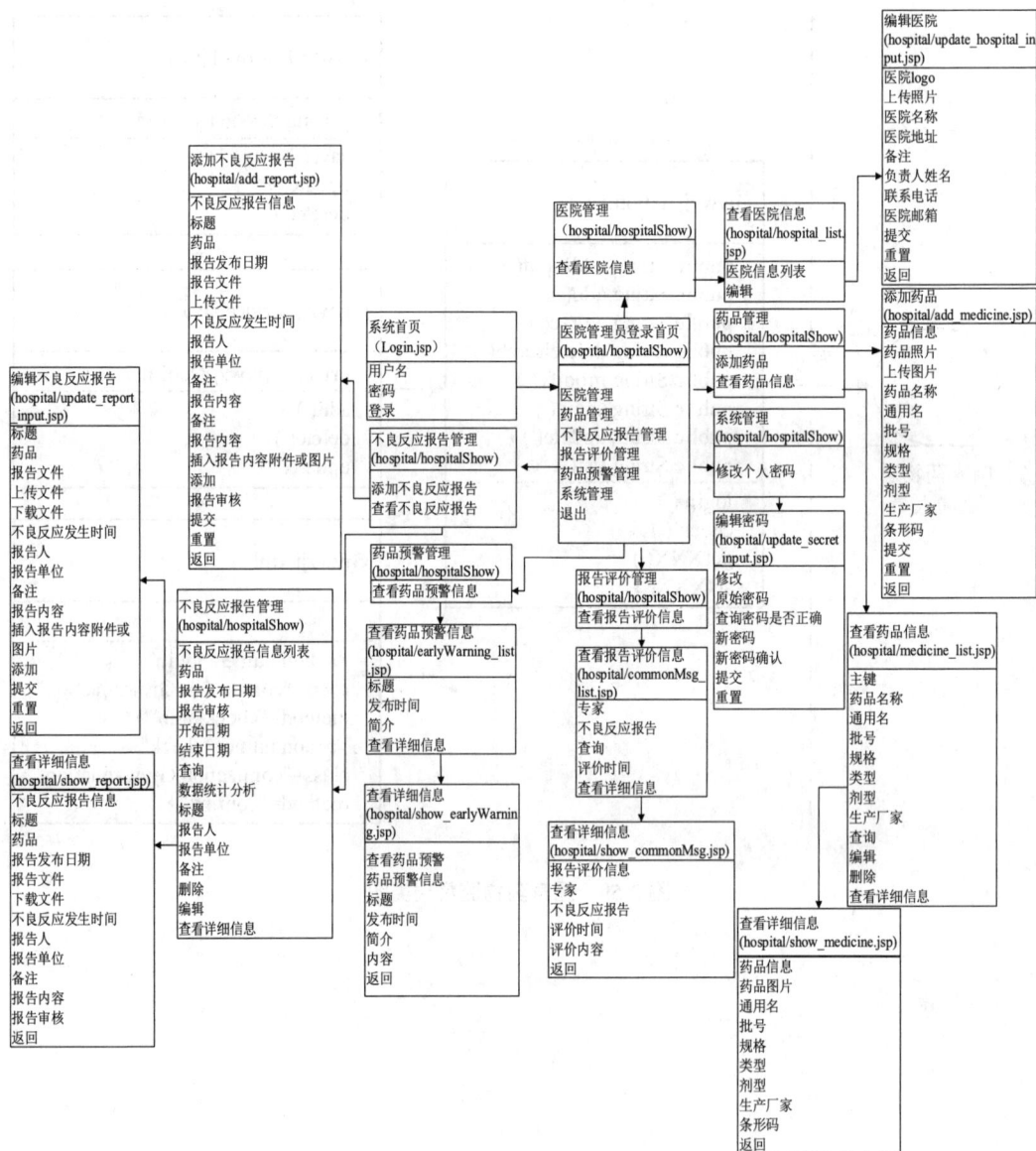

图 2-60 医院界面

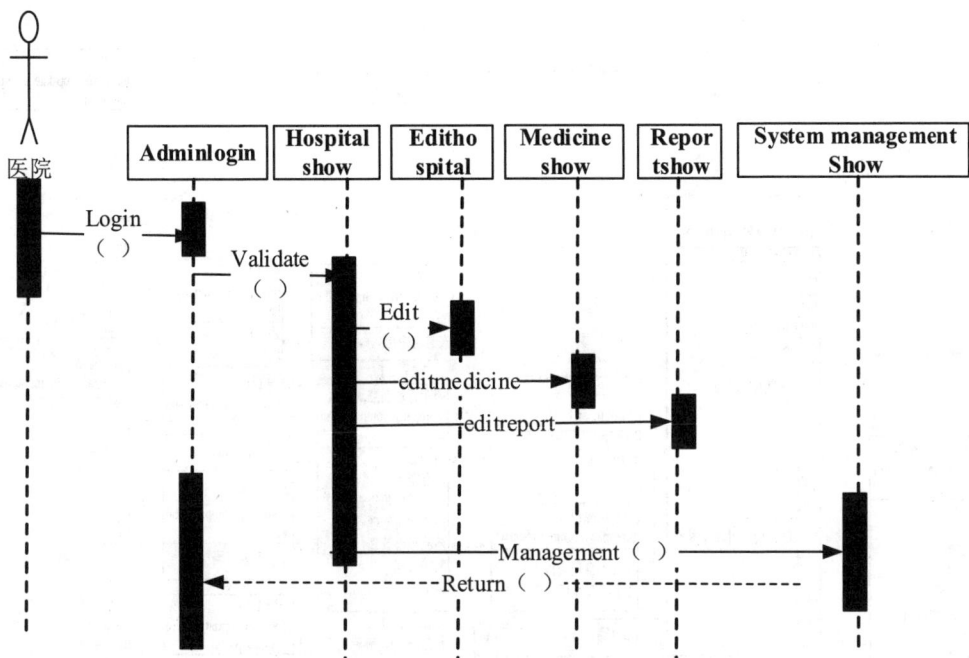

图 2-61　医院管理顺序图

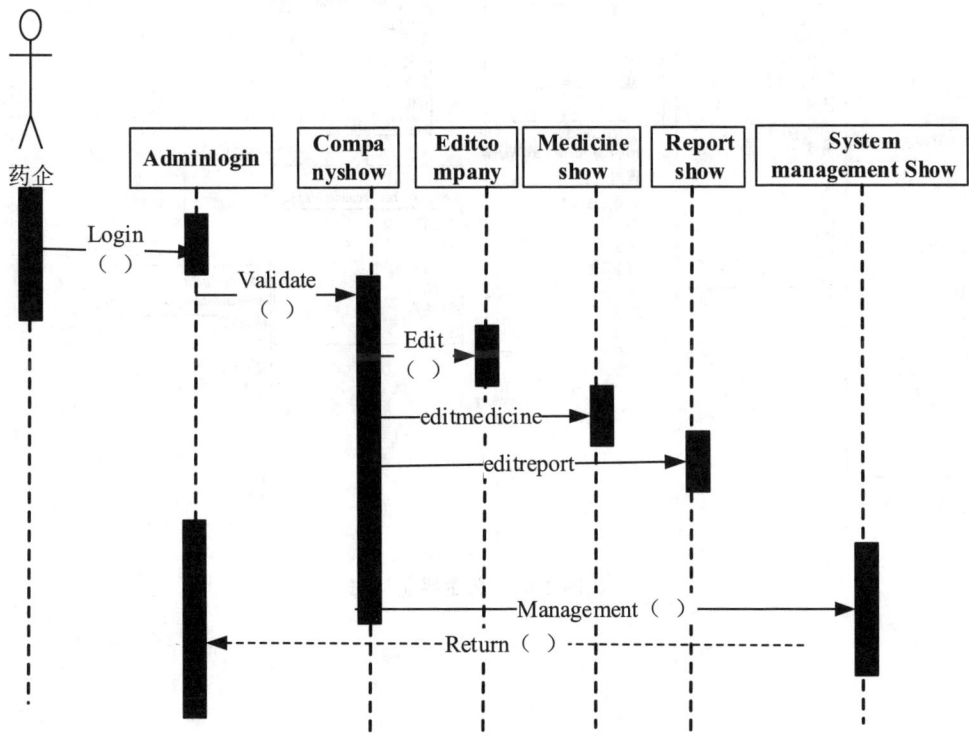

图 2-62　药企管理顺序图

编辑药企
(company/update_company_input.jsp)
公司logo
上传照片
企业名称
企业地址
企业备注
负责人姓名
联系电话
企业邮箱
提交
重置
返回

添加不良反应报告
(company/add_report.jsp)
不良反应报告信息
标题
药品
报告发布日期
报告文件
上传文件
不良反应发生时间
报告人
报告单位
备注
报告内容
备注
报告内容
插入报告内容附件或图片
添加
报告审核
提交
重置
返回

药企管理
（company/companyShow）
查看药企信息

查看药企信息
(company/company_list.jsp)
药企信息列表
编辑

药品管理
(company/companyShow)
查看药品信息

添加药品
(company/add_medicine.jsp)
药品信息
药品照片
上传图片
药品名称
通用名
批号
规格
类型
剂型
生产厂家
条形码
提交
重置
返回

系统首页
（Login.jsp)
用户名
密码
登录

药企管理员登录首页
(company/companyShow)
药企管理
药品管理
不良反应报告管理
报告评价管理
药品预警管理
系统管理
退出

系统管理
(company/companyShow)
修改个人密码

编辑密码
(company/update_secret_input.jsp)
修改
原始密码
查询密码是否正确
新密码
新密码确认
提交
重置

编辑不良反应报告
(company/update_report_input.jsp)
标题
药品
报告文件
上传文件
下载文件
不良反应发生时间
报告人
报告单位
备注
报告内容
插入报告内容附件或图片
添加
提交
重置
返回

不良反应报告管理
(company/companyShow)
添加不良反应报告
查看不良反应报告

不良反应报告管理
(company/companyShow)
不良反应报告信息列表
药品
报告发布日期
报告审核
开始日期
结束日期
查询
数据统计分析
标题
报告人
报告单位
备注
删除
编辑
查看详细信息

药品预警管理
(company/companyShow)
查看药品预警信息

查看药品预警信息
(company/earlyWarning_list.jsp)
标题
发布时间
简介
查看详细信息

报告评价管理
(company/companyShow)
查看报告评价信息

查看报告评价信息
(company/commonMsg_list.jsp)
专家
不良反应报告
查询
评价时间
查看详细信息

查看药品信息
(company/medicine_list.jsp)
主键
药品名称
通用名
批号
规格
类型
剂型
生产厂家
查询
编辑
删除
查看详细信息

查看详细信息
(company/show_report.jsp)
不良反应报告信息
标题
药品
报告发布日期
报告文件
下载文件
不良反应发生时间
报告人
报告单位
备注
报告内容
报告审核
返回

查看详细信息
(company/show_earlyWarning.jsp)
查看药品预警
药品预警信息
标题
发布时间
简介
内容
返回

查看详细信息
(company/show_commonMsg.jsp)
报告评价信息
专家
不良反应报告
评价时间
评价内容
返回

查看详细信息
(company/show_medicine.jsp)
药品信息
药品图片
通用名
批号
规格
类型
剂型
生产厂家
条形码
返回

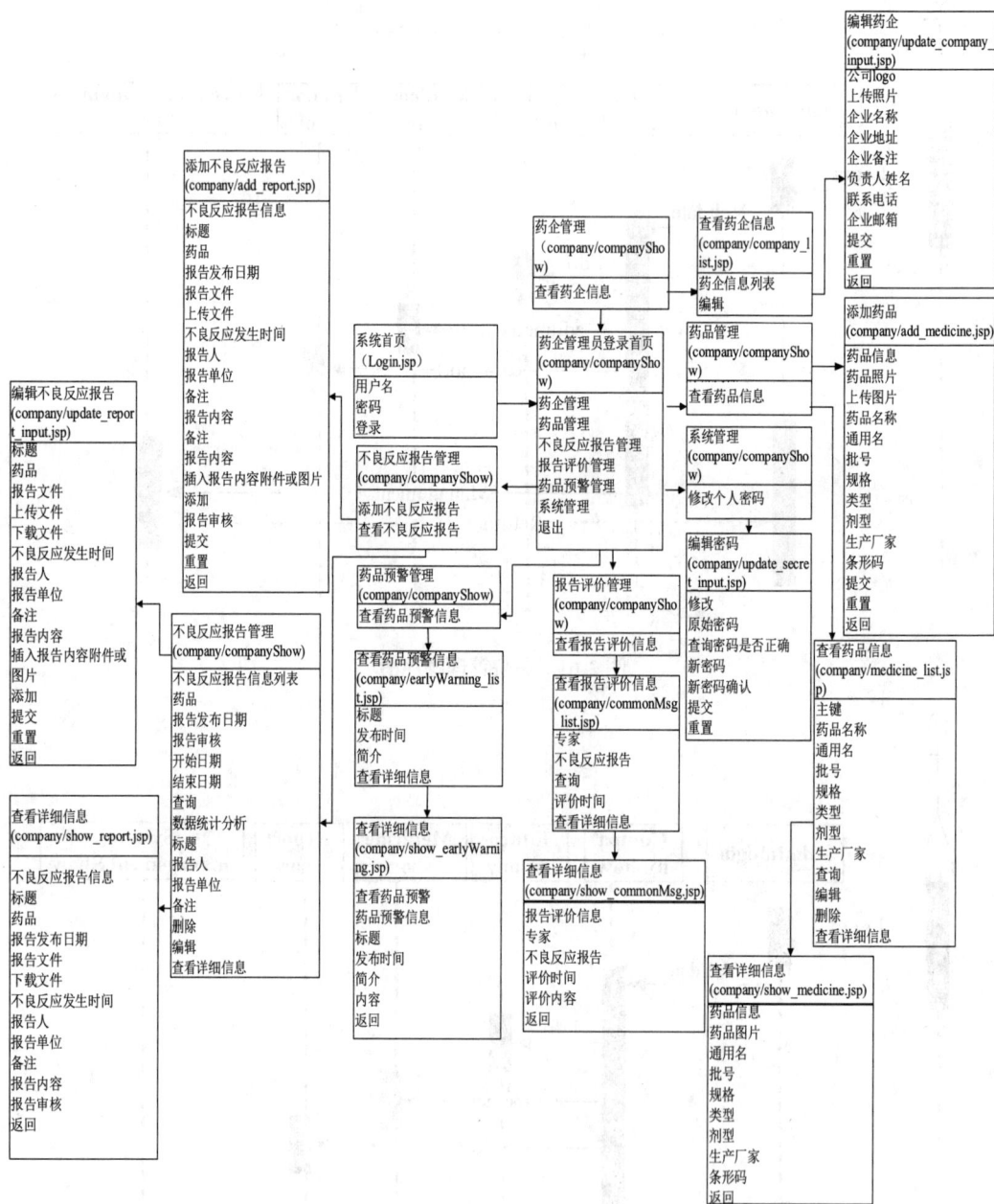

图 2-63 药企界面

编辑专家组
(expert/update_expert_input.jsp)

专家组名称
负责人
性别
出生日期
联系电话
住址
邮箱
提交
重置
返回

添加不良反应报告
(expert/add_report.jsp)

不良反应报告信息
标题
药品
报告发布日期
报告文件
上传文件
不良反应发生时间
报告人
报告单位
备注
报告内容
备注
报告内容
插入报告内容附件或图片
添加
报告审核
提交
重置
返回

专家组管理
（expert/expertShow）

查看专家组信息

查看专家组信息
(expert/expert_list.jsp)

专家组信息列表
编辑

系统首页
（Login.jsp）

用户名
密码
登录

专家组管理员登录首页(expert/expertShow)

专家组管理
药品管理
不良反应报告管理
报告评价管理
药品预警管理
系统管理
退出

药品管理
(expert/expertShow)

查看药品信息

添加药品(expert/add_medicine.jsp)

药品信息
药品照片
上传图片
药品名称
通用名
批号
规格
类型
剂型
生产厂家
条形码
提交
重置
返回

编辑不良反应报告
(expert/update_report_input.jsp)

标题
药品
报告文件
上传文件
下载文件
不良反应发生时间
报告人
报告单位
备注
报告内容
插入报告内容附件或图片
添加
提交
重置
返回

不良反应报告管理
(expert/expertShow)

添加不良反应报告
查看不良反应报告

系统管理
(expert/expertShow)

修改个人密码

编辑密码
(expert/update_secret_input.jsp)

修改
原始密码
查询密码是否正确
新密码
新密码确认
提交
重置

不良反应报告管理
(expert/expertShow)

不良反应报告信息列表
药品
报告发布日期
报告审核
开始日期
结束日期
查询
数据统计分析
标题
报告人
报告单位
删除
编辑
查看详细信息

药品预警管理
(expert/expertShow)

查看药品预警信息

报告评价管理
(expert/expertShow)

添加报告评价
查看报告评价信息

查看药品预警信息
(expert/earlyWarning_list.jsp)

标题
发布时间
简介
查看详细信息

查看详细信息
(expert/show_early Warning.jsp)

查看药品预警
药品预警信息
标题
发布时间
简介
内容
返回

查看详细信息
(expert/show_report.jsp)

不良反应报告信息
标题
药品
报告发布日期
报告文件
下载文件
不良反应发生时间
报告人
报告单位
备注
报告内容
报告审核
返回

添加报告评价
(expert/commonMsg_list.jsp)

报告评价信息
不良反应报告
评价内容
插入评价内容附件或图片
添加
提交
重置
返回

查看报告评价信息
(expert/commonMsg_list.jsp)

专家
不良反应报告
查询
评价时间
查看详细信息

查看药品信息
(expert/medicine_list.jsp)

主键
药品名称
通用名
批号
规格
类型
剂型
生产厂家
查询
编辑
删除
查看详细信息

查看详细信息
(expert/show_commonMsg.jsp)

报告评价信息
专家
不良反应报告
评价时间
评价内容
返回

查看详细信息
(expert/show_medicine.jsp)

药品信息
药品图片
通用名
批号
规格
类型
剂型
生产厂家
条形码
返回

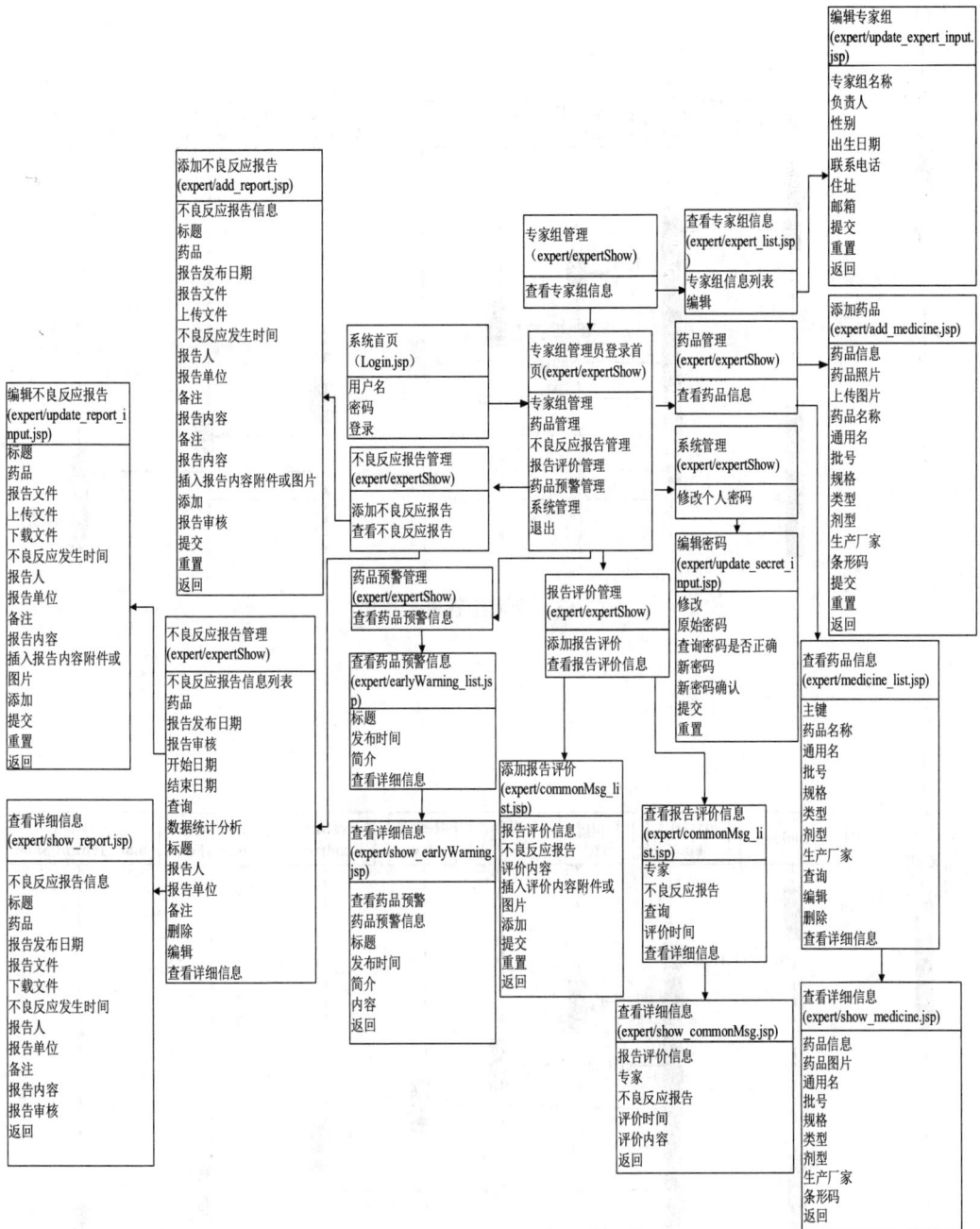

图 2-64　专家组界面

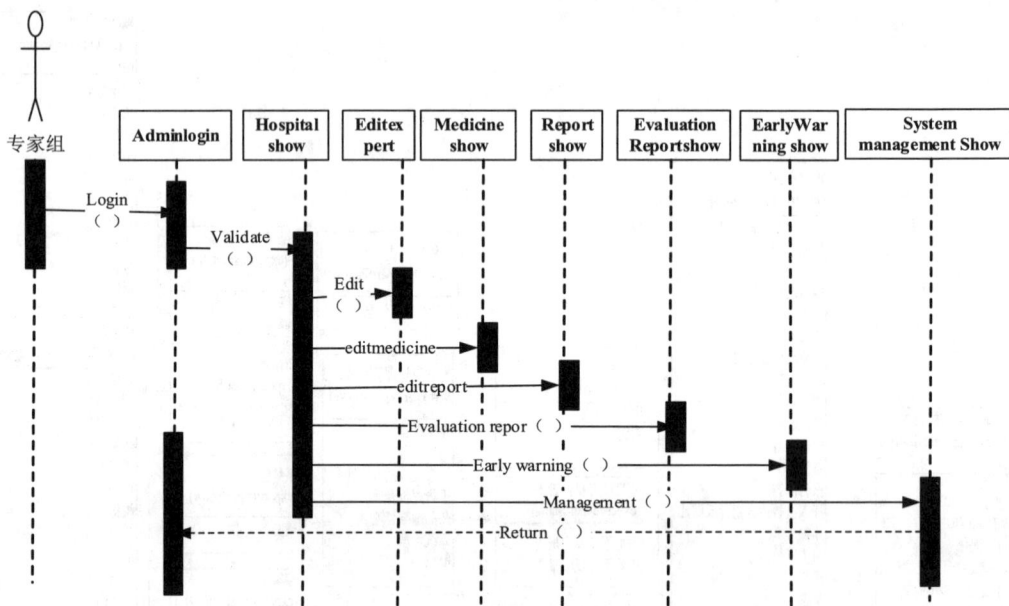

图 2-65　专家组管理顺序图

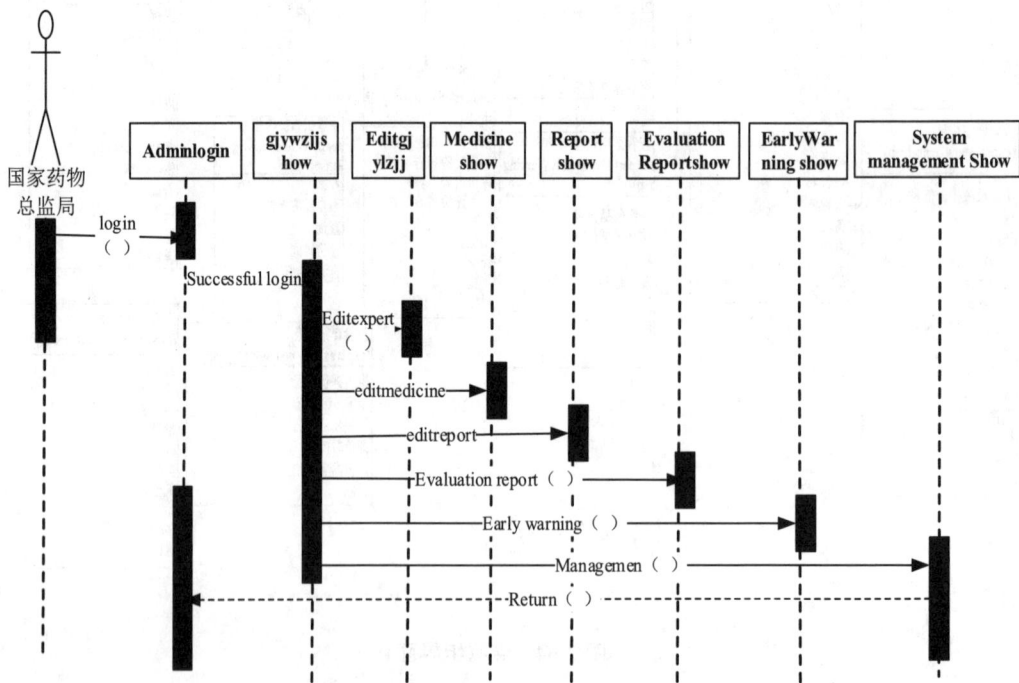

图 2-66　国家药物总监局管理顺序图

编辑医院
(gjywzjj/update_gjywzjj_in
put.jsp)

医院logo
上传照片
医院名称
医院地址
备注
负责人姓名
联系电话
医院邮箱
提交
重置
返回

添加不良反应报告
(gjywzjj/add_report.jsp)

不良反应报告信息
标题
药品
报告发布日期
报告文件
上传文件
不良反应发生时间
报告人
报告单位
备注
报告内容
备注
报告内容
插入报告内容附件或图片
添加
报告审核
提交
重置
返回

医院管理
（gjywzjj/gjywzjjShow）

查看医院信息

查看医院信息
(gjywzjj/gjywzjj_list.js
p)
医院信息列表
编辑

添加药品
(gjywzjj/add_medicine.jsp)

药品信息
药品照片
上传图片
药品名称
通用名
批号
规格
类型
剂型
生产厂家
条形码
提交
重置
返回

系统首页
（Login.jsp)

用户名
密码
登录

国家药物总监局管理员
登录首页
(gjywzjj/gjywzjjShow)

国家药物总监局管理
药品管理
不良反应报告管理
报告评价管理
药品预警管理
系统管理
退出

药品管理
(gjywzjj/gjywzjjShow)

添加药品
查看药品信息

系统管理
(gjywzjj/gjywzjjShow)

修改个人密码

编辑不良反应报告
(gjywzjj/update_report_
input.jsp)
标题
药品
报告文件
上传文件
下载文件
不良反应发生时间
报告人
报告单位
备注
报告内容
插入报告内容附件或
图片
添加
提交
重置
返回

不良反应报告管理
(gjywzjj/gjywzjjShow)

添加不良反应报告
查看不良反应报告

编辑密码
(gjywzjj/update_secret_
input.jsp)
修改
原始密码
查询密码是否正确
新密码
新密码确认
提交
重置

查看药品信息
(gjywzjj/medicine_list.jsp)

主键
药品名称
通用名
批号
规格
类型
剂型
生产厂家
查询
编辑
删除
查看详细信息

不良反应报告管理
(gjywzjjShow)

不良反应报告信息列表
药品
报告发布日期
报告审核
开始日期
结束日期
查询
数据统计分析
标题
报告人
报告单位
备注
删除
编辑
查看详细信息

药品预警管理
(gjywzjj/gjywzjjShow)

查看药品预警信息
添加药品预警信息

报告评价管理
(gjywzjj/gjywzjjShow)

查看报告评价信息

查看详细信息
(gjywzjj/show_report.jsp)

不良反应报告信息
标题
药品
报告发布日期
报告文件
下载文件
不良反应发生时间
报告人
报告单位
备注
报告内容
报告审核
返回

添加药品预警信息
(gjywzjj/earlyWarning_list.
jsp)
标题
发布时间
简介
内容
插入内容附件或图片
提交
重置
返回

查看药品预警信息
(gjywzjj/earlyWarning_list.
jsp)
标题
发布时间
简介
查看详细信息

查看报告评价信息
(gjywzjj/commonMsg_l
list.jsp)
专家
不良反应报告
查询
评价时间
查看详细信息

查看详细信息
(gjywzjj/show_medicine.jsp)

药品信息
药品图片
通用名
批号
规格
类型
剂型
生产厂家
条形码
返回

查看详细信息
(gjywzjj/show_earlyWarnin
g.jsp)

查看药品预警
药品预警信息
标题
发布时间
简介
内容
返回

查看详细信息
(gjywzjj/show_commonMsg.jsp)

报告评价信息
专家
不良反应报告
评价时间
评价内容
返回

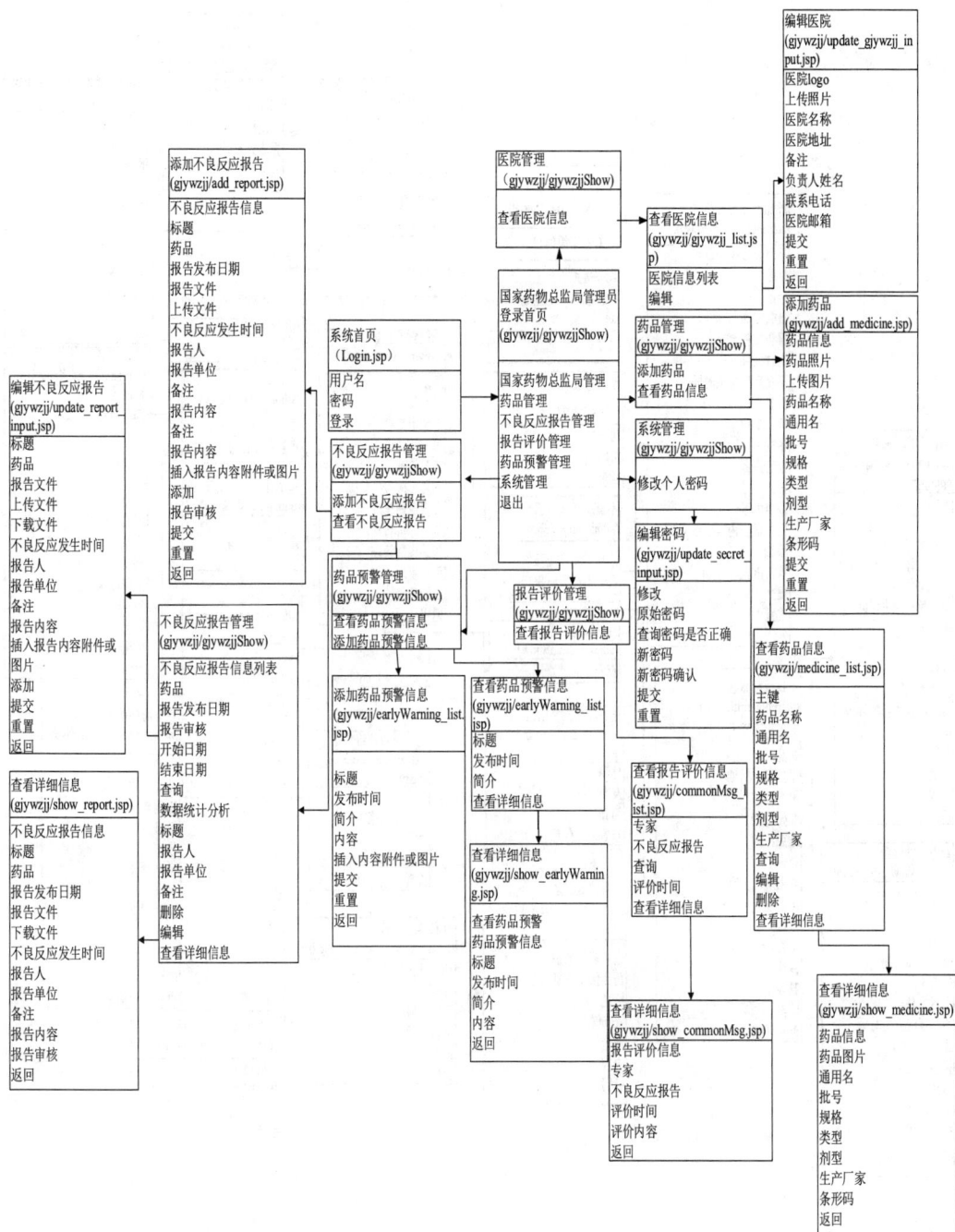

图 2-67　国家药物总监局界面

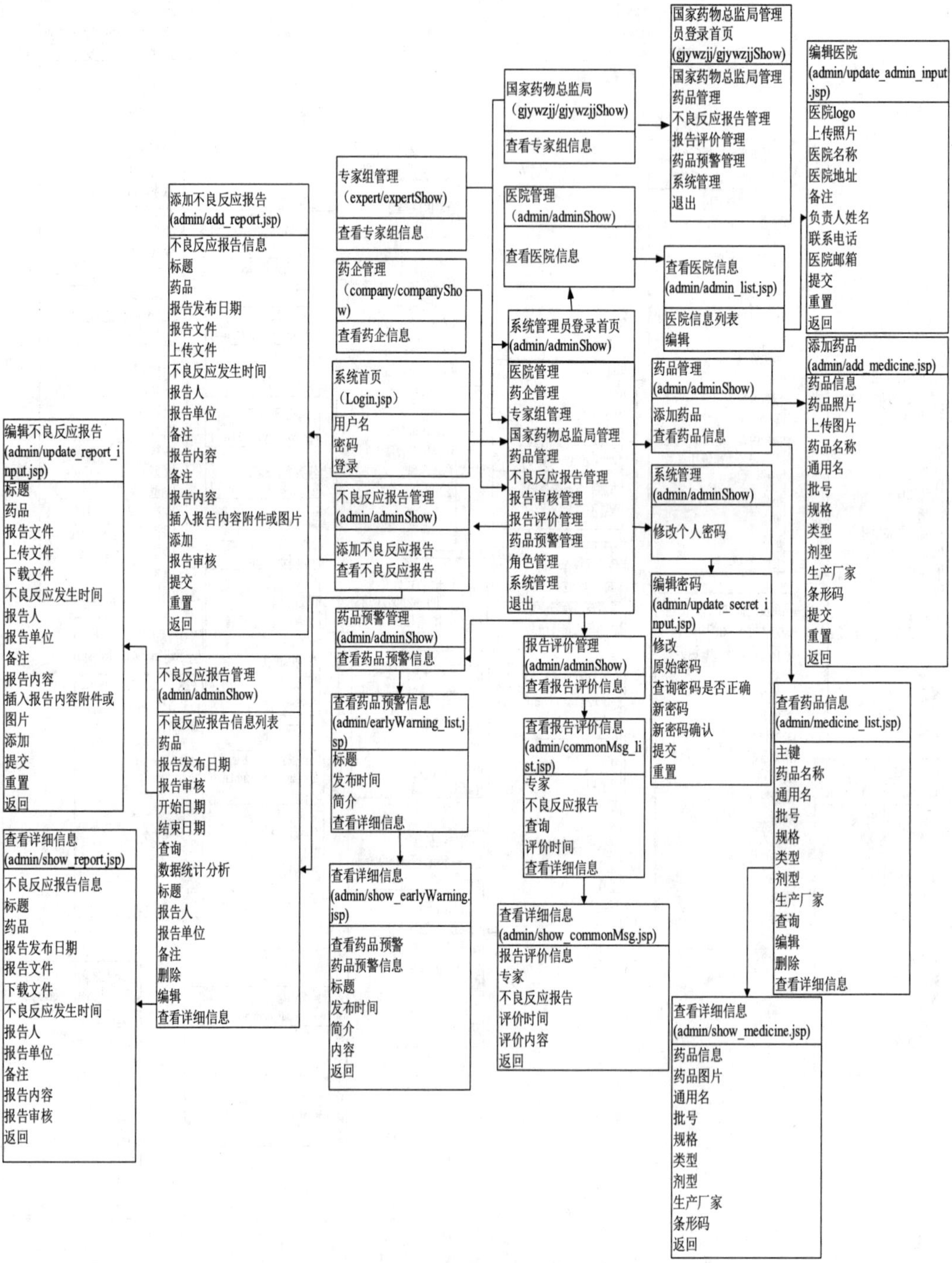

国家药物总监局管理
员登录首页
(gjywzjj/gjywzjjShow)

国家药物总监局管理
药品管理
不良反应报告管理
报告评价管理
药品预警管理
系统管理
退出

编辑医院
(admin/update_admin_input
.jsp)

医院logo
上传照片
医院名称
医院地址
备注
负责人姓名
联系电话
医院邮箱
提交
重置
返回

国家药物总监局
（gjywzjj/gjywzjjShow）

查看专家组信息

专家组管理
（expert/expertShow）

查看专家组信息

医院管理
（admin/adminShow）

查看医院信息

查看医院信息
(admin/admin_list.jsp)

医院信息列表
编辑

添加不良反应报告
(admin/add_report.jsp)

不良反应报告信息
标题
药品
报告发布日期
报告文件
上传文件
不良反应发生时间
报告人
报告单位
备注
报告内容
备注
报告内容
插入报告内容附件或图片
添加
报告审核
提交
重置
返回

药企管理
（company/companySho
w）

查看药企信息

添加药品
(admin/add_medicine.jsp)

药品信息
药品照片
上传图片
药品名称
通用名
批号
规格
类型
剂型
生产厂家
条形码
提交
重置
返回

系统首页
（Login.jsp）

用户名
密码
登录

系统管理员登录首页
(admin/adminShow)

医院管理
药企管理
专家组管理
国家药物总监局管理
药品管理
不良反应报告管理
报告审核管理
报告评价管理
药品预警管理
角色管理
系统管理
退出

药品管理
(admin/adminShow)

添加药品
查看药品信息

系统管理
(admin/adminShow)

修改个人密码

编辑密码
(admin/update_secret_i
nput.jsp)

修改
原始密码
查询密码是否正确
新密码
新密码确认
提交
重置

编辑不良反应报告
(admin/update_report_i
nput.jsp)

标题
药品
报告文件
上传文件
下载文件
不良反应发生时间
报告人
报告单位
备注
报告内容
插入报告内容附件或
图片
添加
提交
重置
返回

不良反应报告管理
(admin/adminShow)

添加不良反应报告
查看不良反应报告

药品预警管理
(admin/adminShow)

查看药品预警信息

报告评价管理
(admin/adminShow)

查看报告评价信息

查看药品信息
(admin/medicine_list.jsp)

主键
药品名称
通用名
批号
规格
类型
剂型
生产厂家
查询
编辑
删除
查看详细信息

查看详细信息
(admin/show_report.jsp)

不良反应报告信息
标题
药品
报告发布日期
报告文件
下载文件
不良反应发生时间
报告人
报告单位
备注
报告内容
报告审核
返回

不良反应报告管理
(admin/adminShow)

不良反应报告信息列表
药品
报告发布日期
报告审核
开始日期
结束日期
查询
数据统计分析
标题
报告人
报告单位
备注
删除
编辑
查看详细信息

查看药品预警信息
(admin/earlyWarning_list.j
sp)

标题
发布时间
简介
查看详细信息

查看报告评价信息
(admin/commonMsg_li
st.jsp)

专家
不良反应报告
查询
评价时间
查看详细信息

查看详细信息
(admin/show_medicine.jsp)

药品信息
药品图片
通用名
批号
规格
类型
剂型
生产厂家
条形码
返回

查看详细信息
(admin/show_earlyWarning.
jsp)

查看药品预警
药品预警信息
标题
发布时间
简介
内容
返回

查看详细信息
(admin/show_commonMsg.jsp)

报告评价信息
专家
不良反应报告
评价时间
评价内容
返回

图 2-68　管理员界面

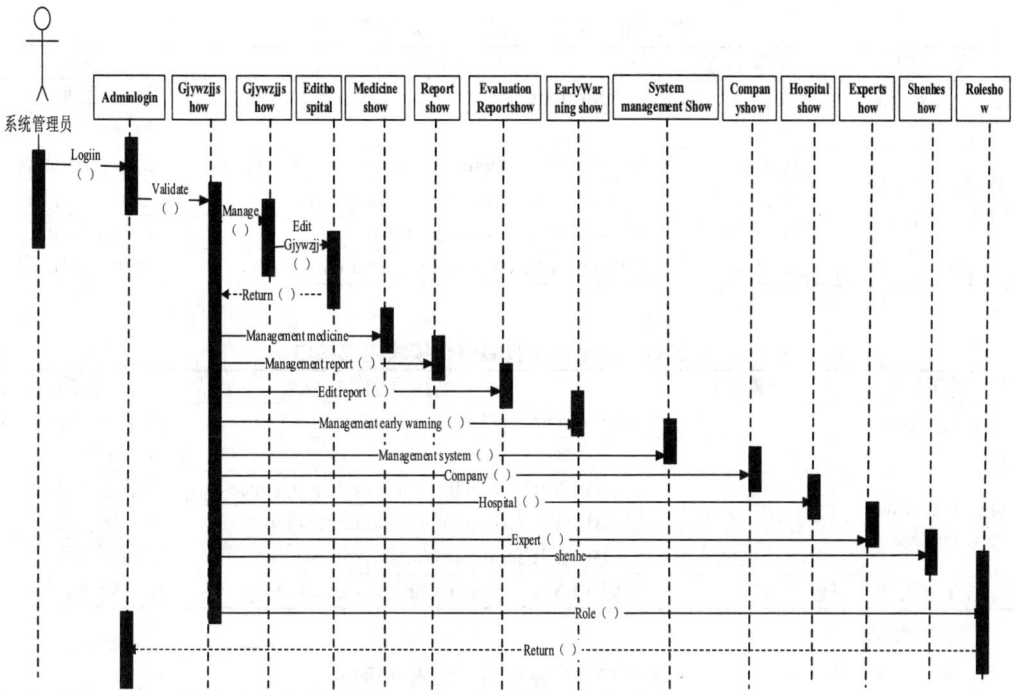

图 2-69　管理员管理顺序图

3. 边界分析类映射到边界设计类

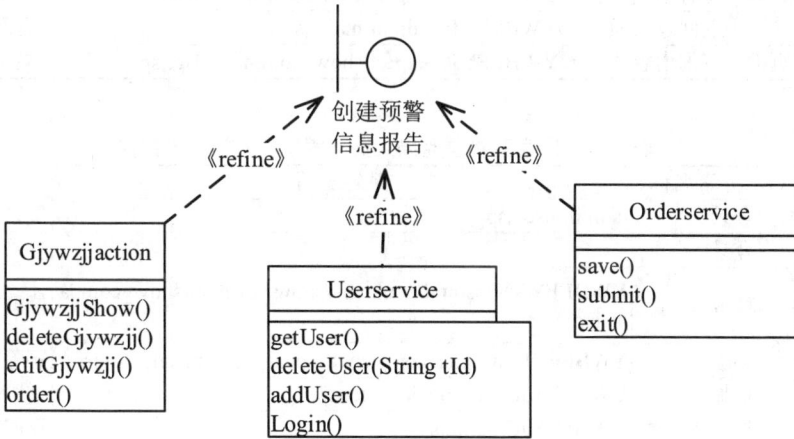

图 2-70　边界设计类

2.4.2 接口设计

接口是子系统向外部程序提供功能调用的一组类，接口是类向外部程序提供可调用的操作，接口是不能实例化的类。接口设计包括为单个对象设计接口，为具有相似性的对象设计接口，为软件各层次设计接口。

表 2-10　医院信息上传模块内部接口

页面信息	元素名称	跳转页面	备注
医院人员登录界面	登录	/admin/main.jsp	登录成功
	登录		登录失败
医院不良反应上传页面	上传信息	YWBLFYJC/doctor/add_medicine_success.jsp	信息上传成功
	查看历史信息	YWBLFYJC/doctor/medicine_list.jsp	显示历史信息
	返回首页面	YWBLFYJC/doctor/main.jsp	返回到首页
信息查询页面	查询内容	YWBLFYJC/doctor/show_medicine.jsp	显示查询信息

表 2-11　药企信息收集整合模块内部接口

页面信息	元素名称	跳转页面	备注
药企人员登录界面	登录	/admin/main.jsp	登录成功
	登录		登录失败
药企不良反应上传页面	上传信息	YWBLFYJC/company/add_medicine_success.jsp	信息上传成功
	查看历史信息	YWBLFYJC/company/medicine_list.jsp	显示历史信息
	返回首页面	YWBLFYJC/company/main.jsp	返回到首页
信息查询页面	查询内容	YWBLFYJC/company/show_medicine.jsp	显示查询信息

表 2-12　专家评价模块内部接口

页面信息	元素名称	跳转页面	备注
专家登录界面	登录	/admin/main.jsp	登录成功
	登录		登录失败
专家评估界面	上传分析报告	YWBLFYJC/expert/add_commentMsg_success.jsp	报告上传成功
	查看历史信息	YWBLFYJC/expert/cmmentMsg_list.jsp	显示历史信息
	返回首页面	YWBLFYJC/admin/main.jsp	返回到首页
信息查询页面	查询内容	YWBLFYJC/expert/show_commentMsg.jsp	显示查询信息

表 2-13　国家药物总监局人员（管理员）模块内部接口

页面信息	元素名称	跳转页面	备注
管理员登录界面	登录	/admin/user.jsp	登录成功
	登录		登录失败
医院人员、药企、专家信息管理页面	修改	YWBLFYJC/hospital/company/show_hospital/show_company.jsp	修改相关信息
	删除	YWBLFYJC/hospital/company/hospital_list/company_list.jsp	删除某些人员权限
	增加	YWBLFYJC/admin/add_role.jsp	增加新授权人员信息
	返回首页面	YWBLFYJC/main.jsp	返回到首页
药品信息发布页面	发布信息	YWBLFYJC/add_report_success.jsp	信息发布成功
信息查询页面	查询内容	YWBLFYJC/report_list.jsp	显示查询信息
	删除内容	YWBLFYJC/show_report.jsp	内容删除成功

2.4.3 包设计

包图是一种维护和描述系统总体结构模型的重要建模工具，通过对图中各个包以及包之间关系的描述展现出系统模块间的依赖关系等，可以把若干个相关的类包装在一起作为一个单元（包），相当于一个子系统。

表 2-14　医院信息上传模块内部功能实现

页面信息	功能名称	功能描述	校验	异常
医院人员登录界面	登录	提供用户的登录功能	用户的信息和密码是否和数据库中的一致	信息不一致返回登录失败信息
医院不良反应上传页面	上传	提供收信息上传平台	上传信息格式是否符合规范	不符合规范上传失败
	修改	对收集来的信息进行修改或者删除	用户是否已经登录	未登录用户无权修改
信息查询页面	查询	查询所要了解的信息	显示查询信息是否存在于此平台中	信息不存在请重新查询

表 2-15　药企信息收集整合模块内部功能实现

页面信息	功能名称	功能描述	校验	异常
药企人员登录界面	登录	提供用户的登录功能	用户的信息和密码是否和数据库中的一致	信息不一致返回登录失败信息
药企不良反应上传页面	上传	提供收信息上传平台	上传信息格式是否符合规范	不符合规范上传失败
	修改	对收集来的信息进行修改或者删除	用户是否已经登录	未登录用户无权修改
信息整合页面	规范化处理	提供规范化信息处理标准	所选择的标准能否对信息进行合理化的分析	所选标准不对不能对信息进行整合
信息查询页面	查询	查询所要了解的信息	显示查询信息是否存在于此平台中	信息不存在请重新查询

表 2-16　专家评价模块内部功能实现

页面信息	功能名称	功能描述	校验	异常
专家登录界面	登录	提供用户的登录功能	用户的信息和密码是否和数据库中的一致	信息不一致返回登录失败信息
专家评估界面	分析	提供算法对规范的信息进行分析	使用的算法是否符合规范	算法分析不符合规范
	上传	提供收报告上传平台	上传报告格式是否符合规范	不符合规范上传失败
	修改	对分析来的信息再次进行修改或者删除	用户是否已经登录	未登录用户无权修改
信息查询页面	查询	查询所要了解的信息	显示查询信息是否存在于此平台中	信息不存在请重新查询

表 2-17　国家药物总监局人员（管理员）模块内部功能实现

页面信息	功能名称	功能描述	校验	异常
管理员登录界面	登录	提供用户的登录功能	用户的信息和密码是否和数据库中的一致	信息不一致返回登录失败信息
医院人员、药企、专家信息管理页面	修改	对相关人员信息进行增加或修改	人员信息格式是否符合规范	不符规范修改失败
	删除	删除用户权限	所删除用户是否在数据库中	未登录用户无权修改
信息发布页面	上传	风险信息上传平台	上传信息格式是否符合规范	不符合规范上传失败
信息查询页面	查询	查询所要了解的信息	显示查询信息是否存在于此平台中	信息不存在请重新查询

2.4.4 数据库设计

在采用面向对象的方法分析与设计系统时，在业务需求实现后，先定义需要持久化的对象（实体对象），再依据数据库的三大范式及性能要求将对象持久化，并考虑特殊需求，即非功能需求（高并发、大吞吐）、业务需求（海量查询、统计）和数据仓库。

需求分析得到的用户需求抽象为信息结构的过程就是概念结构设计。概念结构设计阶段的目标是通过对用户需求进行综合、归纳与抽象，形成一个概念模型。数据库概念设计是使用E-R模型和视图集成设计法进行设计的。它的设计过程是：首先是设计局部应用，再进行局部视图（局部E-R图）设计，然后进行视图集成得到概念模型（全局E-R图）。依据前面章节对系统作出的需求分析和总体设计，得出此次系统中使用的数据库实体 E-R 图如图2-71所示。

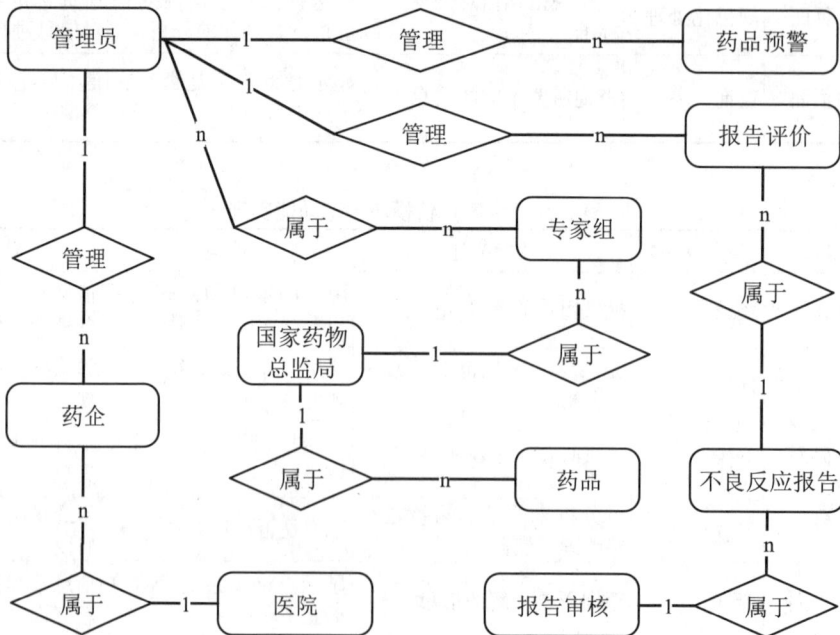

图 2-71　数据库实体 E-R 图

本系统数据库表有 9 张表，分别是药品预警表（warning 表）、专家信息表（expert 表）、国家药物总监局信息表（gjywzjj 表）、医院信息表（hospital 表）、药品信息表（medicine 表）、不良反应报告信息表（report 表）、角色权限信息表（role 表）、审核报告信息表（shenhe 表）、用户信息表（user 表）。

表 2-18　warning 表字段说明

字段名称	数据类型	长度	说明
id	int	11	药品预警id，主键
name	varchar	25	标题
content	text	/	内容
descp	varchar	50	简介
settime	datetime	/	发布时间

表 2-19　expert 表字段说明

字段名称	数据类型	长度	说明
id	int	11	专家组id，主键
address	varchar	30	住址
name	varchar	15	专家组名称
fuzeren	varchar	50	负责人
email	varchar	20	邮箱
tel	varchar	20	联系电话
sex	varchar	10	性别
birthday	datetime	/	出生日期
users	int	11	登录账号id，外键

表 2-20　gjywzjj 表字段说明

字段名称	数据类型	长度	说明
id	int	11	国家药物总监局id，主键
tel	varchar	20	联系电话
name	varchar	15	负责人姓名
email	varchar	20	邮箱
users	int	11	登录账号id，外键

表 2-21　hospital 表字段说明

字段名称	数据类型	长度	说明
id	int	11	医院id，主键
name	varchar	20	医院名称
descp	varchar	30	备注
img	varchar	20	医院logo
place	varchar	20	医院地址
fuzeren	varchar	10	负责人姓名
tell	varchar	20	联系电话
email	varchar	20	医院邮箱
users	int	11	登录账号，外键

表 2-22　medicine 表字段说明

字段名称	数据类型	长度	说明
id	int	11	药品id，主键
name	varchar	15	药品名称
img	varchar	20	药品图片
tongyong	varchar	20	通用名
mno	varchar	20	批量
guide	varchar	10	规格
leixing	varchar	10	类型
jixing	varchar	11	剂型
changjia	varchar	20	生产厂家
txmimg	varchar	30	条形码

表 2-23　report 表字段说明

字段名称	数据类型	长度	说明
id	int	11	不良反应报告id，主键
name	varchar	30	标题
content	text	/	报告内容
descp	varchar	30	备注
settime	datetime	/	不良反应发生时间
fabu	datetime	/	报告发布日期
docts	varchar	10	报告文件
baogaoren	varchar	10	报告人
danwei	varchar	20	报告单位
shenhe	int	11	报告审核id，外键
medicine	int	11	药品id，外键

表 2-24　role 表字段说明

字段名称	数据类型	长度	说明
id	int	11	主键
name	varchar	30	角色
descp	varchar	30	权限

表 2-25　shenhe 表字段说明

字段名称	数据类型	长度	说明
id	int	11	报告审核 id，主键
name	varchar	30	状态名称
descp	varchar	30	备注

表 2-26　user 表字段说明

字段名称	数据类型	长度	说明
id	int	11	主键
username	varchar	10	用户名
password	varchar	30	密码
role	int	11	外键，角色id

2.5　系统实现

2.5.1　系统实现技术概述

本系统利用Struts2 + Hibernate3 + Spring三大框架，MySQL数据库、Tomcat服务器等工具和Java语言，实现药品不良反应监测系统，主要实现以下模块：不良反应报告信息界面、不良反应报告详细信息界面、药品预警信息详情界面、药品不良反应发生次数统计对比界面。

2.5.2　主要界面

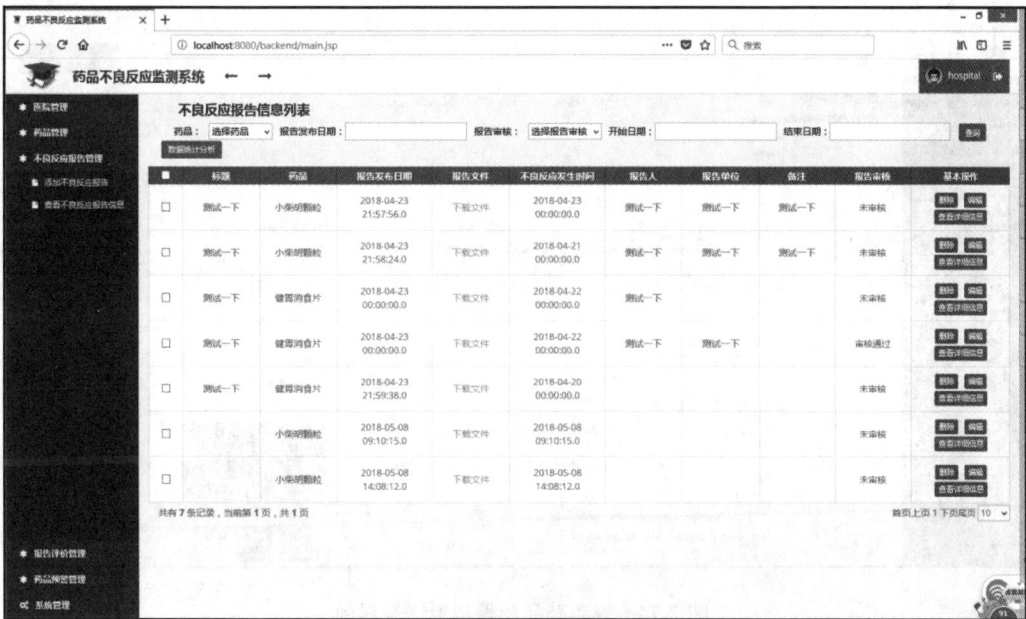

图 2-72　查看不良反应报告信息界面

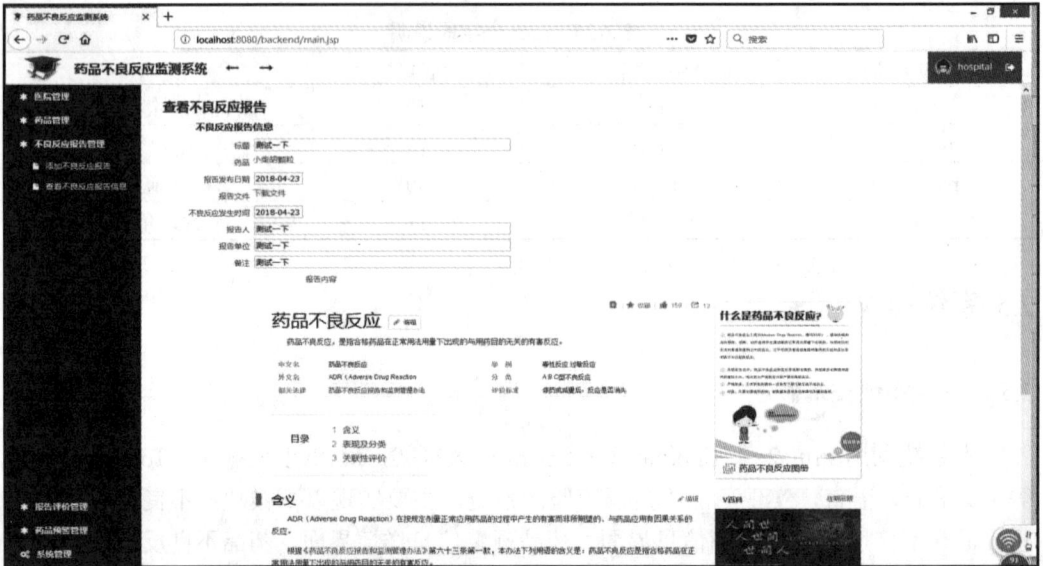

图 2-73　查看不良反应报告详细信息界面

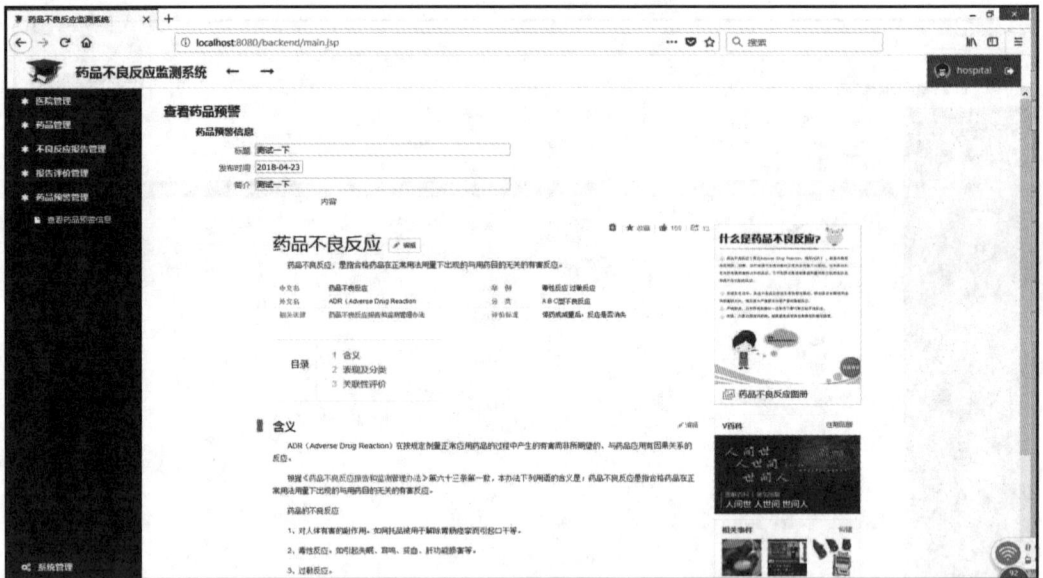

图 2-74　查看药品预警信息详情界面

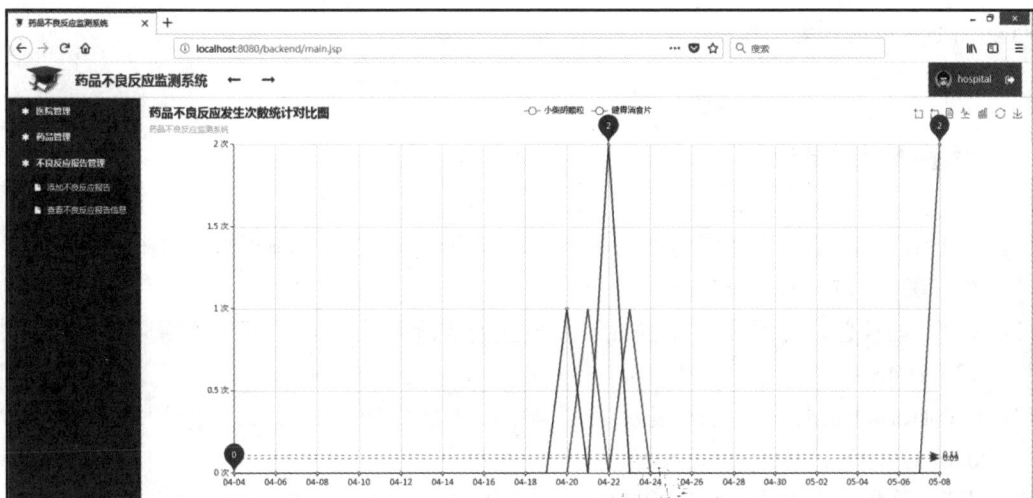

图 2-75 药品不良反应发生次数统计对比界面

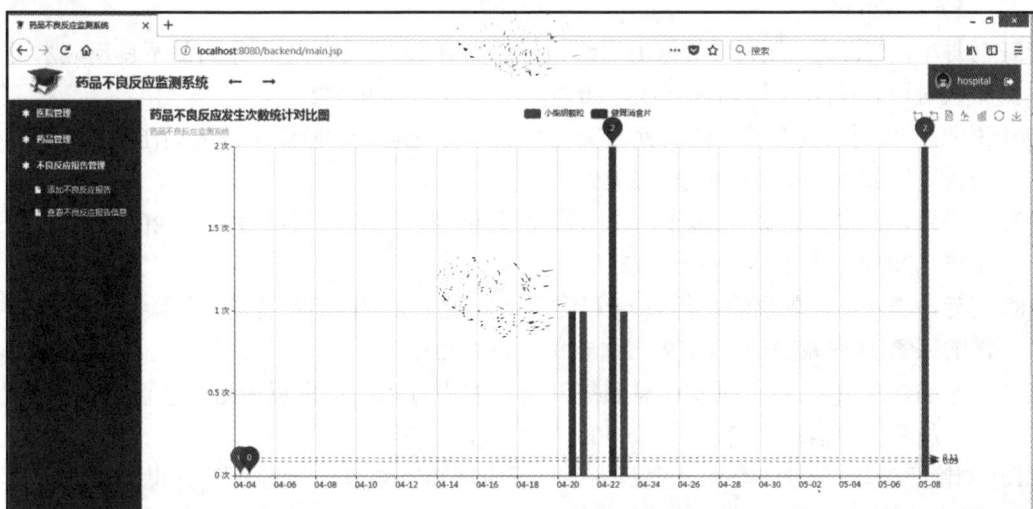

图 2-76 药品不良反应发生次数统计对比界面

在此模块中可以通过关键字查询，查询出用户想要的数据信息，其中值得注意的是采用了Echart工具，将数据进行图形化表示，实现折线图、柱状图的展现。Echart是百度公司开发的一种开源的制作图片工具。

2.6 本章小结

药品不良反应监测系统的设计开发可以提升我国对于药品不良反应事件管理的工作效率。本系统是基于Java语言，结合SSH框架，并且使用了MySQL数据库、Tomcat服务器等工具所开发的，实现了药品不良反应信息的收集、分析及预警工作。

本系统主要的功能有：医院、药企对药品不良反应信息的收集上报；专家组对药品不良反应报告的评价；国家药监总局通过审核药品不良反应报告及评价报告对该药品进行药品不良反应预警工作。

本章参考文献

[1] 严珺怡，王尚尧，于泳.国内外药品不良反应公众报告的比较研究[J].中国合理用药探索，2020，17（9）：15-20.

[2] 边原，冯佳佳，林丽开，等.药品不良反应的监测方法[J].中国研究型医院，2019，6（3）：46-49.

[3] 张惠仙.临床药师在药品不良反应监测中的重要作用[J].全科口腔医学电子杂志，2020，7（3）：109，117.

[4] 程艺，陈晨，余春飞，等.基于美国食品药品监督管理局不良事件报告系统数据库的他克莫司致药品不良反应信号挖掘与分析[J].中国医院用药评价与分析，2020，20（5）：620-624.

[5] 马丹华，刘江亮，王丹，等.ICH二级指导原则M1适用性研究-国家药品不良反应术语集映射可行性[J].中国药物警戒，2019，16（6）：329-332.

[6] 王蒙.贝叶斯工具变量方法研究及其在药品不良反应主动监测中的应用[D].上海：中国人民解放军海军军医大学，2019.

[7] 施雯慧，巴磊，许豪勤.基于BCPNN法的阿格列汀药物警戒信号的挖掘[J].中国新药杂志，2019，28（4）：505-512.

[8] 王芳，李永辉，郭瑞峰，等.综合利用两个数据库进行药品不良反应风险信号挖掘方法的探索[J].安徽医药，2019，23（1）：202-205.

[9] 周晶晶，庄鲁江.基于医院信息系统开展住院患者药品不良反应自动监测的研究[J].世界最新医学信息文摘，2017，17（77）：173-174.

[10] 刘艳，李慧，张芳.545例儿童药品不良反应药物风险信号检测分析[J].世界最新医学信息文摘，2017，17（68）：198-199.

[11] 赵霞，陈瑶，廖俊，等.基于医药大数据的药品不良反应信号挖掘探讨[J].中华医院管理杂志，2017，33（5）：373-376.

[12] 张渊.双聚类算法研究及其在我国药品不良反应监测中的应用[D].上海：中国人民解放军海军军医大学，2017.

第3章　药品安全数据共享系统

　　随着网络和信息技术的广泛应用，药品安全监管工作更加高效，以信息驱动的药品安全监管新机制正逐步形成。如通过投诉举报系统，能及时获取群众关注、问题集中、反应强烈的药品安全风险；通过药品不良反应监测系统，能及时获取药品上市后新的、严重的药品不良反应信息；通过药品检验管理系统，能及时发现不合格药品信息等。通过集成、汇总药品生命周期各阶段、各环节信息，能切实提高药品风险防控的有效性和针对性。打通信息孤岛，实现药品安全数据共享可以更好地保障人民的生命健康安全。

　　本章从三个场景进行安全数据共享，药品风险沟通（跟踪药品临床不良反应、药品召回）、药品临床综合评价（收集报告药品使用信息、药物经济性评价、药品临床价值综合评价）、药品使用监测（重点监测、专项工作监测、药品集中采购监测）。本章的药品安全数据共享系统的设计是运用软件工程中的项目开发方法对业务流程进行描述，分析出业务需求模型和系统分析及设计模型。本章包括需求分析、系统分析、系统设计、系统实现等模块。本章设计和实现均采用UML方式进行说明。本系统使用MySQL作为数据库服务器以实现对数据的基本操作，该系统采用Spring+SpringMVC+Mybatis（SSM）的框架结构实现。

3.1 绪论

3.1.1 研究背景与意义

近年来，"大数据+"探索正渐渐成为各行各业发展的新方向，那么，就网络安全而言，大数据技术在落实网络安全等级保护制度、加强网络信息安全防护方面能带来怎样的新变化呢？"大数据+网络安全监管"会是怎样的新模式？针对这些问题，本章从技术角度，提出利用大数据采集、挖掘和分析技术，对网络安全防护系统安全事件、监测日志和审计数据进行关联分析，有效促进网络安全防护和监管保障体系间与体系内各个系统的"协同联动"，实现对全网整体运行情况的多维度监管预警；从实践角度，提出加强社会多方合作，打造"网络安全监管联盟"，创新管理机制；从质量角度，提出联合第三方专业测评机构，建立网络安全防护和监管保障质量评估体系，实现对网络安全防护、监管和保障体系的全链条、多维度综合分析评价，保障药品检验机构网络与信息的高质量、高标准和高效益。

迄今为止，学术界、产业界、不同国家对药品安全的概念有多种不同的阐述，尚没有关于药品安全的确切定义。学术界和实业界对药品安全相关的概念进行了定义，如药品不良反应、药品不良事件等。美国食品药品管理局对不良反应的定义为：用药后出现的不论是否与该药物有关的任何经历，包括任何副作用、损伤、过敏反应、期望的药理作用未能实现。我国《药品不良反应报告和监测管理办法》对不良反应的定义为：合格药品在正常用法用量下出现的与用药目的无关的或意外的有害反应，它既不包括假药、劣药引起的反应，也不包括无意或故意超剂量用药引起的反应或用药不当引起的反应。药品不良事件是指患者在治疗过程中出现的不良临床事件，其出现反应的因果关系尚未确定，不能肯定是由其所用药品引起的，尚需作进一步评估。因药品不合格、医生用药不合理所导致患者出现与用药目的无关的或意外的有害反应，应属药品不良事件。美国的《食品、药品、化妆品法案》对药品安全有一个相对模糊的界定：通过运用所有合理的检测，药品在标签规定的情况下使用显示是安全的。药品安全性不高主要是指：（1）在一定的使用条件下，药品预期的疗效降低，而药效的降低会延误病情、增加患者的健康风险；（2）在一定的使用条件下，药品风险加大；（3）药品实际的风险比预期风险高得多。药品安全并不意味着零风险，人们认为安全的药品事实上也有一定的风险。所谓安全的药品是人们认为它对人体损害的风险程度在可接受的水平，是一种"可接受"的有临床疗效的药品，安全是权衡药品风险/效益的结果。药品安全是一个时间和空间坐标轴上的概念，由于药品安全的广泛联系性，应该从过程的角度来定义药品安全的内涵。本章对药品安全的内涵作如下定义：药品安全是指通过对药品研发、生产、流通、使用全环节进行管理所表现出来的消除或控制了外在威胁和内在隐患的综合状态[1]。

数据共享平台的建设和应用在ADR报告数据共享方面取得了新的进展。风险沟通是药品风险管理的重要环节，应借鉴国外先进经验和技术方法，健全我国药品安全信息公开发布机制；规范药品安全信息发布的内容、形式、程序，保障信息的权威性、规范性、时效性；加强信息利用，为指导临床合理用药发挥重要作用。

随着全球数字化、信息化进程的加快，以计算机技术、通信技术和网络技术为基础的互联网络的普及，极大地改变了传统信息的载体。由于药品安全数据共享的随意性让数据的可靠性大大降低，所以，我们需要一个药品安全数据共享系统来解决药品安全数据的安全共享，更好实现各类药品安全数据共享和保障人民的生命健康安全。

3.1.2 国内外研究现状和趋势

1. 国外研究现状

（1）关于药品安全监管规制方面的研究

美国教授Daniel F. Spulber[2]对美国药品安全监管机制进行了研究，他认为药品安全监管应主要放在监管部门和企业，由企业集中生成、收集、传递药品信息，评价药品特性，并向监管部门提供相关信息。Ariel Katz通过对美国药品安全监管制度的研究，提出应加强上市后药品的安全监管[3]。

（2）关于药品安全监管政府方面的研究

澳大利亚学者Gascoigne[4]通过研究认为，政府在对药品企业的安全监督管理中，起到的只是辅助作用，政府职责本身就包含向公民义务普及药品安全知识、培养公民用药安全的责任感和认识水平。企业应当承担更多的责任，特别是药品安全责任。Gerald D. Laubach[5]通过研究政府监管与药品创新之间的关系，认为政府监管的低效率和滞后性容易对药品创新性产生负面影响。

（3）关于药品安全监管方式方面的研究

Hitest[6]对我国和西方国家在药品监督方式方面进行研究，他认为由于国情的不同，欧美发达国家普遍对药品安全监管有着非常严格的规定，他们的主要监管重心转变为互联网的药品监管。我国药品流通使用领域监管方式是多元化的，主要监管精力较多放在对实体企业研发生产经营上面，而不是互联网的药品监管。Mark Mclelland[7]通过对美国药品安全认知，且认为现行的美国药品安全监管制度侧重于对药品上市前的严格把关，建议应利用多种手段加强上市后药品的安全监管，如信息化技术。

George R. Bolger、屠永锐、孙佩华等[8]介绍了目前美国FDA的药品安全信息沟通和共享平台以及药品质量报告系统，指出美国FDA的首要任务之一是及时有效地与公众、医学界和医疗卫生领域专业人员共享有关药品安全方面的信息。为了防止类似万络（Vioxx）灾难事件的重演，确保FDA监管的药品能得到安全有效使用以期达到最佳的疗效，美国FDA在过去的10年中已经起草、制定和修改了一系列相关的法律法规和倡议。基于这些法律和法规，美国FDA建立和强化了一个以互联网多媒体为基础，多方整合而成的药品安全信息沟通和共享平台，其中包括药品安全通信、药品安全播客、Med Watch免费通报电话及网页、FDA药品信息脸书、推特网页及You Tube视频网页、药品安全标示变更、药品召回和药品质量报告系统。

2. 国内研究现状

（1）关于药品安全监管机制方面的研究

郗昊、姚蕾[9]研究了美国药品安全监管改革机制，为完善中国药品安全监管体系提供参考。通过改革，美国建立了基于风险评估的药品全生命周期管理体系和专业的监管队伍，有效鼓励创新并保证药品的安全性。

周延安、周文犁、刘刚等[10]在《国内外药品安全法律责任的比较分析》中，运用比较研究的方法，指出我国监管机制的不足之处。建议通过制定药师法、增加监管人员、重点打击网络销售假劣药及建立惩罚性赔偿制度等途径改善我国药品安全现状。

彭丽丽、沈璐、董铎等[11]在《浅析国外药物警戒受权人制度对我国药品不良反应监测工作的启示》中，采用欧盟及澳大利亚药物警戒受权人制度方法，分析出了国内药物不良反应联系人制度现状，并且提出建立我国药品不良反应监测联系人管理办法的可行性，药品不良反应联系人的要求、职责及管理。

杨莉、田丽娟、罗刚[12]在《美国药品安全监管机制研究及启示》中，采用机制整合的方法，研究得出美国处方药申报者付费机制、药品安全信息沟通机制、惩罚与激励机制、公私合作伙伴机制以及被动监测和主动监测相结合机制等药品安全监管机制。

杨莉、飞星[13]在《我国药品安全监管激励机制研究》中，采用向中国药品安全提问的方法得出从健全药品安全监管激励机制法规、完善药品安全信用评价体系、构建药品安全信息收集和披露机制、引入药品安全监管社会参与激励机制等方面完善我国的药品安全监管激励机制。

贺维跃[14]以宁波市北仑区为例，通过分析药品安全信息化监管的做法、成效和存在的问题，综合相关理论，借鉴发达国家与国内发达地区药品安全信息化监管的先进做法，提出改进的对策，为完善药品安全信息化监管提供参考。

张耀祺[15]认为药品信息化应统一规划，实现药品的"智慧监管"目标。

（2）关于药品安全监管方式的研究

杨莉、张禧林[16]研究发现PPP机制在FDA药品安全监管中减缓了资金压力，构建了药品安全多元主体监管网络，推进了医药管理制度改革，建议我国应该借鉴FDA药品安全监管PPP机制的成功经验，通过政府部门的有力支持和法律法规制度的健全，保证过程的透明和结果公开。

陈育槐、王卫民、徐聪男等[17]在《新形势下药品流通领域事中事后监管的对策研究》中，探索构建一个"以优化药品安全监管队伍结构、强化药品市场信息互通、建成示范医药物流运输为基础，以拓展新颖的监管模式和平台为抓手，着力形成社会合力共治的新格局"，全面推动药品流通领域事中事后的科学监管。

谢长青、李锐[18]指出，目前我国食品药品安全问题愈演愈烈，使公众对食品行业担忧愈发严重。近些年发生的恶性食品药品安全事件中，涉及食品与药品行业的诸多知名企业，严重打击了公众的消费信心，对其身心健康产生了不利影响。从食品药品信息披露角度来看，优化食品药品安全信息披露机制，对于提升自身管理、加强第三方监管以及食品药品企业重塑品牌形象具有重要意义。

于铁山[19]考察了社会分层变量与社会因素是否会影响到药品食品安全风险感知，研究结果显示一线城市的药品食品安全风险感知更高，教育、收入对于药品食品安全风险感知具有正效应，社会信任、社区安全性对于药品食品安全风险感知具有负效应。该成果有助于构建药品食品监测预警机制。

（3）关于药品供应链方面的研究

沈凯[20]对药品供应链各节点的安全属性进行了研究，用了第三方物流和逆向物流这两个与药品安全关系紧密的物流管理技术，同时建立了基于供应链的药品安全信息平台，得出新医改方案对我国药品供应链的构成、运作、演化方面的影响，并提出我国药品供应链安全管理方面的相应对策。

（4）关于药品监管PPP机制方面的研究

杨莉、张禧林[16]通过推行和完善PPP机制在药品监管领域的应用，用了有赖于真实世界大量的公众健康数据，只有基于公众的信任，才能将这些数据应用到药品安全监管中的方法，得出构建完善我国药品安全监管PPP的机制。

（5）关于信息平台建设方面的研究

罗莉、陈晓隽、陈勇[21]研究了特殊药品管理系统，采用加大特殊药品的监管力度，净化、规范市场，确保人民群众用药安全、有效的方法，实现了麻醉药品、精神药品从生产、流通、仓储、使用等环节的实时、动态监管，防止特殊药品非法流通的弊端，同时也为企业提供了信息服务。

李咏[22]以南京市食品药品信用信息平台建设为切入点，通过对比其他省市食药监局的信用信息平台建设情况，以及对工商、环保等领域信用信息平台建设工作的分析，结合建设食品药品安全信用信息平台遇到的现实困难，提出可行性对策。

汪晓玲、王雨来、何华东等[23]针对全面提升广东农村安全合理用药信息服务的迫切需求，结合广东农村信息直通车工程和广东农村药品"两网"工程的建设背景，从组织体系整合、信息资源联盟、综合信息服务平台共建、服务体系及运营机制建设等方面进行了系统研究，探讨构建广东农村药品安全保障体系信息服务平台的方案设想。

行程[24]设计构建的基于海量数据分析食品药品安全检测系统，将海量、多样的检测数据进行高效存储，实现大规模复杂检测数据查询的快速和准确响应；通过对现有数据集的分析挖掘，评估检品风险等级，为食品药品安全预警提供数据支持，系统具有一定的实用价值。

孙哲丰、陈锋[25]研究了食品药品安全应急管理信息平台总体框架，为创新、推进新常态下食品药品安全应急管理工作提供参考。综合采用基于总体架构（EA）和信息资源规划（IRP）的顶层设计方法、文献分析法、综合调查法，分析梳理出食品药品安全应急管理核心业务和信息资源，初步提出满足应急管理工作需要的食品药品应急管理信息平台设计整体方案。

（6）关于药品安全其他方面的研究

傅书勇、杨锐、邓剑雄等[26]建立了一种分析国产药说明书信息差异的程序，可以帮助监管人员及时有效地识别药品说明书的信息差异，以督促企业尽快完善药品说明书。建立结构化的药品说明书库，并设计药品说明书比对程序和算法，采用余弦相似度文本分析法分析国产药说明书的信息差异，并与国家药品不良反应（ADR）监测中心建立相关链接，从而让药品说明书信息差异分析更加合理，能够有效提高我国相关制药企业完善药品说明书的效率。

郭放、张祎柠[27]根据粉末X衍射分析方法鉴定中药材的原理，建立了具有浏览、编辑、衍射数据检索和衍射图谱自动识别等功能的"中药材粉末X衍射Fourier图谱数据库"，特别是在衍射图谱的自动识别上，实现了未知衍射图谱的图形识别和图谱之间的叠合，具有一定的应用价值。

宋丽丽、高洁、张志超[28]通过了解药品生产企业对我国新修订药品GMP的认知和实施准备情况，采用非概率抽样法对新修订药品GMP的变化要点进行分析，有较高的认知度。

王明珠[29]针对药品的特殊属性，提出了药品安全风险标准体系。该标准体系首次系统地提出了药品安全风险定义、产生原因、风险识别、风险评价、风险控制、风险交流等系统理论概念，为实施药品安全风险管理提供了理论支撑和依据。利用文献研究和调查研究方法，对我国药品监督管理体制中已存在的涉及安全风险管理的方面进行了客观的分析，系统总结了我国药品监督管理体系在药品安全风险管理政策方面所做的工作，分析了国内药品安全风险管理面临的问题。结果表明，我国引进风险管理理论时间比较短，实践经验比较少，在实践工作中，仍以定性分析为主，对风险管理更深层次的内容进行研究和总结明显不足。出于对人们生命健康的高度重视，社会呼吁尽快建立药品安全风险管理体系，以保证广大患者的人身安全，并能使已发生损害的事件得到妥善处理。在标准研究和实际情况分析的基础上，结合借鉴国际药品风险管理经验，根据我国国情，提出我国药品安全风险管理政策框架，并基于该框架展开安全风险防范和控制政策研究，为我国今后实施药品风险管理战略或计划提供重要参考。

李颖[30]围绕寿光市农村药品安全监管问题研究这一主题，首先通过文献研究的方法，对国家加强药品安全工作的各类法律法规以及寿光市在进行农村药品安全监管所做工作等相关文献和学术著作的搜集，进行细致研究。在此基础上，对寿光市目前农村药品安全监管情况进行了归纳分析，分别从药品经营使用等涵盖农村药品安全的各个环节总结了在农村药品安全监管方面存在的问题和不足，分析了寿光市在农村药品安全实际监管过程中遇到的困难，从政府、人和市场三个方面对制约寿光市农村药品安全的主要因素进行了分析，解释了寿光市农村药品安全监管工作出现问题的原因。同时，笔者对美国药品安全监管体系进行了研究，分析归纳了美国在进行药品安全监管工作的主要实践做法和相应的特点，并与我国的药品安全监管方法进行了比较，从而获得了借鉴和启示。最后，根据寿光市目前的在农村药品安全监管工作中暴露出来问题，对比美国的先进经验，结合寿光市农村药品安全实际，从政府重视、强化监管、队伍建设、全民参与等方面入手提出了完善寿光市农村药品安全监管工作的对策建议。

3.1.3 核心业务

药品安全数据共享系统设计与实现的要点如表3-1所示。

表 3-1　药品安全数据共享系统设计与实现的要点

基本内容	关键因素	观测点
药品使用监测，国家卫生健康委	重点监测	对药品使用信息与药品临床不良反应数据进行重点监测，逐步实现对所有配备使用药品进行监测，最终实现药品使用信息采集、查看分析、信息共享等功能。药品使用数据来源于电子病历：公立医疗卫生机构的药品使用与患者健康数据；药物使用随访数据：区域卫生信息化平台和医院患者随访信息系统中，有关药品使用、评价信息和随访信息
	专项工作监测	全民健康保障信息化工程一期试点省份，各省（区、市）重点监测医疗卫生机构，国家基本药物、抗癌药降价专项工作
	药品集中采购监测	国家组织药品集中采购试点城市，国家组织药品集中采购试点品种，依托全民健康保障信息化工程和区域全民健康信息平台
药品临床综合评价，药品临床综合评价组织（国家和省级医疗机构、科研院所、行业学会协会等机构）	收集报告药品使用信息	公立医疗卫生机构要系统收集并报告药品配备品种、使用情况、采购价格、药品临床信息等信息。 药品生产部门有药品生产企业数据库：医药网药品生产企业数据库，收录国内近7000家药品企业数据，内容涉及药品名称、企业地址、使用日期、药品临床数据等
	药物经济性的评价	药物经济性的评价是指通过制定选择标准和检索策略，全面系统地收集某一药物的经济性评价研究资料，并对所获得的资料进行分析，强调评价结果的质量和可借鉴性。 采用的评价方法为：成本-效果分析（CEA）。 结果指标是治疗方案对患者群体的治疗结果（健康相关生命质量）。采用最终效果指标（药品疗效）的研究
药品临床综合评价，药品临床综合评价组织（国家和省级医疗机构、科研院所、行业学会协会等机构）	药物临床价值综合评价	药物临床价值综合性评价通过参考药品使用部门的药品临床不良反应数据，交叉对照各指南中药物的收录情况，制定评分标准，评价药物的临床治疗价值。方法：①确定评价药品名称；②对治疗药物进行评分，药品临床不良反应条数（一条）9分，药品临床不良反应条数（两条）8分，药品临床不良反应条数（三条）7分，药品临床不良反应（四条）6分，药品临床不良反应（大于四条）0分，没有不良反应的10分。结果：本方法更适用于不良药品的评价，评价分数越高，药品的临床价值越高（评价分数和药品临床价值成正比）
药品风险沟通，药品风险沟通组织	跟踪药品临床不良反应，药品研发部门	药物研发部门的药品研发人员查阅药品使用部门的药品不良反应数据库：合格药品在正常用法、用量下出现的与用药目的无关或意外的有害反应，排除用药过量、用药不当所致的药物反应。 药品研发数据更新：药物研发部门的药品研发人员需要通过药品临床不良反应进行更新药品研发数据，研发部门通常要等到有关药品风险和获益的信息已经得到了充分的评估并作出决定（如更新药物成分信息）之后才向医疗卫生专业人员和患者提供这些信息
	药品召回，药品生产部门	①药品召回信息评估；②填写药品召回申请单（药品编号、药品名称、药品召回原因、申请人）；③得到回执单；④药品召回（药品生产部门人员进行检索药品，对药品进行删除和修改）

3.1.4 研究的基本内容和拟解决的主要问题

研究的基本内容和拟解决的主要问题：（1）药品安全数据的评估；（2）药品召回审批；（3）可扩展性要求。药品安全数据共享系统后期实现多接口，方便后期系统功能的完善以及系统编码和系统测试。

3.1.5 研究方法及措施

药品安全数据共享系统拟采取的研究手段及技术路线、实验方案如图3-1所示。

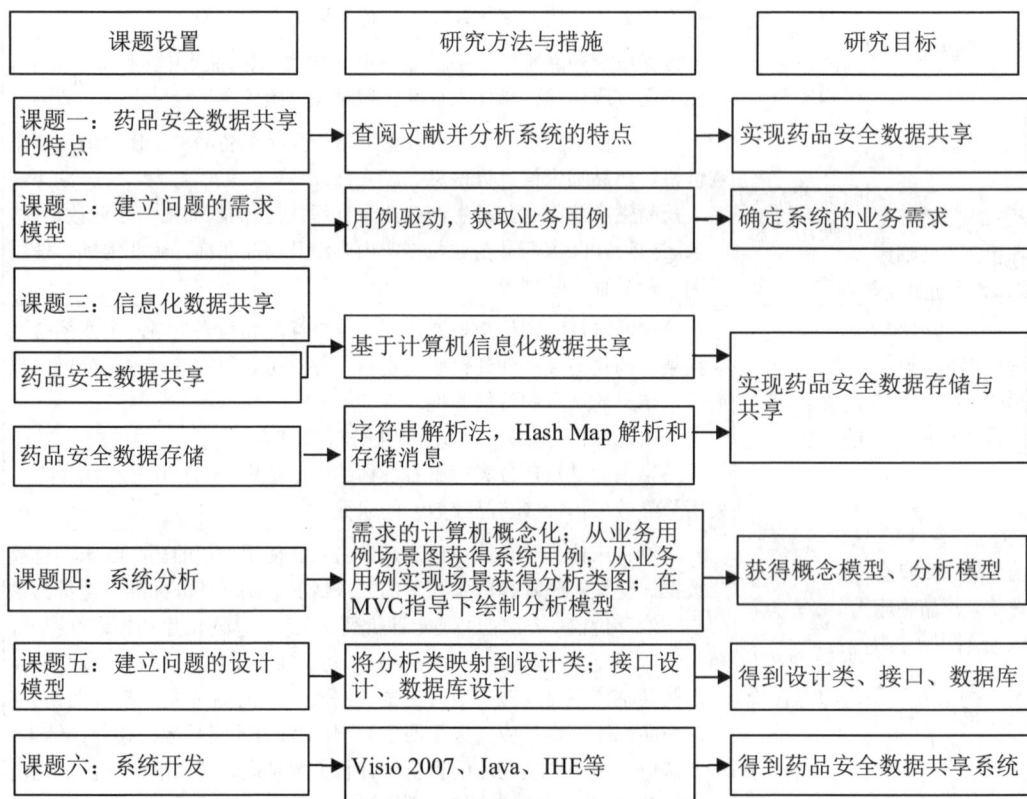

课题设置	研究方法与措施	研究目标
课题一：药品安全数据共享的特点	查阅文献并分析系统的特点	实现药品安全数据共享
课题二：建立问题的需求模型	用例驱动，获取业务用例	确定系统的业务需求
课题三：信息化数据共享 药品安全数据共享	基于计算机信息化数据共享	实现药品安全数据存储与共享
药品安全数据存储	字符串解析法，Hash Map 解析和存储消息	
课题四：系统分析	需求的计算机概念化；从业务用例场景图获得系统用例；从业务用例实现场景获得分析类图；在MVC指导下绘制分析模型	获得概念模型、分析模型
课题五：建立问题的设计模型	将分析类映射到设计类；接口设计、数据库设计	得到设计类、接口、数据库
课题六：系统开发	Visio 2007、Java、IHE等	得到药品安全数据共享系统

图 3-1　药品安全数据共享系统的研究方法与措施图

（1）数据共享思想

具体共享实例思想：药品使用部门的药品临床不良反应数据共享到药品生产部门和相关卫生部门与机构，药品生产的数据（药品生产日期、保质期）共享到药物使用部门，药物使用部门的药品临床综合评价数据共享到相关卫生部门与机构，通过检索得到共享的数据。

（2）系统的设计与实现问题

分析系统需求；存储数据和共享数据，建立药学中心数据库，分别对药品使用、药品生产相关卫生部门与机构进行管理，对上面三类的具体药品安全数据进行存储、交叉检索，达到共享。

3.2 需求分析

3.2.1 组织分析

1. 组织目标分析

药品安全数据共享的指导思想是贯彻党的十九大精神,坚持以人民为中心,深化"放管服"改革,遵照习近平总书记"四个最严"要求,落实全国药品监督管理工作部署。充分发挥大数据优势,强化数据中心建设,实行精准监管和科学监管,提升监管效能。提升监管便捷性,推进社会共治,推进阳光监管,让问题产品无处藏身,让不法制售者难逃法网,不断提升人民群众对药品安全的获得感。

药品安全数据共享的目标是采集汇聚各类药品监管数据、相关市场主体数据、第三方机构数据,实现数据的统一管理。以药品监管业务为主线,全面规划和开发利用相关数据资源,建立包含全品种、全过程的监管数据资源体系和主题数据库,建立覆盖药品全生命周期的品种档案。依照有关规定,通过共享平台对外提供数据开放与共享服务。加强对数据中心的安全管理,做好数据安全保障,完善数据加密与脱敏手段,健全数据隐私保护机制。

2. 组织机构分析

药品安全数据共享系统的主要服务对象,其组织机构如图3-2所示。

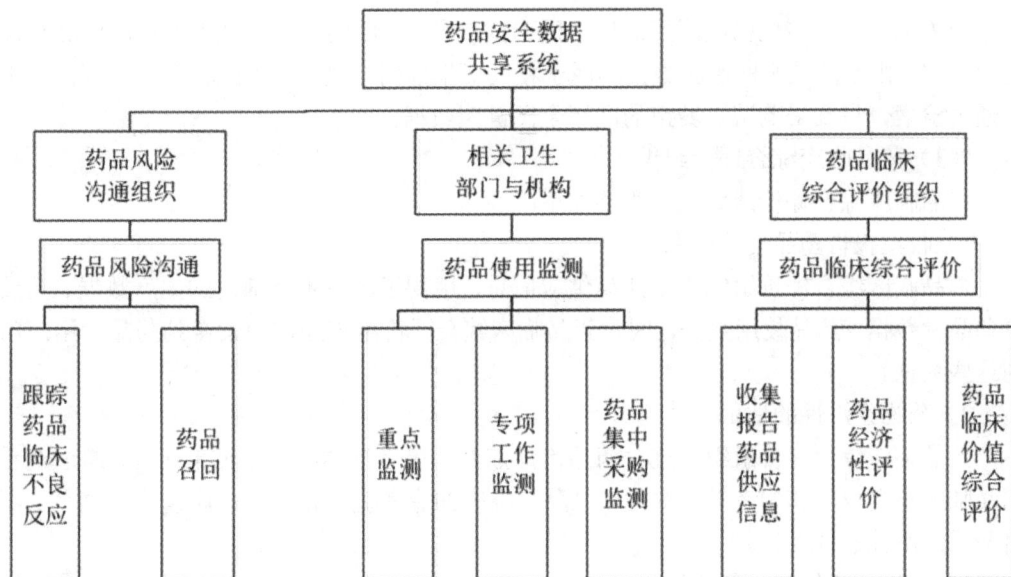

图 3-2 组织机构图

3. 组织职能分析

(1)药品风险沟通组织

药品风险沟通组织主要职能如下:

1）跟踪药品临床不良反应

药物研发部门研发药品，用到了药品使用部门的药品不良反应数据，可以改善药品研发的药物成分。由于药品不良反应数据不是药物研发部门的数据，因此，需要在药物研发部门通过检索，得到药品使用部门的药品不良反应数据。

2）药品召回

药品生产部门回收药品，用到了药品使用部门的药品不良反应数据，通过药品不良反应数据对药品进行批量回收。由于药品不良反应数据不是药品生产部门的数据，因此药品生产部门通过检索，得到药品使用部门的药品不良反应数据。

（2）相关卫生部门与机构

相关卫生部门与机构负责药品使用监测有三个主要业务，主要职能如下：

1）重点监测

相关卫生部门与机构监测药品使用与疾病防治数据，用到了药品使用部门的药物使用随访数据。由于药物使用随访数据不属于相关卫生部门与机构，因此相关卫生部门与机构通过检索，得到药品使用部门的药物使用随访数据。

2）专项工作监测

相关卫生部门与机构监测药品国家基本药物、抗癌药降价数据，从而能控制不合理的药品费用开支，让老百姓也能买得起药，治得起病。

3）药品集中采购监测

相关卫生部门与机构监测药品集中采购试点品种，用到了采购试点城市的区域全民健康数据。由于区域全民健康数据不属于相关卫生部门与机构，因此相关卫生部门与机构通过检索，得到采购试点城市的区域全民健康数据。

（3）药品临床综合评价组织

药品临床综合评价组织主要职能如下：

1）收集报告药品使用信息

药品临床综合评价组织收集药品供应信息，用到了药品生产部门的生产数据、药品配备品种数据、药品使用数据，因此药品临床综合评价组织通过检索得到药品使用部门的这些数据。

2）药物经济性的评价

药品临床综合评价组织通过对药品治疗疗效和患者群体的治疗结果研究，通过查看药品临床不良反应和患者健康数据，以药品临床的患者健康相关生命质量为依据，从而对药品经济性进行评价。

3）药物临床价值综合评价

药物临床价值综合性评价通过参考各治疗指南并检索循证医学证据，交叉对照各指南中药物的收录情况，制定评分标准，评价药物的临床治疗价值。

3.2.2 需求获取

面向对象业务建模的目标是通过用例模型的建立来描述用户需求。需求规格说明书通常在这个阶段产生，这个阶段通常使用业务用例和业务用例实现两种类型，最好绘制活动图。在业务建模阶段，用例的粒度以每个用例能够说明一件完整的事情为宜，即一个用例可以描述一项完整的业务流程。

1. 定义边界

根据上文所述的组织目标，推导出如下几个边界，如图3-3～图3-5所示。

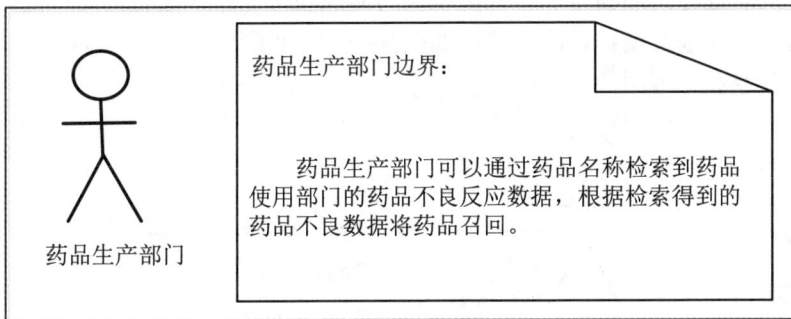

药品生产部门

药品生产部门边界：

药品生产部门可以通过药品名称检索到药品使用部门的药品不良反应数据，根据检索得到的药品不良数据将药品召回。

图 3-3　药品生产部门边界

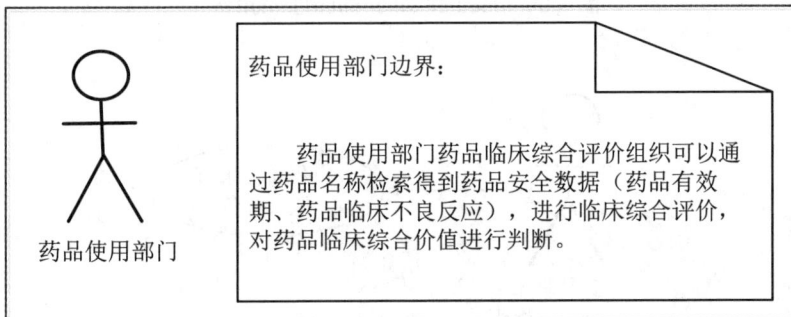

药品使用部门

药品使用部门边界：

药品使用部门药品临床综合评价组织可以通过药品名称检索得到药品安全数据（药品有效期、药品临床不良反应），进行临床综合评价，对药品临床综合价值进行判断。

图 3-4　药品使用部门边界

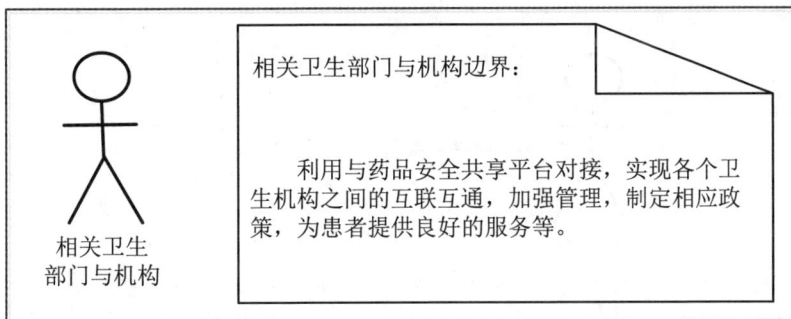

相关卫生部门与机构

相关卫生部门与机构边界：

利用与药品安全共享平台对接，实现各个卫生机构之间的互联互通，加强管理，制定相应政策，为患者提供良好的服务等。

图 3-5　相关卫生部门与机构边界

2. 发现主角

涉众与业务主角的关系：业务主角直接与系统进行交互，而涉众是系统利益的相关者；涉众的代理往往是业务主角；业务主角总是在边界之外，只有边界外的事物才有权向边界代表的系统提出要求；业务主角必须服务于业务目标；从涉众中找出用户，这里的用户指的是业务用户，并非将来系统中的"角色"。在本系统中，主角包括：药品生产部门、药品安全数据中心管理员（管理三个部门）。

3. 获取业务用例

药品安全数据共享主要有相关卫生部门进行药品使用监测，药品使用部门的药品临床综合评价组织进行药品临床综合评价以及药品风险沟通组织进行药品风险沟通，每一个部门或组织都分别实现各自的功能，如图3-6～图3-8所示。

（1）获取业务用例

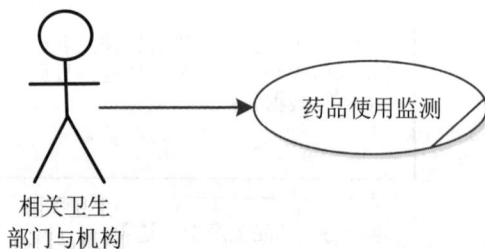

图 3-6　相关卫生部门与机构业务用例

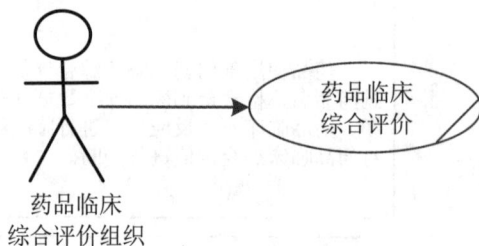

图 3-7　药品临床综合评价组织业务用例

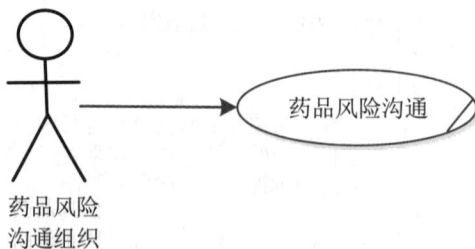

图 3-8　药品风险沟通组织业务用例

（2）业务用例的用户视角

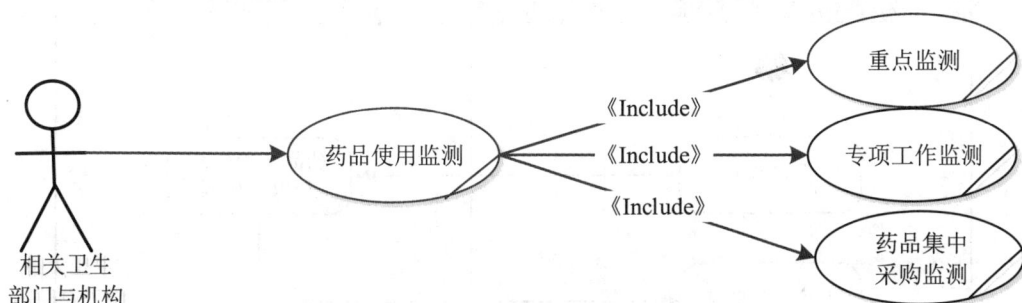

图 3-9　相关卫生部门与机构业务用例图

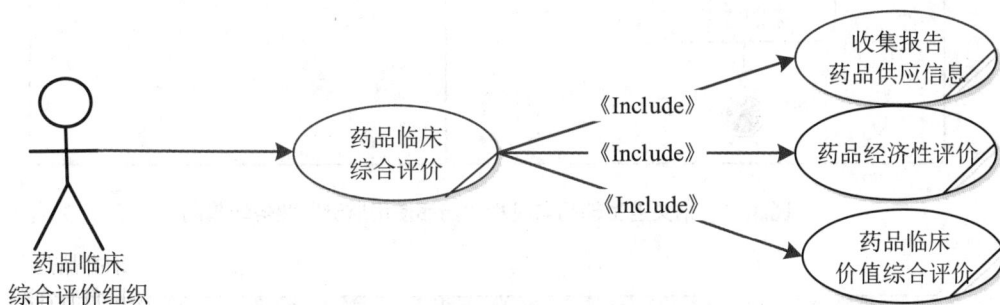

图 3-10　药品临床综合评价组织业务用例图

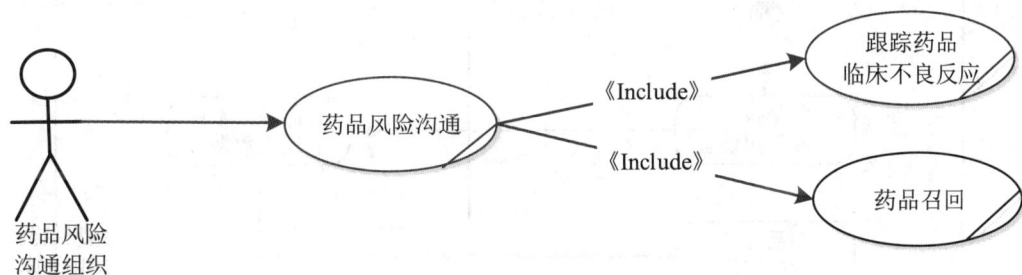

图 3-11　药品生产部门业务用例图

4. 业务建模

　　相关卫生部门进行药品使用监测、药品使用部门的药品临床综合评价组织进行药品临床综合评价、药品风险沟通组织进行药品临床不良反应风险沟通的业务场景如图3-12～图3-14所示。

（1）业务用例场景图

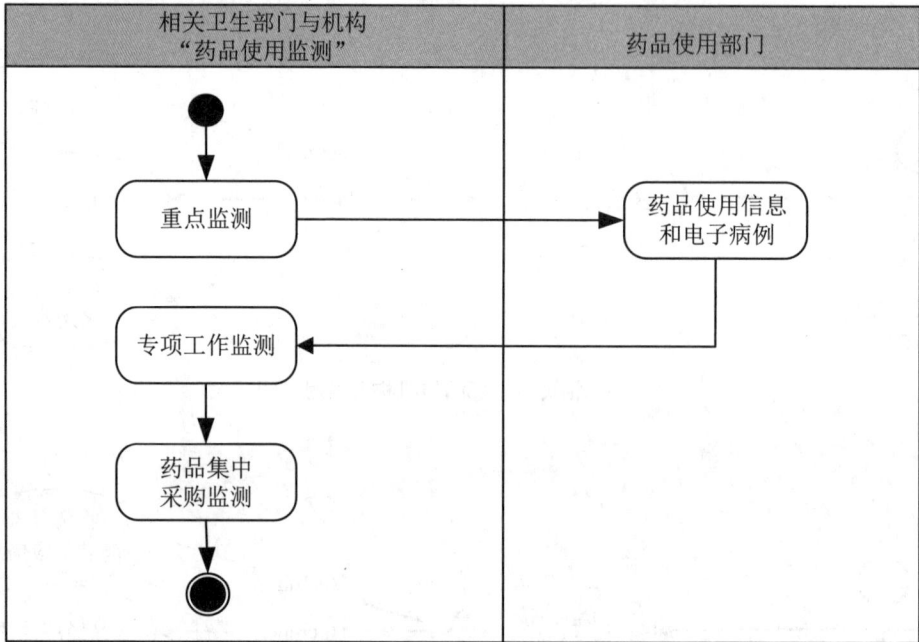

图 3-12　相关卫生部门与机构"药品使用监测"业务场景图

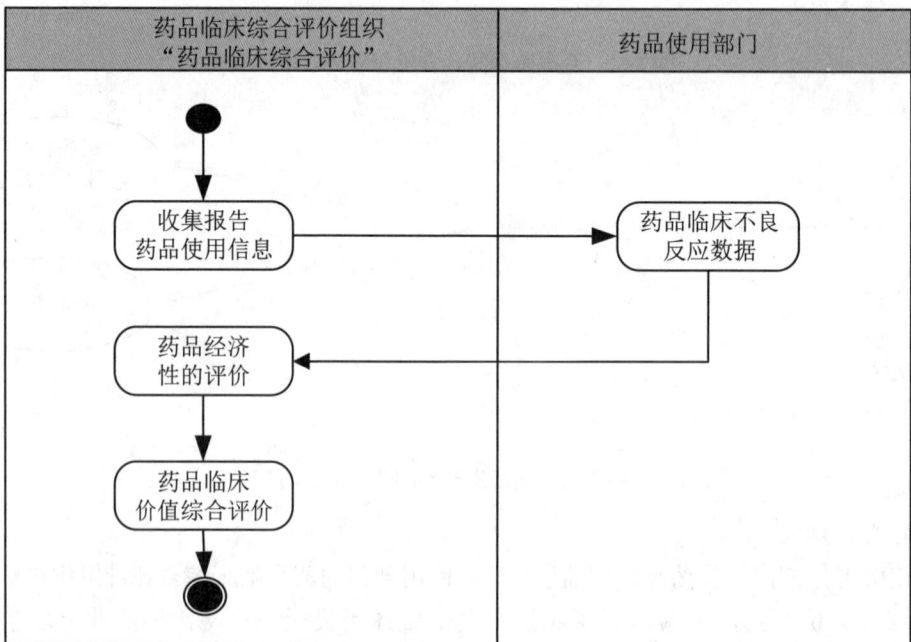

图 3-13　药品临床综合评价组织"药品临床价值综合评价"业务场景图

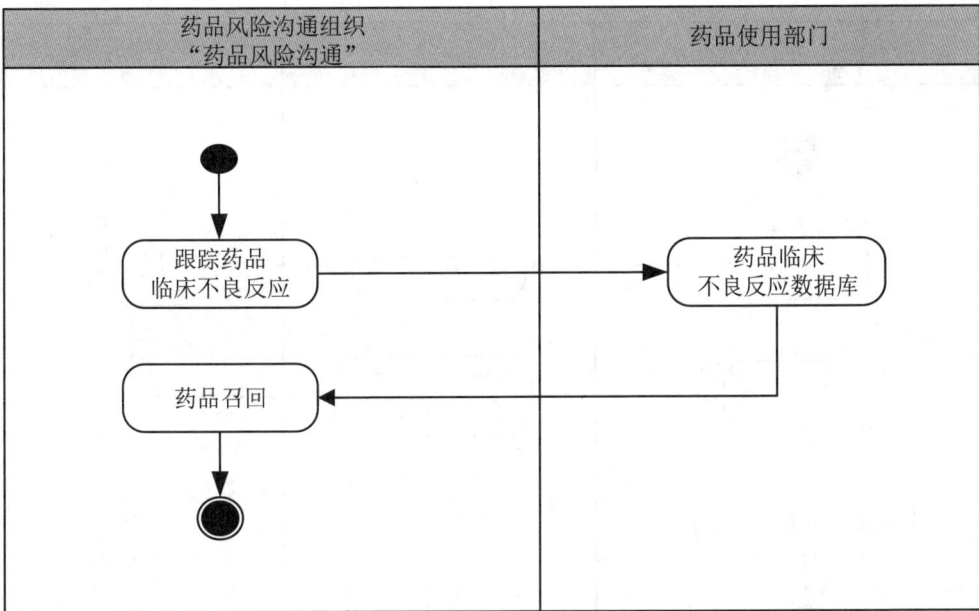

图 3-14　药品风险沟通组织"药品风险沟通"业务场景图

（2）用例实现视图

针对每个业务用例实现，应当对用例的实现过程进行场景模拟。

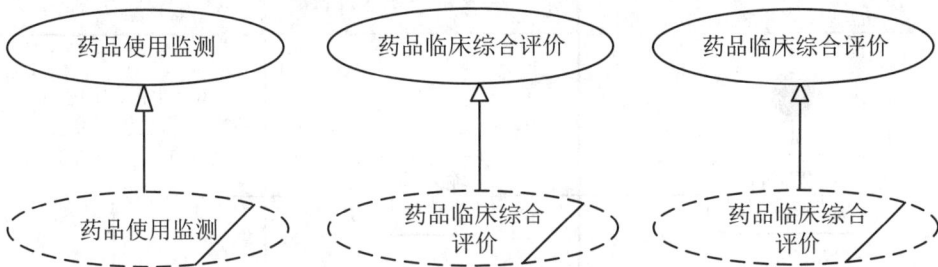

图 3-15　业务用例实现

（3）业务用例实现场景图

用例实现是概念模型的一种，表达用户的实际业务在计算机环境下是如何实现的，给用户一个初步印象，告诉用户将怎样来做业务。业务用例场景是概念模型的一种，但不是概念模型的全部。

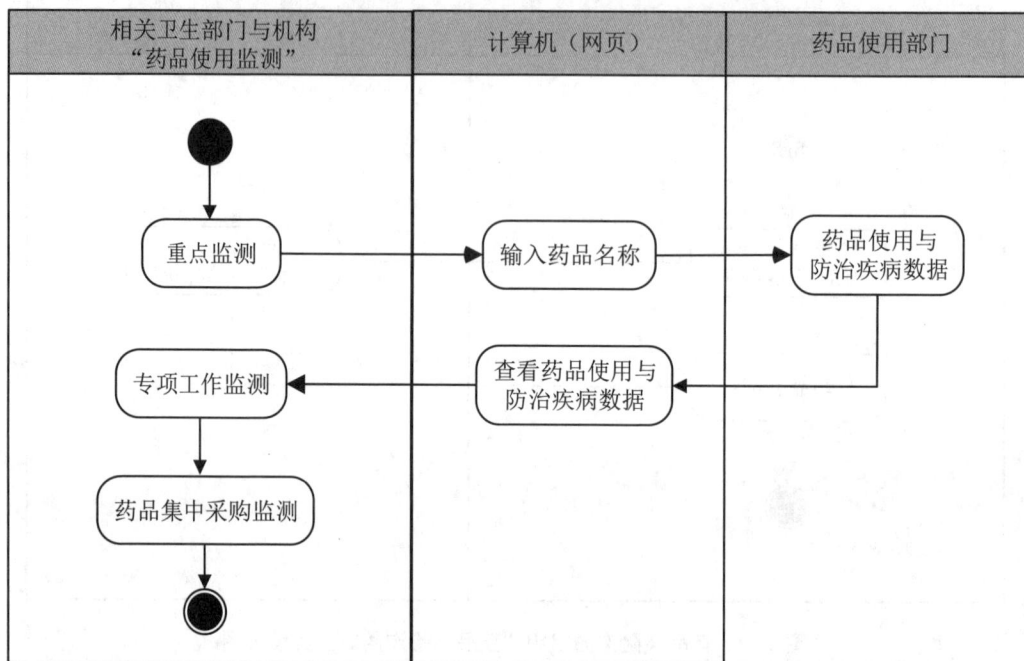

图 3-16　相关卫生部门与机构"药品使用监测"实现场景图

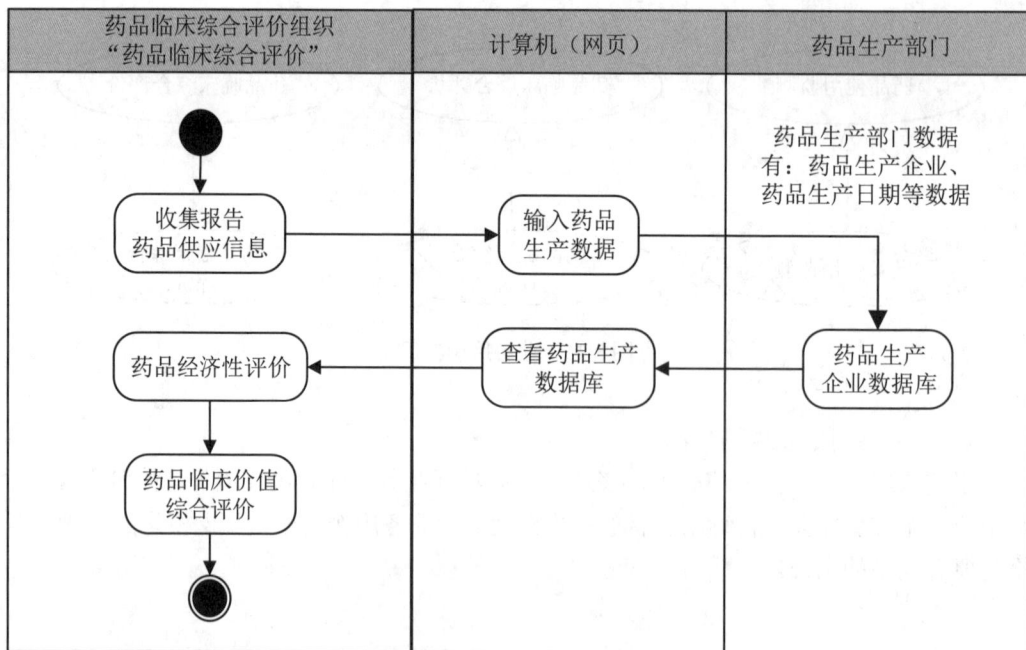

图 3-17　药品临床综合评价组织"药品临床价值综合评价"实现场景图

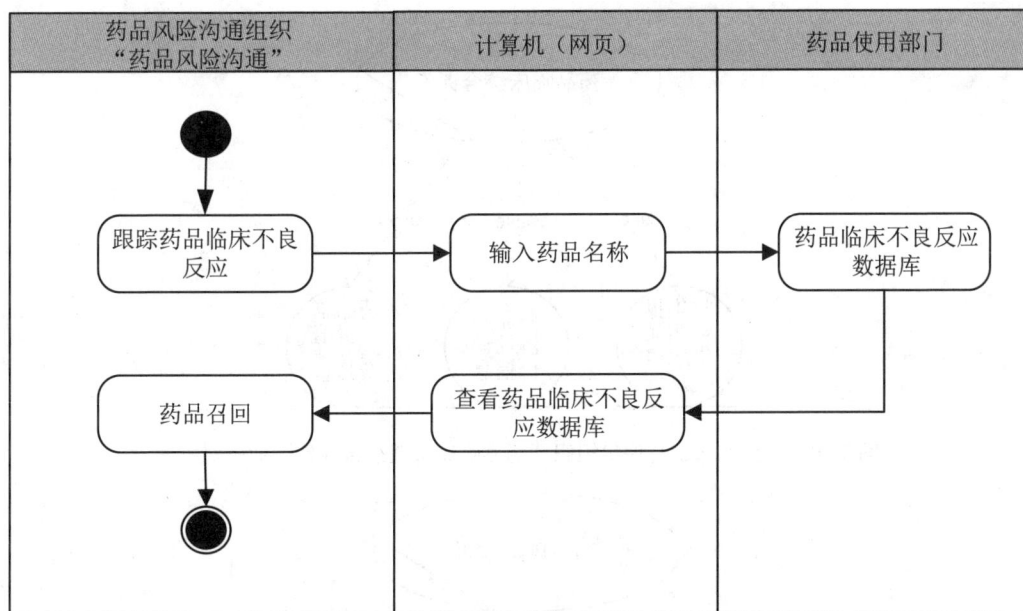

图 3-18　药品风险沟通组织"药品风险沟通"实现场景图

5.领域建模

任何一个领域都有两个方面的描述：①功能性，在 UML 中，功能性的描述是由用例来承担的；②结构性，结构性的描述则是由领域模型来承担的，大部分时候结构决定功能。结构包括业务角色和业务实体，业务角色也是一种特殊的业务实体。

领域建模的目的是用一些事物来表达或建立起问题领域、行业领域和业务领域。要发现表象下的本源，找出那些最基本的对象以及它们之间的关系，并描绘出这些对象如何交互而形成了正在分析的问题领域。

（1）业务对象模型（业务实体ER模型）

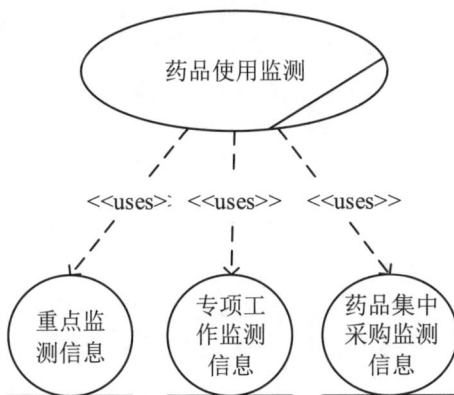

图 3-19　相关卫生部门与机构"药品使用监测"业务对象图

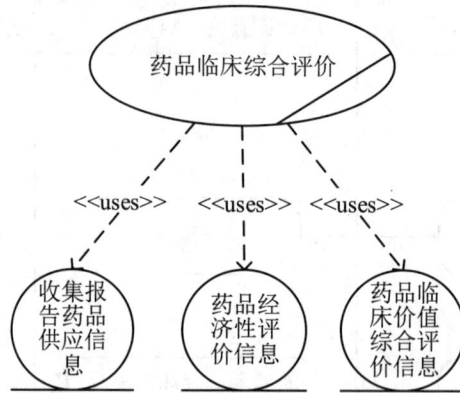

图 3-20　药品临床综合评价组织"药品临床价值综合评价"业务对象图

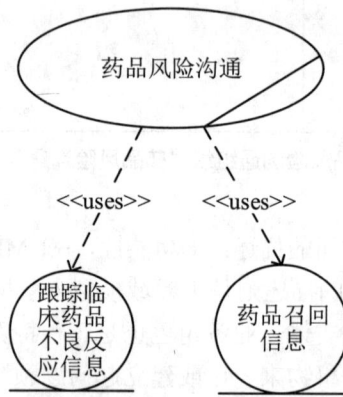

图 3-21　药品风险沟通组织"药品风险沟通"业务对象图

（2）领域模型

领域模型是概念模型的一种，针对药品安全数据共享的业务，建立其各自之间关系的模型图，如图3-22所示。

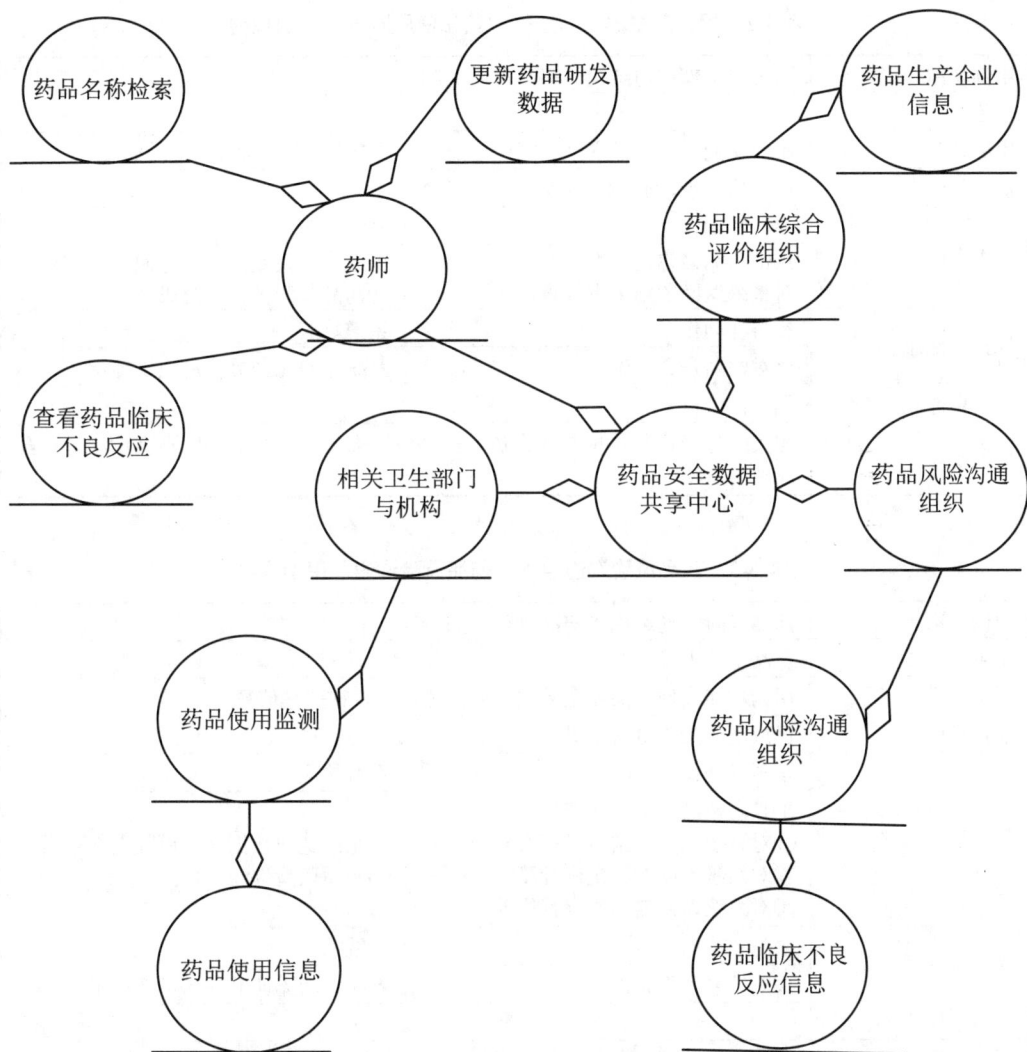

图 3-22　药品安全数据共享领域模型场景图

6. 提炼业务规则

　　业务用例模型帮助我们获得了功能性需求,业务场景帮助我们获得了面对业务的执行过程描述和概念(逻辑)模型,让我们知道业务将如何运作和业务的执行过程。除了以上的成果,我们还需要知道业务规则,以及业务实例的属性。各组织业务执行规则如表3-2~表3-4所示。

表 3-2　相关卫生部门与结构"药品使用监测"用例规约

用例名称	相关卫生部门与结构"药品使用监测"	
角色	药品各部门管理人员	
用例说明	用例功能实现药品安全数据中心监测人员查询药品信息	
前置条件	已成功登录，进入主界面	
基本事件流	参与者动作	系统响应
	点击药品名称进行查询 对系统返回的结果进行查看	①系统查找数据库，返回查询结果； ②药品监测报告提交成功
异常事件流	参与者动作	系统响应
	核对姓名是否正确	系统返回无药品信息记录提示
备用事件流	无	
后置条件	相关卫生部门与结构监测人员对药品使用部门进行药品临床不良反应进行药品使用监测	

表 3-3　药品风险沟通组织"药品风险沟通"用例规约

用例名称	药品风险沟通组织"药品风险沟通"	
角色	药品生产人员	
用例说明	用例功能实现药品安全数据中心监测人员查询药品信息	
前置条件	已成功登录，进入主界面	
基本事件流	参与者动作	系统响应
	①点击药品名称进行查询； ②对系统返回的结果进行查看； ③对系统返回的结果进行删除； ④对系统返回的结果进行修改	①系统查找数据库，返回查询结果； ②药品风险沟通成功
异常事件流	参与者动作	系统响应
	核对姓名是否正确	系统返回无药品信息记录提示
备用事件流	无	
后置条件	药品生产部门人员与药品使用部门进行药品临床不良反应风险沟通	

表 3-4　药品临床综合评价组织"药品临床价值综合评价"用例规约

用例名称	药品临床综合评价组织"药品临床价值综合评价"	
角色	药品各部门管理人员	
用例说明	用例功能实现药品安全数据中心药品查询药品信息	
前置条件	已成功登录，进入主界面	
基本事件流	参与者动作	系统响应
	①点击药品名称进行查询； ②对系统返回的结果进行查看	①系统查找数据库，返回查询结果； ②药品评价提交成功
异常事件流	参与者动作	系统响应
	核对姓名是否正确	系统返回无药品信息记录提示
备用事件流	无	
后置条件	查询到了数据库中存在的药品基本信息	

3.2.3 需求分析

需要分析包含业务需求分析和非功能性需求分析，如性能需求分析、技术需求分析、经济需求分析、风险分析等。风险分析是分析面临的主要技术性、工程性和环境性风险，提出风险的避免、限制、减轻和监控等处理策略。

1. 建立概念模型

概念用例是根据计算机实现将需求分解和分配后得到的功能需求和衍生需求，并建立用例场景的结果。在用例分析阶段，用例的粒度以每个用例能描述一个完整的事件流为宜，一个用例描述一项完整业务中的一个步骤。用例场景分析要用到三种视图：业务用例实现视图、业务用例场景、业务实体模型（领域模型）。

（1）业务主线

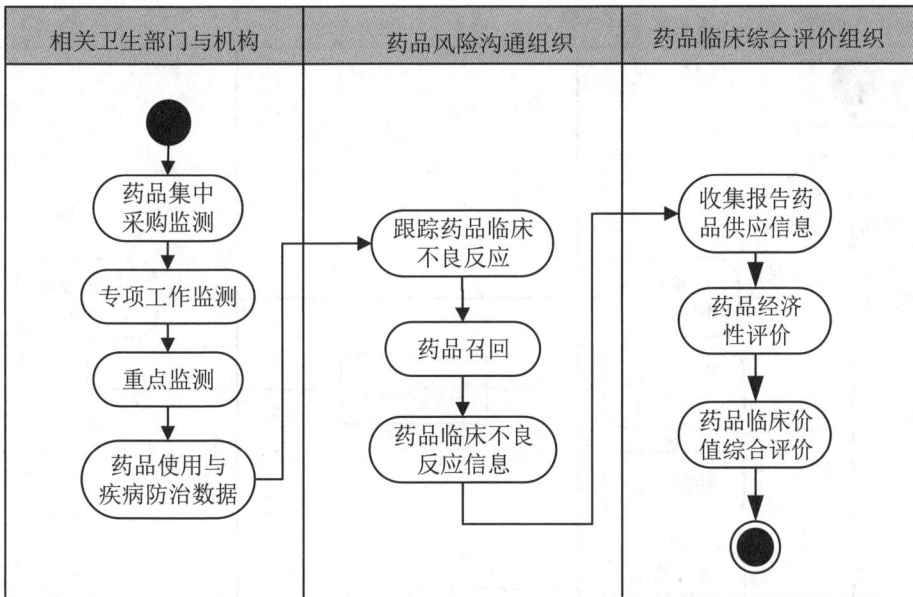

图 3-23 业务主线图

（2）关键业务用例

面向对象概念建模针对每个业务实现，我们引入了计算机，将实际的业务从人-机交互的角度模拟了执行过程。在概念建模阶段，用例的粒度以每个用例能描述一个完整的事件流为宜，理解为一个用例描述一个完整业务中的一个步骤，如图3-24所示。

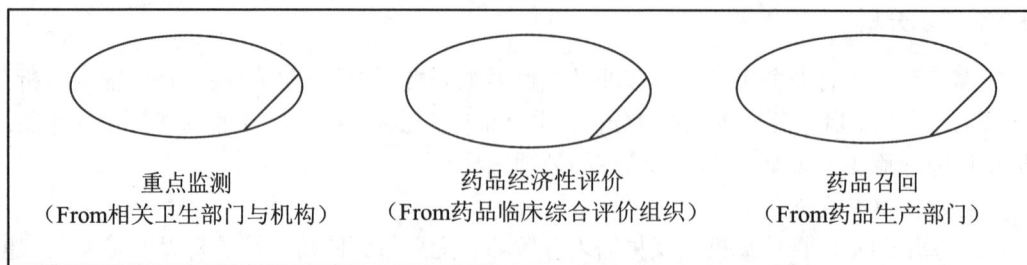

图 3-24　关键业务用例

（3）概念用例场景

每个关键业务概念用例场景图，分别如图3-25～图3-27所示。

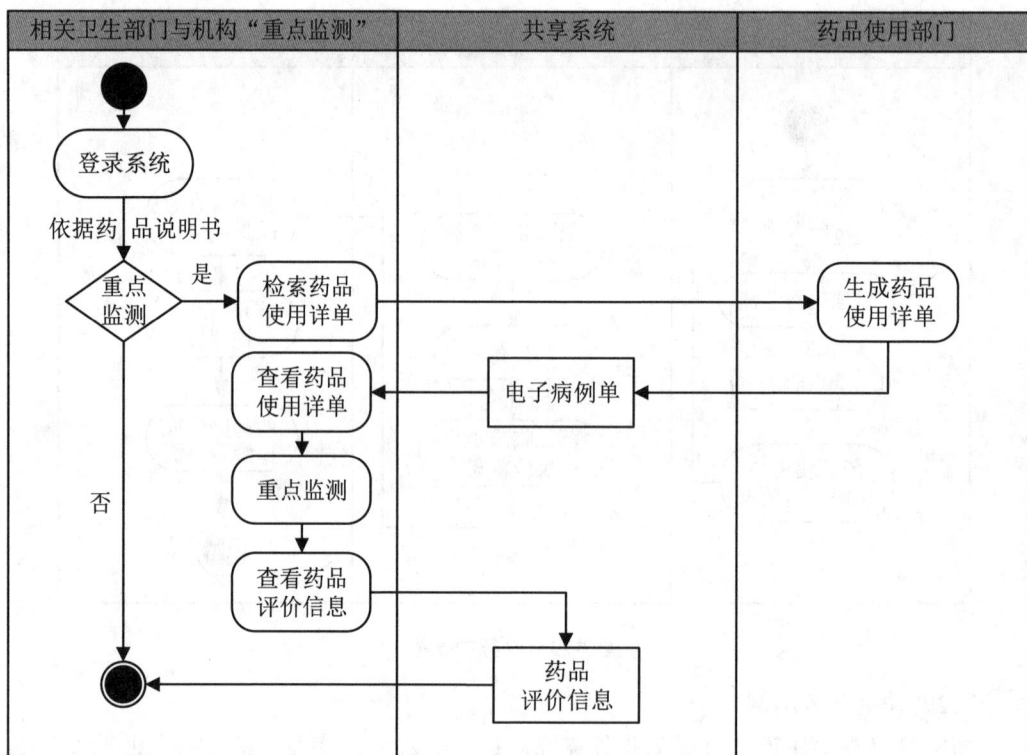

图 3-25　相关卫生部门与机构"重点监测"概念用例实现场景

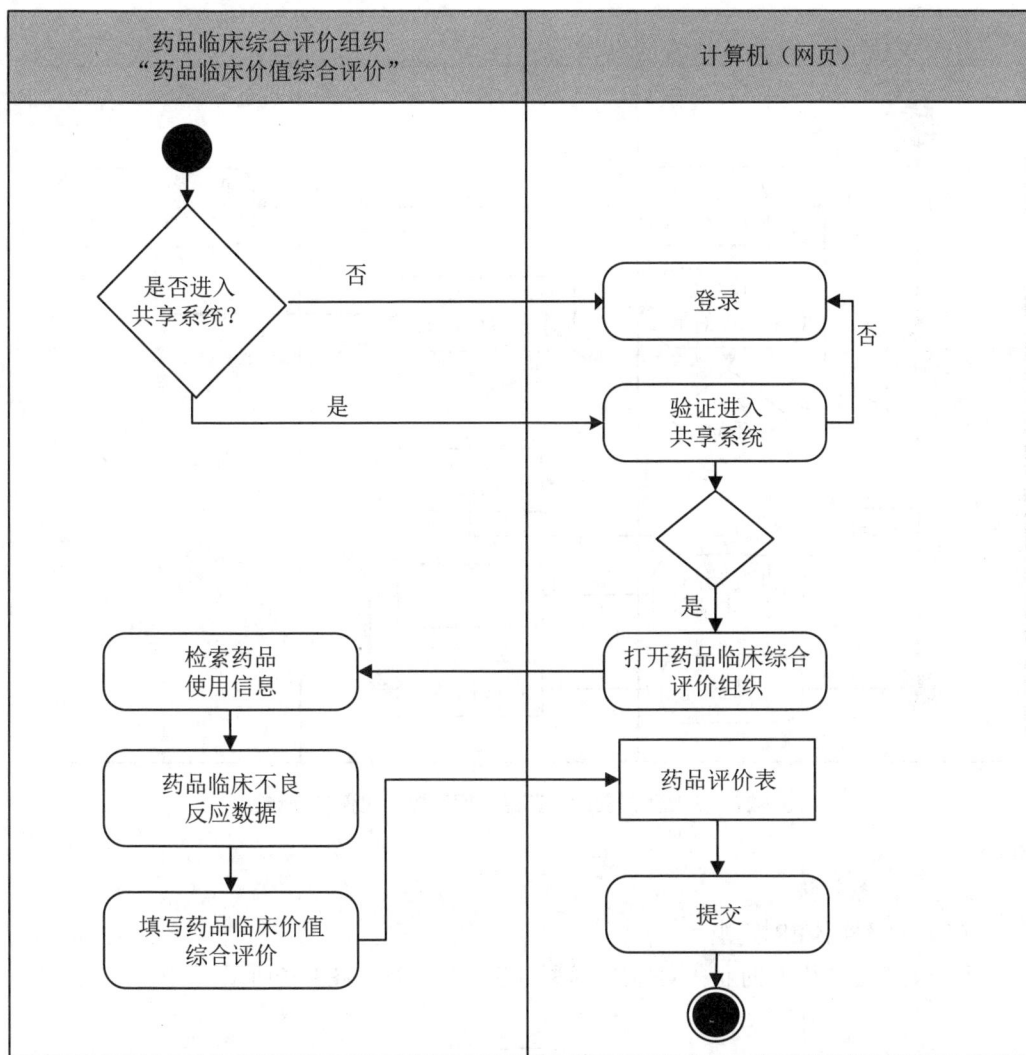

图 3-26 药品临床综合评价组织"药品临床价值综合评价"概念用例实现场景

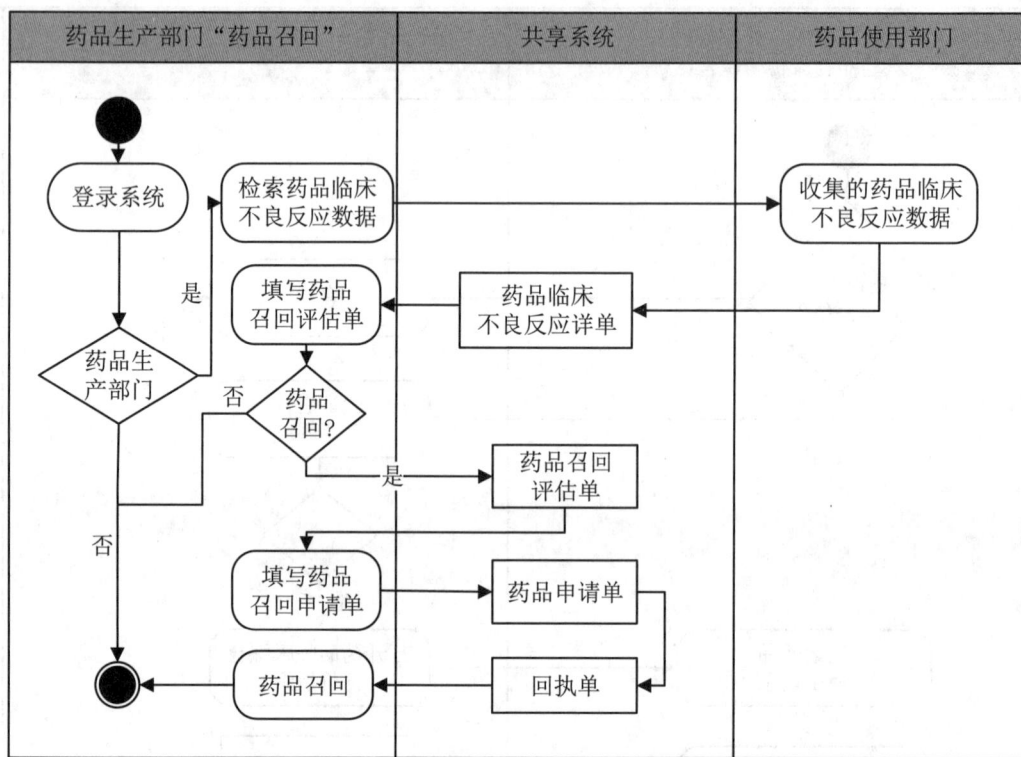

图 3-27　药品生产部门"药品召回"概念用例实现场景

2. 建立业务架构

（1）业务实体ER模型

每个关键业务用例的业务实体ER模型分别如图3-28～图3-30所示。

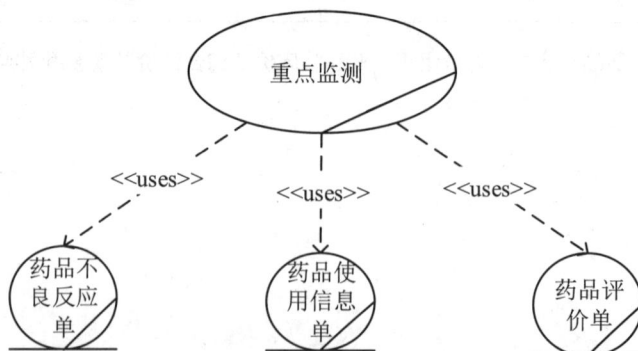

图 3-28　相关卫生部门与机构"重点监测"业务对象模型

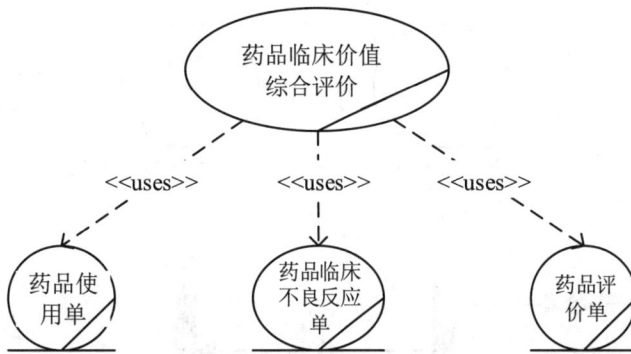

图 3-29　药品临床综合评价组织"药品临床价值综合评价"业务对象模型

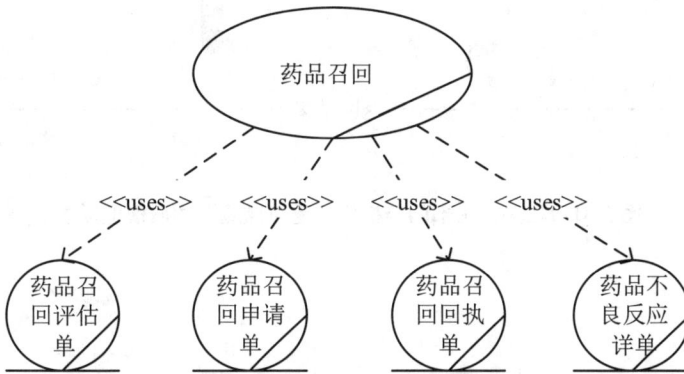

图 3-30　药品生产部门"药品召回"业务对象模型

（2）领域模型场景

每个关键业务用例的领域模型场景分别如图3-31～图3-33所示。

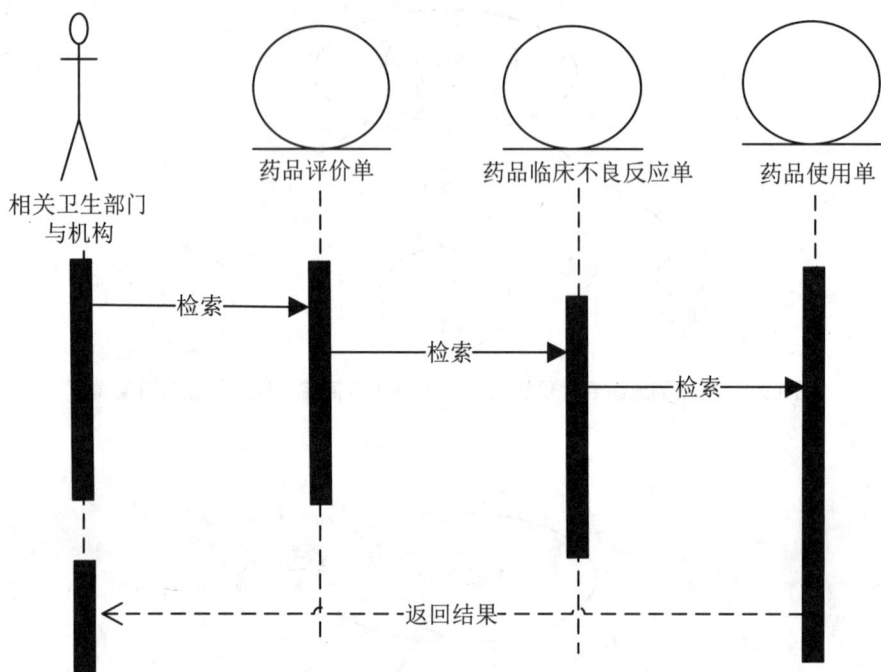

图 3-31　相关卫生部门与机构"重点监测"领域模型场景

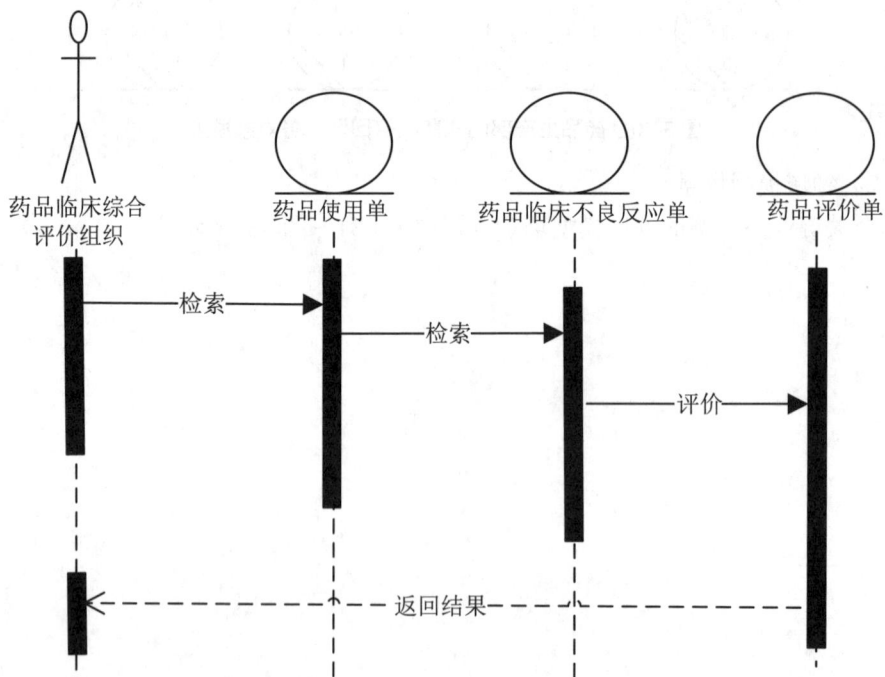

图 3-32　药品临床综合评价组织"药品临床价值综合评价"领域模型场景

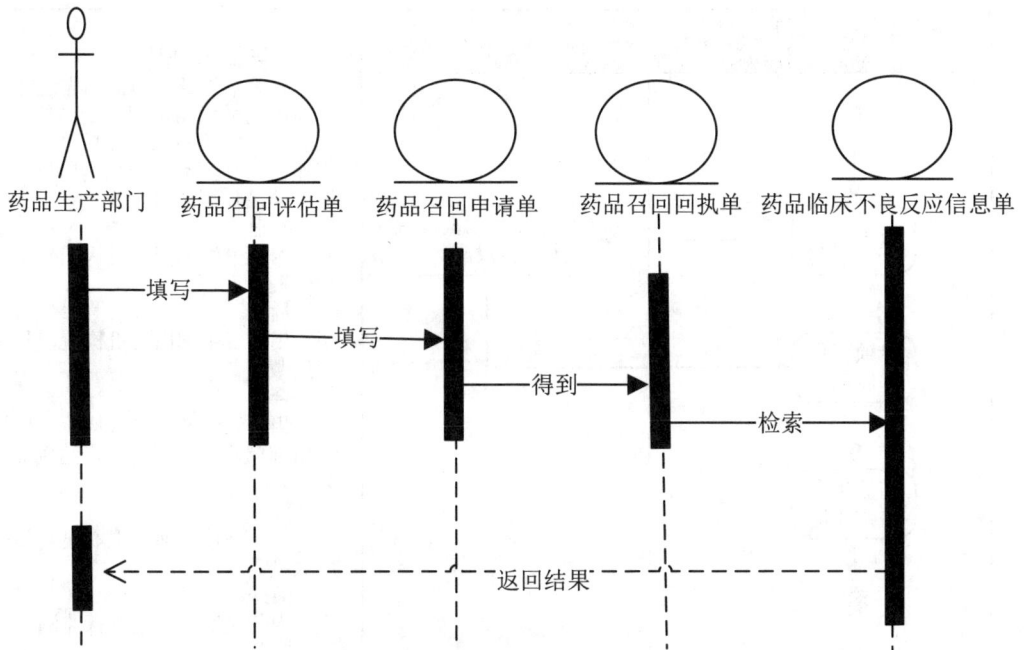

图 3-33　药品生产部门"药品召回"领域模型场景

3.3　系统分析

本节采用面向对象方法完成药品安全数据共享系统的系统用例分析、用例实现，给出软件架构和框架，并建立分析模型。

3.3.1　建立系统用例

建立系统用例就是根据前面的需求获取和需求分析来创建系统范围，也就是从业务用例细化而来，但是业务用例描述的是业务，系统用例描述的是系统，所以二者的目的不同。实际上，业务用例到系统用例之间存在着一种抽象关系或者映射关系，从业务用例当中抽象出系统用例或者把业务用例映射到系统用例。本系统的系统用例分析如图3-34~图3-36所示。

相关卫生部门与机构 "药品使用监测"	药品使用部门	**备选系统用例** 相关卫生部门与机构先进行重点监测药品使用部门的药品使用数据和疾病防治数据，然后进行专项工作监测和药品集中采购监测，再进行药品使用监测。

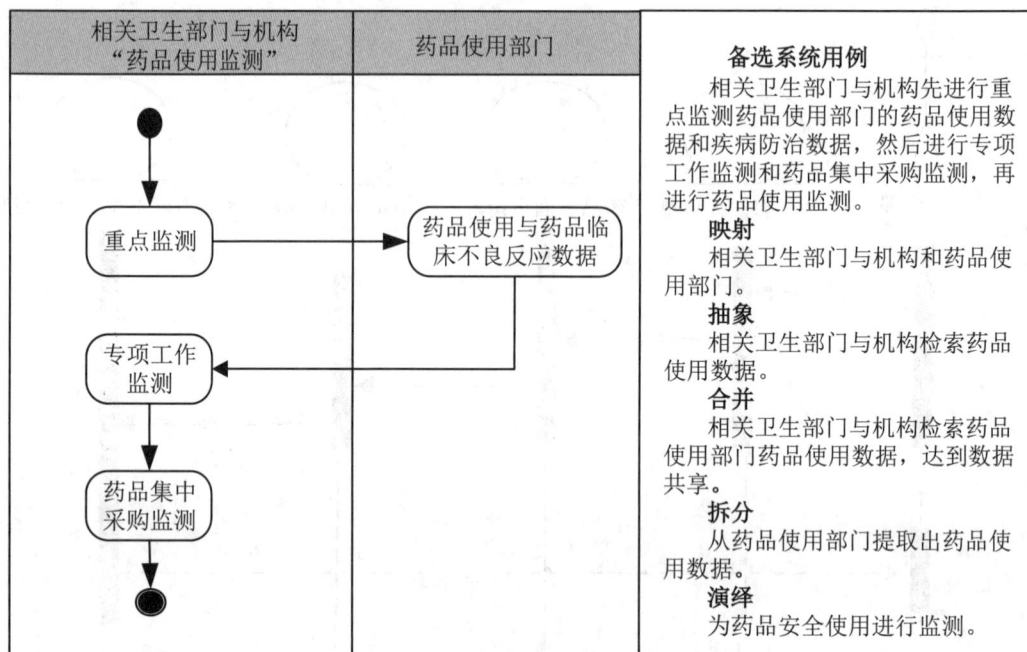

备选系统用例

相关卫生部门与机构先进行重点监测药品使用部门的药品使用数据和疾病防治数据，然后进行专项工作监测和药品集中采购监测，再进行药品使用监测。

映射

相关卫生部门与机构和药品使用部门。

抽象

相关卫生部门与机构检索药品使用数据。

合并

相关卫生部门与机构检索药品使用部门药品使用数据，达到数据共享。

拆分

从药品使用部门提取出药品使用数据。

演绎

为药品安全使用进行监测。

图 3-34 相关卫生部门与机构"药品使用监测"系统用例获取过程图

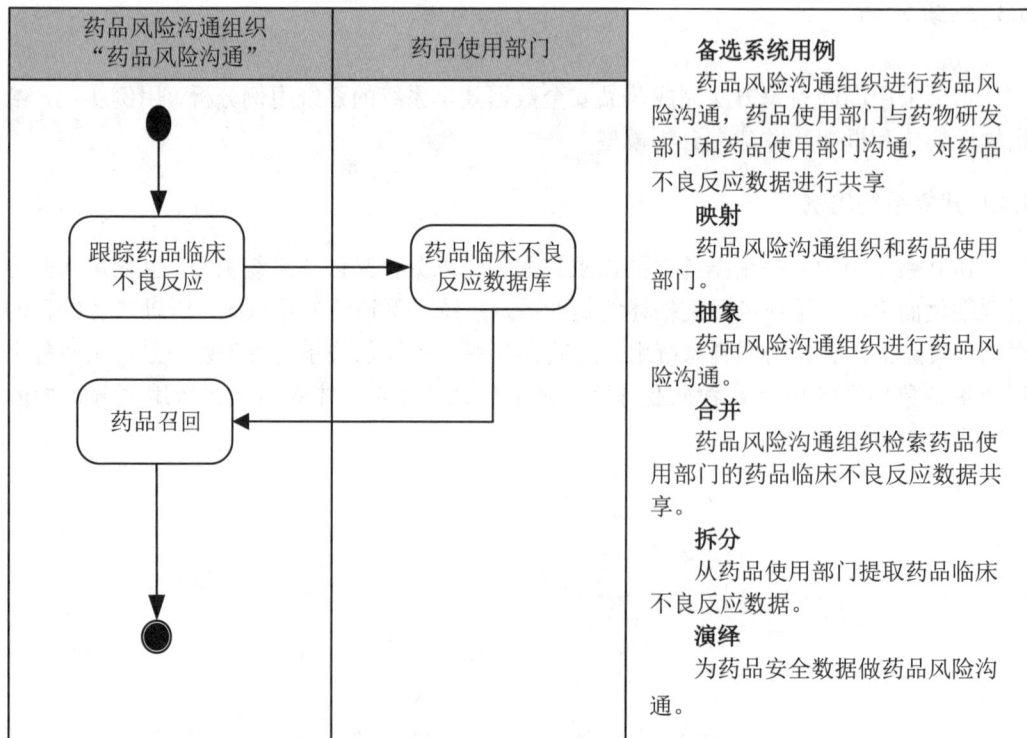

备选系统用例

药品风险沟通组织进行药品风险沟通，药品使用部门与药物研发部门和药品使用部门沟通，对药品不良反应数据进行共享

映射

药品风险沟通组织和药品使用部门。

抽象

药品风险沟通组织进行药品风险沟通。

合并

药品风险沟通组织检索药品使用部门的药品临床不良反应数据共享。

拆分

从药品使用部门提取药品临床不良反应数据。

演绎

为药品安全数据做药品风险沟通。

图 3-35 药品风险沟通组织"药品风险沟通"系统用例获取过程图

药品临床综合评价组织 "药品临床综合评价"	药品生产部门	**备选系统用例** 　　药品使用部门药品临床综合评价，用到了药品使用部门的药品临床不良反应和药品生产部门的药品生产企业数据，从而对药品进行评价。 　　**映射** 　　药品使用部门和药物生产部门。 　　**抽象** 　　药品使用部门获得药品不良反应数据库。 　　**合并** 　　药品使用部门和药物生产部门检索数据，从而进行药品临床综合评价。 　　**拆分** 　　药品使用部门获得药品不良反应数据库。 　　**演绎** 　　为药品临床综合评价进行检索数据。
收集报告药品 供应信息 → 药品生产 企业数据库 药品经济 性的评价 药品临床价 值综合评价		

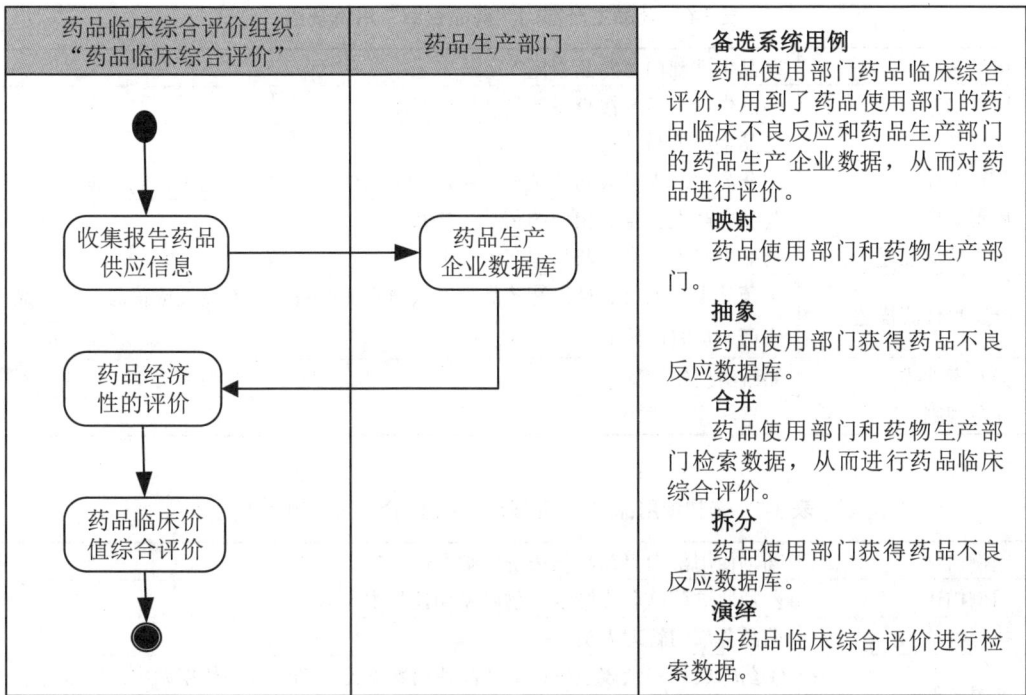

图 3-36　药品临床综合评价组织"药品临床价值综合评价"系统用例获取过程图

3.3.2 分析业务规则

　　从用例规约中我们可以读出计算机实现业务所需的全部细节，包括人机交互的场景，计算机执行过程及分支、异常情况处理、业务规则的应用、实体信息（表单所填数据）等。一切编程所需要的细节都可以在用例规约文档中显示。表3-5就是核心业务——药品安全数据共享的用例规约。

表 3-5　相关卫生部门与机构"重点监测"用例规约

用例名称	相关卫生部门与机构"重点监测"
用例描述	药师直接查看药物成分数据库
执行者	药品各部门管理人员
前置条件	监测人员成功登录该系统；药品临床不良反应数据已成功录入到数据库中
后置条件	监测人员得到相应的药物成分数据
主事件流描述	监测人员查看药物成分详单
分支事件流描述	①监测人员登录；②监测人员点击查看药品使用信息；③监测人员填写监测报告结果
异常事件描述	系统给出错误提示
业务规则	数据库连接成功

表 3-6　药品生产部门"药品召回"用例规约

用例名称	药品生产部门"药品召回"
用例描述	药品生产人员直接查看药品使用信息
执行者	药品生产人员
前置条件	①药品生产人员成功登录该系统；②药品生产数据已成功录入到数据库中
后置条件	药品生产人员得到相应的药品生产数据
主事件流描述	药品生产人员查看药品生产说明书
分支事件流描述	①药品生产人员登录；②药品生产人员点击查看药品不良反应信息；③药品生产人员召回药品
异常事件描述	系统给出错误提示
业务规则	数据库连接成功

表 3-7　药物使用部门"药品临床价值综合评价"用例规约

用例名称	药物使用部门"药品临床价值综合评价"
用例描述	药师通过药品名称检索药物研发和药品生产信息
执行者	药品各部门管理人员
前置条件	①药师成功登录该系统；②药品使用数据已成功录入到数据库中；③药品名称一致
后置条件	药师得到相应的药品信息数据
主事件流描述	药师检索药物研发和药品生产信息
分支事件流描述	①药师登录；②药师点击查看药品使用说明书；③药师评价药品
异常事件描述	系统给出错误提示
业务规则	数据库连接成功

3.3.3 用例实现

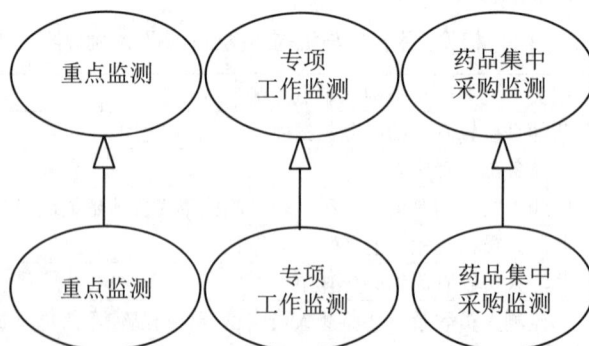

图 3-37　相关卫生部门与机构"药品使用监测"系统用例的实现关系图

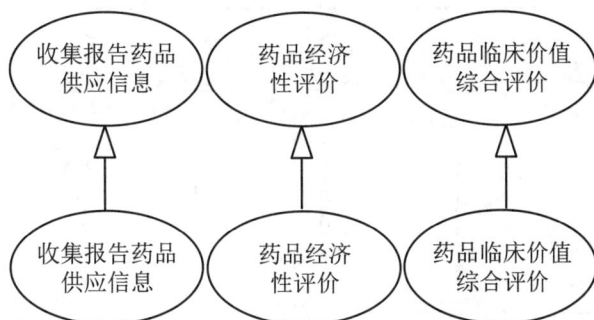

图 3-38　药品临床综合评价组织"药品临床价值综合评价"系统用例的实现关系图

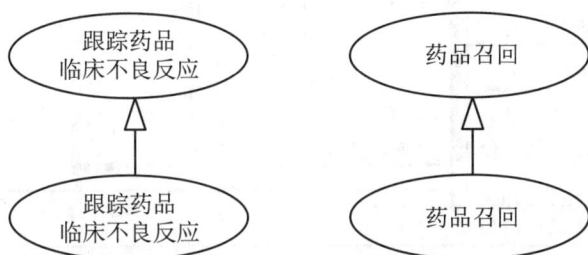

图 3-39　药品风险沟通组织"药品风险沟通"系统用例的实现关系图

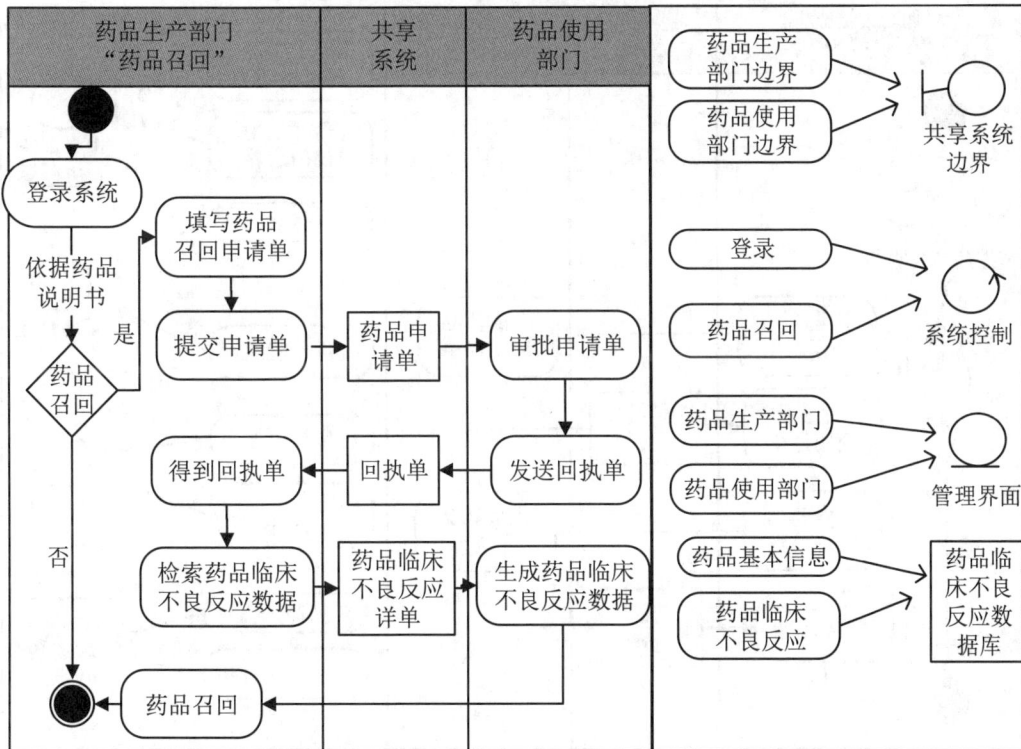

图 3-40　药品生产部门"药品召回"的分析类识别图

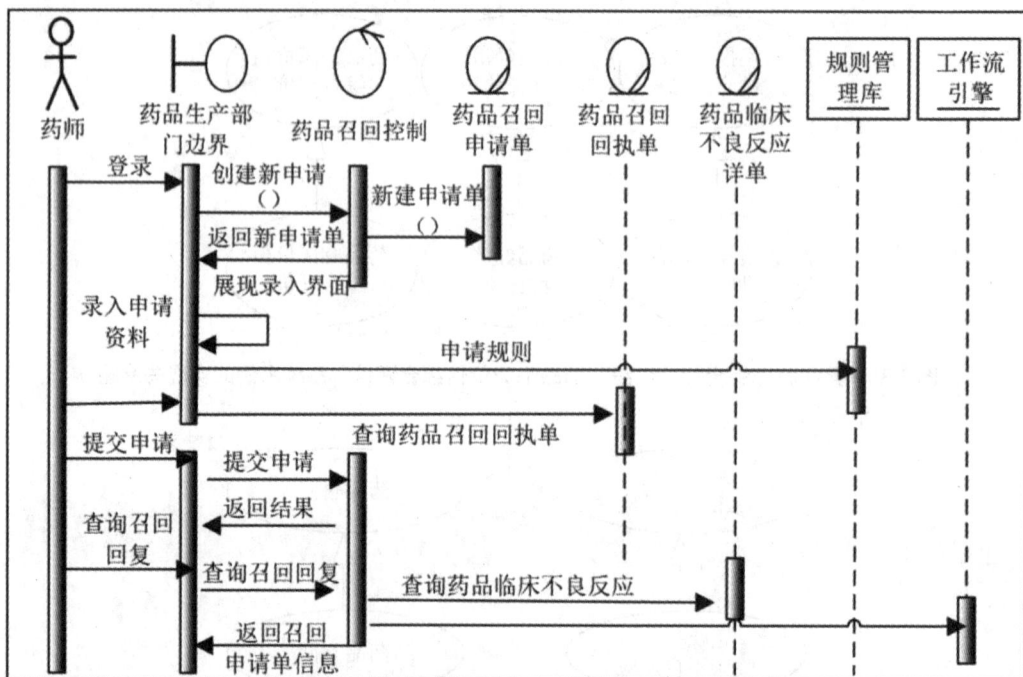

图 3-41　药品生产部门"药品召回"的用例实现图

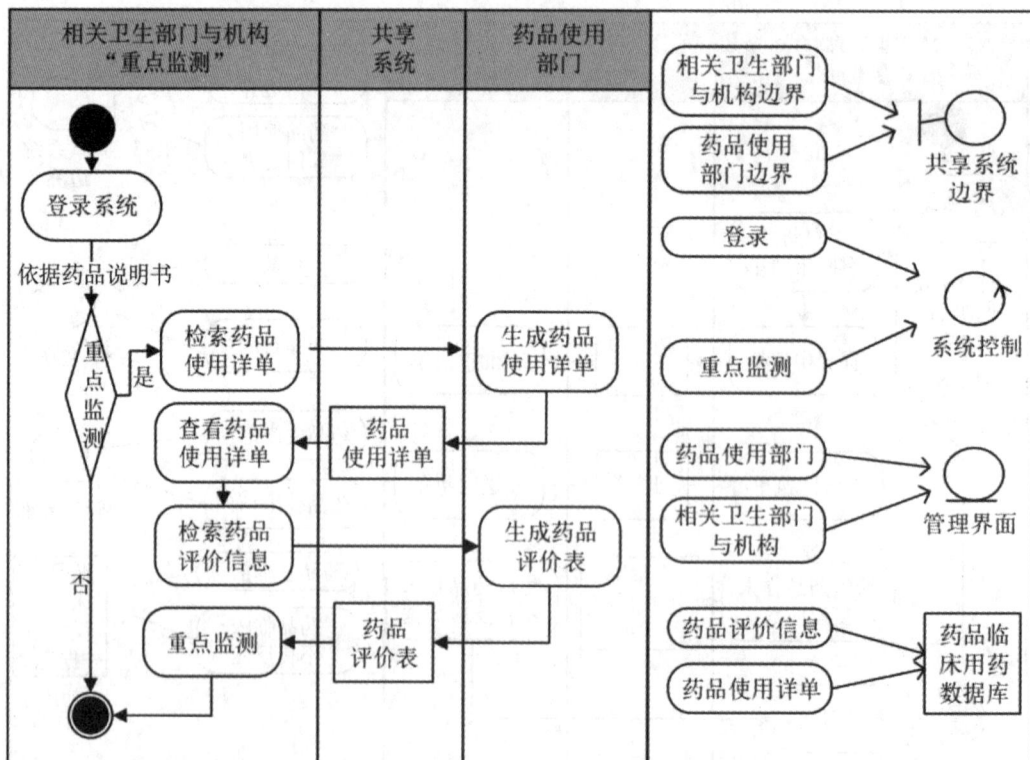

图 3-42　相关卫生部门与机构"重点监测"的分析类识别图

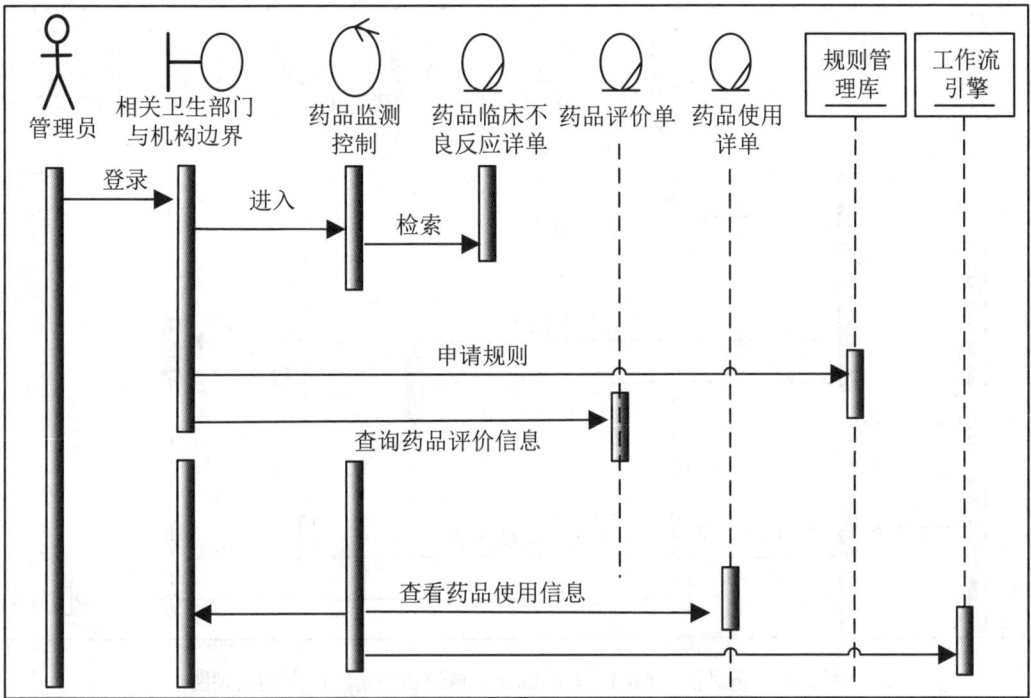

图 3-43　相关卫生部门与机构"重点监测"的用例实现图

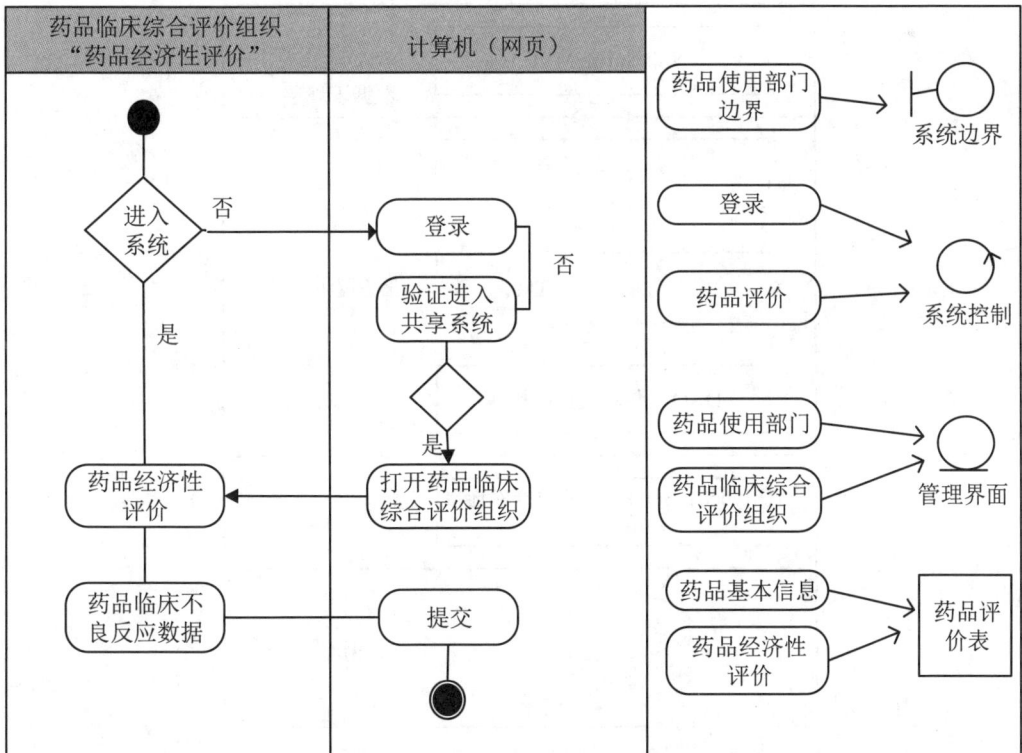

图 3-44　药品临床综合评价组织"药品临床价值综合评价"的分析类识别图

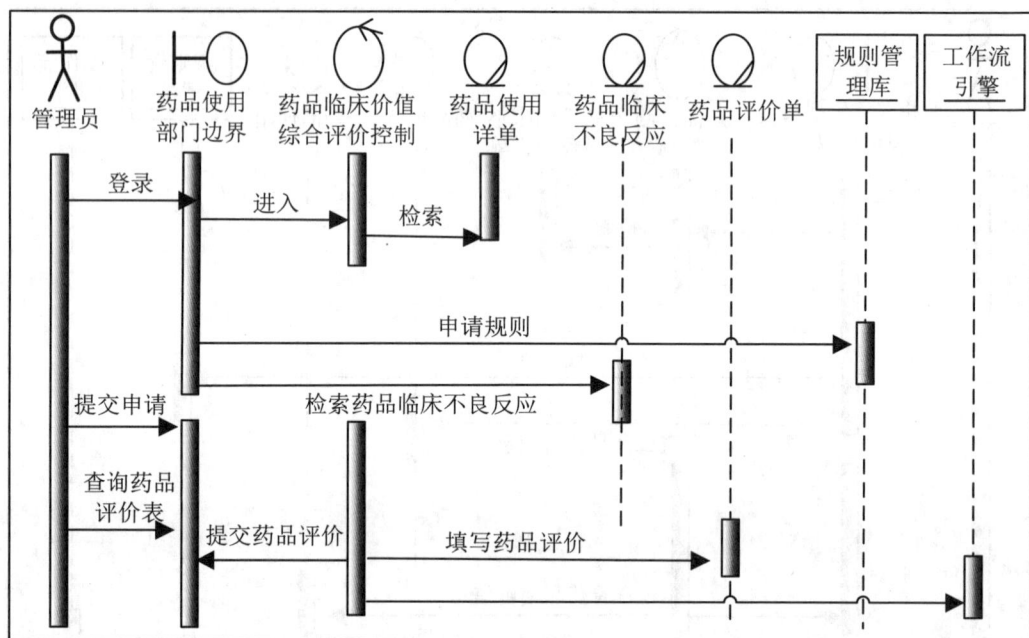

图 3-45　药品使用部门"药品临床价值综合评价"的用例实现图

3.3.4 软件架构和框架

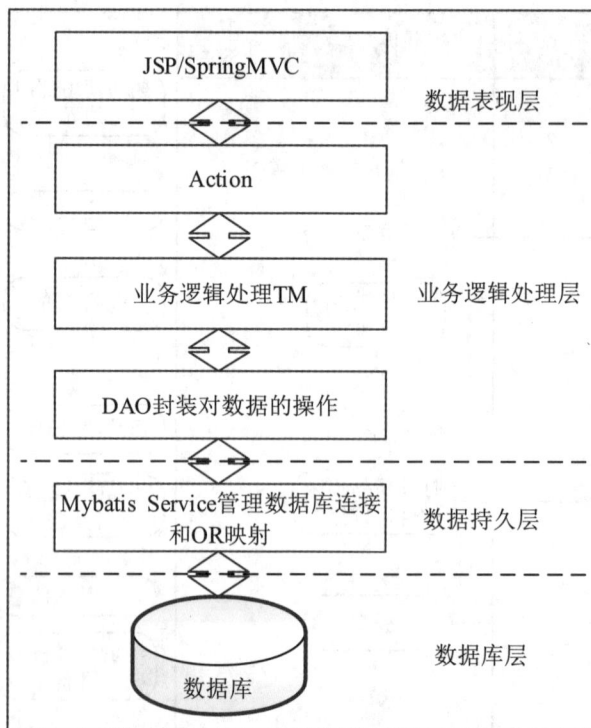

图 3-46　软件架构与框架示意图

3.3.5　建立分析模型

1. 药品生产部门"药品召回"的分析模型

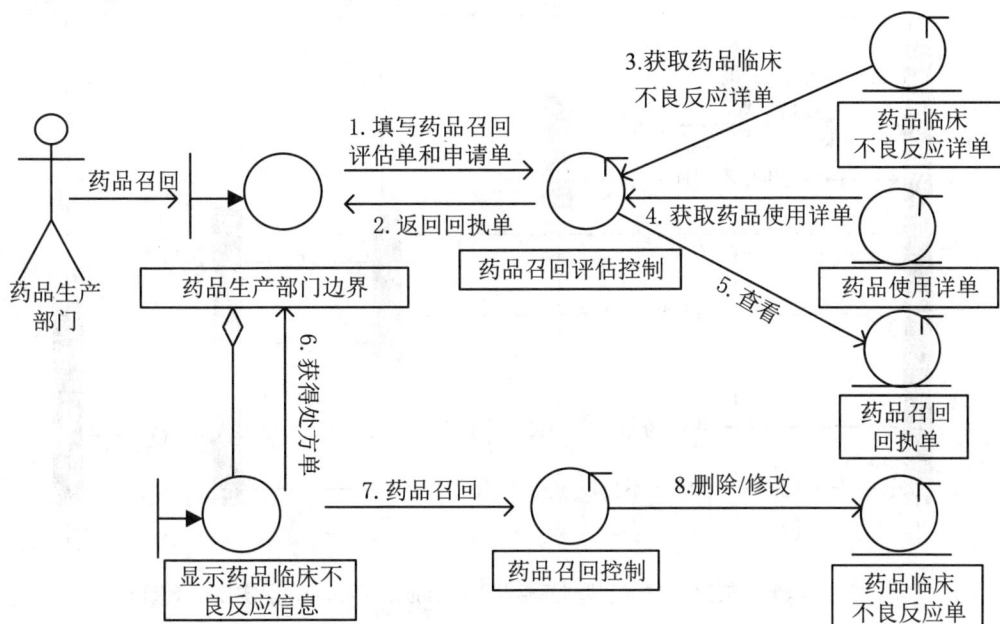

图 3-47　药品生产部门"药品召回"的分析类图

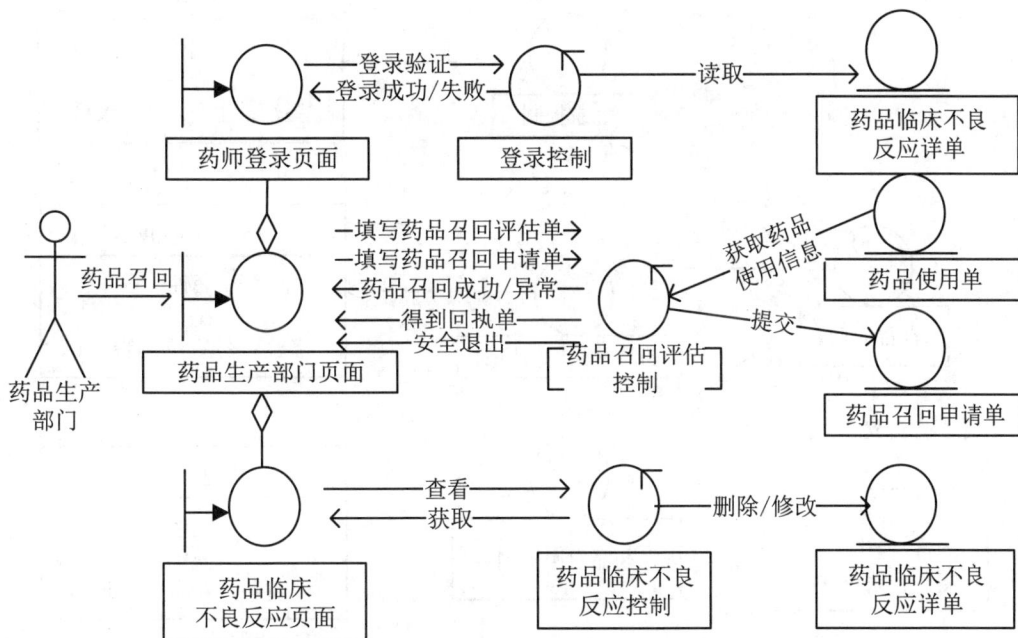

图 3-48　药品生产部门"药品召回"的Web层实现

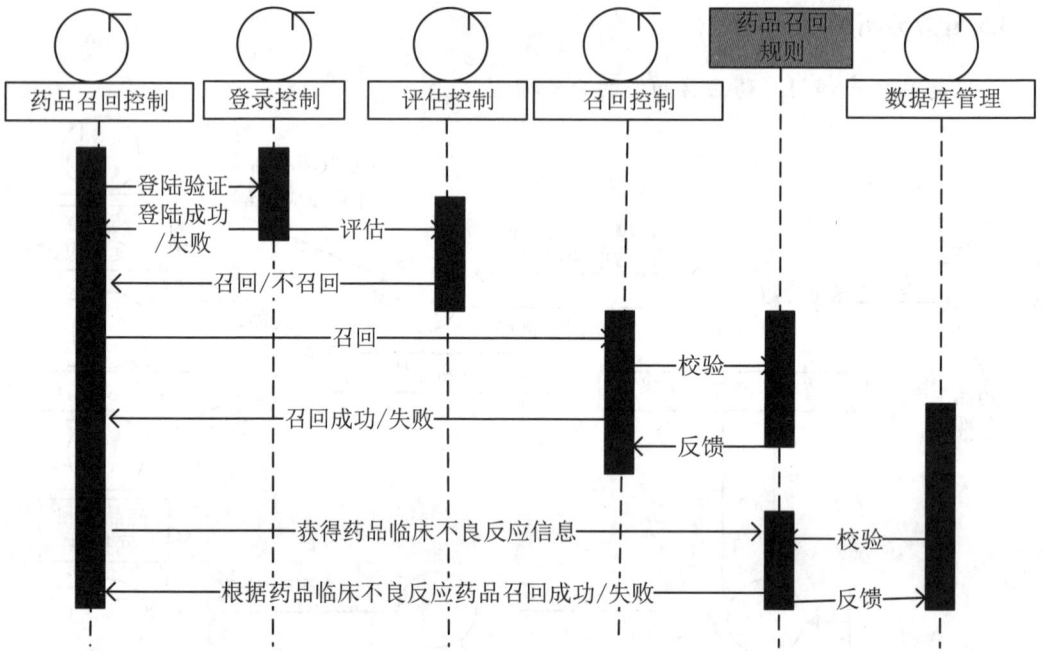

图 3-49　药品生产部门"药品召回"的Business Control层实现示意图

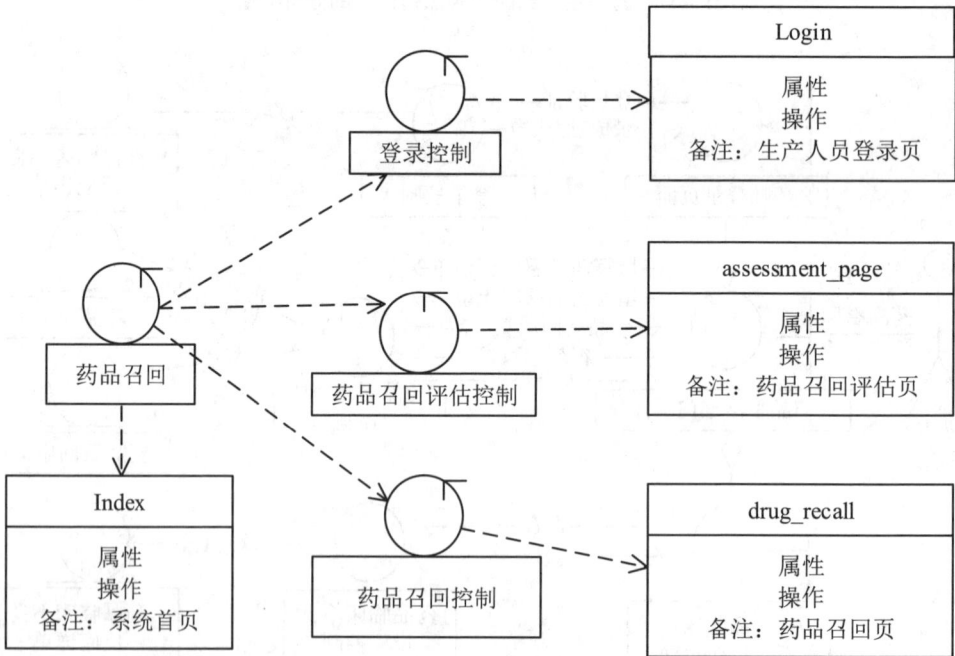

图 3-50　药品生产部门"药品召回"的Business Control层分析类图

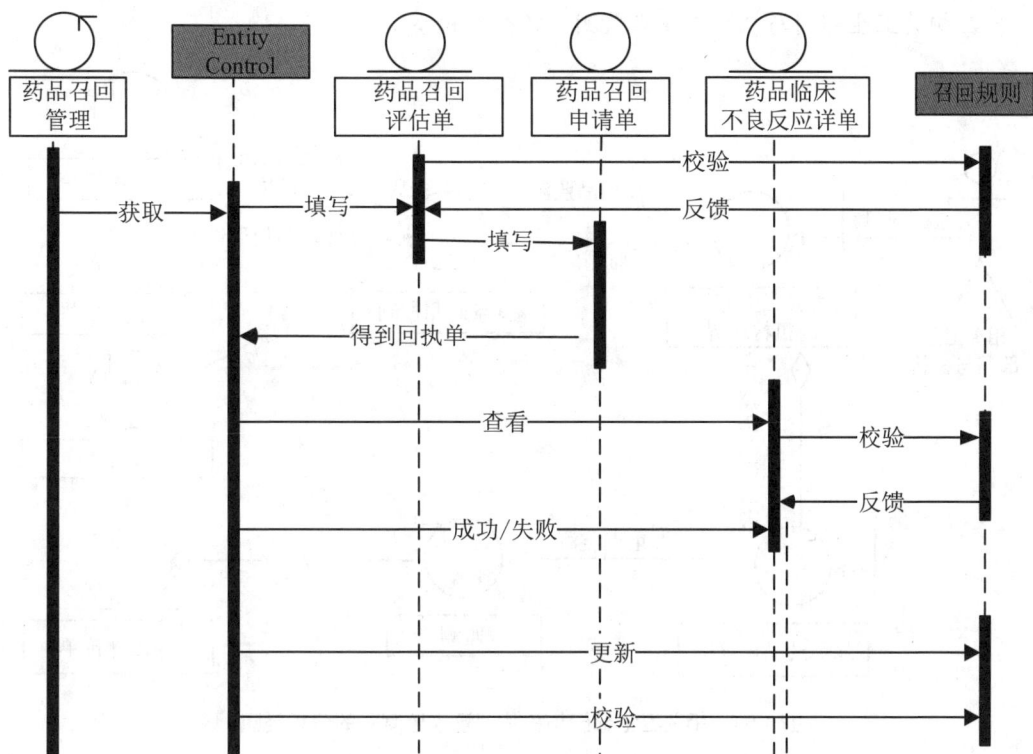

图 3-51　药品生产部门"药品召回"的Entity层实现

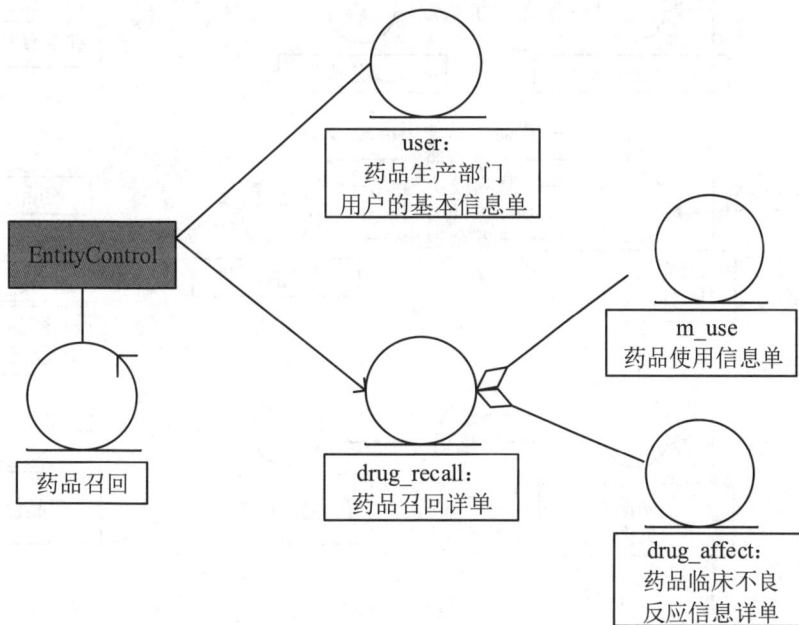

图 3-52　药品生产部门"药品召回"的Entity层分析类图

2. 相关卫生部门与机构"重点监测"的分析模型

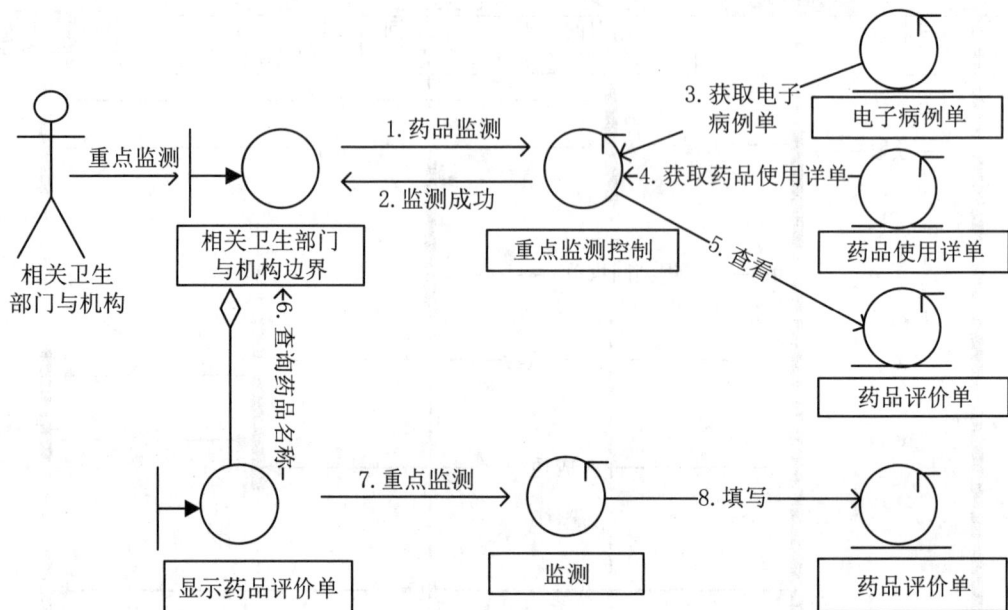

图 3-53　相关卫生部门与机构"重点监测"的分析类图

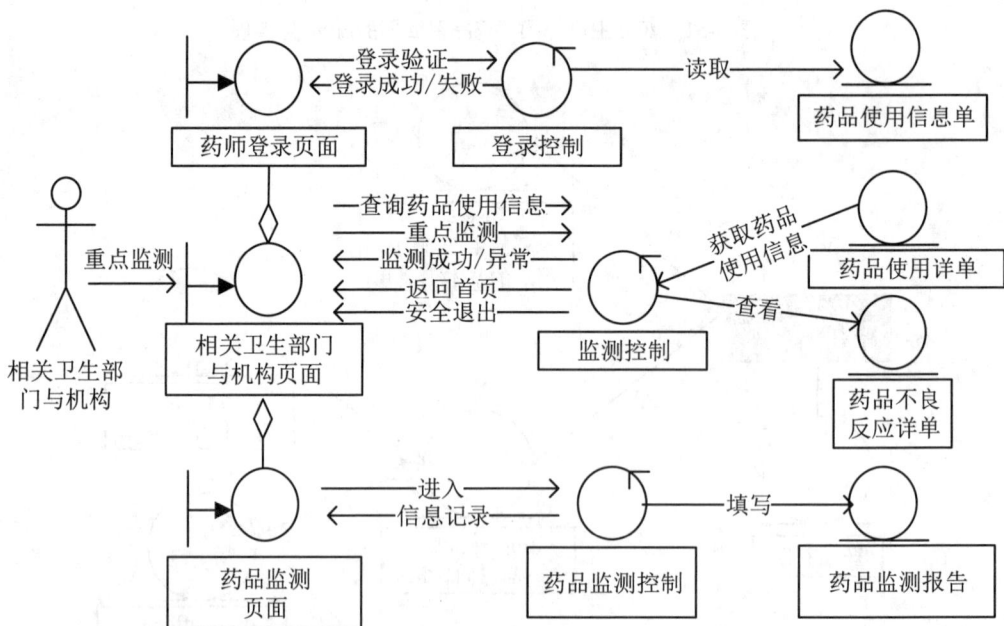

图 3-54　相关卫生部门与机构"重点监测"的Web层实现

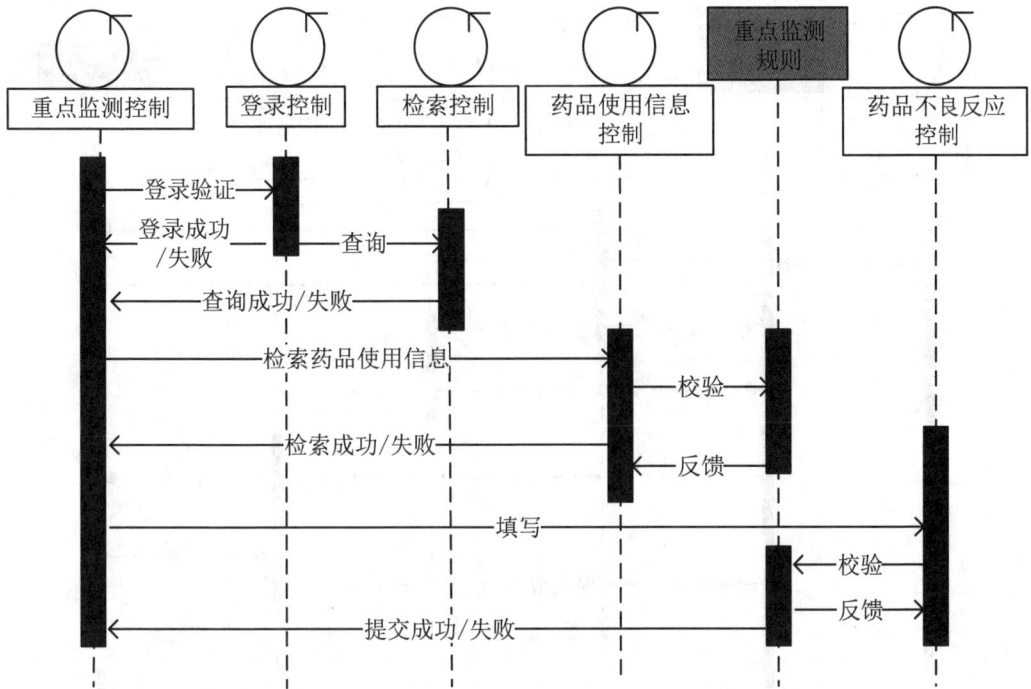

图 3-55　相关卫生部门与机构"重点监测"的 Business Control 层实现示意图

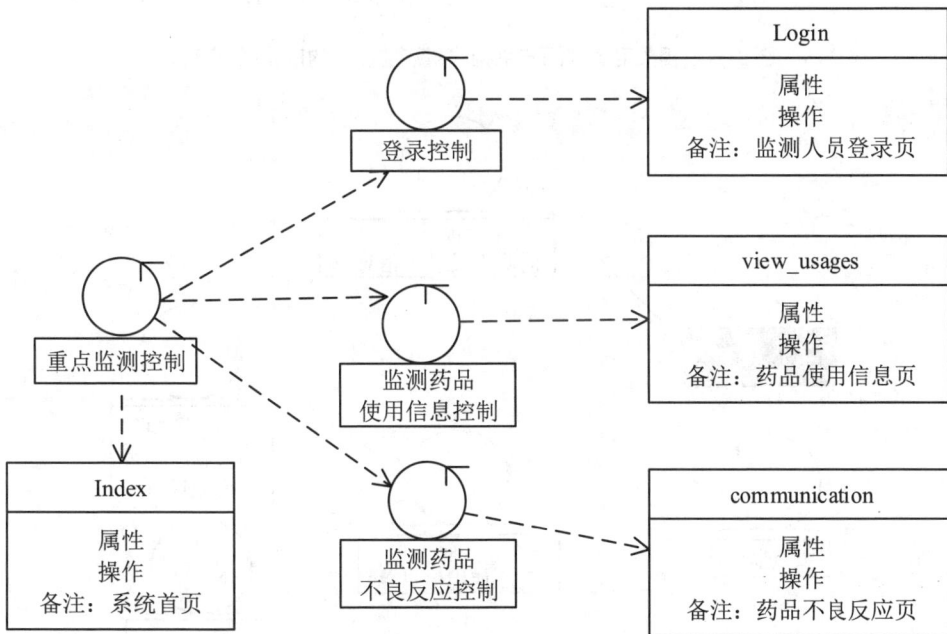

图 3-56　相关卫生部门与机构"重点监测"的 Business Control 层分析类图

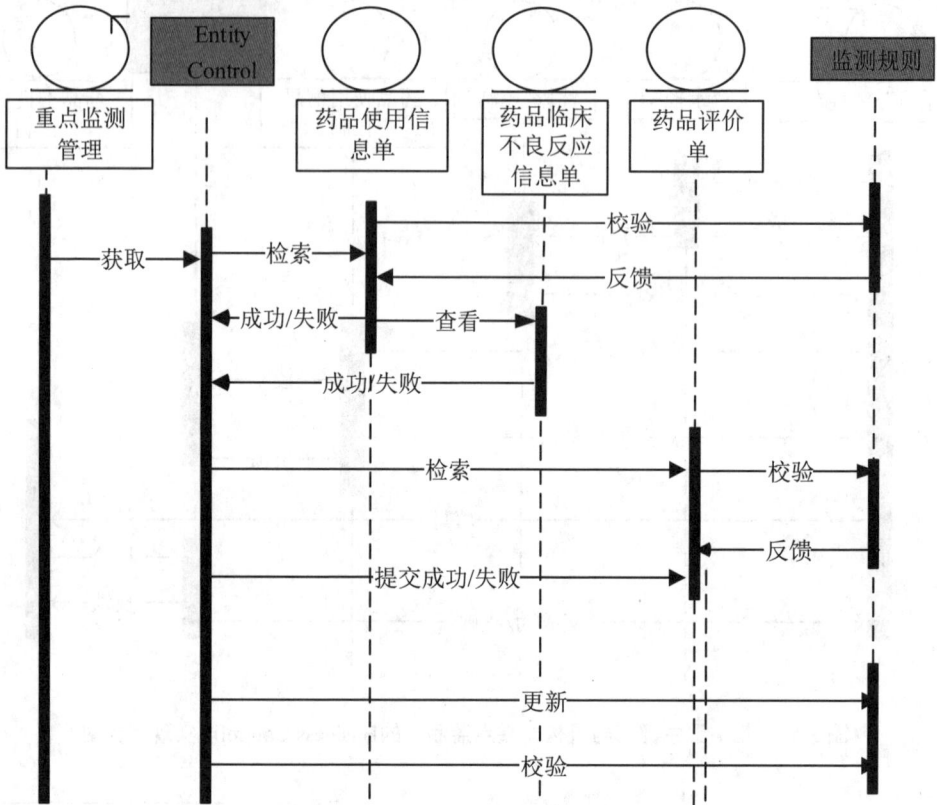

图 3-57　相关卫生部门与机构"重点监测"的Entity层实现

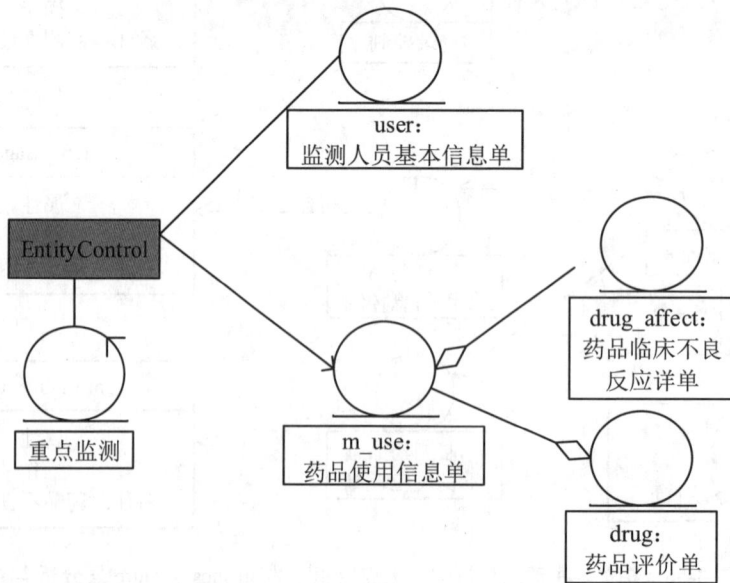

图 3-58　相关卫生部门与机构"重点监测"的Entity层分析类图

3. 药品使用部门"药品临床价值综合评价"的分析模型

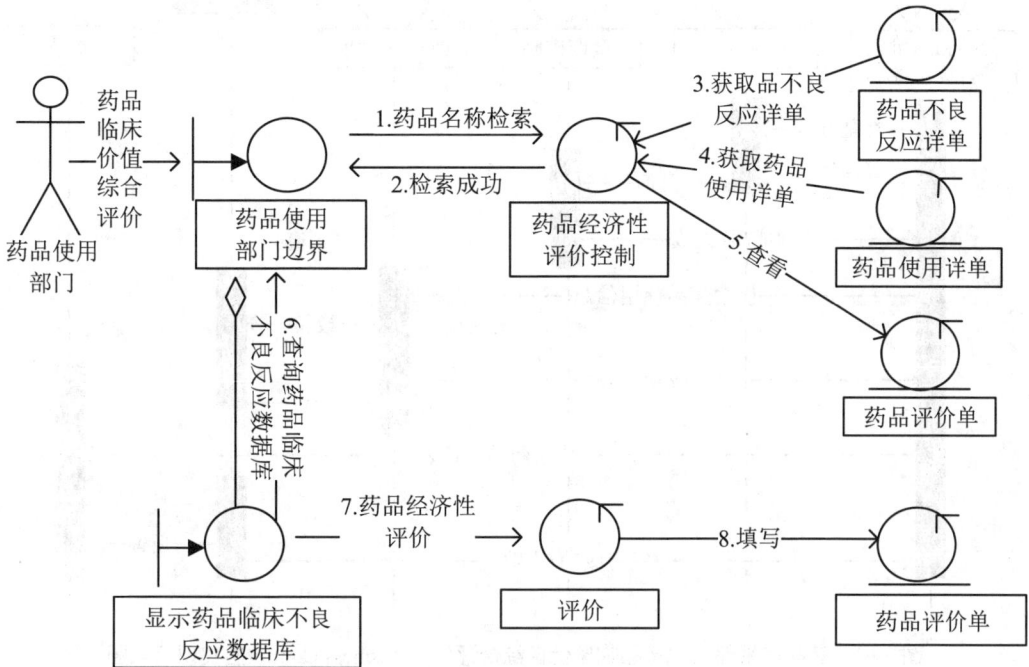

图 3-59 药品使用部门"药品临床价值综合评价"的分析类图

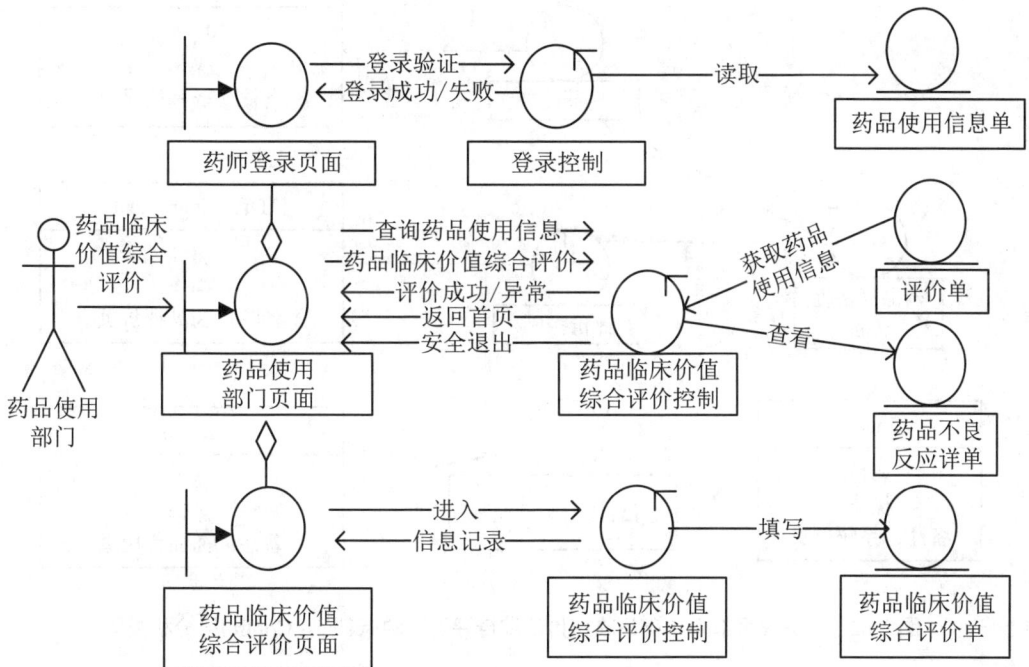

图 3-60 药品使用部门"药品临床价值综合评价"的Web层实现

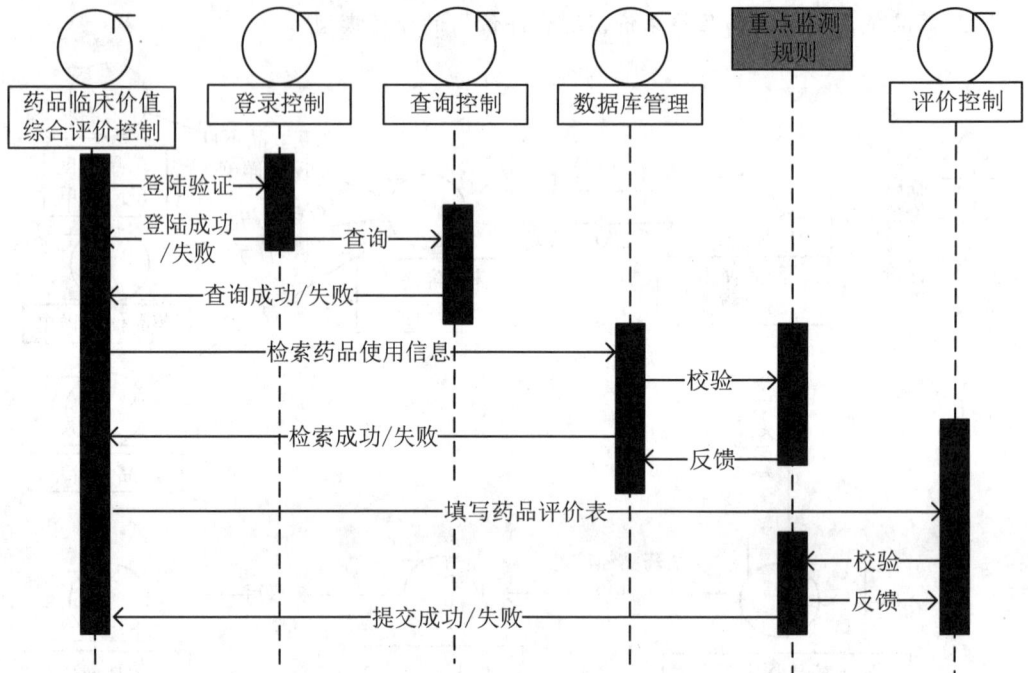

图 3-61　药品使用部门"药品临床价值综合评价"Business Control层实现示意图

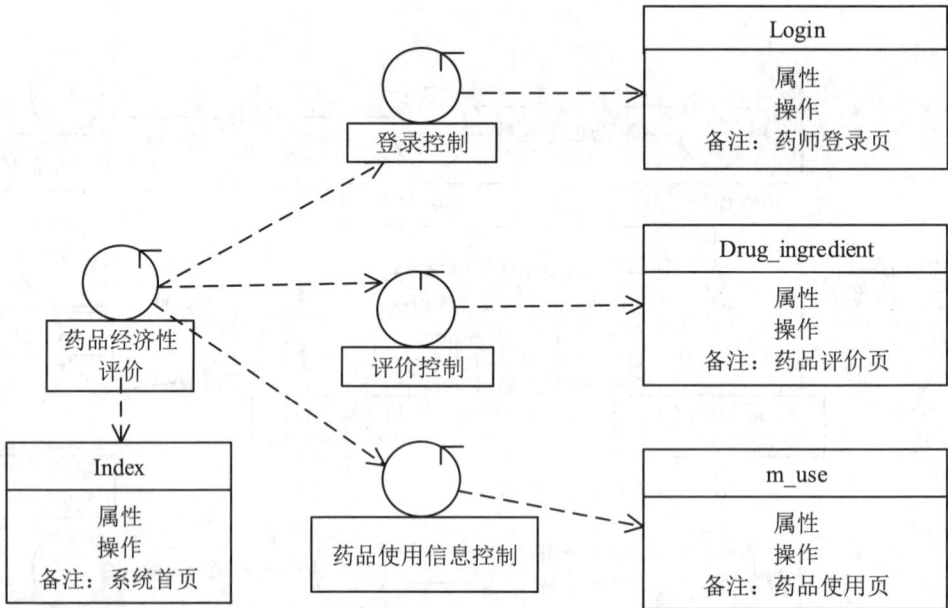

图 3-62　药品使用部门"药品临床价值综合评价"的Business Control层分析类图

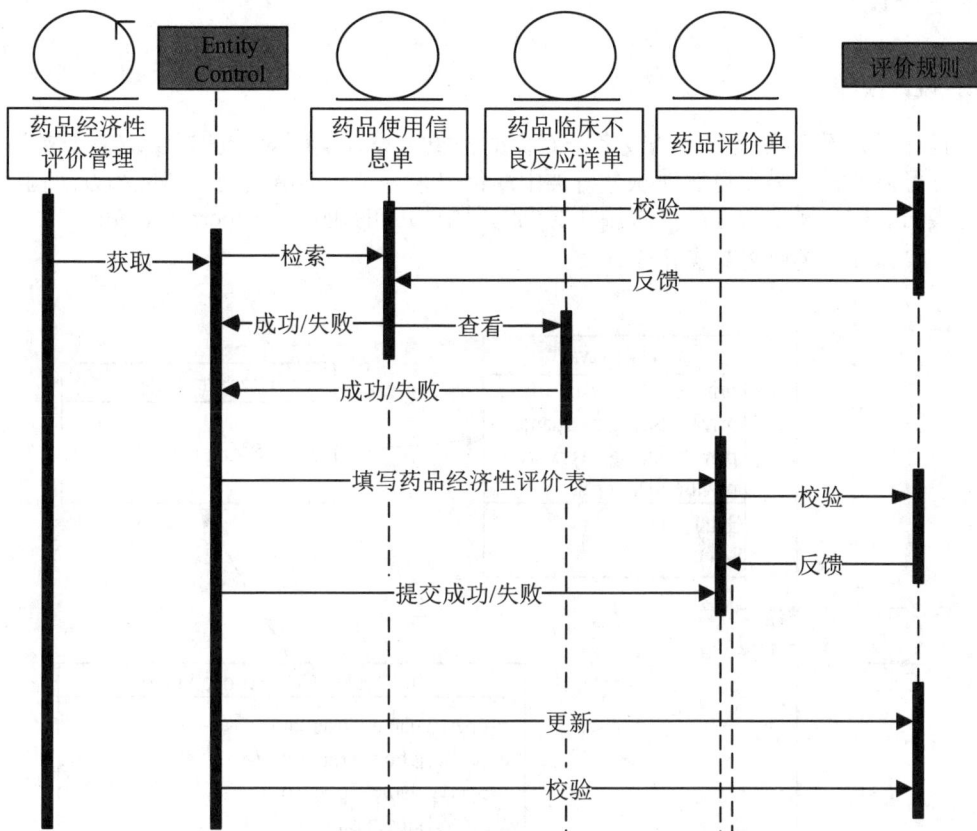

图 3-63　药品使用部门"药品临床价值综合评价"的Entity层实现

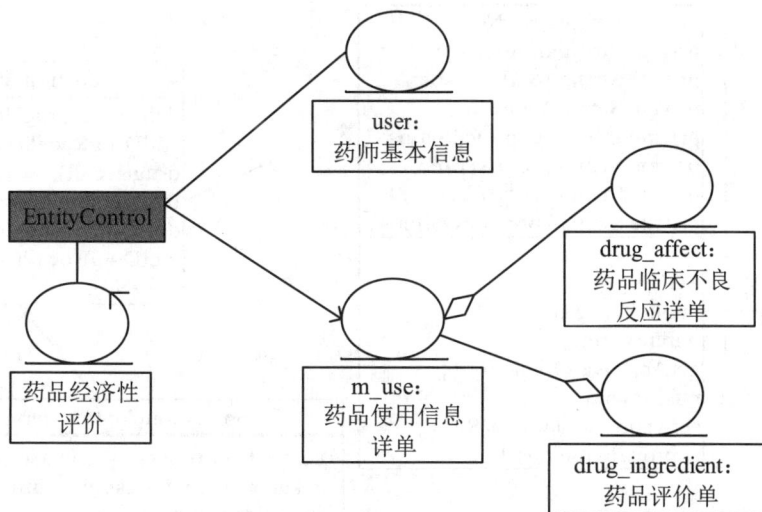

图 3-64　药品使用部门"药品临床价值综合评价"的Entity层分析类图

3.4 系统设计

3.4.1 设计模型

设计类是系统实施中一个或多个对象的抽象，设计类所对应的对象取决于实施语言，它可以非常容易和自然地从分析类中演化出来。设计类由类型、属性和方法构成。设计类的名称、属性和方法也直接映射到编码中相应的class、property和method。

1. 实体分析类映射到实体设计类

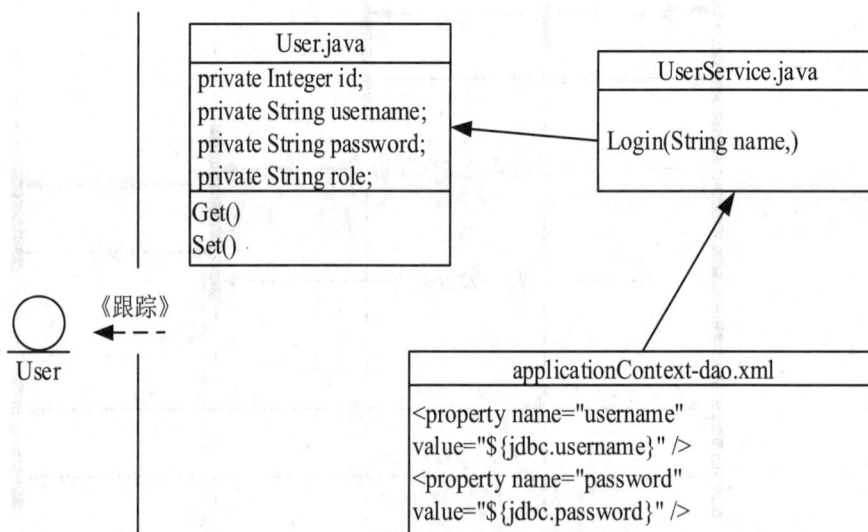

图 3-65　药品生产部门技术人员设计类图

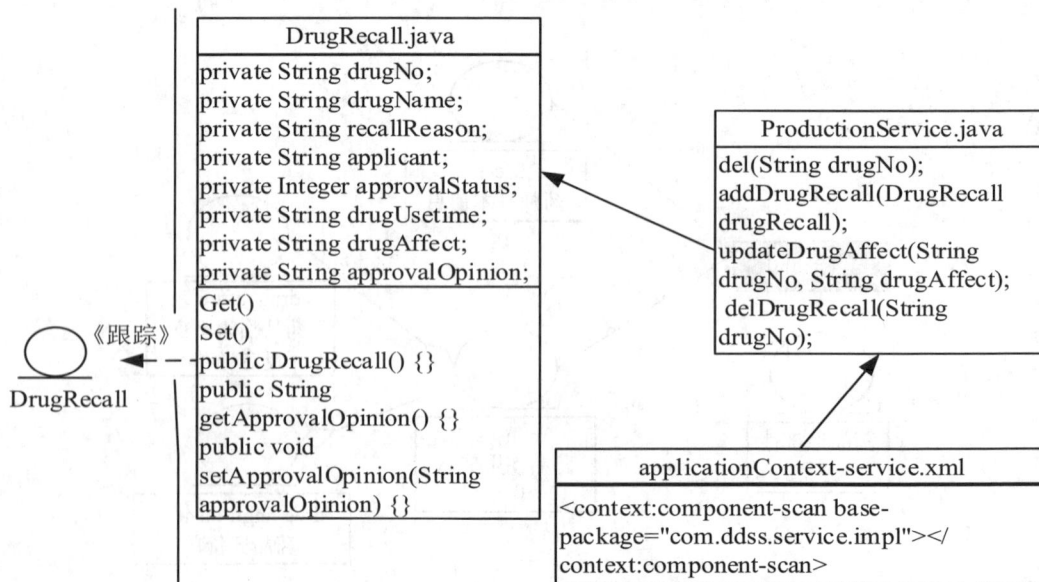

图 3-66　药品生产部门药品召回设计类图

2. 控制分析类映射到控制设计类

药品生产部门"药品召回"控制分析类映射到设计类。

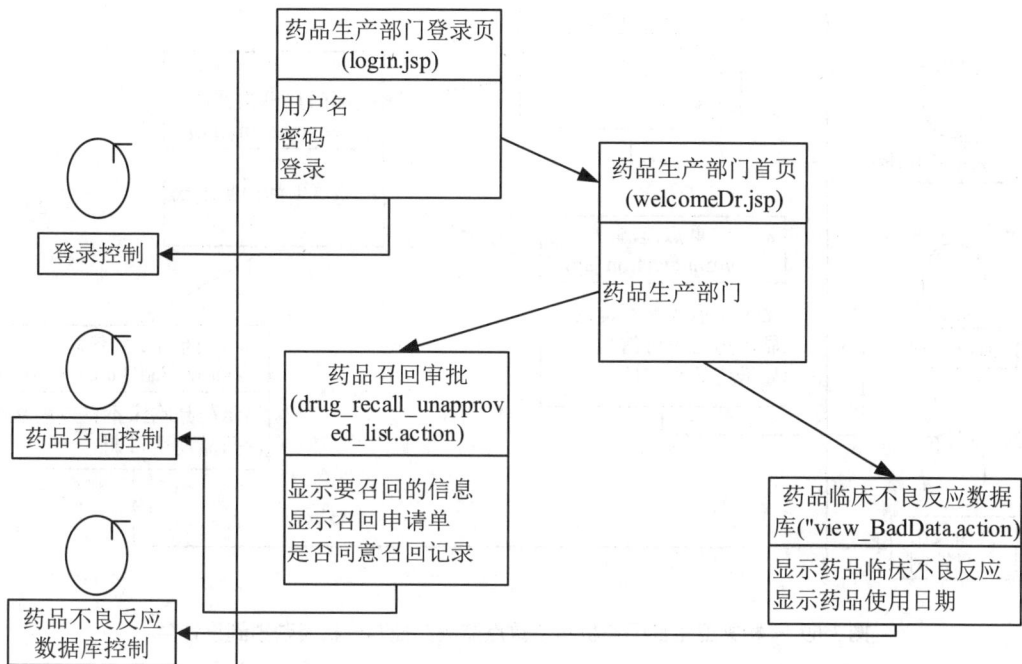

图 3-67　药品生产部门"药品召回"控制分析类映射到设计类

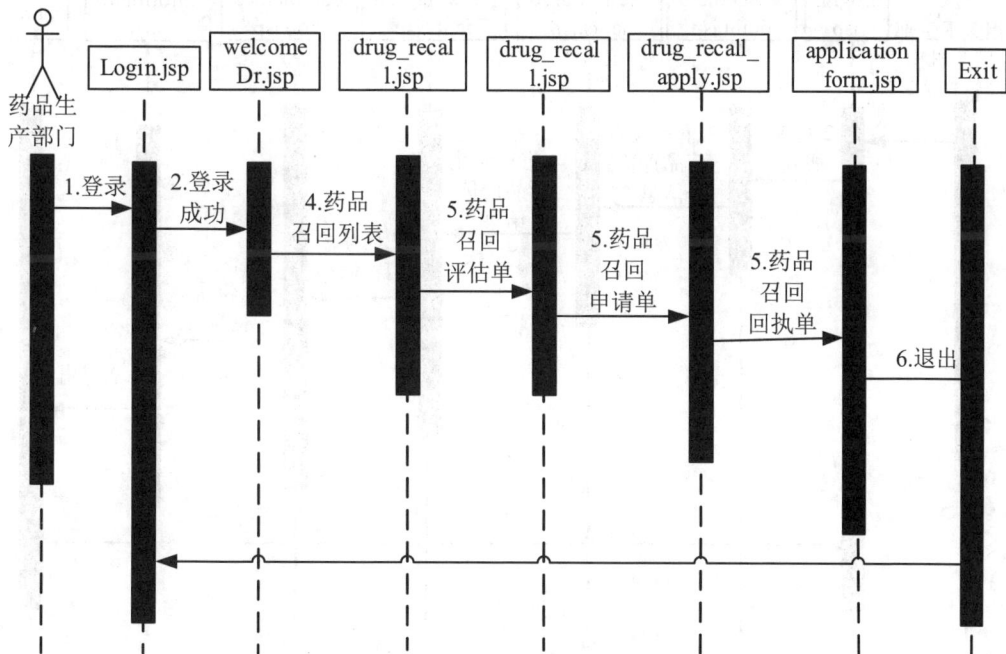

图 3-68　药品生产部门"药品召回"界面跳转关系图

相关卫生部门与机构"重点监测"控制分析类映射到设计类。

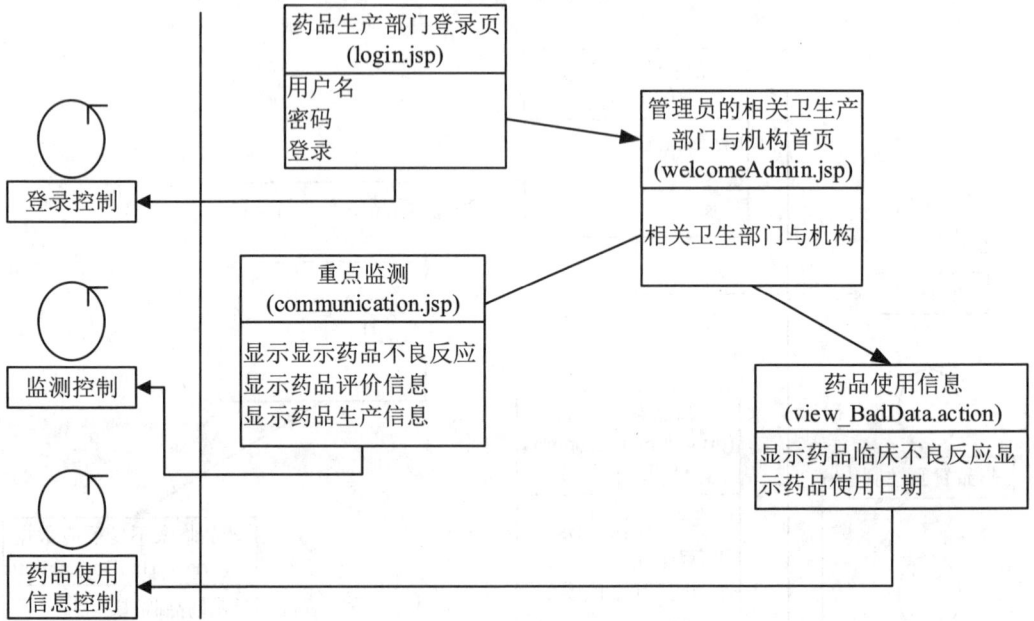

图 3-69　相关卫生部门与机构"重点监测"控制分析类映射到设计类

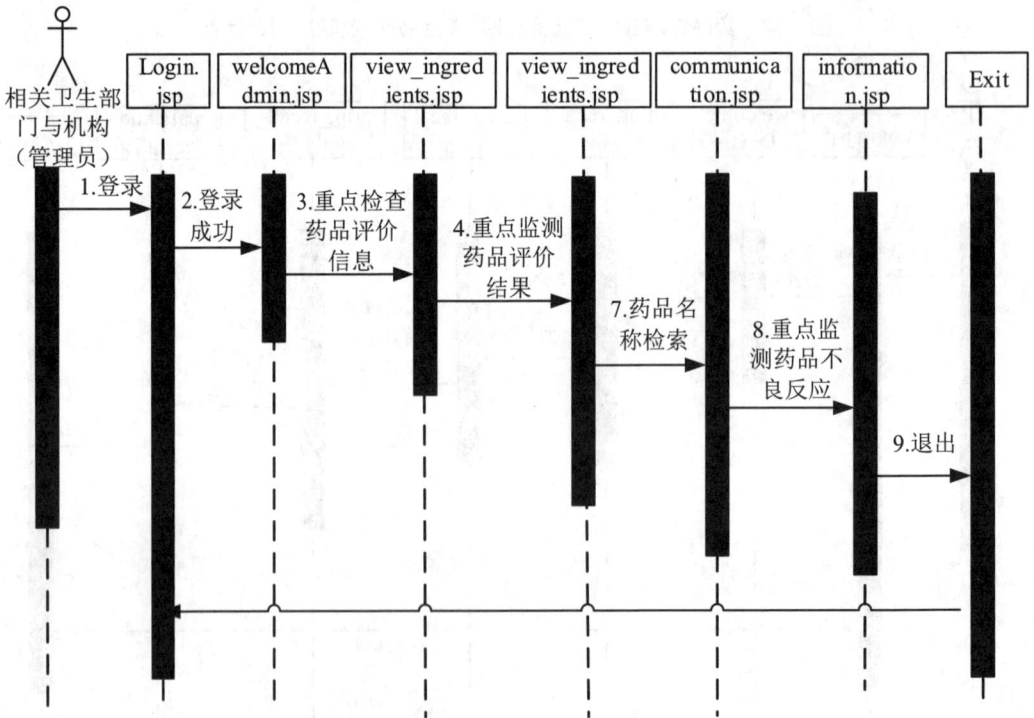

图 3-70　相关卫生部门与机构"重点监测"界面跳转关系图

药品临床综合评价组织"药品临床价值评价"控制分析类映射到设计类。

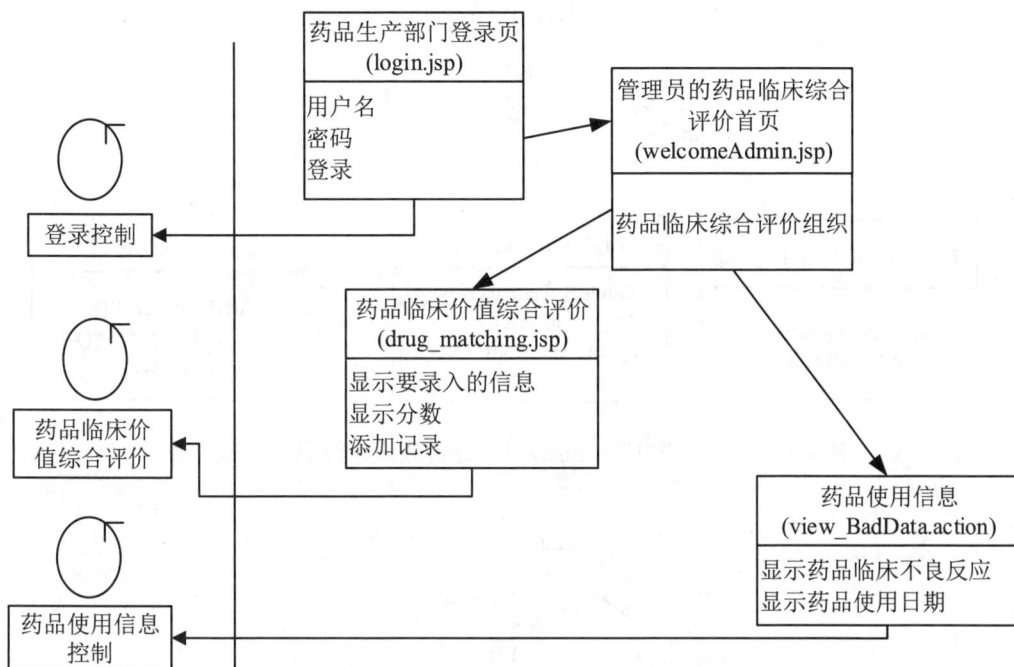

图 3-71　药品临床综合评价组织"药品临床价值综合评价"控制分析类映射到设计类

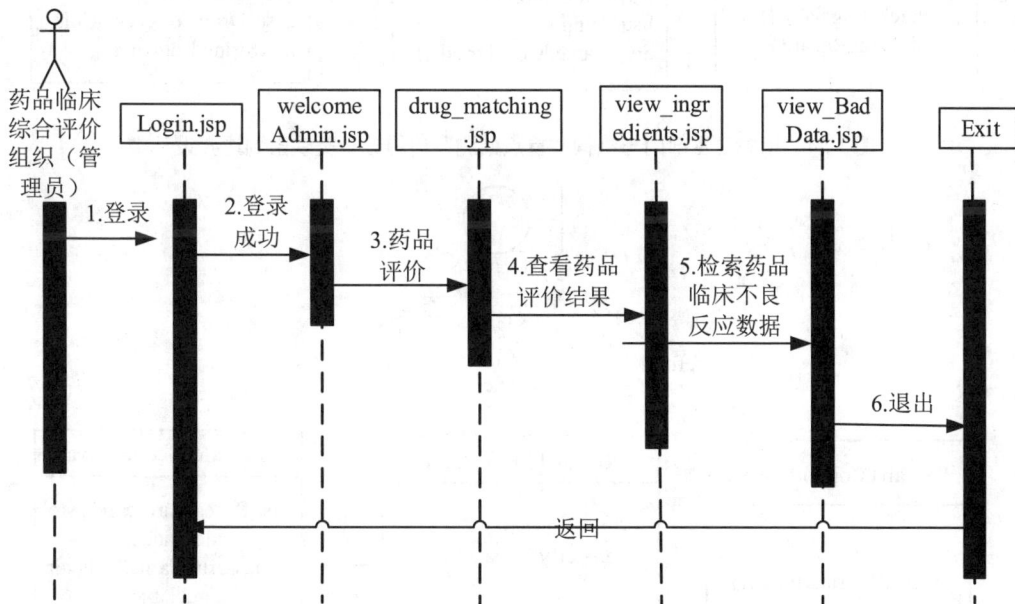

图 3-72　药品临床综合评价组织"药品临床价值综合评价"界面跳转关系图

3. 边界分析类映射到边界设计类

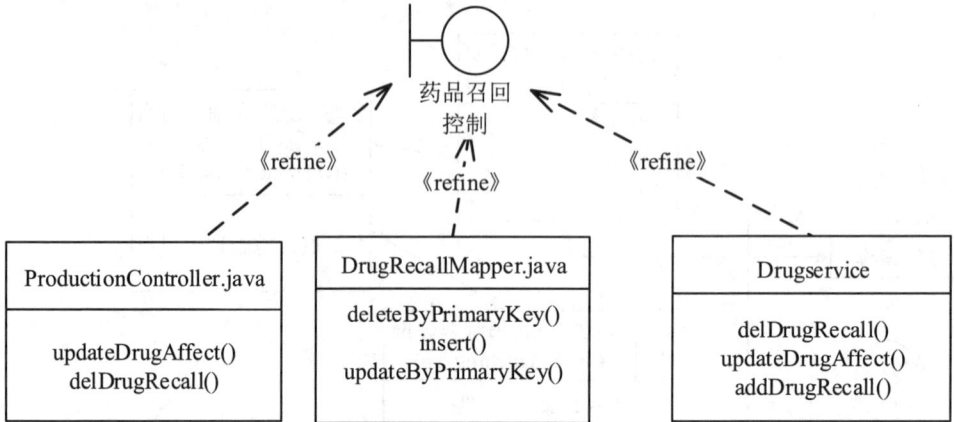

药品召回控制

《refine》　《refine》　《refine》

ProductionController.java

updateDrugAffect()
delDrugRecall()

DrugRecallMapper.java

deleteByPrimaryKey()
insert()
updateByPrimaryKey()

Drugservice

delDrugRecall()
updateDrugAffect()
addDrugRecall()

图 3-73　药品生产部门"药品召回"边界分析类映射到边界设计类

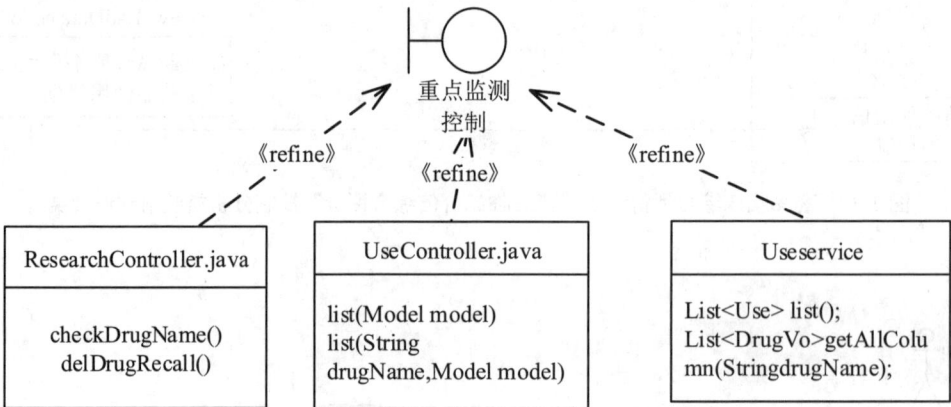

重点监测控制

《refine》　《refine》　《refine》

ResearchController.java

checkDrugName()
delDrugRecall()

UseController.java

list(Model model)
list(String
drugName,Model model)

Useservice

List<Use> list();
List<DrugVo>getAllColumn(StringdrugName);

图 3-74　相关卫生部门与机构"重点监测"边界分析类映射到边界设计类

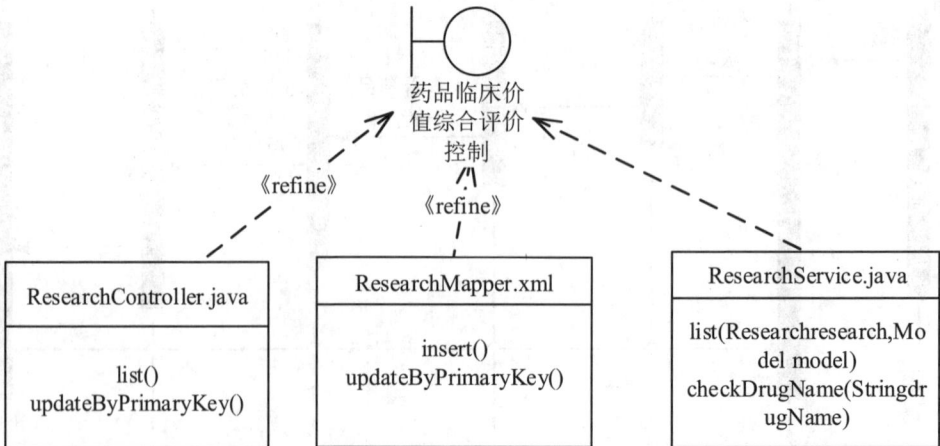

药品临床价值综合评价控制

《refine》　《refine》

ResearchController.java

list()
updateByPrimaryKey()

ResearchMapper.xml

insert()
updateByPrimaryKey()

ResearchService.java

list(Researchresearch,Model model)
checkDrugName(StringdrugName)

图 3-75　药品使用部门"药品临床价值综合评价"边界分析类映射到边界设计类

3.4.2 接口设计

接口是子系统向外部程序提供功能调用的一组类，是类向外部程序提供可调用的操作，接口是不能实例化的类。接口设计包括为单个对象设计接口、为具有相似性的对象设计接口、为软件各层次设计接口。

表 3-8 药品安全数据管理员模块内部接口设计（页面跳转）表

页面名词	元素名称	跳转页面	备注
登录页面	登录 取消	DrugSafetyDataSharingSystem/WebContent/login.jsp	登录成功 登录失败
药品生产部门	药品召回审批 药品生产数据库	DrugSafetyDataSharingSystem/WebContent/WEB-INF/jsp/approval_page.jsp	当前页面
		DrugSafetyDataSharingSystem/WebContent/WEB-INF/jsp/view_productions.jsp	当前页面
药品使用部门	药品临床综合评价 药品临床不良反应数据库	DrugSafetyDataSharingSystem/WebContent/drug_matching.jsp DrugSafetyDataSharingSystem/WebContent/WEB-INF/jsp/view_BadData.jsp	当前页面 当前页面
相关卫生部门与机构	重点监测药品评价数据库	DrugSafetyDataSharingSystem/WebContent/communication.jsp /DrugSafetyDataSharingSystem/WebContent/WEB-INF/jsp/view_ingredients.jsp	当前页面 当前页面

3.4.3 包设计

包图是一种维护和描述系统总体结构模型的重要建模工具，通过对图中各个包以及包之间关系的描述，展现出系统模块间的依赖关系等。可以把若干个相关的类包装在一起作为一个单元（包），相当于一个子系统。

表 3-9 系统包设计

包名	包中类名	备注
com.ddss.controller	ProductionController ResearchController UseController、UserController	管理业务调度和管理跳转的，存放所有的Action实现与数据库的交互，进行CRUD操作，完成对底层数据库的持久化访问
com.ddss.dao	DrugRecallMappe ProductionMapper ResearchMapper UseMapper、UserMapper	对dao层的方法的实现
com.ddss.test	MBGTest	主窗口
com.ddss.entity	DrugRecall、DrugRecallVo DrugVo、Production、Research、Use、User	实体类，封装属性
com.ddss.service	ProductionService ResearchService UserService、UseService	服务类，实现封装操作
com.ddss.service.impl	ProductionServiceImpl ResearchServiceImpl UserServiceImpl、UseServiceImpl	实现service类的方法

3.4.4 数据库设计

在采用面向对象的方法分析与设计系统时，在业务需求实现后，先定义需要持久化的对象（实体对象），再依据数据库的三大范式及性能要求将对象持久化，并考虑特殊需求，即非功能需求（高并发、大吞吐）、业务需求（海量查询、统计）和数据仓库。

1.数据库表间关系

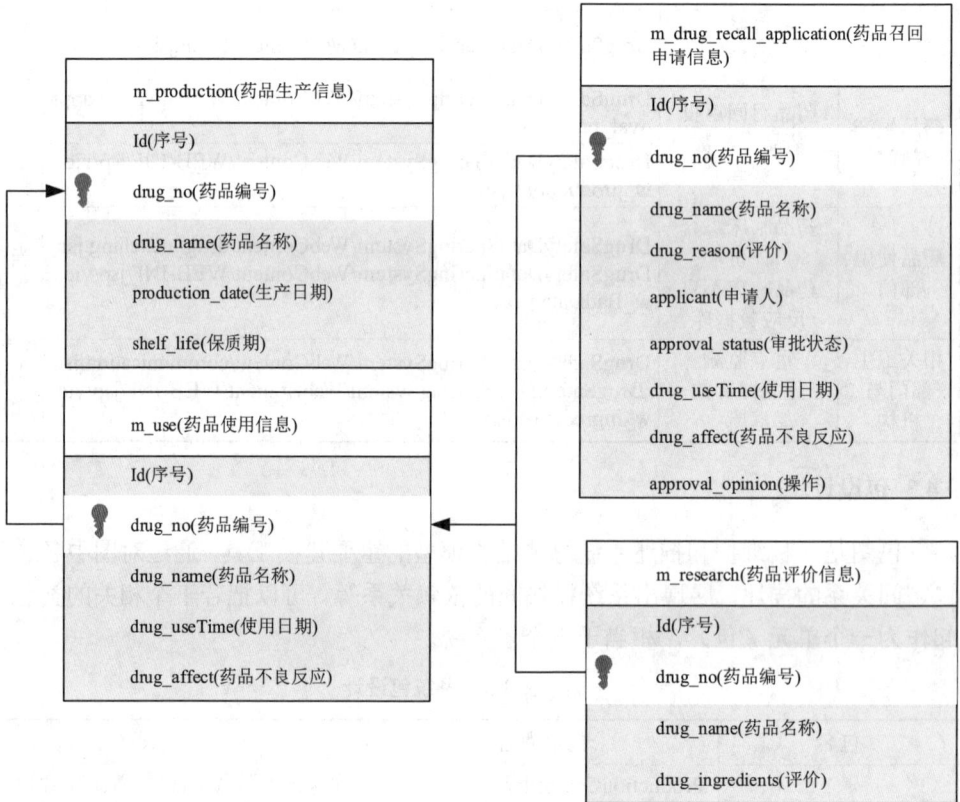

图 3-76　数据库表关系图

2. 主要数据表

表 3-10　数据表说明表

数据表说明	数据表名
用户表	m_user
药品生产数据表	m_production
药品使用数据表	m_use
药品评评价表	m_research
药品召回申请表	m_drug_recall_application
药品评估表	m_recall_assessment

数据库设计应该首先能满足应用系统的业务需求，准确地表达数据间的关系，保证数据的准确性和一致性，通过主键、非空、限制、唯一索引等保证数据的健壮并通过合

理表结构，安排物理存储分区，增加索引等方式，提高数据的读取速度，提高查询效率。
基于以上原则，本系统构建的数据表模型如下：

表 3-11　用户信息表字段说明

字段	数据类型及长度	允许空值	描述
Id	int（4）	否	序号，主键
username	varchar（10）	否	用户名
userword	varchar（10）	否	密码

表 3-12　药品生产信息表字段说明

字段	数据类型及长度	允许空值	描述
Id	int（4）	否	序号
drug_no	varchar（10）	否	药品编号，主键
drug_name	varchar（10）	否	药品名称
production_date	varchar（10）	否	生产日期
shelf_life	varchar（10）	否	保质期
recall_status	varchar（2）	否	召回状态

表 3-13　药品使用信息表字段说明

字段	数据类型及长度	允许空值	描述
Id	int（4）	否	序号
drug_no	varchar（10）	否	药品编号，主键
drug_name	varchar（10）	否	药品名称
drug_affect	varchar（50）	否	不良反应
drug_useTime	varchar（10）	否	使用日期

表 3-14　药品评估信息表字段说明

字段	数据类型及长度	允许空值	描述
Id	int（4）	否	序号
drug_no	varchar（10）	否	药品编号，主键
drug_name	varchar（10）	否	药品名称
batch_number	varchar（50）	否	批号
specifications	varchar（10）	否	规格
batch_size	varchar（2）	否	批量
hidden_dangers_found	int（11）	否	隐患发现
danger_found_time	varchar（50）	否	发现时间
Recall_reason	varchar（4）	否	召回原因
product_consistency	int（11）	否	产品与法定标准一致性
usage_consistency	int（11）	否	使用情况与说明书一致性
production_process_consistency	int（11）	否	生产工艺与批准一致性

（续表）

字段	数据类型及长度	允许空值	描述
gmp_standard	int（11）	否	是否按GMP等标准生产
product_storage_and_transportat	int（11）	否	产品储运与规定的一致性
hazard_occurrence	int（11）	否	危害发生情况
users_proportion	int（11）	否	使用人群构成
special_hazards	varchar（10）	否	特殊危害
severity	int（11）	否	危害的严重程度
emergency_level	int（11）	否	危害的紧急程度
harmful	varchar（10）	否	危害后果
whether_to_recall	int（11）	否	是否召回
recall_level	int（11）	否	召回等级
investigator	varchar（10）	否	调查人
appraiser	varchar（10）	否	评估人

表3-15 药品召回申请信息表字段说明

字段	数据类型及长度	允许空值	描述
Id	int（4）	否	序号
drug_no	varchar（10）	否	药品编号，主键
drug_name	varchar（10）	否	药品名称
Recall_reason	varchar（50）	否	申请理由
applicant	varchar（10）	否	申请人
approval_status	varchar（2）	否	申请状态
drug_useTime	varchar（10）	否	使用日期
drug_affect	varchar（50）	否	不良反应
approval_opinion	varchar（4）	否	操作

表3-16 药品评价信息表字段说明

字段	数据类型及长度	允许空值	描述
Id	int（4）	否	序号
drug_no	varchar（10）	否	药品编号，主键
drug_name	varchar（10）	否	药品名称
drug_ingredients	varchar（20）	否	评价

3.5 系统实现

3.5.1 系统实现技术概述

本系统采用Spring + SpringMVC + Mybatis (SSM)的框架结构以及MySQL数据库服务器实现药品安全数据共享系统，主要实现以下模块：药品使用部门收集的药品临床不良反应数据库界面、药品使用部门的药品评价界面、药品评价结果界面、相关卫生部门与机构重点监测药品使用信息界面、相关卫生部门通过药品名称检索药品临床不良反应数据界面、相关卫生部门重点监测药品不良反应结果界面、药品生产部门药品召回信息查询界面、药品召回调查报告、药品生产部门检索结果界面。

3.5.2 SSM配置

1. Mybatis 的 Mapper 映射文件

在Mybatis的框架中，配置了所有的类的映射文件以及处理的方法名。以下代码片段为用户类映射、药品生产类映射、药品评价类映射、药品使用类映射文件。

（1）UserMapper.xml配置文件

```xml
<mapper namespace="com.ddss.dao.UserMapper">
<resultMap id="BaseResultMap" type="com.ddss.entity.User">
    <id column="Id" jdbcType="INTEGER" property="id" />
    <result column="username" jdbcType="VARCHAR" property="username" />
    <result column="password" jdbcType="VARCHAR" property="password" />
    <result column="role" jdbcType="INTEGER" property="role" />
    </resultMap>
```

（2）ProductionMapper.xml配置文件

```xml
<mapper namespace="com.ddss.dao.ProductionMapper">
<resultMap id="BaseResultMap" type="com.ddss.entity.Production">
    <id column="Id" jdbcType="INTEGER" property="id" />
    <result column="drug_no" jdbcType="VARCHAR" property="drugNo" />
    <result column="drug_name" jdbcType="VARCHAR" property="drugName" />
    <result          column="production_date"          jdbcType="VARCHAR"
    property="productionDate" />
    <result column="shelf_life" jdbcType="VARCHAR" property="shelfLife" />
    <result column="recall_status" jdbcType="INTEGER" property="recallStatus" />
</resultMap>
```

（3）ResearchMapper.xml配置文件

```xml
<mapper namespace="com.ddss.dao.ResearchMapper">
    <resultMap id="BaseResultMap" type="com.ddss.entity.Research">
    <id column="Id" jdbcType="INTEGER" property="id" />
    <result column="drug_no" jdbcType="VARCHAR" property="drugNo" />
    <result column="drug_name" jdbcType="VARCHAR" property="drugName" />
    <result                                        column="drug_ingredients"
jdbcType="VARCHAR"property="drugIngredients" />
    </resultMap>
```

（4）UseMapper.xml配置文件

```xml
<mapper namespace="com.ddss.dao.UseMapper">
    <resultMap id="BaseResultMap" type="com.ddss.entity.Use">
    <id column="Id" jdbcType="INTEGER" property="id" />
    <result column="drug_no" jdbcType="VARCHAR" property="drugNo" />
    <result column="drug_name" jdbcType="VARCHAR" property="drugName" />
    <result column="drug_affect" jdbcType="VARCHAR" property="drugAffect" />
    <result column="drug_useTime" jdbcType="VARCHAR"
    property="drugUsetime" />
    </resultMap>
```

（5）DrugRecallMapper.xml配置文件

```xml
<mapper namespace="com.ddss.dao.DrugRecallMapper">
    <resultMap id="BaseResultMap" type="com.ddss.entity.DrugRecall">
    <id column="Id" jdbcType="INTEGER" property="id" />
    <result column="drug_no" jdbcType="VARCHAR" property="drugNo" />
    <result column="drug_name" jdbcType="VARCHAR" property="drugName" />
    <result column="recall_reason" jdbcType="VARCHAR"
    property="recallReason" />
    <result column="applicant" jdbcType="VARCHAR" property="applicant" />
    <result column="approval_status" jdbcType="INTEGER"
    property="approvalStatus" />
    <result column="drug_useTime" jdbcType="VARCHAR"
    property="drugUsetime" />
    <result column="drug_affect" jdbcType="VARCHAR" property="drugAffect" />
    <result column="approval_opinion" jdbcType="VARCHAR"
    property="approvalOpinion" />
    </resultMap>
```

2. Spring 整合 Mybatis

以下代码实现了Spring的自动扫描类包、数据源的生成、SessionFactory初始化、Hibernate自动建表和Hibernate事务管理声明。

（1）springmvc.xml

```
<!-- 扫描 controller 注解，多个包中间使用半角逗号分隔 -->
  <context:component-scan base-
package="com.ddss.controller"></context:component-scan>
<mvc:annotation-driven></mvc:annotation-driven>
<!-- 注解映射器 <bean
class="org.springframework.web.servlet.mvc.method.annotation.RequestMapping
HandlerMapping"
    /> 注解适配器 <bean
class="org.springframework.web.servlet.mvc.method.annotation.RequestMapping
HandlerAdapter"
    /> -->
<!-- ViewResolver -->
<bean
    class="org.springframework.web.servlet.view.InternalResourceViewResolver">
    <property name="viewClass"
        value="org.springframework.web.servlet.view.JstlView" />
    <property name="prefix" value="/WEB-INF/jsp/" />
    <property name="suffix" value=".jsp" />
</bean>
```

（2）applicationContext-dao.xml

```
<!-- 加载配置文件 -->
    <context:property-placeholder location="classpath:db.properties" />
    <!-- 数据库连接池 -->
    <bean id="dataSource" class="org.apache.commons.dbcp.BasicDataSource"
        destroy-method="close">
        <property name="driverClassName" value="${jdbc.driver}" />
        <property name="url" value="${jdbc.url}" />
        <property name="username" value="${jdbc.username}" />
        <property name="password" value="${jdbc.password}" />
        <property name="maxActive" value="30" />
        <property name="maxIdle" value="5" />
    </bean>
    <!-- 让spring管理sqlsessionfactory 使用mybatis和spring整合包中的 -->
  <bean id="sqlSessionFactory" class="org.mybatis.spring.SqlSessionFactoryBean">
```

```
        <!-- 数据库连接池 -->
        <property name="dataSource" ref="dataSource" />
        <!-- 加载mybatis的全局配置文件 -->
        <property name="configLocation" value="classpath:mybatis-config.xml" />
    </bean>
    <!-- mapper扫描器 -->
    <bean class="org.mybatis.spring.mapper.MapperScannerConfigurer">
        <property name="basePackage" value="com.ddss.dao"></property>
    <property name="sqlSessionFactoryBeanName" value="sqlSessionFactory" />
    </bean>
```

3.5.3 主要界面

药品使用部门先查看药品临床不良反应数据库，然后对每一种药品进行药品临床价值综合评价。

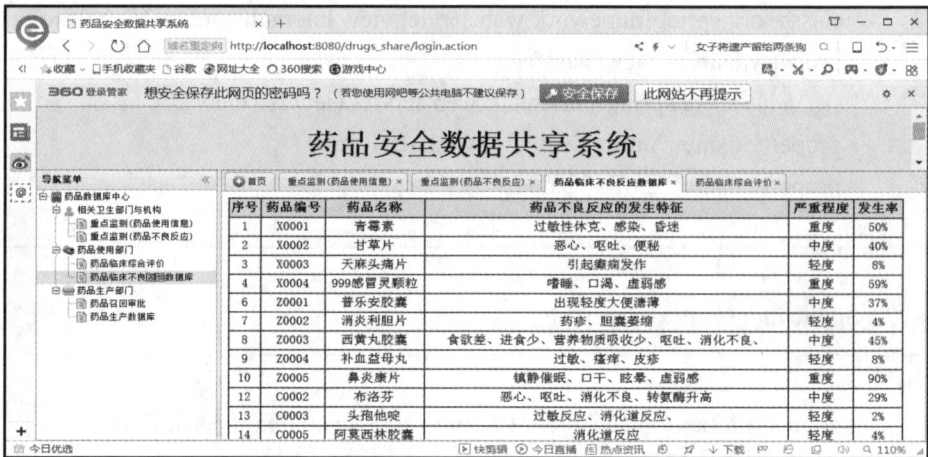

图 3-77　药品使用部门收集的药品临床不良反应数据库界面

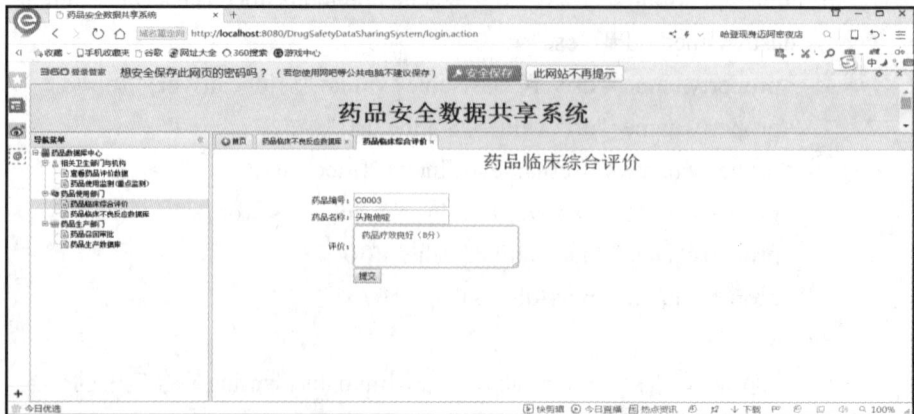

图 3-78　药品使用部门药品评价界面

药品使用部门"药品评价"，评价结束，把药品评价信息共享到相关卫生部门与机构。

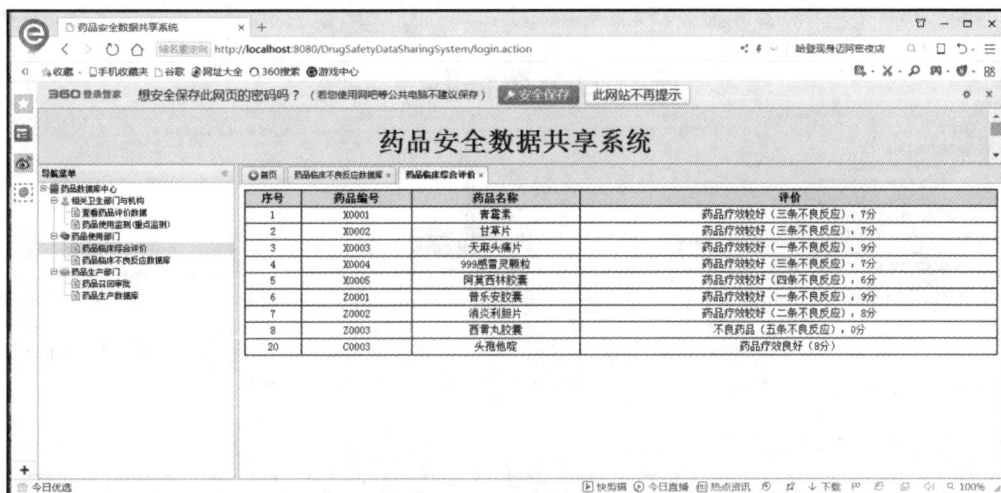

图 3-79　药品评价结果

相关卫生部门与机构重点监测"药品使用信息""药品临床不良反应数据""药品临床评价信息"，其中药品临床不良反应数据属于药品使用部门的药品临床不良反应数据库数据，评价信息属于药品使用部门临床评价组织评价的信息。相关卫生部门与机构通过检索得到这些数据。

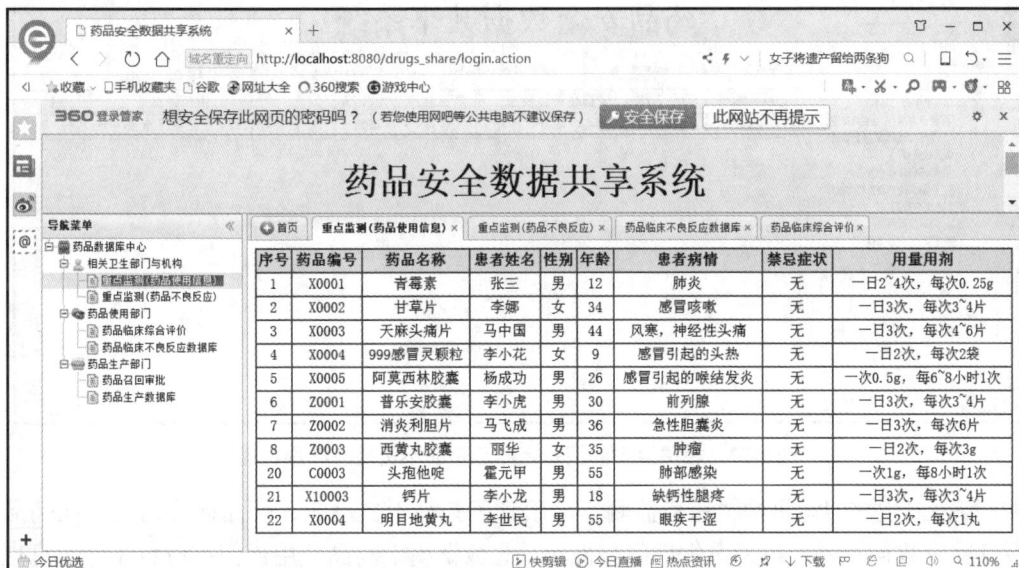

图 3-80　相关卫生部门与机构重点监测药品使用信息界面

相关卫生部门与机构"重点监测"，用到了药品使用信息，其中药品使用信息是药品使用部门的数据，相关卫生部门与机构通过检索得到药品使用信息。

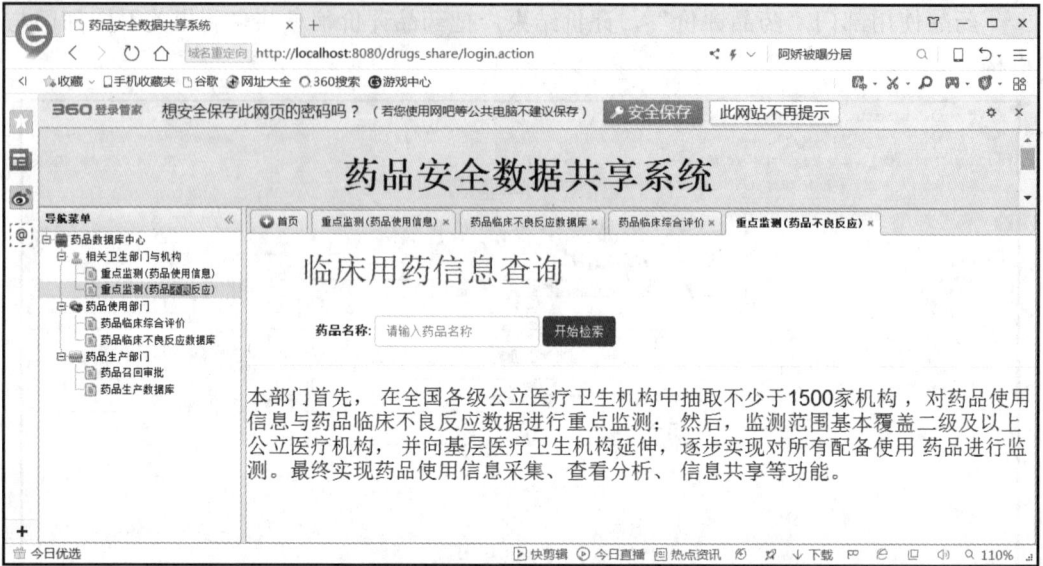

图 3-81　相关卫生部门通过药品名称检索药品临床不良反应数据界面

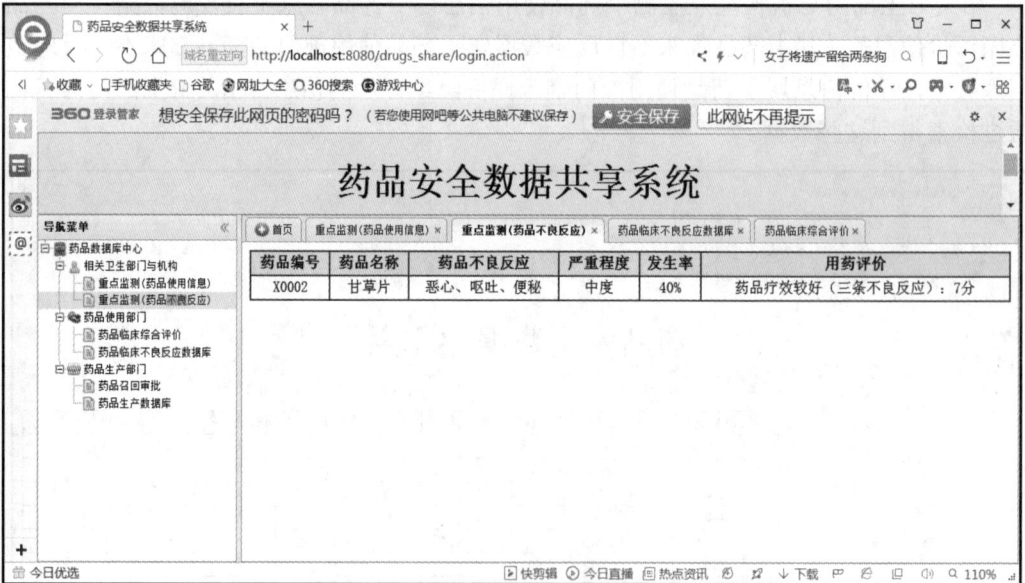

图 3-82　相关卫生部门重点监测药品不良反应结果界面

相关卫生部门与机构"重点监测"，用到了药品不良反应、药品评价信息，而药品不良反应数据不属于相关卫生部门与机构，此数据属于药品使用部门；药品评价信息也不属于相关卫生部门与机构，此数据属于药品使用部门。

药品生产部门检索到药品不良反应数据，通过药品名称检索，进入对应的药品，首先进行药品召回调查评估，如果需要召回，则进行药品召回申请，如果不需要召回，则无须召回申请。

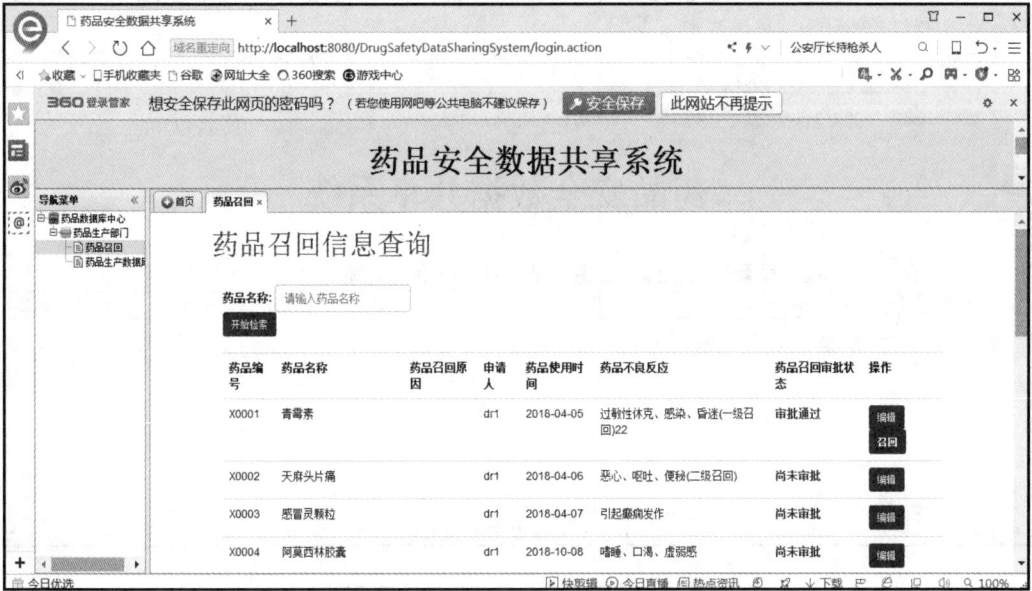

图 3-83　药品生产部门药品召回信息查询界面

　　药品生产部门"药品召回"，用到了药品不良反应信息，其中药品不良反应是药品使用部门的数据，因此，通过检索得到药品使用部门的药品临床不良反应数据。药品检索如果存在一个未审核通过的，则进行药品评估。

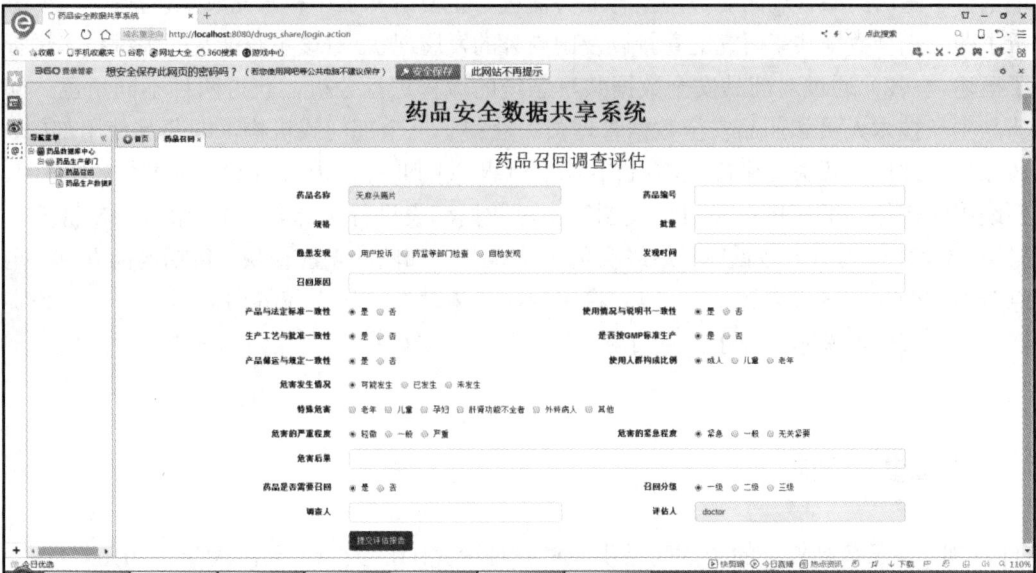

图 3-84　药品召回调查报告

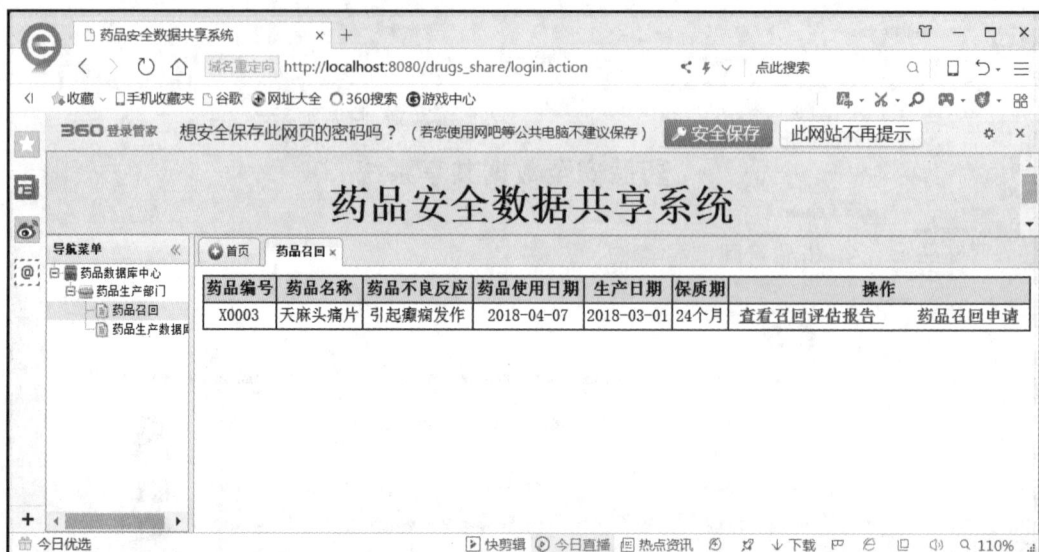

图 3-85　药品生产部门检索结果界面

3.6 本章小结

　　本章以基于SSM的药品安全数据共享系统的设计与实现为主要研究对象，深入细致地剖析了药房药品管理的业务用例与业务流程，主要研究工作和研究成果包括：（1）分析了药品安全数据共享研究的背景以及国内外的发展现状，对该系统涉及的关键技术进行了概述。（2）通过对药品安全数据共享系统的流程进行分析，获得两种不同角色，即药品生产技术人员和药品安全数据管理员；获得了三个部门或机构，即药品使用部门、药品生产部门和相关卫生部门与机构；分析了相关的业务需求；画出具体的系统用例图、系统用例规约、顺序图以及设计类图等；对数据库表进行设计。（3）整合SSM框架，采用MySQL作为后台数据库，最终实现了系统各个部门的功能模块，包括药品召回、重点监测、药品临床综合评价。（4）将实现的具体功能通过系统界面展示并给出系统实现的关键代码，基本完成了预期目标。

本章参考文献

[1] 沈凯. 基于药品安全的中国药品供应链管理研究[D]. 天津：天津大学，2010.

[2] 丹尼尔 F 史普博.管制与市场[M].余晖，何帆，钱家骏，等译.上海：上海人民出版社，1999.

[3] Ariel Katz.Pharmaceutical Lemons：Innovation and Regulation in the Drug Industry[EB/OL].（2021-11-01）. https://osf.io/preprints/socarxiv/5w8xs/.

[4] 陈丽.我国药品监管研究[D]. 沈阳：沈阳药科大学，2007.

[5] 周福龙. H县食品药品监管方式的研究[D]. 合肥：安徽大学，2014.

[6] 石冰.我国基层食品药品监管问题及对策研究[D]. 济南：山东师范大学，2015.

[7] Mcclellan M B . Fundamental Improvements in Drug Safety for the 21st Century ：
Time for a Systematic ，
Electronic Infrastructure[M]. Senate Committee on Health Education
Labor & Pensions，2007.

[8] George R Bolger，屠永锐，孙佩华，等.美国FDA药品安全信息沟通平台和药品质量
报告系统[J].中国新药杂志，2014，23（13）：1514-1520.

[9] 郗昊，姚蕾.美国药品安全监管机制改革研究[J].中国药事，2018，32（8）：1043- 1050.

[10] 周延安，周文犁，刘刚，等.国内外药品安全法律责任的比较分析[J].药品监管，2015，
18（6）：992-997.

[11] 彭丽丽，沈璐，董铎，等.浅析国外药物警戒受权人制度对我国药品不良反应监测工
作的启示[J].中国药物警戒，2015，12（2）：89-91.

[12] 杨莉，田丽娟，罗刚.美国药品安全监管机制研究及启示[J].药事管理，2017，28（4）：
437-441.

[13] 杨莉，飞星.我国药品安全监管激励机制研究[C]//中国药学会药事管理专业委员会，
编.2015年中国药学会药事管理专业委员会年会论文摘要集，北京，2015：80.

[14] 贺维跃. 药品安全信息化监管研究[D]. 宁波：宁波大学，2014.

[15] 张耀祺.创新药品信息化监管 打造"智慧药监"新格局[J].中国市场监管研究，2018
（6）：62-65.

[16] 杨莉，张禧林.FDA药品安全监管的PPP机制研究及启示[J].中国药事，2017，31（12）：
1381-1385.

[17] 陈育槐，王卫民，徐聪男，等.新形势下药品流通领域事中事后监管的对策研究[J].
食品药品监管创新，2017（8）：58-70.

[18] 谢长青，李锐.中国与美国食品药品安全信息披露机制的对比分析[J].对外经贸实务，
2017（1）：24-27.

[19] 于铁山.药品食品安全风险感知的社会影响因素——基于CLDS2014数据的实证研
究[J].青岛农业大学学报（社会科学版），2018，30（4）：39-44.

[20] 沈凯. 基于药品安全的中国药品供应链管理研究[D].天津：天津大学，2010.

[21] 罗莉，陈晓隽，陈勇.某地药品安全监管信息化建设现状分析及创新策略[J].中国药
业，2016，25（2）：1-6.

[22] 李咏.关于食品药品安全信用信息平台建设工作的思考——以南京市食品药品信用
信息平台建设为例[J].中国食品药品监管，2018（2）：69-72.

[23] 汪晓玲，王雨来，何华东，等.信息化闭环管理模式在麻醉科药品安全管理中的运用
[J].麻醉安全与质控，2018，2（3）：150-152.

[24] 行程. 基于海量数据分析的食品药品安全检测系统[D].西安：西安工业大学，2017.

[25] 孙哲丰，陈锋.食品药品安全重大信息直报系统建设的探讨[J].中国医药导刊，2017，19（3）：319-320，322.

[26] 傅书勇，杨悦，邓剑雄，等.国产药品说明书信息差异分析程序设计的探讨[J].药物评价研究，2018，41（2）：177-181.

[27] 郭放，张祎柠.中药材粉末X衍射Fourier图谱数据库[J].辽宁大学学报（自然科学版），2001（1）：83-87.

[28] 宋丽丽，高洁，张志超.河南省药品生产企业对新修订药品GMP认知和实施准备状况的调查[J].中国药事，2011，25（11）：1136-1139.

[29] 王明珠. 我国药品安全风险管理研究[D].沈阳：沈阳药科大学，2008.

[30] 李颖. 寿光市农村药品安全监管问题研究[D].咸阳：西北农林科技大学，2013.

第4章 药品安全舆情的情感分析系统

随着互联网的快速发展，广电与网络的一种结合形式——网络媒体出现在人们面前。在网络媒体（论坛、微博、视频直播等）上，网友的评论和留言数量巨大，任何国内、国际的重大事件，一经报道后都能马上评论如潮，无数网友们发表的看法汇聚到一起，进而产生巨大的舆论压力，达到任何机构、部门，甚至国家都无法忽视的地步。可以说，互联网已从网友们表达观点、传播思想的集散地变为社会舆论的前沿阵地。

本章详细阐述了药品安全舆情的情感分析系统的需求分析、系统分析、系统设计和系统实现。首先，需求分析详细地阐述了需要完成的业务，主要分析目标包括三个：组织分析、需求获取和需求分析。根据现有业务得到系统需要的功能需求包括：药品安全舆情预处理、药品安全舆情情感词分类抽取、情感倾向性计算和微博舆情的可视化。其次，在需求分析的基础上，详细阐述了系统分析，给出了系统用例、业务规则、用例实现并建立了分析模型，对系统主要的二级指标：舆情收集、文本情感词抽取、标注极性和生成扇形图设计了详细的分析模型。再次，在需求分析和系统分析之后，对本系统进行了完整的设计，包括设计模型、接口设计、包设计和数据库设计，利用了开源的Quartz调度框架和开源的similarity情感分析工具。最后，系统实现了两大类模块，包含用户模块和情感分析模块，实现了本系统的需求。

4.1 绪论

4.1.1 研究背景与意义

随着人们对于互联网需求的提高，互联网的发展日益迅速，网民的数量也日益增长。根据2017年2月份最新发布的第39次《中国互联网络发展状况统计报告》的内容显示，中国互联网络信息中心（CNNIC）指出，我国网络新闻用户规模为6.14亿，年增长率为8.8%，网民使用比率高达84%。接近半数的民众已经成为网民，如此多的网民数量为互联网的发展作出了巨大的贡献，为互联网的发展提供了一个良好的环境。同时，也将互联网与社会紧紧地联系在了一起。民众需要一个吐露心声的和发表评论的平台，而互联网也需要民众的力量去支持其发展。

随着互联网的大力发展，网络舆情作为一种新的舆情表现形式出现在人民的日常生活中。舆情被定义为：在一定的社会空间内，民众对于部分热点问题事件的反应，包括情绪、态度、意见等。而网络舆情则是舆情在网络上的表现形式，是指网民或媒体通过网络手段表达自己对于某件事的态度或意见的总和。区分舆情与网络舆情最重要的一点是网络舆情依靠网站、博客、社交工具等网络手段进行传播。

随着人们生活水平的提高，与人们身体健康密切相关的药品安全问题越来越受到大众关注，与药品安全有关的网络舆情也越来越多，容易产生消极的非理性情绪，这种情绪容易在网络上几何级叠加，导致严重的社会危机。药品安全网络舆情既具有影响力广、突发性强等网络舆情的普遍特点，还具有敏感度高、代入性强的行业特点。传统舆情应对存在反馈反应滞后、引导被动、预案不完善等不足，按照"发现、处置、积累"的循环关系，这些不足产生的原因是对于舆情的监测、响应、处置、宣传等工作快速发现、反应的能力不足。

目前对于舆情没有具体的分类，不同的学者、不同的研究领域都有自己的分类方法，而本书主要研究的是药品安全舆情。

Web2.0时代的到来，网民通过发表带有自己意见和观点的评论而表达自己的情绪已经成为一种流行趋势。有些企业通过利用这些舆情来提高自己企业或者产品的知名度，使自己的企业或者产品可以更加迅速地进入大众视野，并且拥有一个长期的热度，宣传自己，推销自己。

但是在这种宽松的、开放的网络环境中，不切合实际地、盲目地提高自己企业和产品的知名度，使得一些不了解情况的网民盲目地听信网络上的评论、宣传词，造成一些重大的用药事故。在这种环境下，网络上的舆论真假难以判断，企业同时也面临极大的风险，网民的情感极易受到一些虚假的、单方面的、带有自己强烈的主观意愿的小道消息的影响；同时，还有竞争对手的打压、网民的不满，都会随着互联网非常快速地传播，导致企业造成巨大的损失。

药品安全舆情信息的情感分析系统通过分析药品安全热点问题和舆论比较集中的微博、论坛、博客等各类相关的药品安全信息舆论，进行24小时监控、收集、分类、整合、筛选，最后进行情感分析，使政府和相关部门及时地了解社情民意，关注药品的安全性。

网络上的舆论往往传播非常迅速，一旦进入爆发期，就会变得难以控制，而防止舆情扩散的最佳处理方式就是预防处理，在舆情不可处理的时候提前进行预警，让政府在第一时间制定出最合理的解决措施，使监管体制趋于健全，使药监局更好地完善药品市场环境，规范药品销售渠道，监管药品生产过程。

现网络的舆情的情感分析系统都是各大企业或者政府在使用，网民只能查看某些论坛、微博、微信的评论区去了解自己想要了解的情况，不仅浪费时间，而且查看到的舆论可能不全面，没有一个具体的舆论分析数据报告。对于上网能力不足的民众来说，甚至看到某一两条舆论就可能改变对某一药品的影响，造成很可怕的用药事故。药品安全舆情信息的情感分析系统致力于让广大民众可以实时地查看各类药品的舆情信息。

4.1.2 国内外研究现状

随着生活水平的提高，人们愈发追求生活的品质，健康意识也越来越强。药品作为一种特殊的商品，在日常生活中显得尤为重要，然而近几年却频频发生一系列药品安全事件。例如：2006年齐齐哈尔的亮菌甲素注射液，误将二甘醇当作辅料丙二醇使用，仅广东省就导致至少数十人出现严重不良反应，其中至少5人死亡，而全国死亡人数至今仍是个谜；还有2006年5月28日，浙江省中医院9名患者输液后出现异常反应，经查发现，石家庄第四制药有限公司生产的葡萄糖氯化钠（生理盐水）含有可见异物[1]。此类事件近年来层出不穷。

在药品安全方面我国还存在巨大的风险，当前，国内外药品监管体系尚缺乏一套综合评估药品安全的科学合理的标准[2]。相较于美国，我国的药品安全网络舆情监测工作才刚刚起步。近年来，网络已经成为药品安全事件传播的主要途径之一，刘晓欣从网络舆情来源的广泛性和匿名性、公众情感倾向于问题揭露与现实批判、网络舆情的突发性、传播过程容易出现群体极化倾向、舆论能够形成更大的群体压力等五个方面描述了网络舆情的特征[3]，网络舆情越来越受到社会各方的重视。美国的话题检测与跟踪[4]研究项目早在1996年启动，可在无人工干预的条件下自动判断网络中新闻数据流主题。而我国的网络舆情引导与情感分析仍处在最初的阶段。药品安全类事件造成的网络风波也是难以想象的，对政府的公信力造成了极大的影响，由此也可以看出，我国对药品安全舆情引导和情感分析还存在巨大的问题。

（1）药品安全网络舆情的参与者

我国药品安全舆情发展得非常迅速，涉及患者、医院与药品生产企业、政府、媒体、社会公众五方群体。而这五方群体又互相监督、引导，同时影响着舆情的发展结果。政府在舆情发展上扮演着极其重要的角色但是分析舆情和挖掘舆情的情感信息上处于刚起步的阶段，所以现状不容乐观。

（2）缺乏对药品安全网络舆情的敏感性

部分药监部门不重视网络舆情，缺少网络舆情的研判机制，应对药品安全网络舆情反应滞后，甚至忽视社会公众的知情权，不肯披露重要的相关信息，缺乏对药品安全网络舆情的分析研究，对舆情信息重"堵"轻"疏"[5]。例如"欣弗"事件[6]，2008年7月24日，青海西宁部分患者使用"欣弗"后，出现胸闷、心悸、心慌等临床症状，青海省药监局第一时间发出紧急通知，要求该省停用。7月27日晚，国家药监总局接到青海省药监局报告，开始紧急处置，着手调查。8月15日，国家食品药品监督管理总局召开新闻发布会，通报了欣弗注射液引发的药品不良反应事件调查结果，安徽华源生物药业有限公司违反规定生产，是导致这起不良事件的主要原因。截至2008年10月，全国有16省区共报告欣弗不良反应病例93例，死亡11人。短短2个月零6天，就死亡11人，这个后果是谁也无法承担的，也反映出我国缺少网络舆情的研判机制，在舆情应对方面做得还不够好，不能迅速地、有针对性地处理这类事件。为了让监管人员对药品安全具备应急管理素质能力[7]，河南省食药监局于2017年9月28日在郑州成功举办全省食品药品监管系统新闻宣传培训班[8]。

（3）缺乏制度，药监部门应对无依据

关于网络舆情的法律法规不健全，一些地方的监管制度仍不完善。某些地方虽然已经开始对网络舆情重视起来，例如陕西[9]等省对食品安全舆情的制度建立起来，但是对于危害性更大、热度更高的药品安全舆情的监管和应对措施迟迟不见踪影。法律依据的建立是应对舆情的必要手段，然而法律制度的建立比舆情发展还要慢。网络舆情治理要在党的领导下坚持多方协同参与，推动政府、媒体、社会组织及公民共同联动。在国家治理体系中，政府是网络舆情治理的主要角色，要强调政府作为元治理的角色地位，社会组织是网络舆情治理的辅助力量，新闻媒体是网络舆情治理的主要宣传者，社区组织承担着化解基层社会矛盾的重任。从路径选择和政策建议方面提出实现当代中国网络舆情善治的可行性策略。

（4）缺少对药品安全网络舆情监测的技术支持

目前，药监部门监测药品安全网络舆情时缺少信息采集、跟踪、分析等计算机网络信息技术系统。面对浩如烟海的药品安全网络信息，单靠人工查找，效率低下，监测范围也很窄，经常是药品安全网络舆情快速积累放大产生一定社会影响后才被药监部门察觉，因此很难提前预知并加以合理引导。发酵期一般不超过3天，这是舆情引导介入的"黄金时限"，平均活跃期为13~14天[10]，在这么短的时间内，缺乏顶层设计、检测力量薄弱、分析研判滞后[11]，政府很难做到在黄金时限内对舆情的检测与引导。

（5）缺乏对药品安全网络舆情的监测及应对能力

药品安全网络舆情是多学科交叉的综合性问题，监测及应对不仅需要药学、药事管理等基本知识，行政管理、法律法规应用的相关技能，还需要对新闻学、传播学有所涉猎，尤其后者是大部分药监人员所不具备的，因此他们在药品安全网络舆情的监测与应对中常常显得"心有余而力不足"。部分人员由于应急应变能力不足，甚至产生负面影响。例如2012年4月毒胶囊事件发生后，某县药监局负责人面对记者们尖锐的问题无言以对，说明了该药监部门管理人员缺乏对药品安全网络舆情的应对能力。

药品安全监管网络内高效运行离不开对相关事件及新信息的持续监控。多种来源的信息均可提示某一事件的存在，如提供至监管部门的新的安全性数据、专业期刊中发表的新数据、新闻报道、国外药品监管部门所采取的行动以及来自各类数据库的安全性信号等。此外，信息还可能是媒体关注的焦点，迅速评估及沟通应对很重要。为实现信息的快速沟通，应建立紧急警报和非紧急信息系统[12]。为此，2017年10月10日，浙江省温州暨乐清市食品药品安全突发事件应急培训和演练在乐清市委党校开展[13]，让广大与会人员受益匪浅，提高了其应对食品药品安全突发应急事件的意识和能力。

（6）缺乏舆情预警机制

舆情预警可实现提前发现危机的苗头，及时对可能产生的食品药品危机的走向、规模进行判断，第一时间通知各有关职能部门共同作好应对危机的准备。危机预警能力的高低，主要体现在能否从每天海量的网络言论中敏锐地发现潜在危机的苗头，以及准确判断这种发现与危机可能爆发之间的时间差[14]。根据网络舆情的形成和发展机制进行预警机制的构建，针对当前网络预警机制的设计缺陷进行指标体系的建立，以具体社会领域内的各类问题作为网络舆情主题指标选取的参考依据，并创造性地构建网络舆情监测、网络舆情分析这两个相对独立而又相辅相成的指标体系，从而将网络舆情指标体系、分级警报体系、处置预案体系共同纳入网络舆情预警机制的基本框架之中，实现舆情预警机制的系统性和高效性。

（7）执法能力不足

基层监管人员一部分从工商、质监划转，另一部分从其他部门调入，新进人员对食品药品监管知识匮乏，无食品药品监管工作经验，原划转干部知识陈旧，与食品药品监管工作的要求有较大差距。且在监管执法中，一直沿袭过去的监管办法，主要根据上级安排布置日常检查任务、专项整治活动和集中整治工作，或者接到群众举报后进行监督检查，对个别存在隐患的企业时常陷入"整改—复查—未整改—再整改"的误区，导致企业长期"带病生产"[15]。面对改革，原来许多没有接触过的监管人员来管食品药品，面对不熟悉的管理方式、管理理念、管理环境，无疑会造成食品药品风险变大，对基层人员来说是个挑战。近年来，我国也有专业的口碑舆情研究与咨询机构，代表机构有：CICdata、IRI、奇酷网络社区研究机构[16]等。

4.1.3 核心业务

药品安全舆情预警信息系统的核心业务如表4-1所示。

表4-1　药品安全舆情情感分析信息系统核心业务

基本内容	关键因素	观测点
药品安全舆情预处理	舆情收集	爬虫技术，主要针对药品舆情网站用户评论以及发帖进行采集，采集的关键点包含发帖人、评论人、时间、文本等相关点，对含有关于药品安全方面的网页进行采集，并且避免采集重复的页面
	舆情分词	采用开源的 IK Analyzer工具包，对采集来的舆论文本进行分词，分离出语气字、语气词、连接词、副词等，将文本分离成可分析的文本
	词性分析	采用开源—How net工具，对分词后的文本进行词性分析，标注出来副词、连接词等

（续表）

基本内容	关键因素	观测点
药品安全舆情情感词分类抽取	表情符号抽取	每个平台的表情符号含义各不相同，本系统主要针对微博文本，即对采集到的含有表情符号的文本抽取表情符号
	文本情感词抽取	对分词后的文本将对照字典抽取情感词
情感倾向计算	标注极性	对抽取后的表情符号以及情感词对照字典标注极性并赋予权重
	加权处理	对极性标注完成后的文本进行加权处理，对照字典将副词、连接词进行权重的计算
微博舆情的可视化	生成扇形图	根据权值进行区域划分，占据扇形图的部分区域
	走向趋势图	根据正面、负面和中性舆论，绘制具体一段时间的折线图

4.1.4 研究的基本内容和拟解决的主要问题

1.研究的基本内容

（1）舆情情感分析系统的特点。情感分析作为计算机数据挖掘中自然语言处理的一个重要分支，又称为观点分析、观点挖掘，它融合了社会学、计算机科学、数学、心理学等多种学科。可以更好地收集、分析、判断网络舆论，使政府可以及时了解相关药品的各种突发状况以及对药品的各种反馈，对于使用的药品出现没有发现的副作用，以采取最快的、最高效的、最方便的应急措施。

（2）需求分析。以网络爬虫功能实现抓取网络上出现的热点问题，并且当某一类问题超过预警值时，及时通知检测人员，可以使政府快速地查找某一类药品的市场状况，自动分析药品舆情情感是否符合期望值。

（3）系统分析。采用设计类绘制，需要考虑实现语言、框架、编程模型、规范，目标是用程序逻辑来实现用例。描绘用例实现的对象模型，可作为对实施模型及其源代码的抽象。

（4）开发系统。对于舆情的情感分析系统，采用细粒度算法，借用关键字搜索的手段，用面向对面的方法分析，最终用Java语言开发系统。该系统基于Struts2+Hibernate4+Spring4框架整合编程，实现和测试系统的功能。系统功能实现包含实现数据库的添加、删除、修改和查询功能，前端页面的浏览、查看近期舆情、查看热点问题功能，后台管理员对舆情的调取查看等功能。

2.拟解决的主要问题

（1）情感字典（关键字库）的建立。将网络上的舆情分类，例如"高兴""欢呼雀跃""手舞足蹈""欣喜若狂"，它们的权值分别为+1、+3、+3、+5。将抓取到的舆情与之匹配，如果检测到了该字段，即将后台数据库的权值增加即可。

（2）舆情的收集。使用网络爬虫工具，按照一定的规则，自动抓取万维网的数据信息。

（3）情感分析。基于权值的中文分词算法，将情感不明确的、复杂程度较低的语句，采用分词算法，将其主语词和副词分隔开，过滤主张词，分析情感。复杂程度较高的语句，采用语句分级算法。

4.1.5 研究方法及措施

技术路线，如图4-1所示。

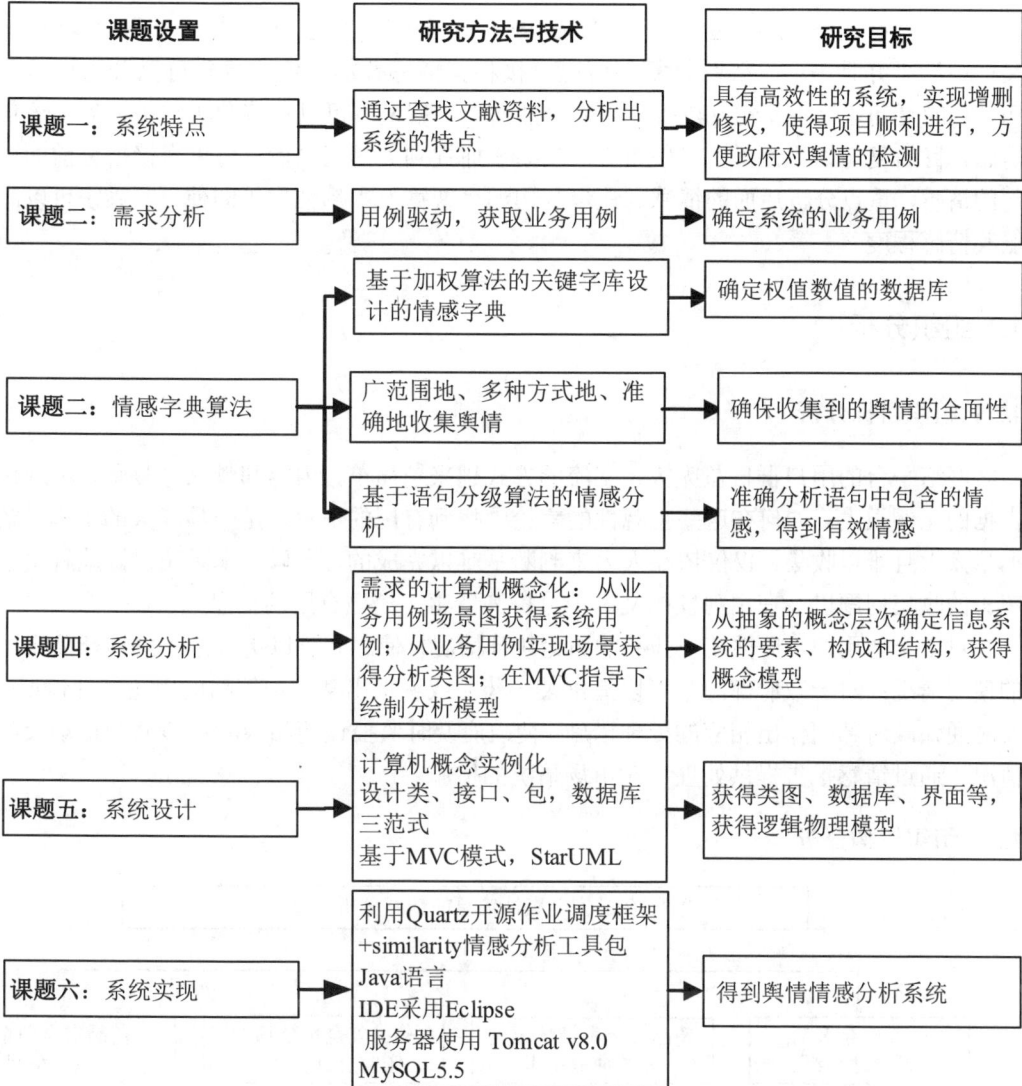

课题设置	研究方法与技术	研究目标
课题一：系统特点	通过查找文献资料，分析出系统的特点	具有高效性的系统，实现增删修改，使得项目顺利进行，方便政府对舆情的检测
课题二：需求分析	用例驱动，获取业务用例	确定系统的业务用例
课题三：情感字典算法	基于加权算法的关键字库设计的情感字典	确定权值数值的数据库
	广范围地、多种方式地、准确地收集舆情	确保收集到的舆情的全面性
	基于语句分级算法的情感分析	准确分析语句中包含的情感，得到有效情感
课题四：系统分析	需求的计算机概念化：从业务用例场景图获得系统用例；从业务用例实现场景获得分析类图；在MVC指导下绘制分析模型	从抽象的概念层次确定信息系统的要素、构成和结构，获得概念模型
课题五：系统设计	计算机概念实例化设计类、接口、包，数据库三范式基于MVC模式，StarUML	获得类图、数据库、界面等，获得逻辑物理模型
课题六：系统实现	利用Quartz开源作业调度框架+similarity情感分析工具包Java语言IDE采用Eclipse 服务器使用 Tomcat v8.0 MySQL5.5	得到舆情情感分析系统

图 4-1　技术路线

（1）信息的采集方式。采用网络搜索舆论收集。系统通过搜索网络上某一网站的舆论，配比关键字库来判断该条舆论的性质。搜索途径多样化，例如论坛、博客、微博等可以产生大量文本数据的平台。判断符合具有某些情感的舆论，将其存储在数据库中。

（2）情感字典（关键字库）的建立。汉语中不同词语在表达情感上会有不同的情感强烈程度，为此需要人工为词库中的感情词按情感强烈程度添加权值，以便区分情感等级。例如"高兴""欢呼雀跃""手舞足蹈""欣喜若狂"，它们的权值分别为+1、+3、+3、+5。"高兴"表达的是正面情感，因此用"+"来表示，但是又因为"高兴"

只是很轻微地表达了情感，因此权值仅为1，而相对于负面情感则采用负值计算权值。

（3）情感分析。基于权值计算的中文分词算法，将一些复杂程度不高的语句直接分析其情感，剩余较复杂的语句可以分为联合复句和偏正复句。例如"和""跟""与""一边……一边……""又……又……""先……再……""既……又……""并且……"等联合复句可以直接将其情感叠加。偏正复句可以分为转折复句、目的复句、让步复句，转折复句如"然而""偏偏"可以直接分析转折词后的语句情感，目的复句如"为了""使得"。当系统捕捉到关键词之后，可以直接摒弃前面语句的情感，重点分析后面的情感。让步复句如"就算""哪怕""即使"，系统可以降低其情感程度。

4.2 组织分析

4.2.1 组织目标分析

网络平台的用户群日益庞大，交流的方式越来越简单，内容却越来越复杂，主观性占据的比例很大。如何在这些主观性的言论中找到有用的信息，是一项庞大的工程，数据量太大且难以收集，仅仅依靠人力来判断是难以完成的，所以，本系统很好地解决了舆论的收集问题以及在主观性的文本中分析其情感，挖掘有用的信息。

对于个体用户，提供某一药品的舆论统计情况，使患者可以更好地了解该药品市场的使用情况；对于政府部门，可以提供某一药品或者推出某一项策略的舆论统计情况，及时通知政府部门作出相应的处理措施。使政府及时监控该药品或者该策略的市场反应情况，通过情感报告提供处理针对市场情况的措施。

4.2.2 组织机构分析

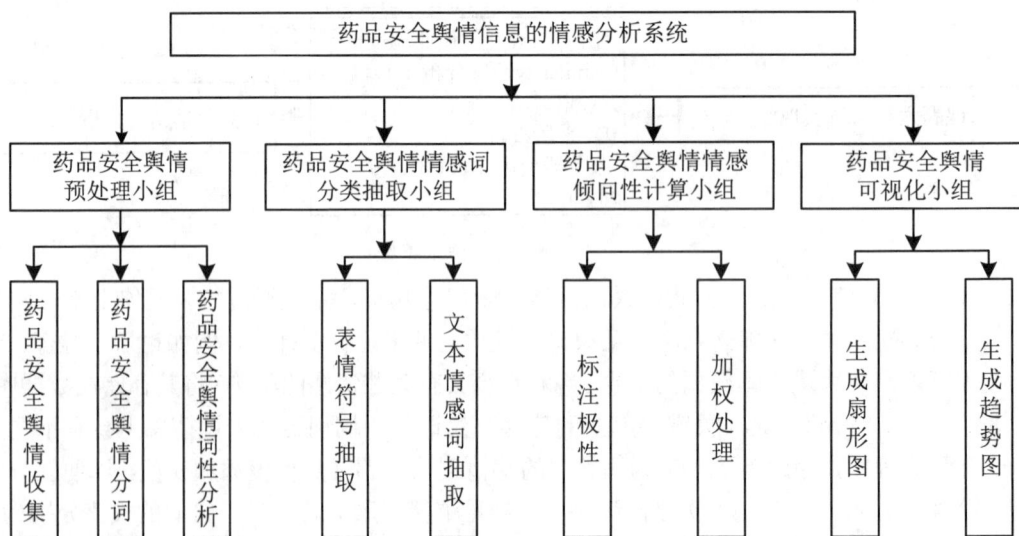

图 4-2　组织机构图

4.2.3 组织职能分析

药品安全舆情情感分析系统主要由药品安全舆情预处理小组、药品安全舆情情感词分类抽取小组、药品安全舆情情感倾向性计算小组和药品安全舆情可视化小组四个职能部分组成。各部分的职能如下：药品安全舆情预处理，包含舆情收集、舆情分词、词性分析；药品安全舆情情感词分类抽取，包含表情符号抽取、文本情感词抽取；情感倾向计算，包含标注极性、加权处理；微博舆情的可视化，包含生成扇形图、走向趋势图。

4.3 需求获取

4.3.1 定义边界

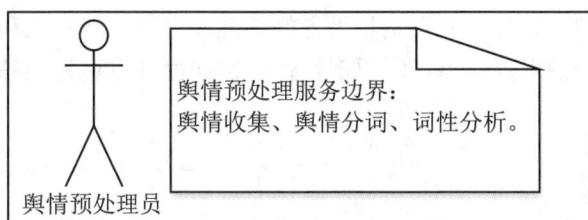

图 4-3 舆情预处理服务边界

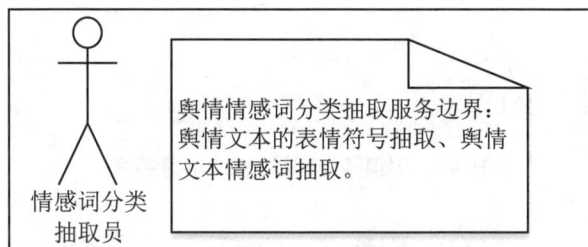

图 4-4 舆情情感词分类抽取服务边界

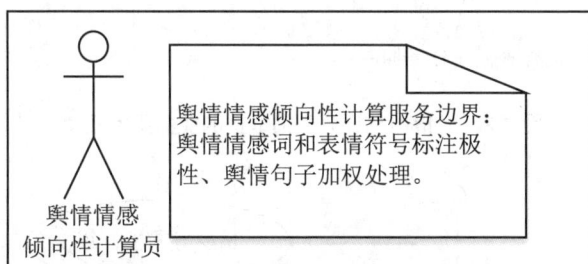

图 4-5 舆情情感倾向性计算服务边界

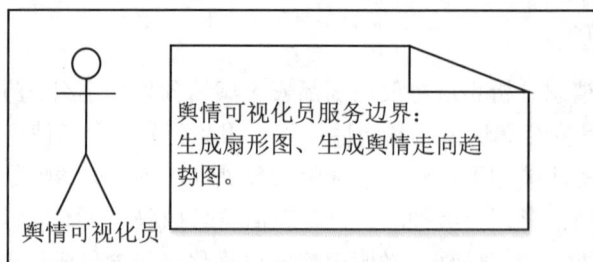

图 4-6　舆情可视化服务边界

4.3.2　发现主角

舆情预处理员主要负责舆论的收集、舆论文本的分词和词性分析，并且后面的倾向性计算需要用到这些处理过的文本，所以舆情预处理员为业务主角。

舆情情感倾向性计算员主要负责将处理好的文本进行标注极性和加权处理，可以具体查看某个句子的极性以及权重，所以舆情情感倾向性计算员为业务主角。

4.3.3　获取业务用例

1. 获取业务用例

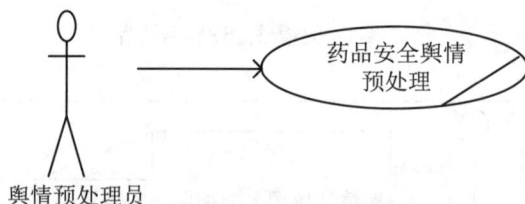

图 4-7　舆情预处理员的业务用例视角

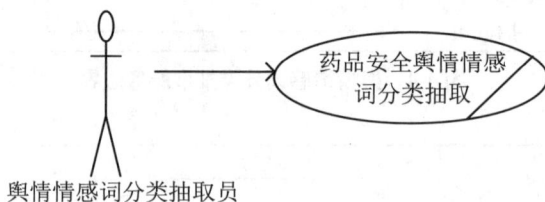

图 4-8　舆情情感词分类抽取员的业务用例视角

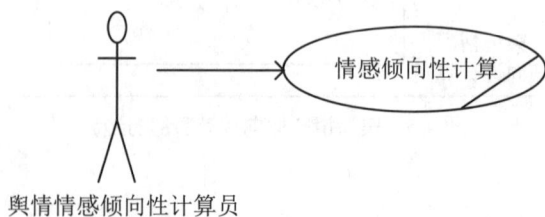

图 4-9　舆情情感倾向性计算员的业务用例视角

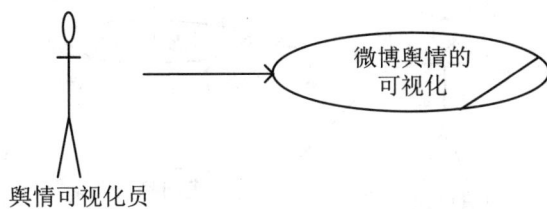

图 4-10　舆情可视化员的业务用例视角

2. 业务用例的用例视角

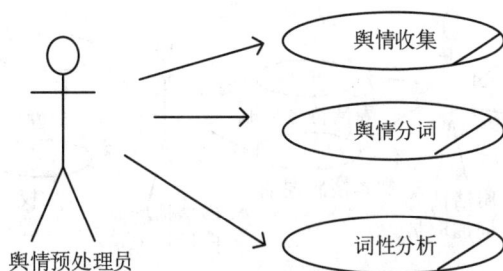

图 4-11　舆情预处理员用户视角的业务用例

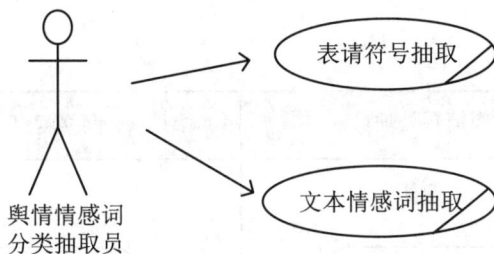

图 4-12　舆情情感词分类抽取用户视角的业务用例

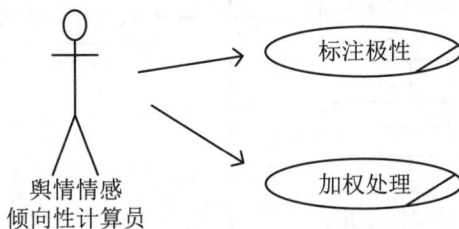

图 4-13　舆情情感倾向性计算员用户视角的业务用例

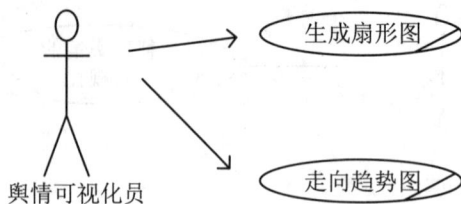

图 4-14 舆情可视化员用户视角的业务用例

3. 业务用例的业务视角

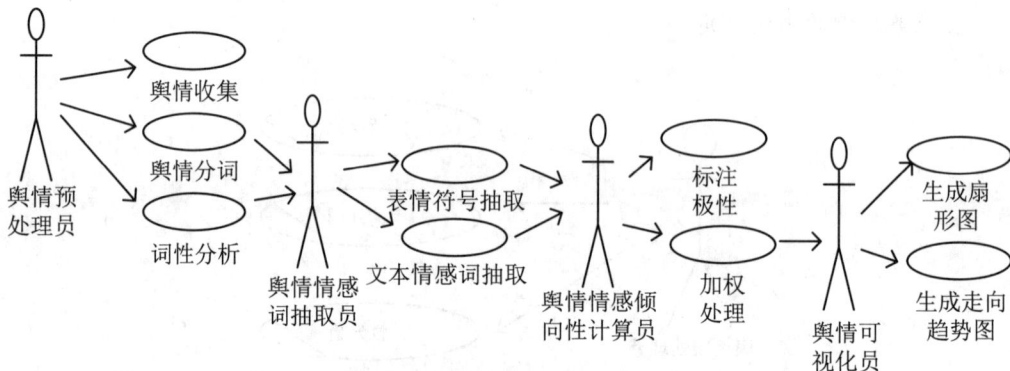

图 4-15 药品安全舆情情感分析系统业务视角的业务用例图

4.3.4 业务建模

1. 业务用例场景图

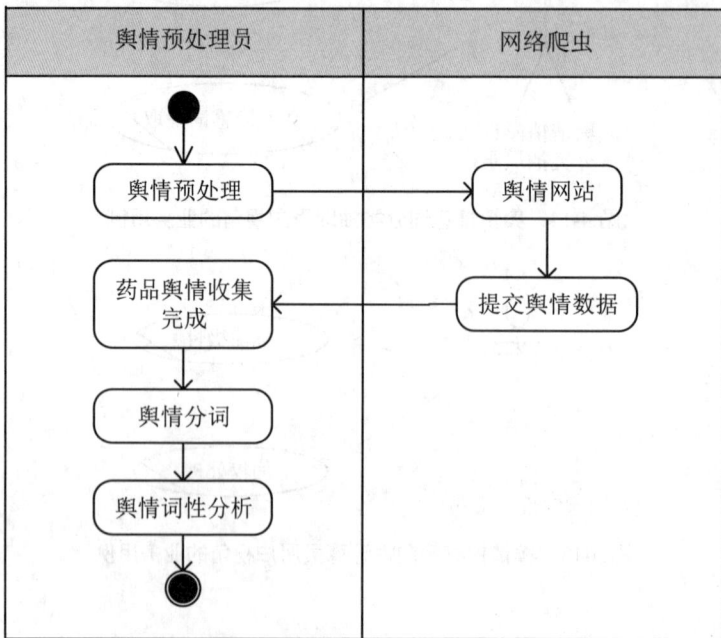

图 4-16 舆情预处理员"药品安全舆情预处理"业务场景

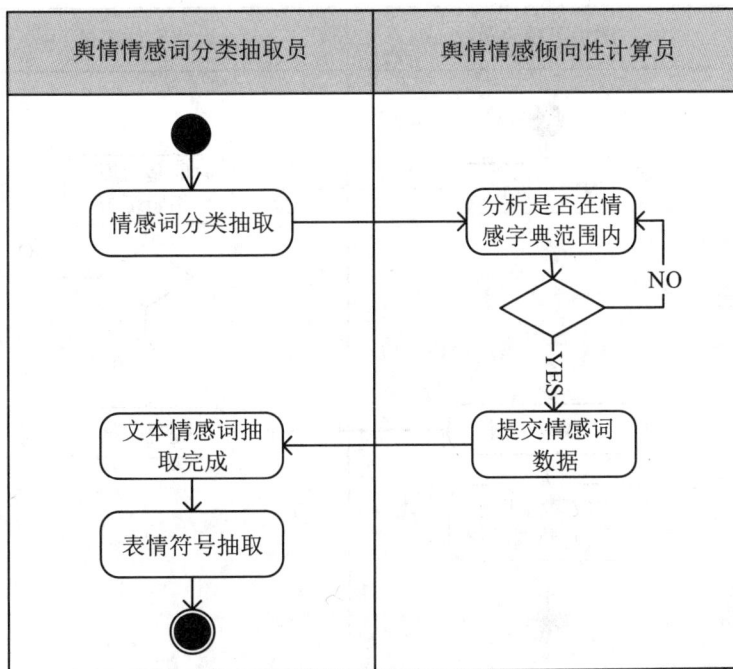

图 4-17　舆情情感词分类抽取员"药品安全舆情情感词分类抽取"业务场景

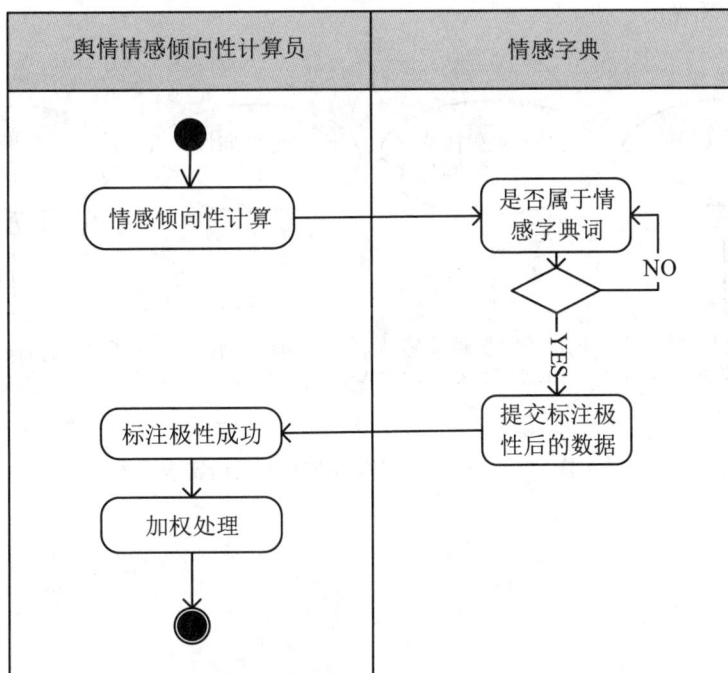

图 4-18　舆情情感倾向性计算员"情感倾向性计算"业务场景

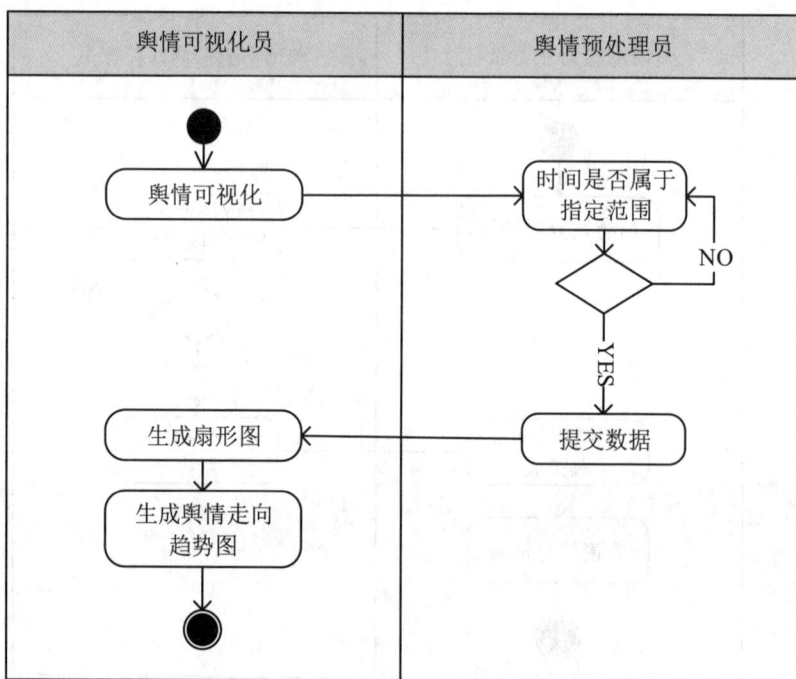

图 4-19　舆情可视化员"微博舆情的可视化"业务场景

2. 用例实现视图

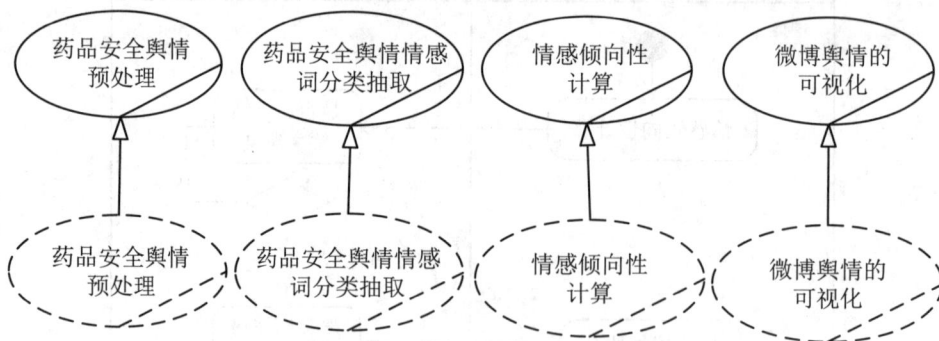

图 4-20　药品安全舆情情感分析用例实现视图

3. 业务用例实现场景图

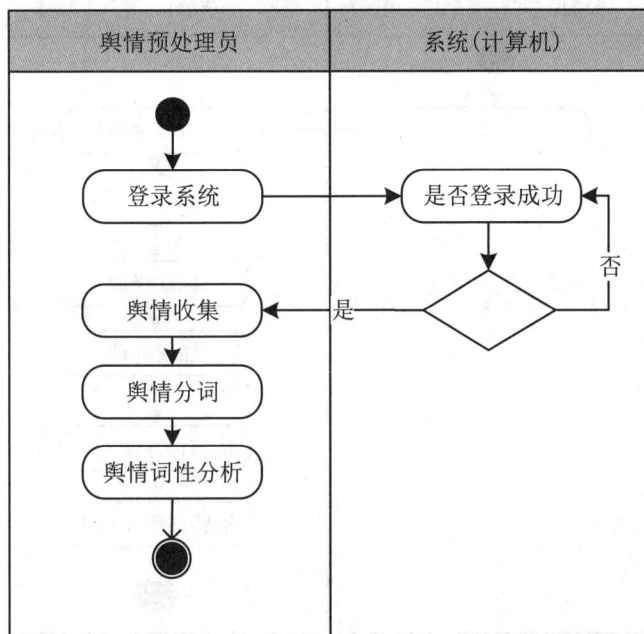

图 4-21　舆情预处理员"药品安全舆情预处理"用例实现场景图

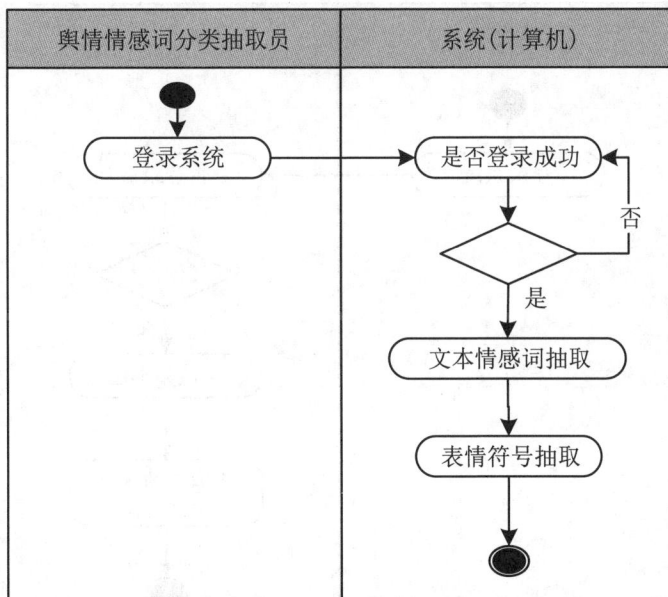

图 4-22　舆情情感词分类抽取员"药品安全舆情情感词分类抽取"用例实现场景

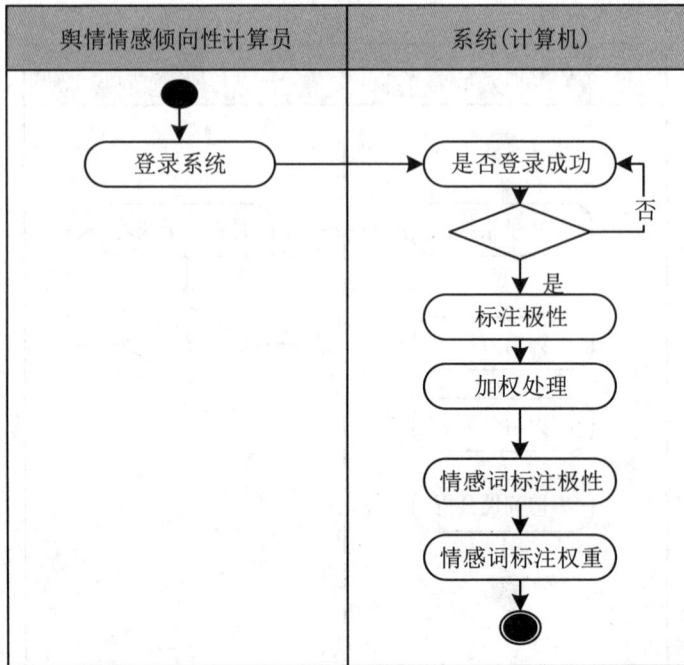

图 4-23　舆情情感倾向性计算员 "情感倾向性计算"用例实现场景图

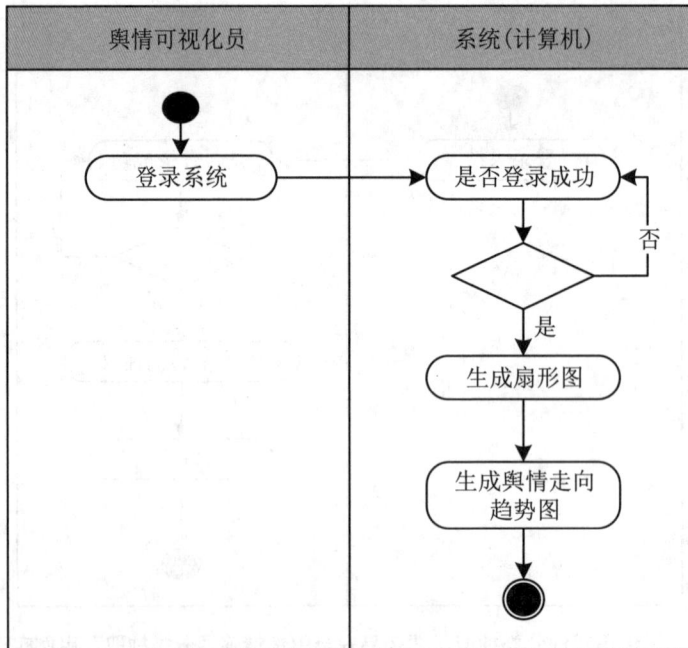

图 4-24　舆情可视化员"微博舆情的可视化"用例实现场景图

4.3.5 领域建模

1. 业务实体 ER 模型

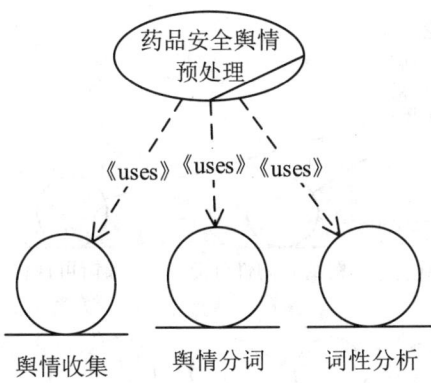

图 4-25　舆情预处理员"药品安全舆情
预处理"业务对象图

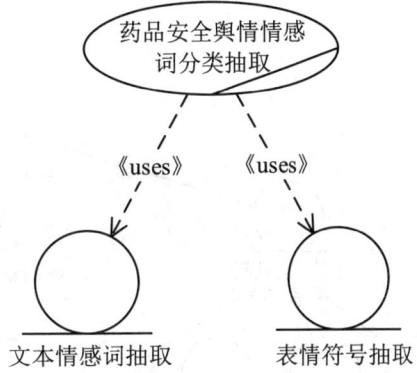

图 4-26　舆情情感词分类抽取员"药品安全舆情
情感词分类抽取"业务对象图

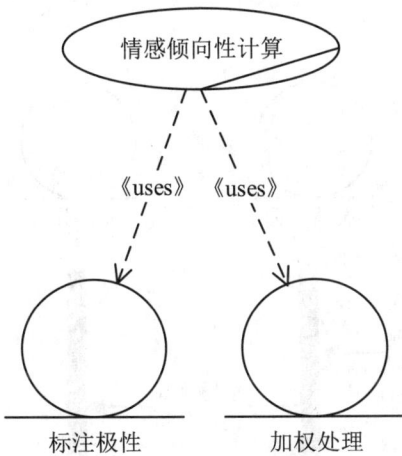

图 4-27　舆情情感倾向性计算员
"情感倾向性计算"业务对象图

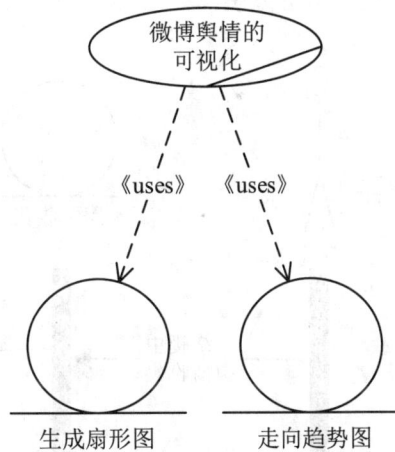

图 4-28　舆情可视化员"微博舆情的可
视化"业务对象图

2. 领域模型

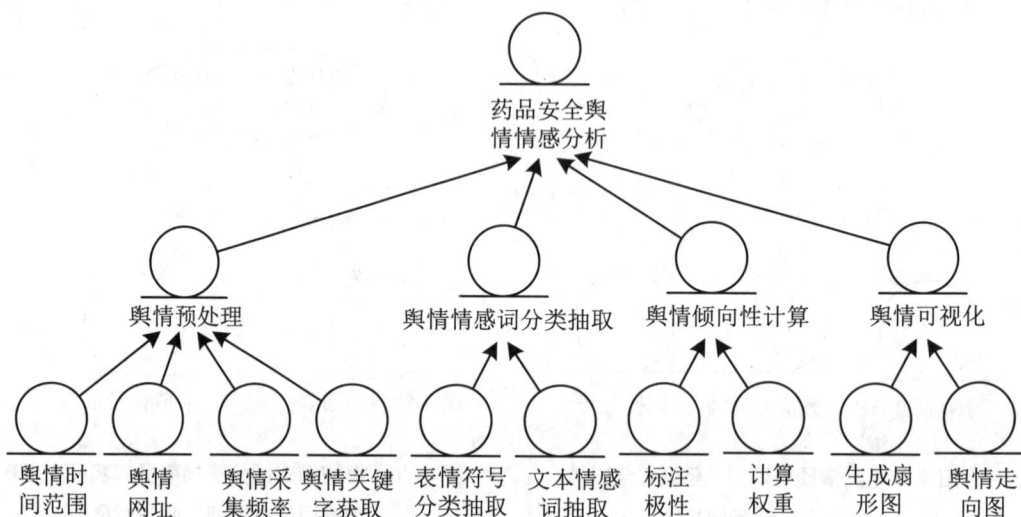

图 4-29　药品安全舆情情感分析领域模型

3. 领域模型场景

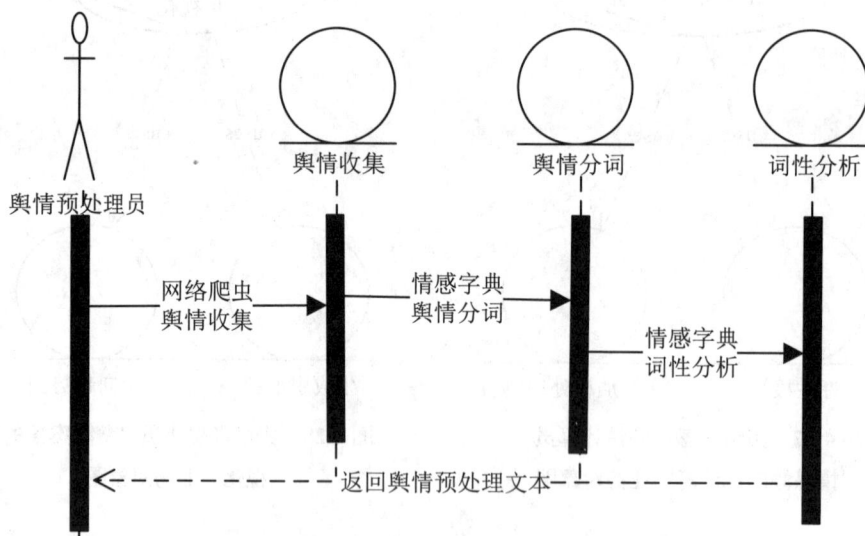

图 4-30　舆情预处理员"药品安全舆情预处理"领域模型场景图

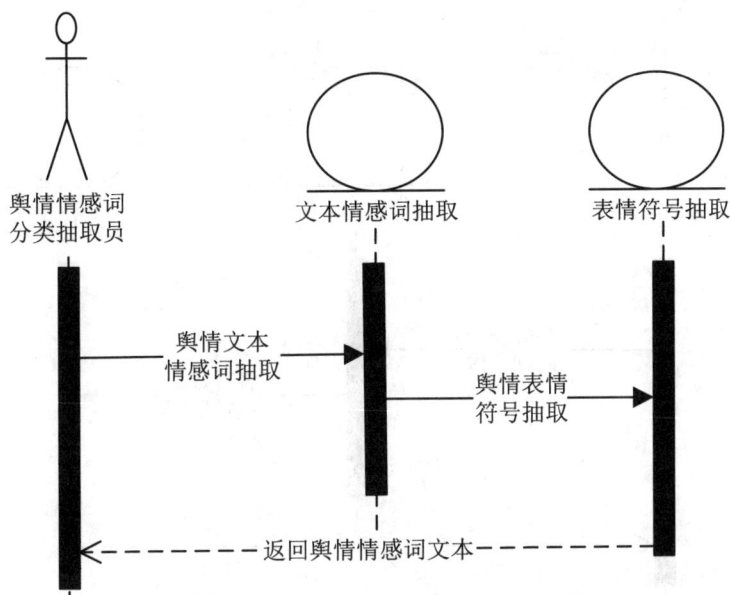

图 4-31 舆情情感分类抽取员"药品安全舆情情感词分类抽取"领域模型场景图

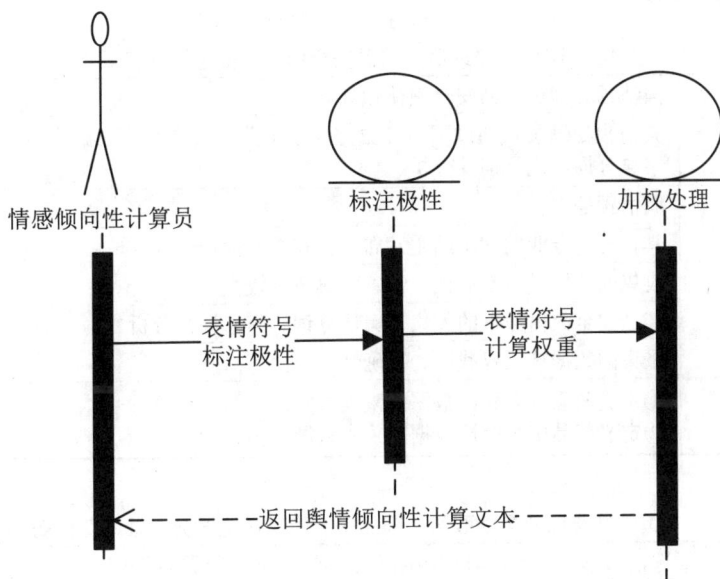

图 4-32 舆情倾向性计算员"情感倾向性计算"领域模型场景图

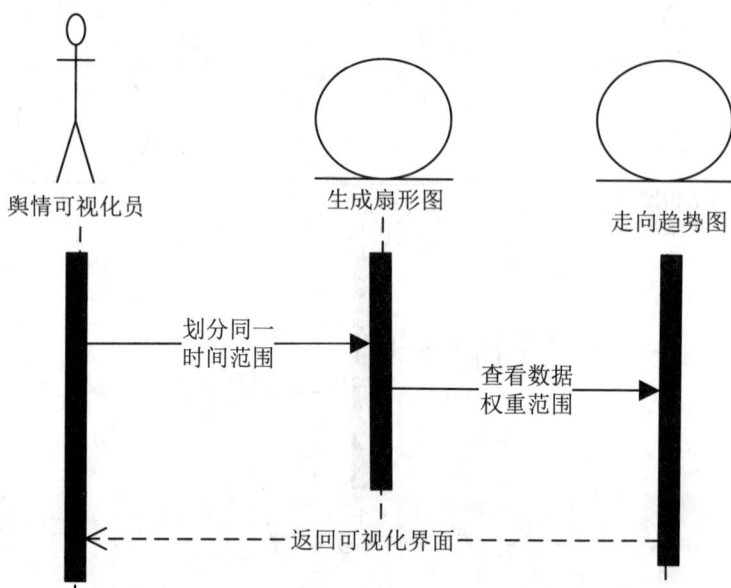

图 4-33 舆情可视化员"微博舆情的可视化"领域模型场景图

4.3.6 提炼业务规则

表 4-2 舆情预处理员"药品安全舆情预处理"业务规则

用例名称	舆情预处理员药品安全舆情预处理
用例描述	舆情预处理员可通过网络爬虫完成收集药品安全舆情数据业务，然后根据情感字典分词，进行词性分析
执行者	舆情预处理员
前置条件	具备一定专业的网站站主发布舆论和粉丝评论
后置条件	收集的数据具有专业性，情感字典范围较大
主流事件描述	药品安全舆情数据的收集、舆情分词、舆情词性分析
异常事件描述	采集的数据缺乏权威性、准确性
业务规则	①定义药品安全舆情数据的采集方式； ②定义药品安全舆情数据的采集来源

表 4-3 舆情情感词分类抽取员"药品安全舆情情感词分类抽取"业务规则

用例名称	舆情情感分类抽取员药品安全舆情情感词分类抽取
用例描述	舆情情感分类抽取员对收集来的舆情文本进行情感词的抽取，然后进行表情符号抽取
执行者	舆情情感分类抽取员
前置条件	采集来的数据客观性大于主观性，数据收集为文本
后置条件	情感词分类抽取完整
主流事件描述	舆情文本情感词抽取、舆情文本表情符号抽取
异常事件描述	数据收集未完成、数据相关性太小
业务规则	对照情感字典对文本数据进行情感词的抽取，对文本进行一定的处理

表 4-4　舆情情感倾向性计算员"情感倾向性计算"业务规则

用例名称	舆情情感倾向性计算员情感倾向性计算
用例描述	舆情情感倾向性计算员对提取完成的文本句里面的情感词等词进行极性的标注，然后加权处理
执行者	舆情情感倾向性计算员
前置条件	完成情感词的提取
后置条件	情感词在情感字典的范围内
主流事件描述	舆情情感文本标注极性，舆情情感文本加权处理
异常事件描述	情感词和表情符号未在情感字典的范围内；
业务规则	①表情符号的极性标注和加权处理 ②情感词的极性标注和加权处理

表 4-5　舆情可视化员"微博舆情的可视化"业务规则

用例名称	舆情可视化员微博舆情的可视化
用例描述	舆情可视化员对处理过的文本数据将其生成扇形图和舆情走向趋势图
执行者	舆情可视化员
前置条件	舆情数据的一系列处理完成
后置条件	舆情数据权重计算准确
主流事件描述	权值比重范围准确
异常事件描述	权重比重范围不明显，时间不在同一范围
业务规则	①时间范围一致；②划分权值比重区域；③扇形图注解

4.4 需求分析

4.4.1 建立概念模型

1. 业务主线

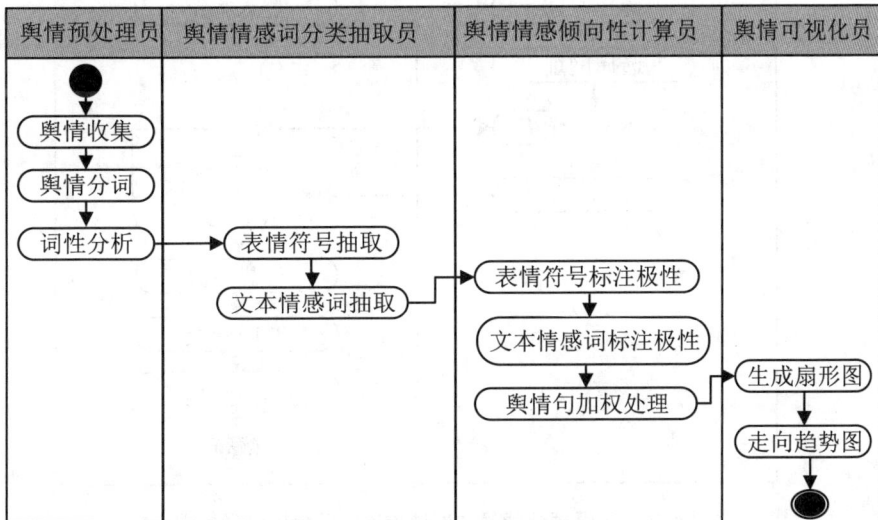

图 4-34　药品安全舆情情感分析系统业务主线

2. 关键业务用例

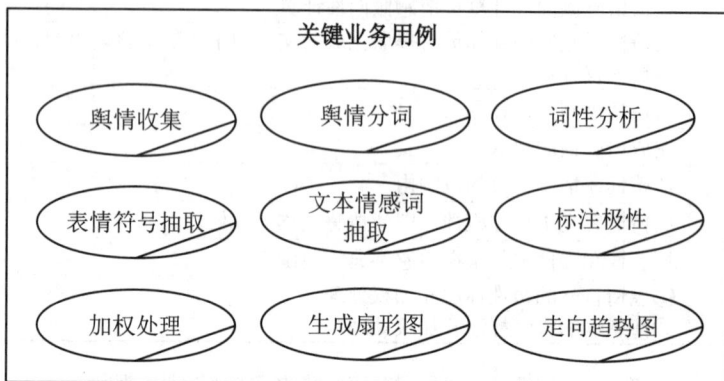

图 4-35　关键业务用例

3. 概念用例场景

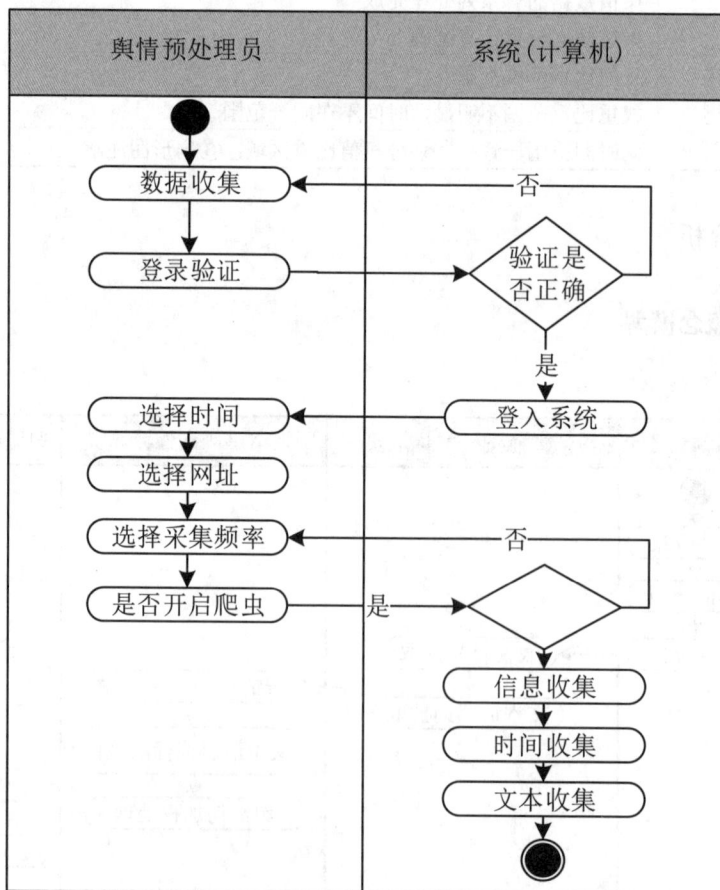

图 4-36　舆情预处理员"舆情收集"概念用例场景图

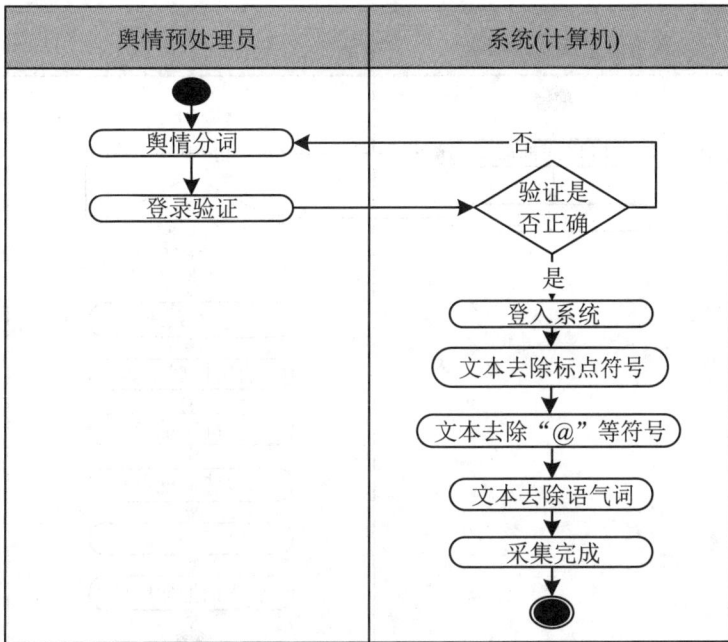

图 4-37　舆情预处理员"舆情分词"概念用例场景图

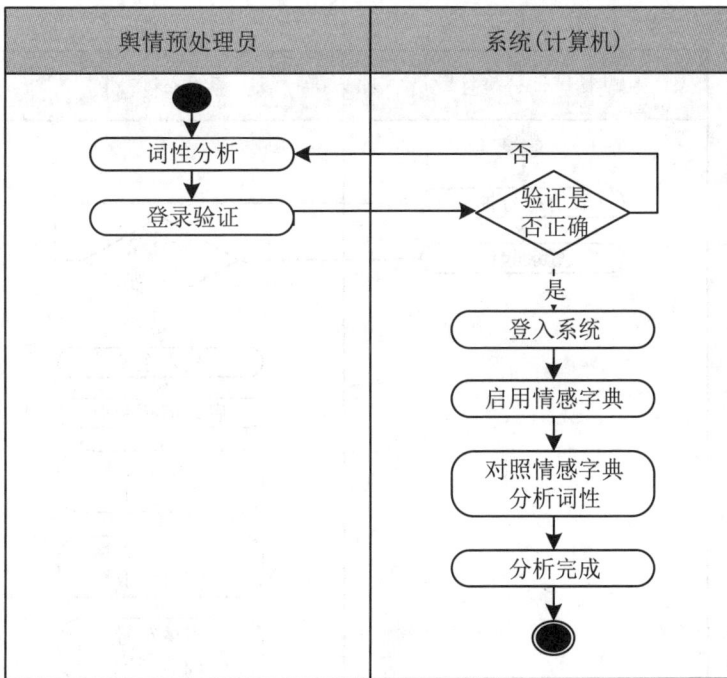

图 4-38　舆情预处理员"词性分析"概念用例场景图

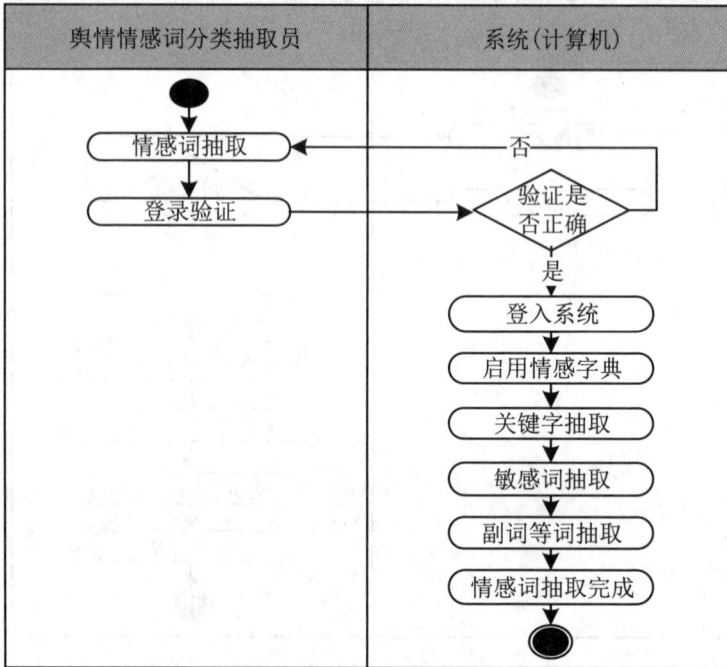

图 4-39   舆情情感词分类抽取员 "文本情感词抽取" 概念用例场景图

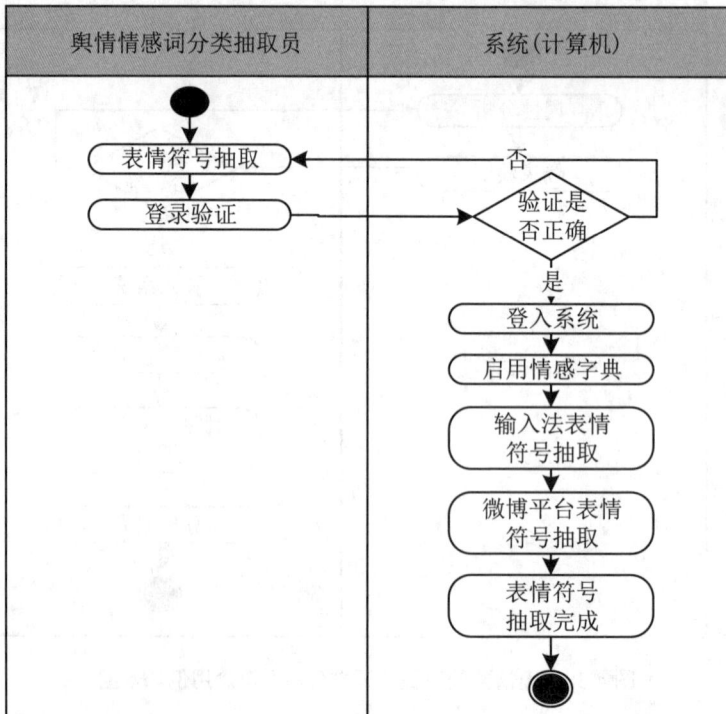

图 4-40   舆情情感词分类抽取员 "表情符号抽取" 概念用例场景图

舆情情感倾向性计算员	系统(计算机)

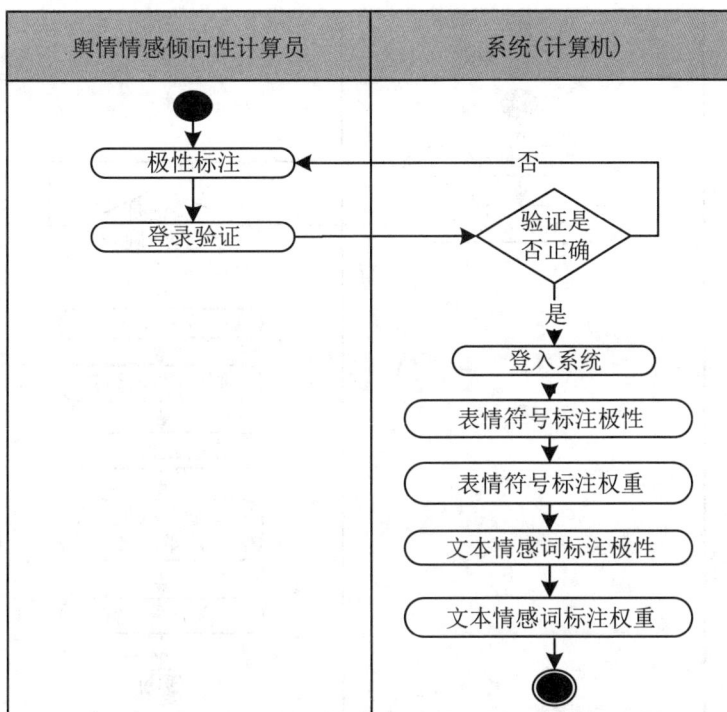

图 4-41　舆情情感倾向性计算员"标注极性"概念用例场景图

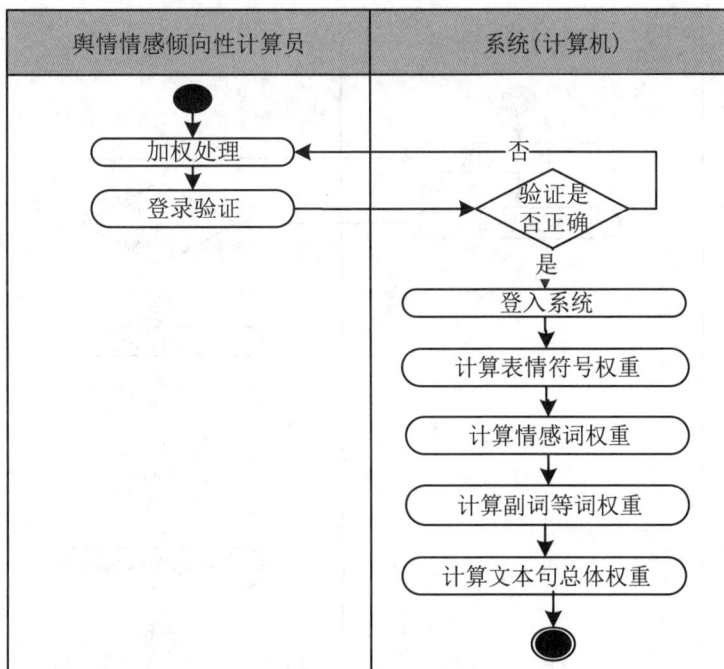

舆情情感倾向性计算员	系统(计算机)

图 4-42　舆情情感倾向性计算员"加权处理"概念用例场景图

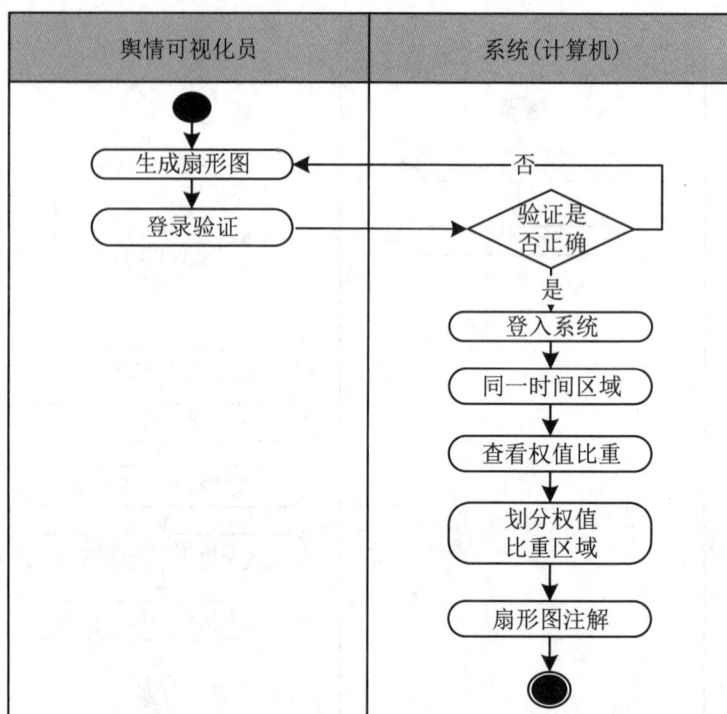

图 4-43　舆情可视化员"生成扇形图"概念用例场景图

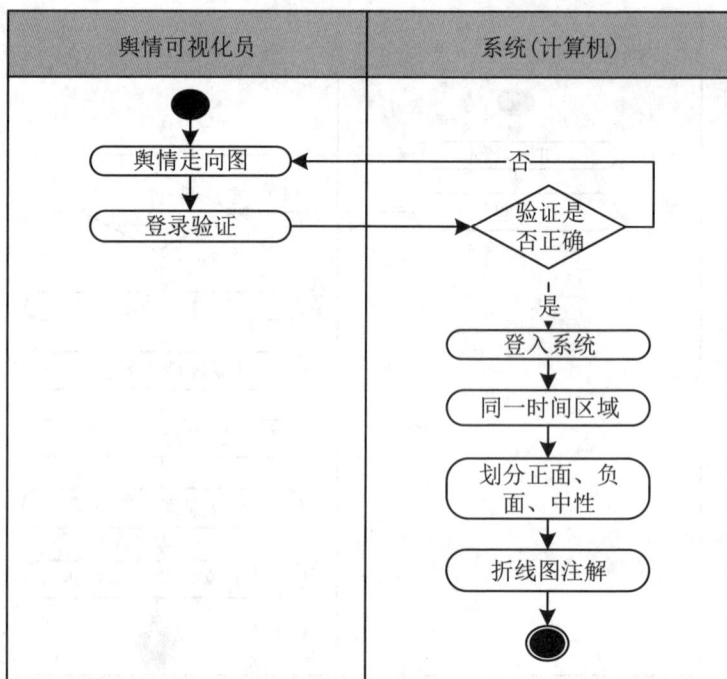

图 4-44　舆情可视化员"走向趋势图"概念用例场景图

4.4.2 建立业务架构

1. 业务实体 ER 模型

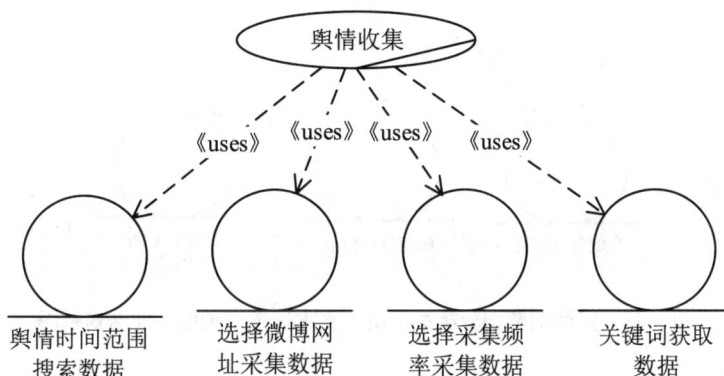

图 4-45　舆情预处理员"舆情收集"业务对象图

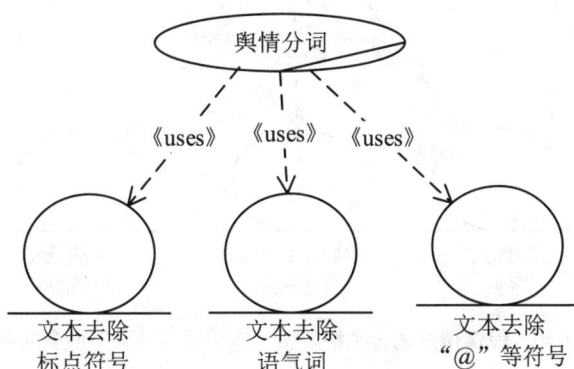

图 4-46　舆情预处理员"舆情分词"业务对象图

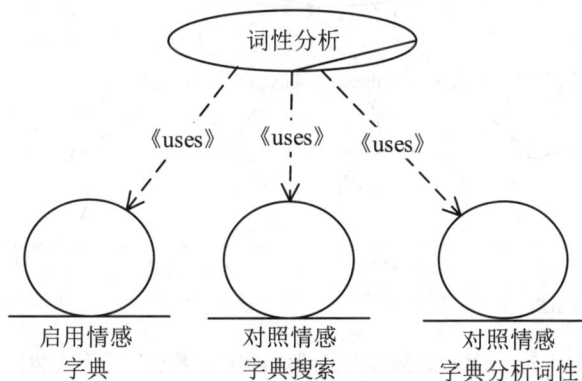

图 4-47　舆情预处理员"词性分析"业务对象图

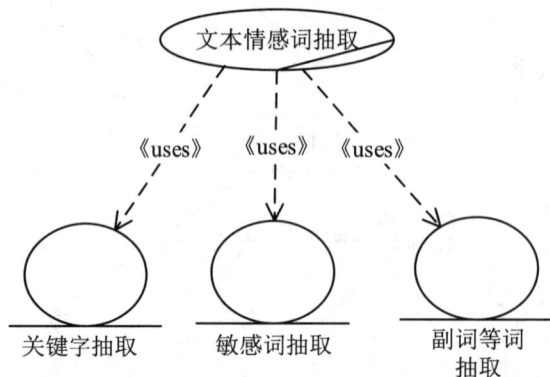

图 4-48　舆情情感词分类抽取员"文本情感词抽取"业务对象图

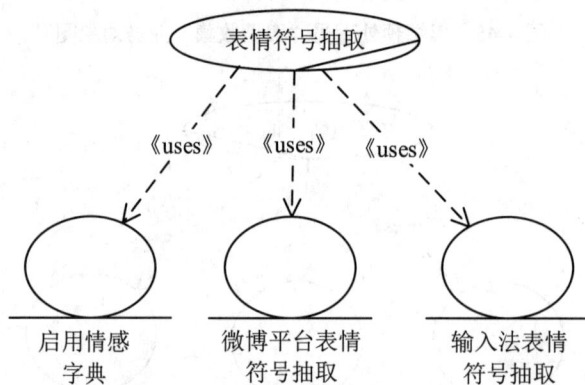

图 4-49　舆情情感词分类抽取员"表情符号抽取"业务对象图

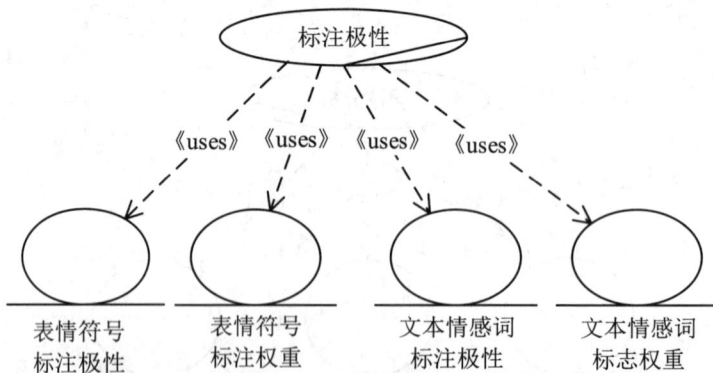

图 4-50　舆情情感倾向性计算员"标注极性"业务对象图

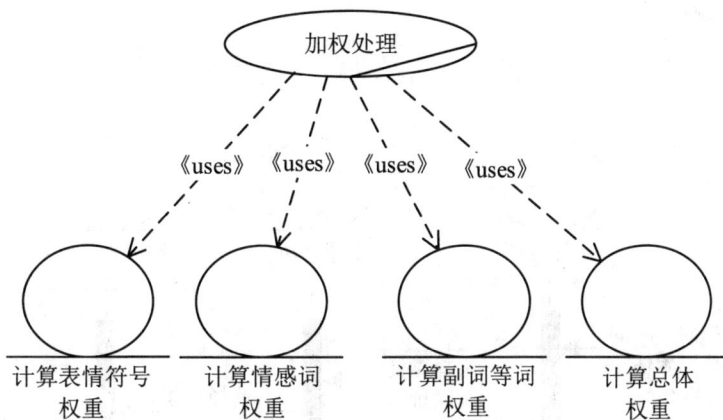

图 4-51　舆情情感倾向性计算员"加权处理"业务对象图

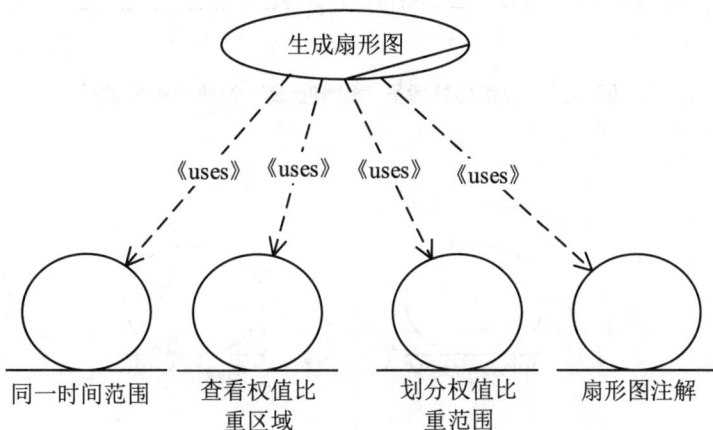

图 4-52　舆情可视化员"生成扇形图"业务对象图

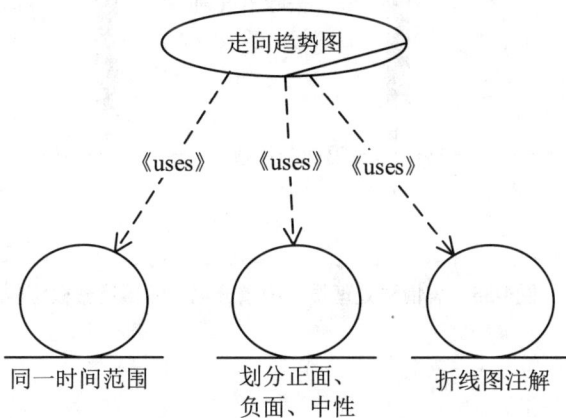

图 4-53　舆情可视化员"走向趋势图"业务对象图

2. 领域模型场景

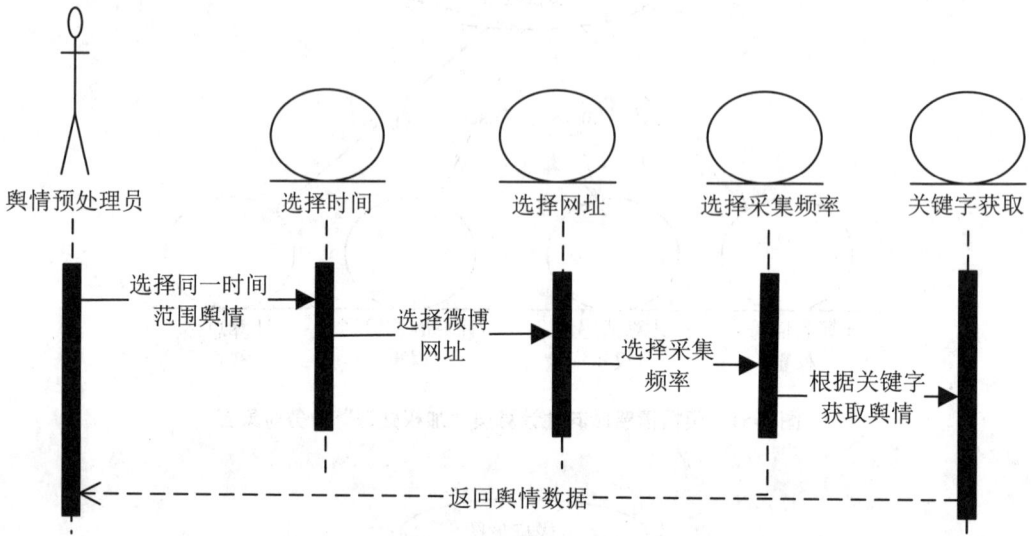

图 4-54 舆情预处理员"舆情收集"领域场景模型

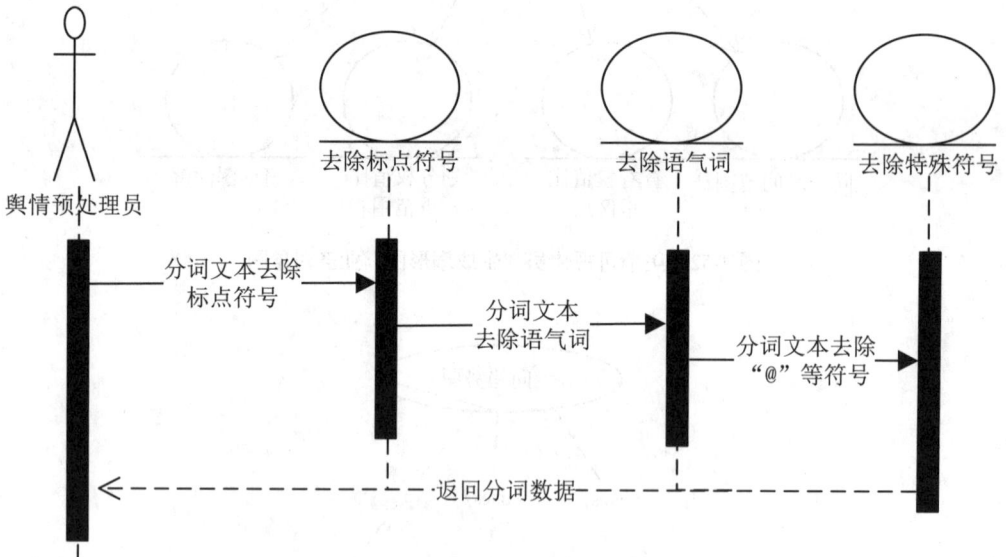

图4-55 舆情预处理员"舆情分词"领域场景模型

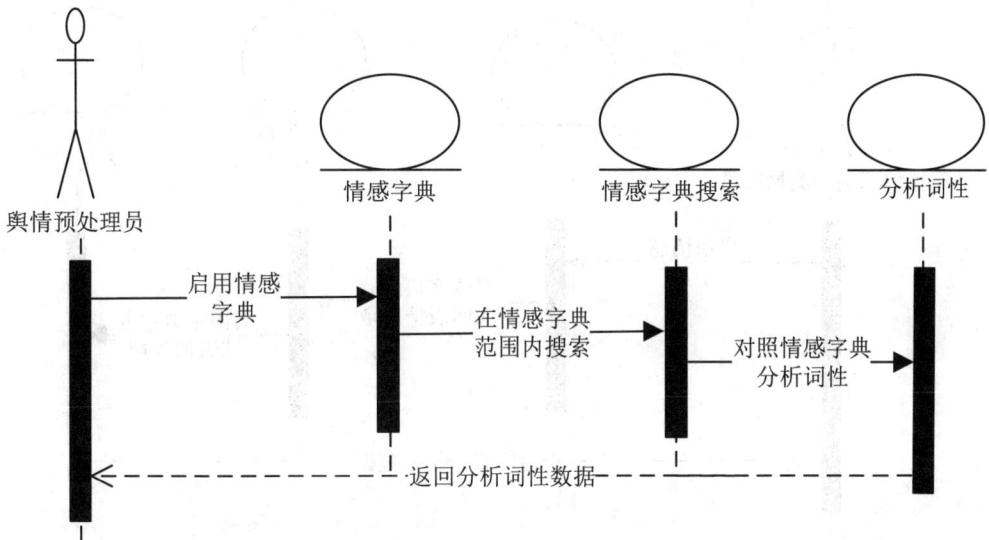

图 4-56　舆情预处理员"词性分析"领域场景模型

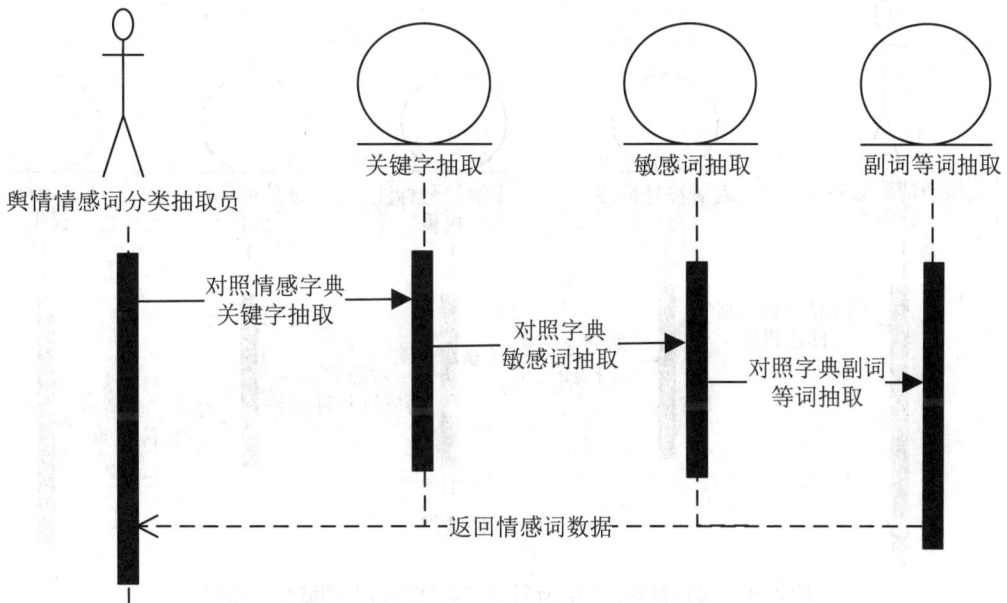

图 4-57　舆情情感词分类抽取员"文本情感词抽取"领域场景模型

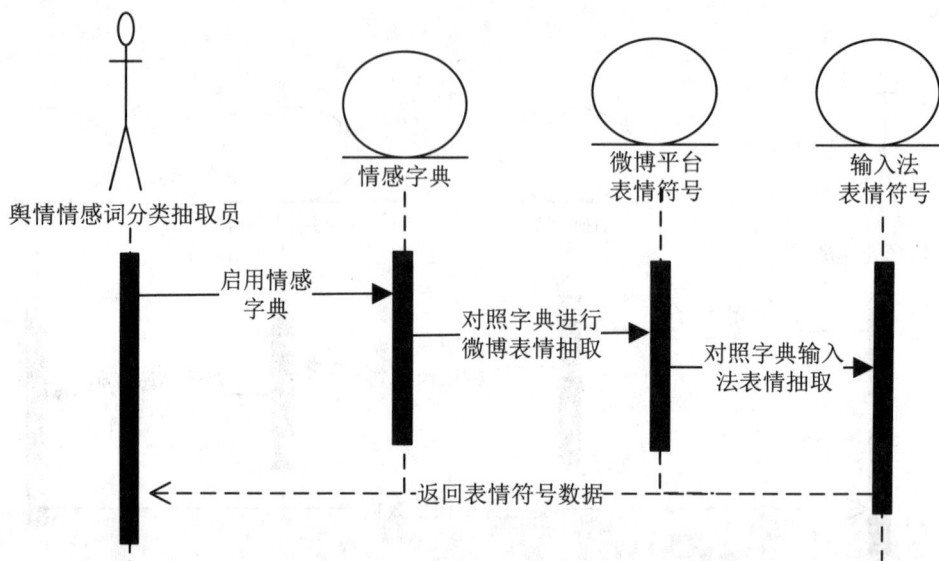

图 4-58　舆情情感词分类抽取员"表情符号抽取"领域场景模型

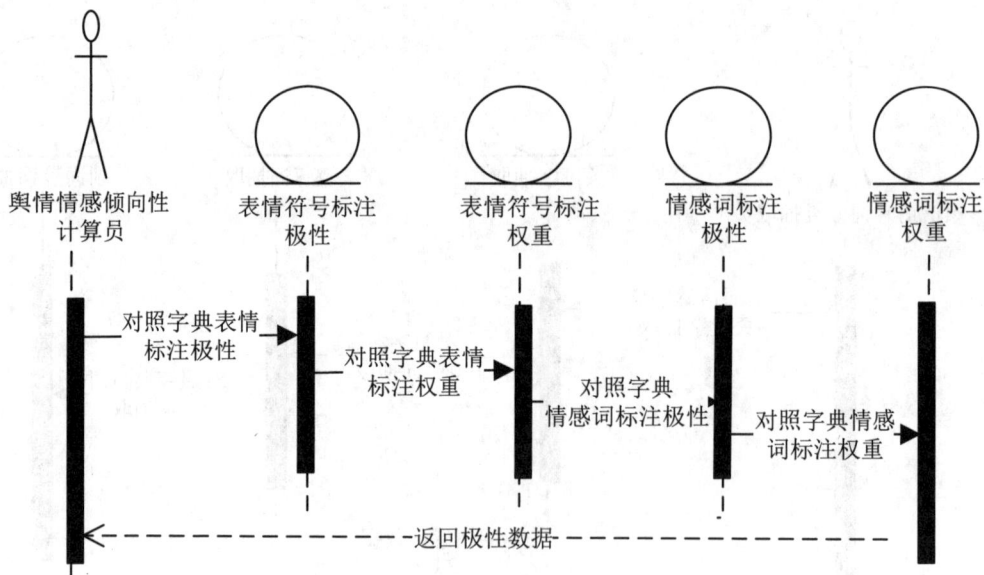

图 4-59　舆情情感倾向性计算员"标注极性"领域场景模型

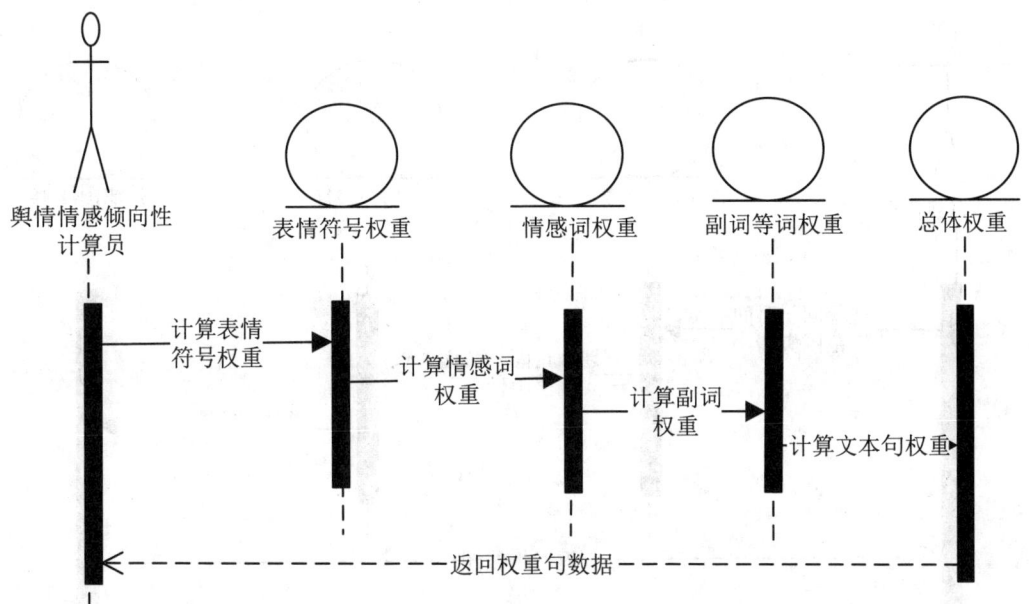

图 4-60 舆情情感倾向性计算员"加权处理"领域场景模型

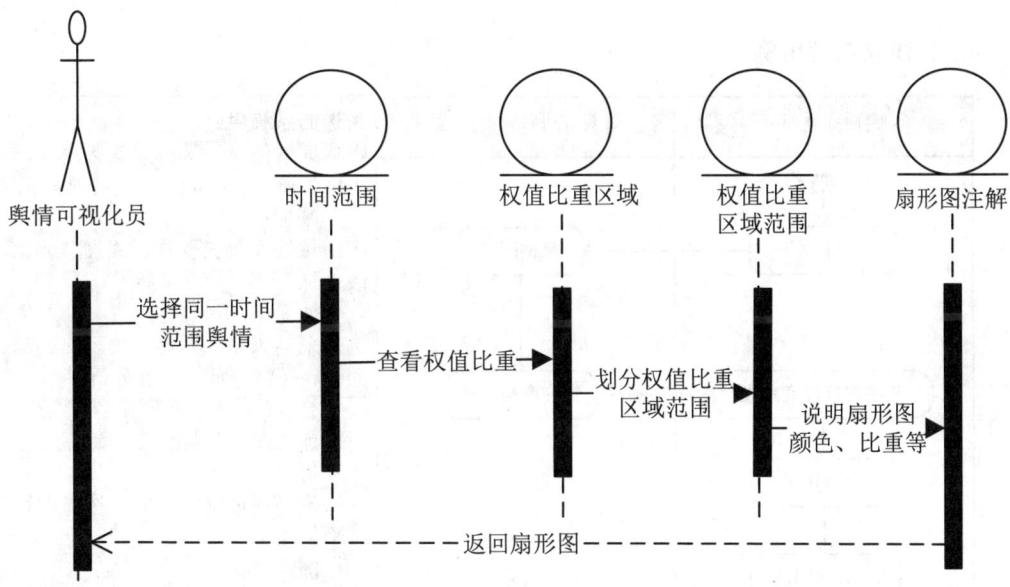

图 4-61 舆情可视化员"生成扇形图"领域场景模型

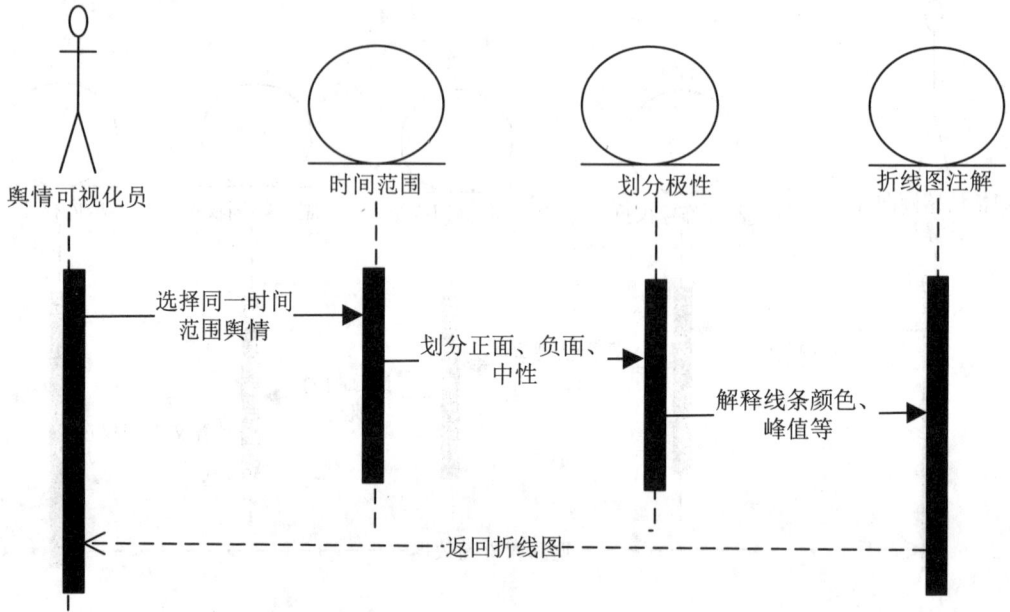

图 4-62 舆情可视化员"走向趋势图"领域场景模型

4.5 系统分析

4.5.1 建立系统用例

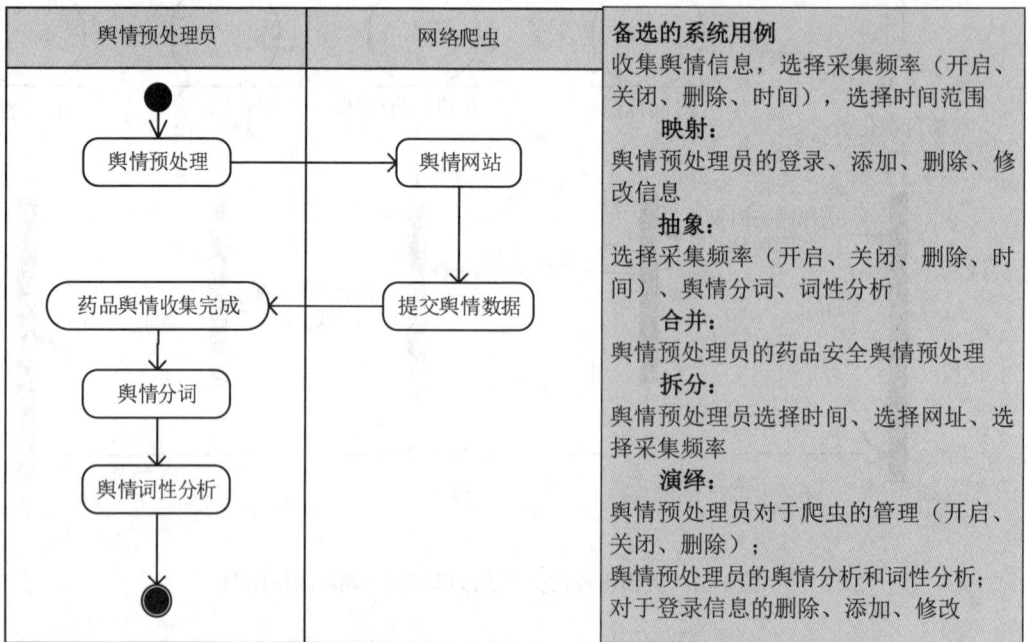

图 4-63 舆情预处理员"药品安全舆情预处理"系统用例的获取过程示意图

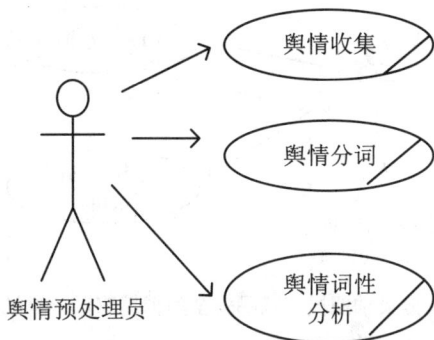

图 4-64 舆情预处理员"药品安全舆情预处理"的系统用例图

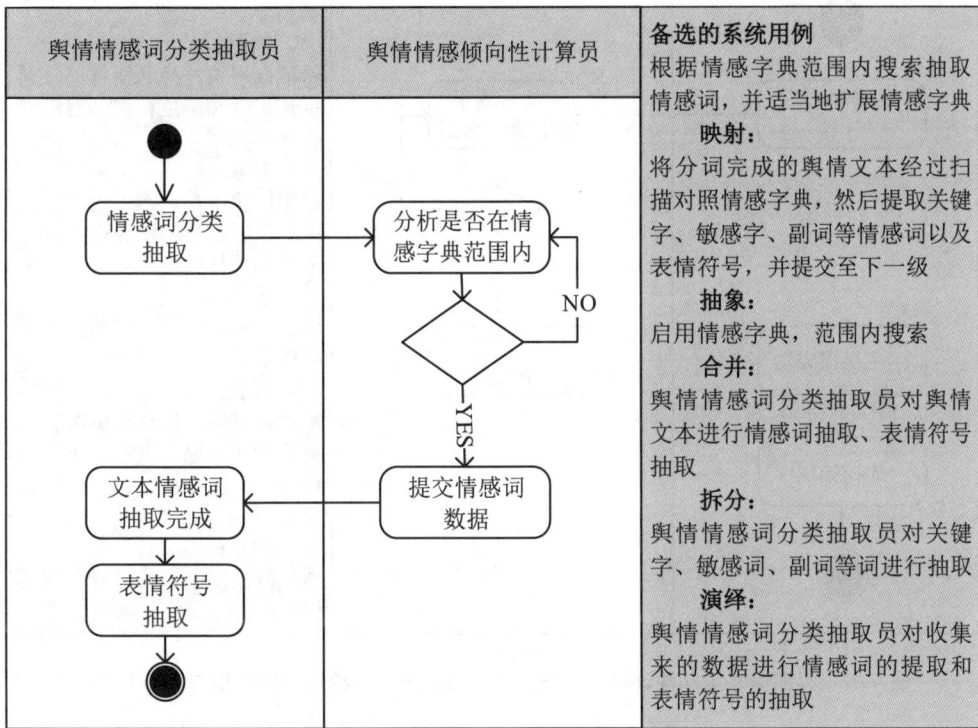

图 4-65 舆情情感词分类抽取员"药品安全舆情情感词分类抽取"的系统用例的获取过程示意图

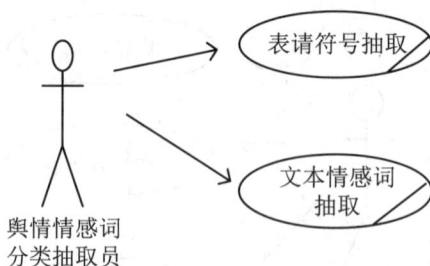

图 4-66　舆情情感词分类抽取员"药品安全舆情感词分类抽取"的系统用例图

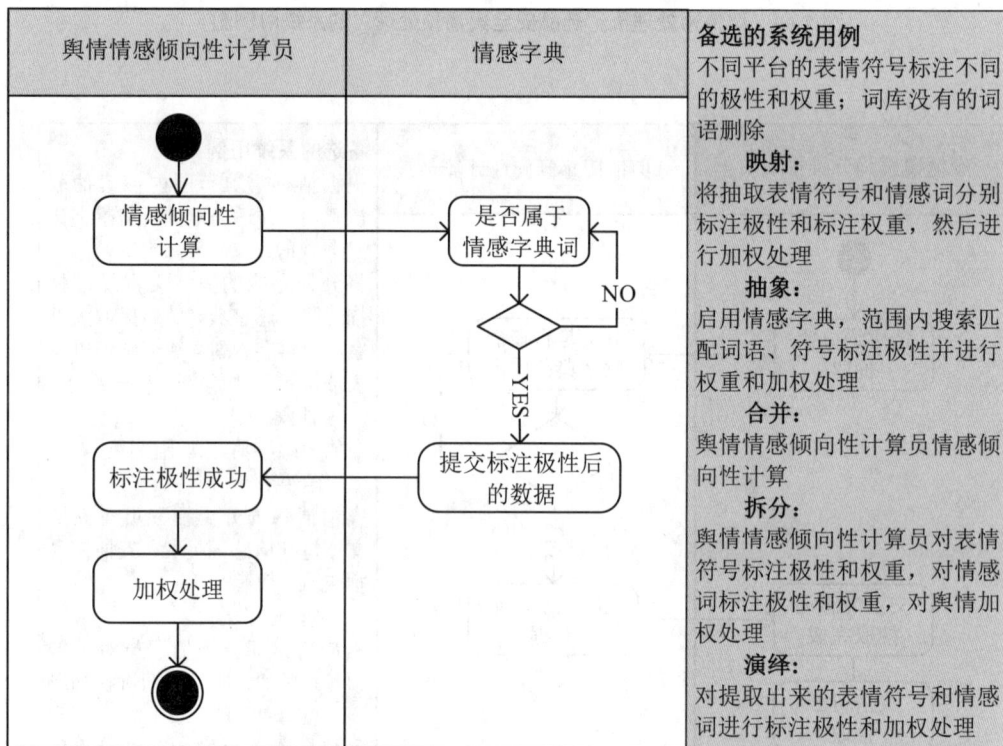

图 4-67　舆情情感倾向性计算员"情感倾向性计算"系统用例的获取过程示意图

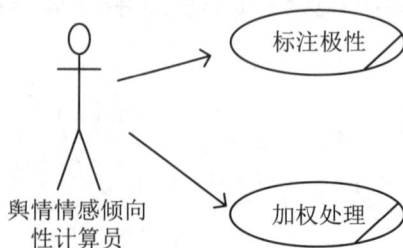

图 4-68　舆情情感倾向性计算员"情感倾向性计算"的系统用例图

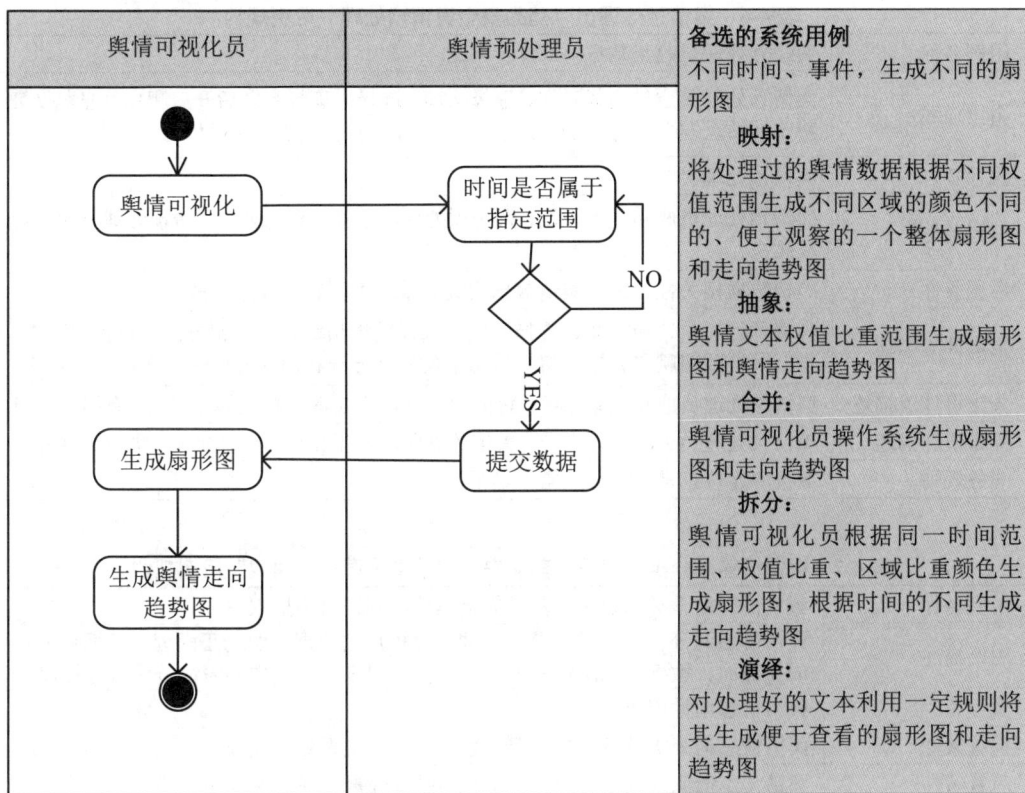

图 4-69　舆情可视化员"药品安全舆情的可视化"的系统用例的获取过程示意图

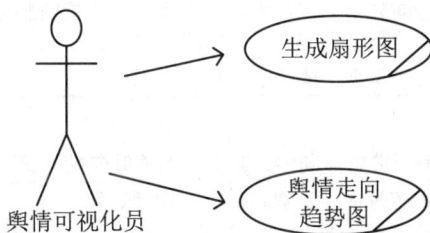

图 4-70　舆情可视化员"药品安全舆情的可视化"的系统用例图

4.5.2　分析业务规则

从用例规约中我们可以读出计算机实现业务所需的全部细节，包括人机交互的场景，计算机执行过程及分支、异常情况处理，业务规则的应用，实体信息（表单所填数据）等。一切编程所需要的细节都可以在用例规约文档中显示，如表4-6～表4-9所示。

表 4-6　舆情预处理员"药品安全舆情预处理"用例规约

用例名称	舆情预处理员收集数据
用例描述	舆情预处理员通过选择时间、选择网址、选择采集频率之后开启爬虫，搜索收集特定网站上发表或评论的信息；然后根据情感字典进行分词和词性分析
执行者	舆情预处理员
前置条件	舆情预处理员成功登入系统，舆情预处理员选择前置条件，舆情预处理员成功启动爬虫
后置条件	舆情数据相关性较大，舆情数据收集完整，舆情数据收集完成
主事件流描述	舆情预处理员选择时间、选择网址、选择采集频率后开启爬虫，爬虫正常工作，直至网站数据爬取完毕；启动情感字典进行分词和词性分词
分支事件流描述	舆情预处理员成功登录系统，舆情预处理员成功得到爬取的完整的、有用的信息
异常事件描述	舆情预处理员无法登入系统；舆情数据爬取得不完整，信息缺失；爬虫启动异常
业务规则	数据库连接正常，爬虫正常无异常

表 4-7　舆情情感词分类抽取员"药品安全舆情情感词分类抽取"用例规约

用例名称	舆情情感词分类抽取员对药品安全舆情情感词分类抽取
用例描述	舆情情感词分类抽取员将经过分词、分析后的数据里面的正面词、负面词分类成关键词、敏感词和副词等词，分别抽取出来；对其中的表情符号进行抽取
执行者	舆情情感词抽取员
前置条件	舆情情感词分类抽取员成功登入系统，舆情数据处理完成
后置条件	舆情文本情感词抽取完成，表情符号抽取完成，系统无异常报错
主事件流描述	舆情情感词分类抽取员将处理完成的舆情数据里面的情感词和表情符号提取出来
分支事件流描述	舆情情感词分类抽取员成功登录系统，舆情情感词分类抽取员得到完成的处理过的舆情数据
异常事件描述	舆情情感词分类抽取员无法登入系统；舆情情感词分类抽取员得到的数据不完整，有部分数据丢失；系统出现异常错误
业务规则	数据库连接正常，情感字典正常响应

表 4-8　舆情情感倾向性计算员"情感倾向性计算"用例规约

用例名称	舆情情感倾向性计算员情感倾向性计算
用例描述	舆情情感倾向性计算员将抽取出来的表情符号和情感词标注极性并且标注权重并进行加权处理
执行者	舆情情感倾向性计算员
前置条件	舆情情感倾向性计算员成功登入系统； 舆情数据里面的表情符号和情感词抽取完成； 文本情感词和表情符号都在情感字典范围内
后置条件	舆情文本情感标注完成；加权处理完成； 系统无异常报错；情感字典无异常错误。
主事件流描述	舆情情感倾向性计算员通过将得到的表情符号和情感词对照情感字典进行极性的标注和权重的标注，对照情感字典加权处理
分支事件流描述	舆情情感倾向性计算员成功登录系统； 舆情情感倾向性计算员对情感词和表情符号完成标注极性和权重； 舆情情感倾向性计算员对极性标注完成的数据进行加权处理

（续表）

异常事件描述	舆情情感倾向性计算员无法登入系统； 舆情情感倾向性计算员得到的数据不完整，有部分数据丢失； 系统出现异常错误； 情感词和表情符号不在情感字典的范围内
业务规则	数据库连接正常； 情感字典响应正常

表 4-9　舆情可视化员"药品安全舆情的可视化"用例规约

用例名称	舆情可视化员药品安全舆情的可视化
用例描述	舆情可视化员将处理完成的数据按照权值比重区域生成扇形图和走向趋势图
执行者	舆情可视化员
前置条件	舆情可视化员成功登入系统； 舆情可视化员得到完整的、处理完成的数据； 系统无异常报错
后置条件	舆情可视化员成功生成扇形图； 舆情可视化员生成舆情走向趋势图； 系统无异常报错
主事件流描述	舆情可视化员通过区别同一时间范围、查看权值比重、调整权值比重区域颜色，生成扇形图，并加以注解；通过处理完成的数据生成走向图
分支事件流描述	舆情可视化员成功登录系统； 舆情可视化员得到的数据符合生成扇形图的规则
异常事件描述	舆情可视化员无法登入系统； 舆情可视化员得到的数据不属于同一时间范围； 舆情可视化员没有添加注解
业务规则	数据库连接正常，系统响应正常

4.5.3 用例实现

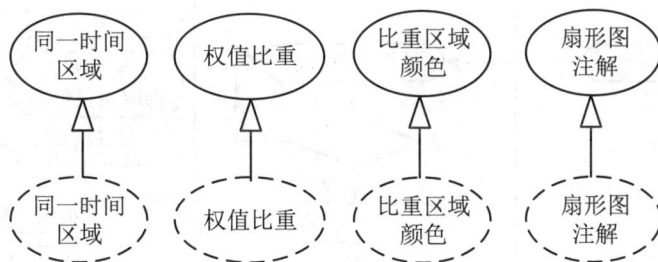

图 4-71　舆情可视化员"生成扇形图"系统用例的实现关系图

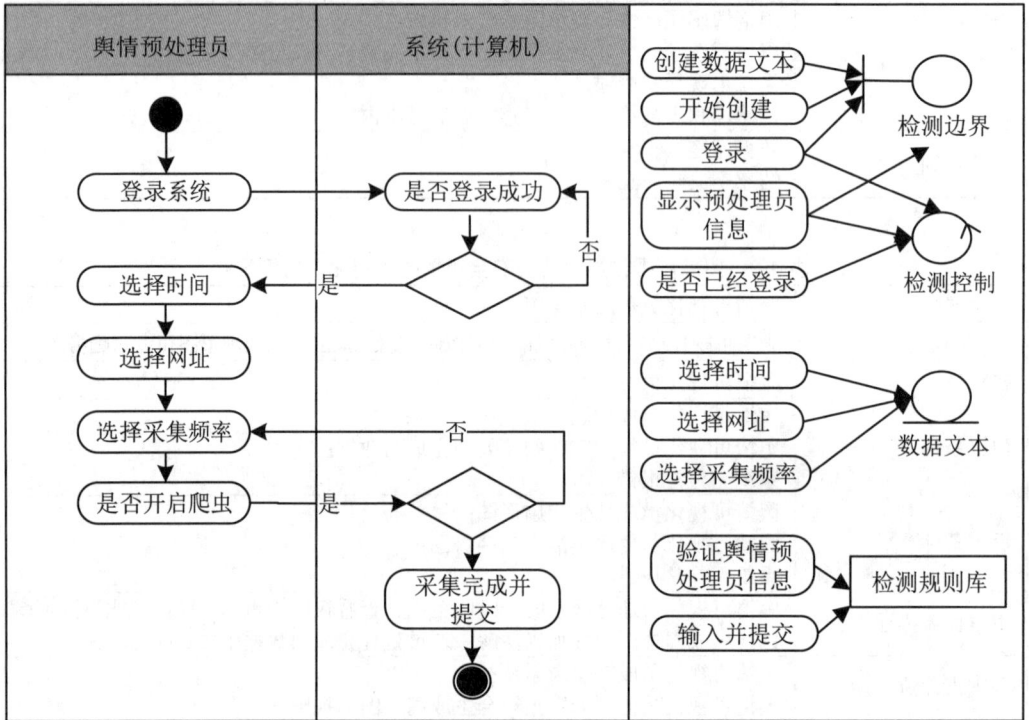

图 4-72　舆情预处理员"舆情收集"分析识别类图

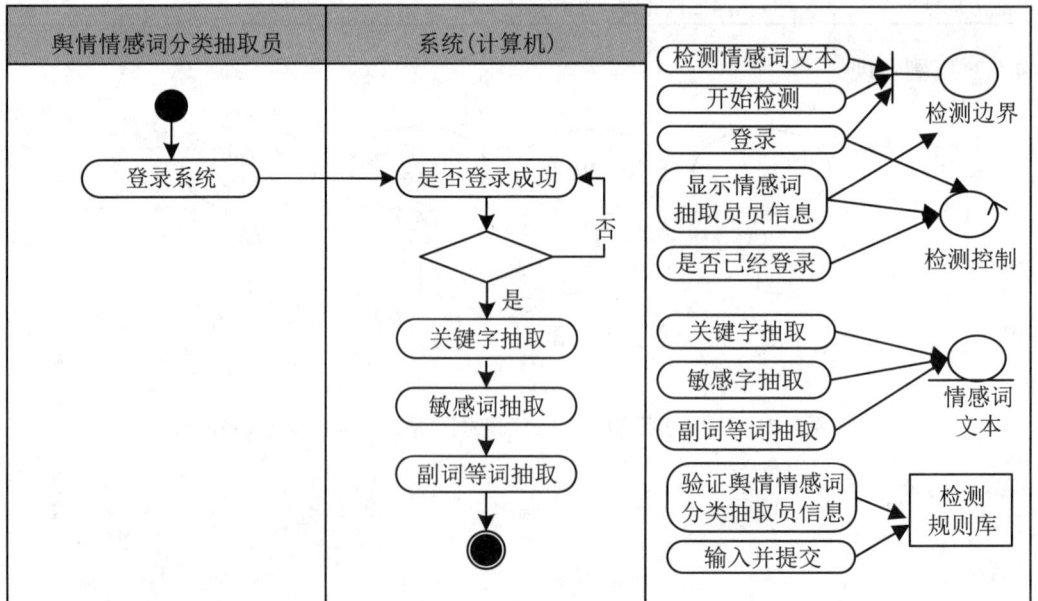

图 4-73　舆情情感词分类抽取员"文本情感词抽取"分析识别类图

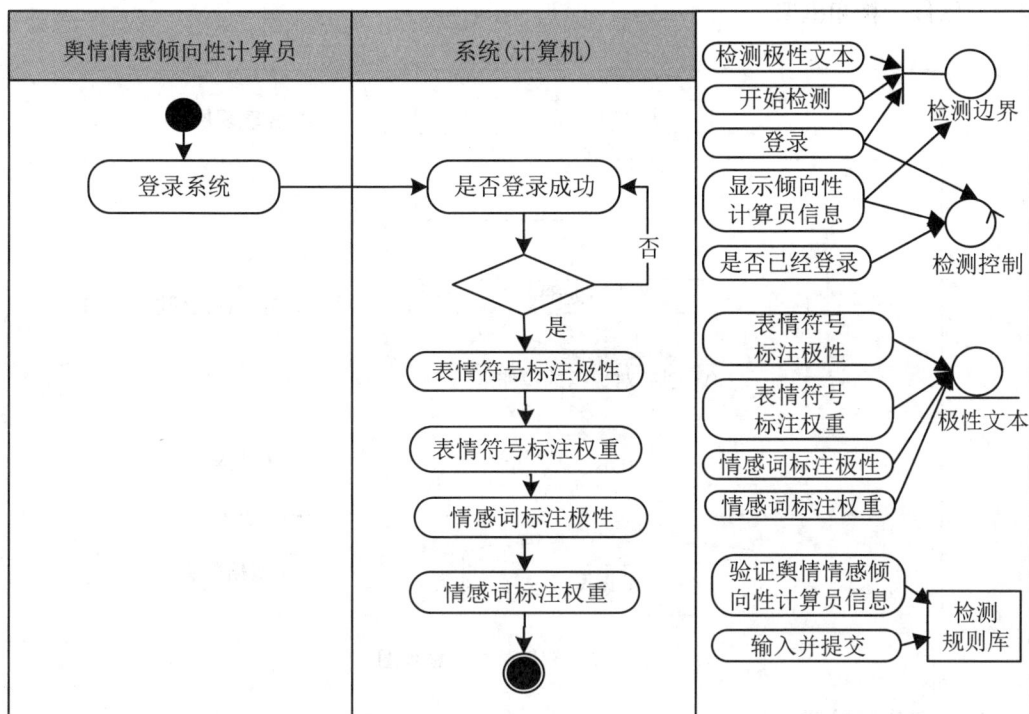

图 4-74　舆情情感倾向性计算员"标注极性"分析识别类图

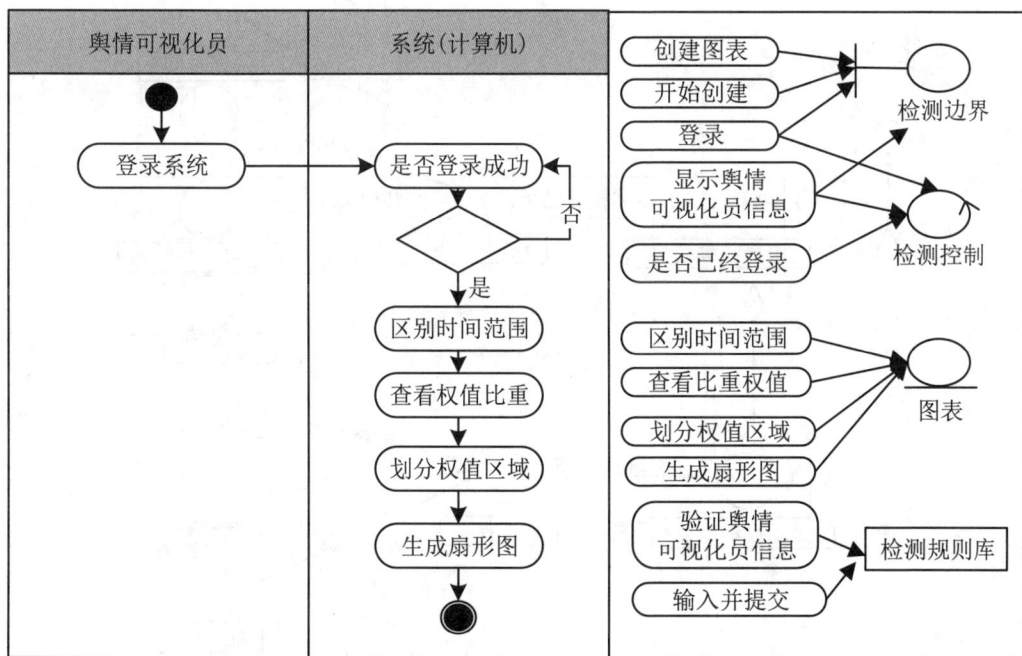

图 4-75　舆情可视化员"生成扇形图"分析识别类图

4.5.4 软件架构和框架

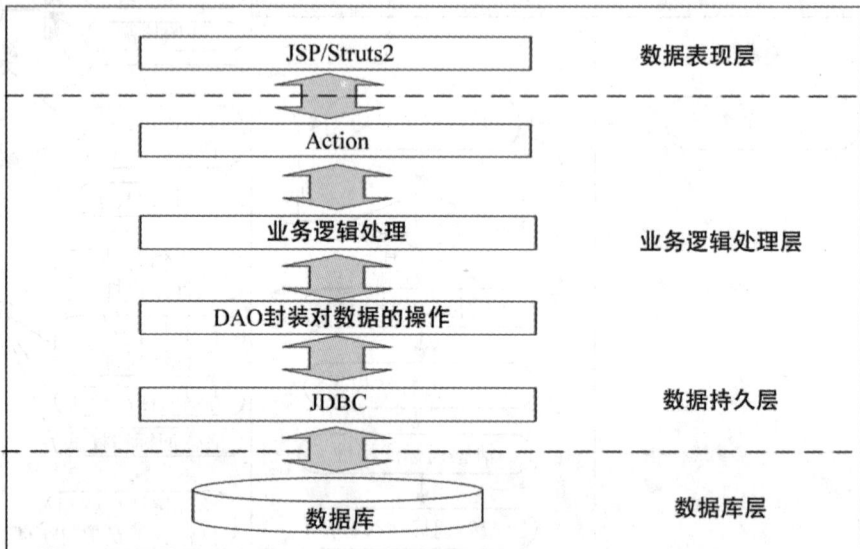

图 4-76　软件架构与框架图

4.5.5 建立分析模型

1.舆情预处理员"舆情收集"的分析模型

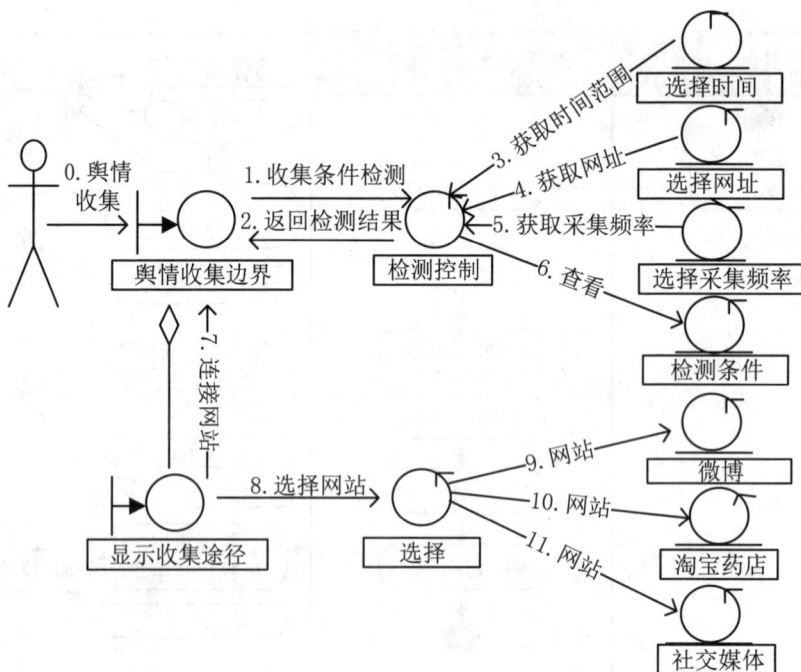

图 4-77　舆情预处理员"舆情收集"的分析类图

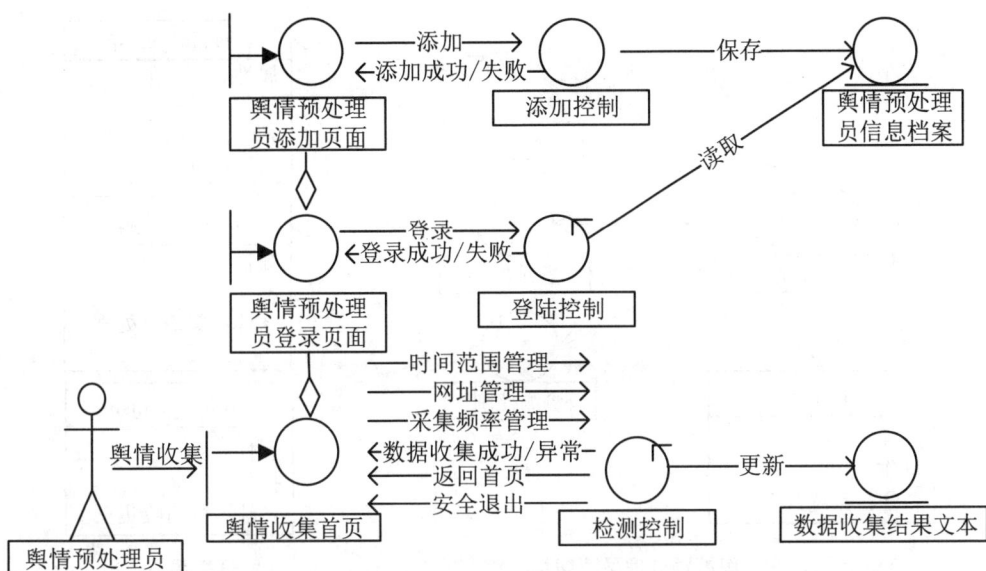

图 4-78　舆情预处理员"舆情收集"的 Web 层

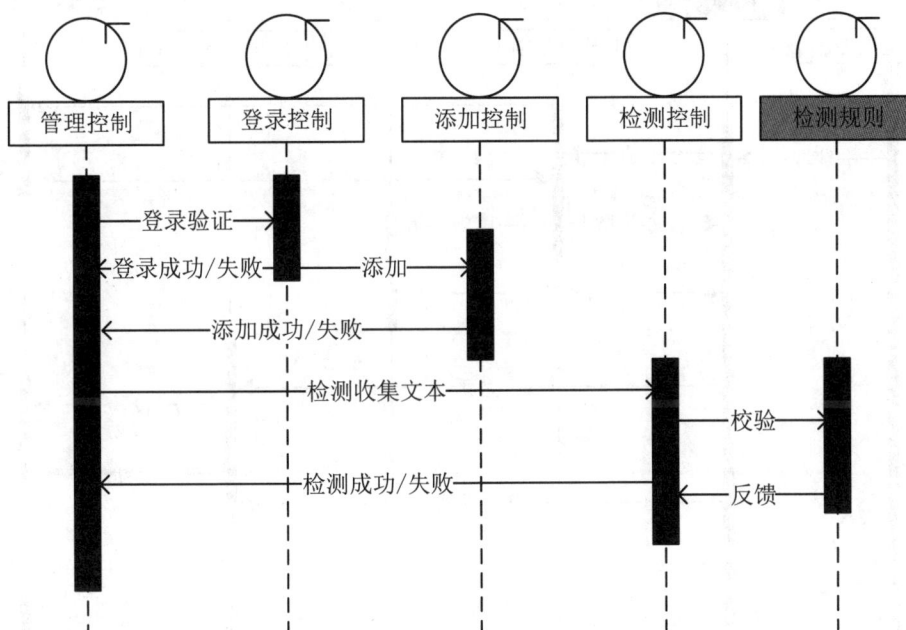

图 4-79　舆情预处理员"舆情收集"的 Business Control 层实现示意图

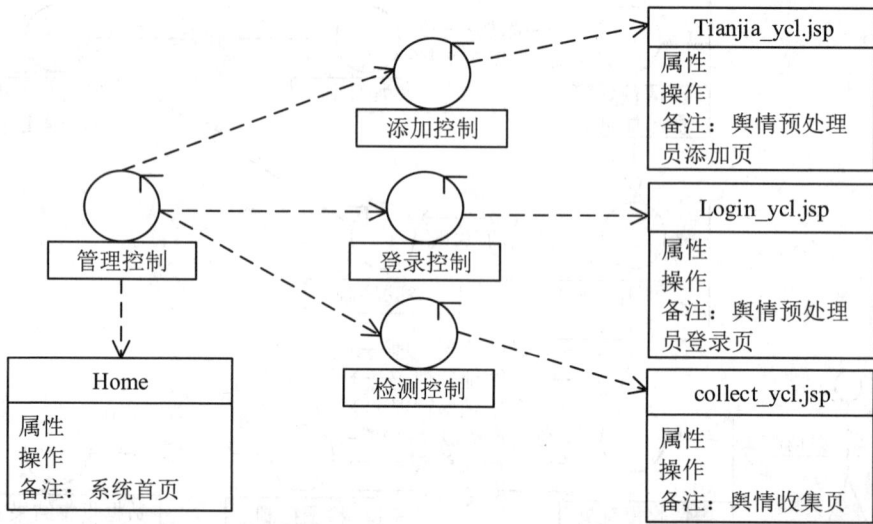

图 4-80　舆情预处理员"舆情收集"的 Business Control 层分析图

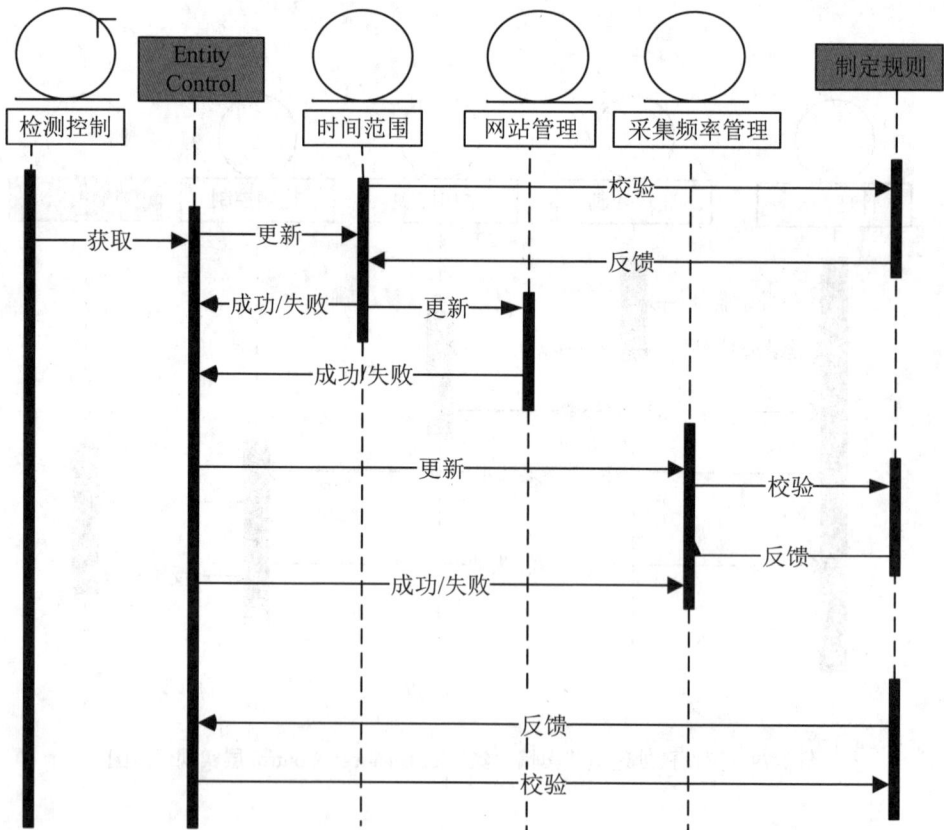

图 4-81　舆情预处理员"舆情收集"的 Entity 层实现

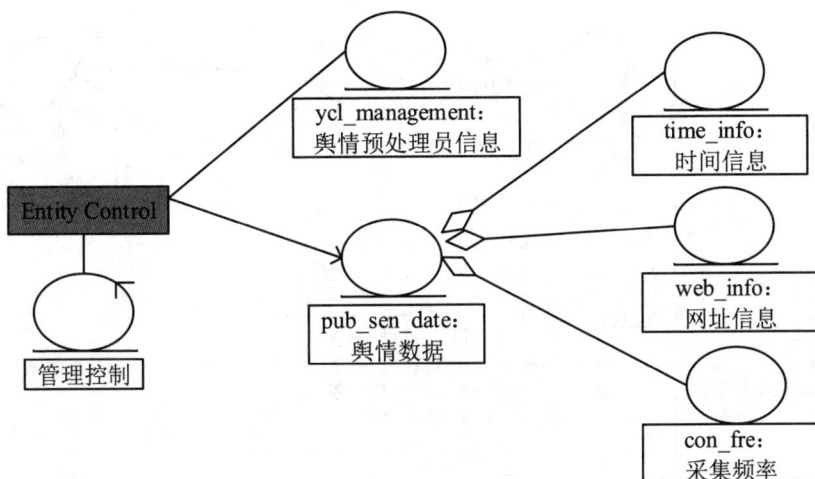

图4-82 舆情预处理员"舆情收集"的Entity层分析类图

2. 舆情情感词分类抽取员"文本情感词抽取"分析模型

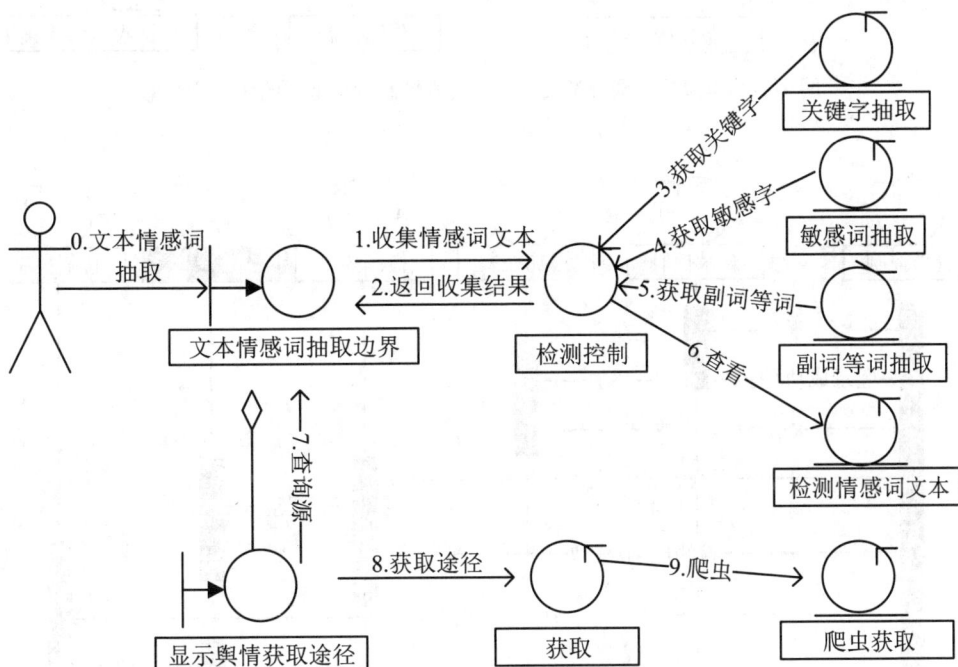

图 4-83 舆情情感词分类抽取员"文本情感词抽取"的分析类图

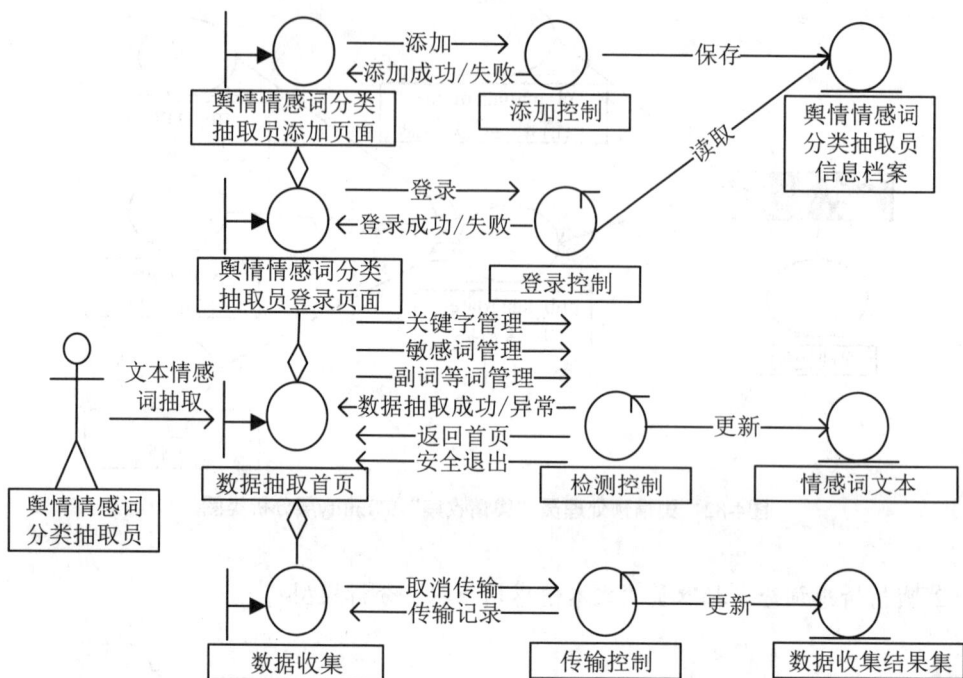

图 4-84　舆情情感词分类抽取员"文本情感词抽取"的Web层实现

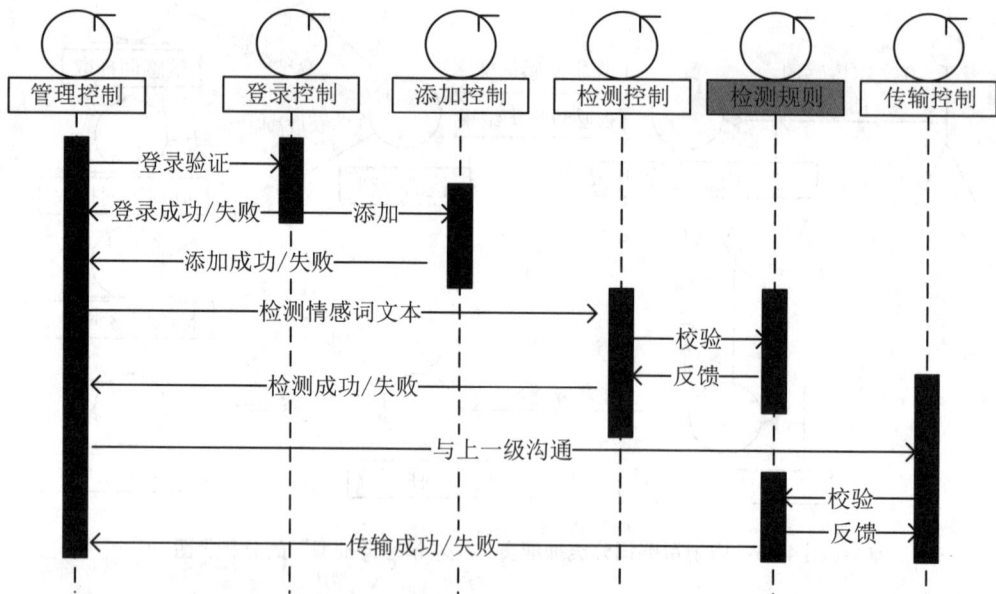

图 4-85　舆情情感词分类抽取员"文本情感词抽取"的 Business Control 层实现示意图

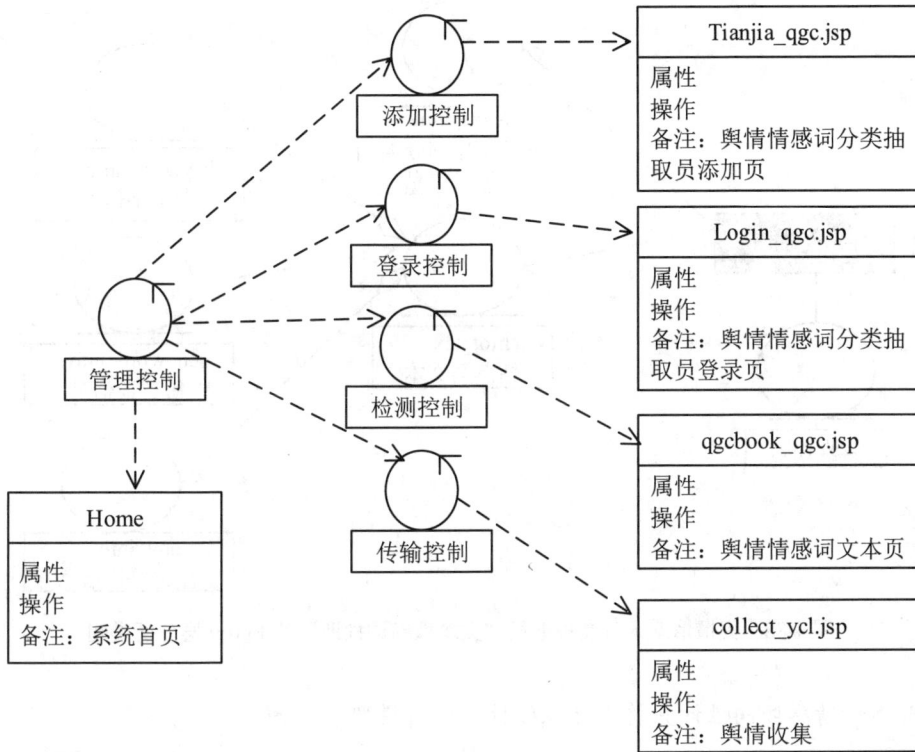

图 4-86　舆情情感词分类抽取员"文本情感词抽取"的 Business Control 层分析图

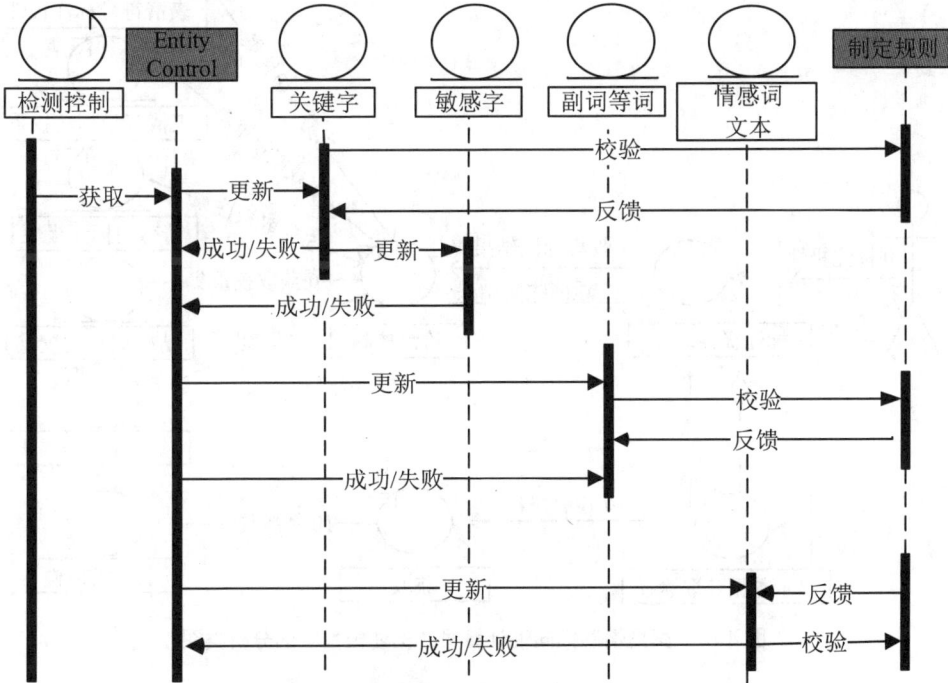

图 4-87　舆情情感词分类抽取员"文本情感词抽取"的 Entity 层实现

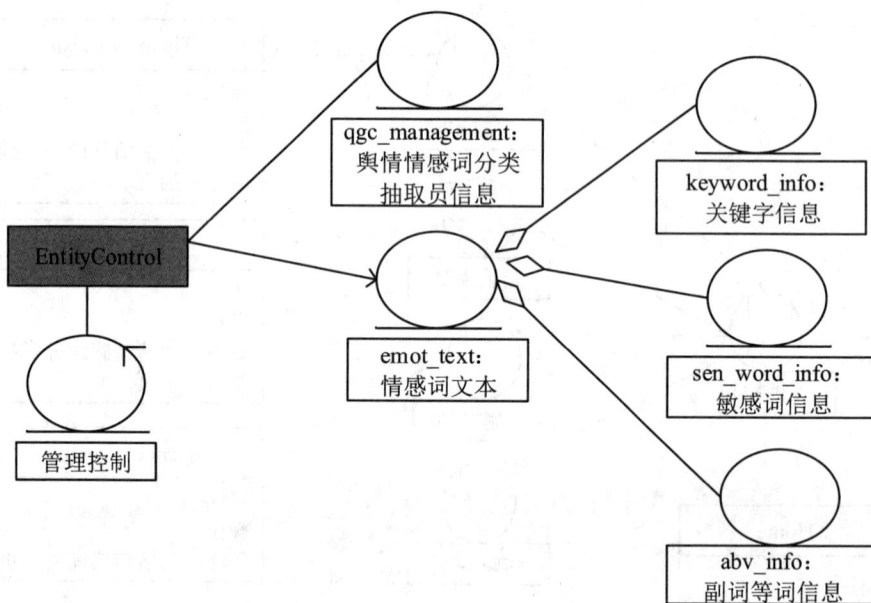

图 4-88　舆情情感词分类抽取员"文本情感词抽取"的 Entity 层分析类图

3. 舆情情感倾向性计算员"标注极性"分析模型

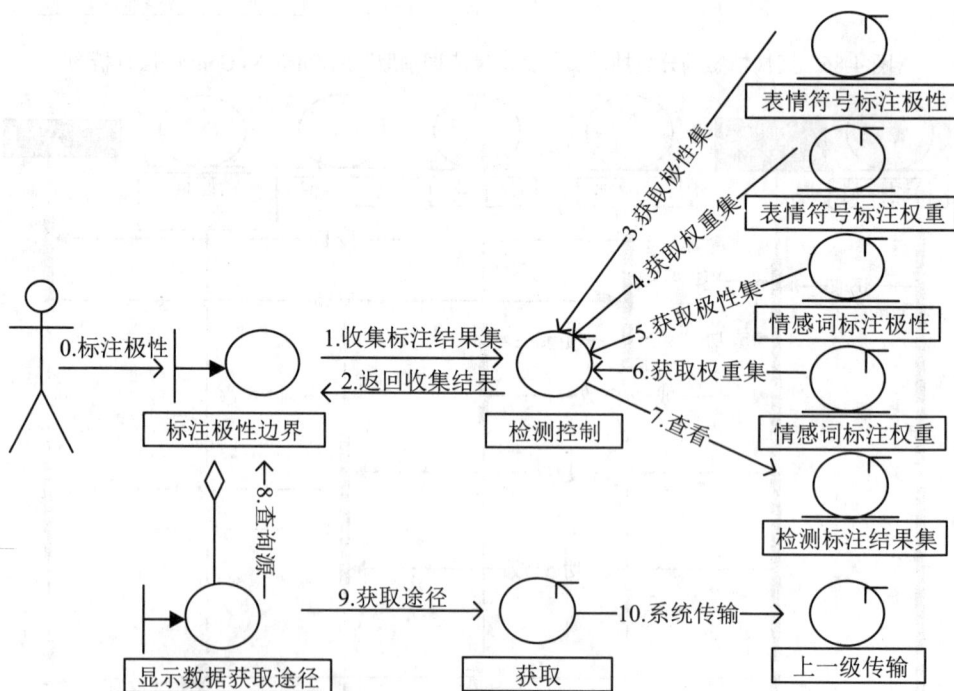

图 4-89　舆情情感倾向性计算员"标注极性"的分析类图

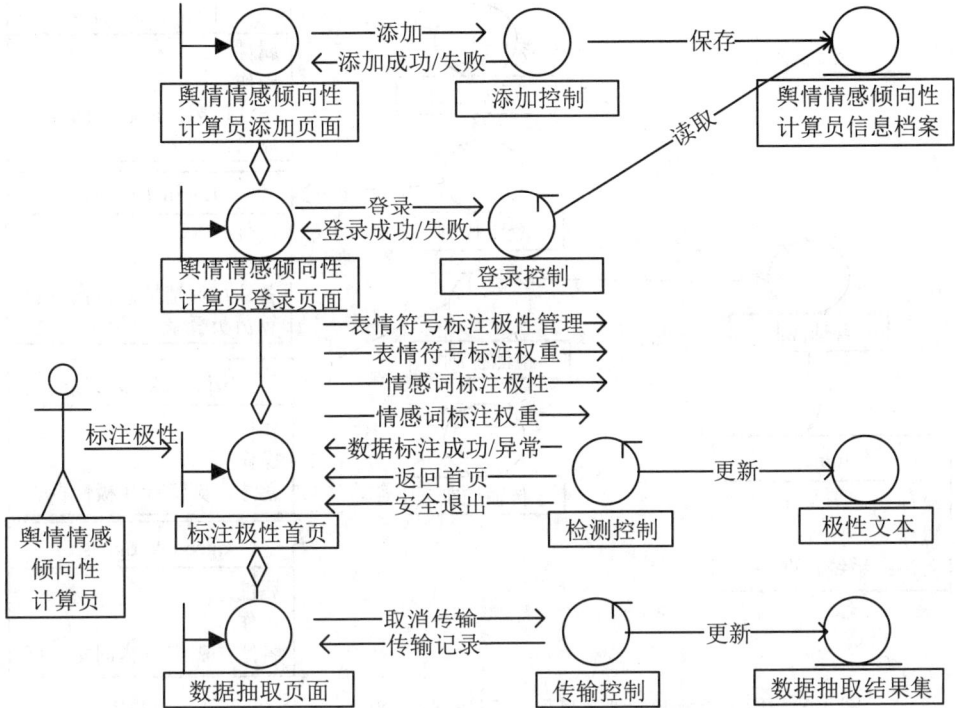

图 4-90　舆情情感倾向性计算员"标注极性"的 Web 层实现

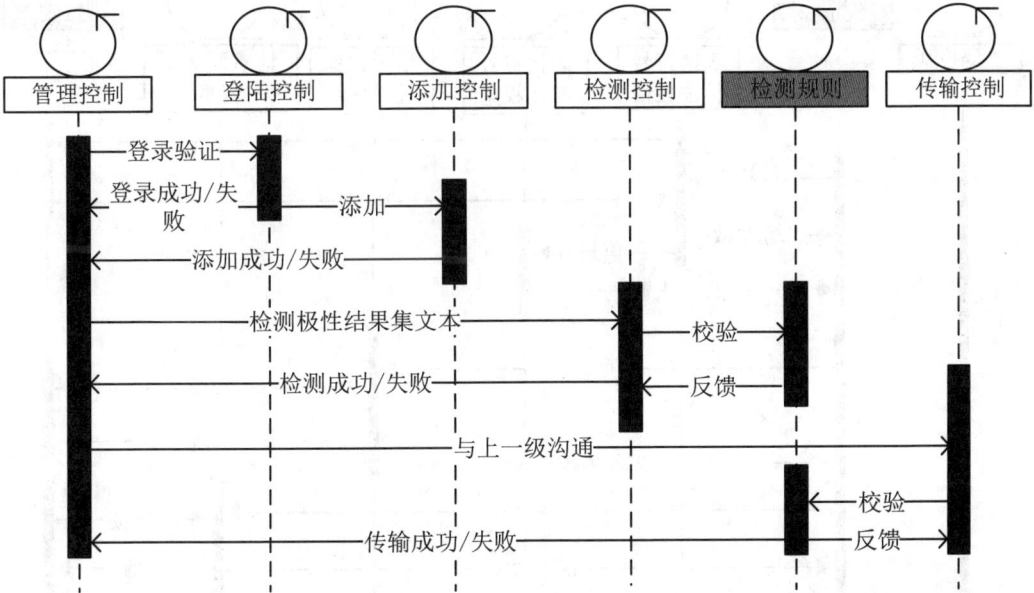

图 4-91　舆情情感倾向性计算员"标注极性"的Business Control层实现示意图

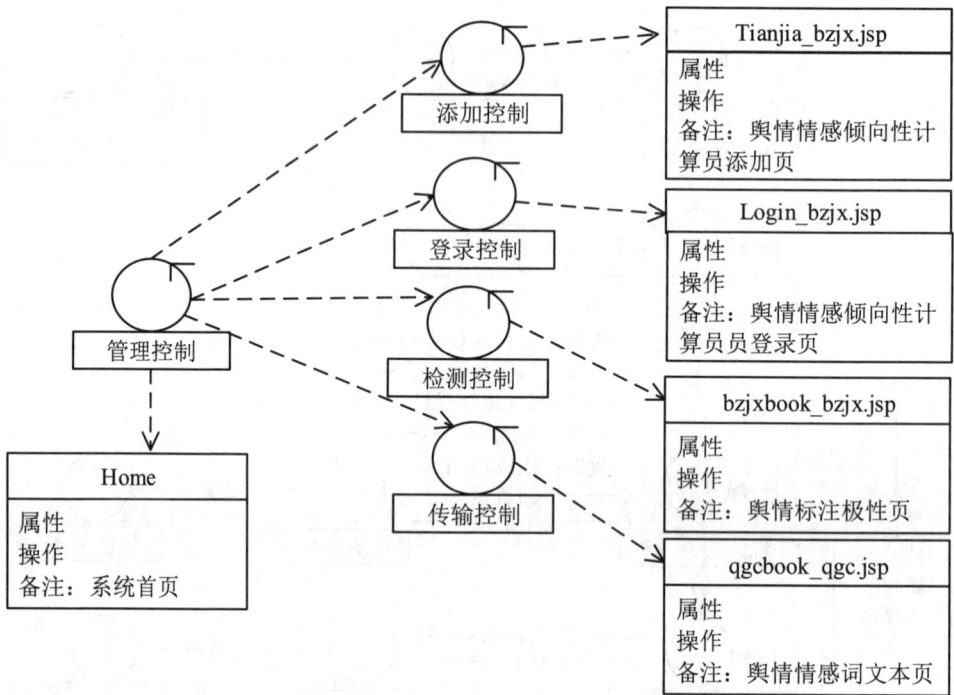

图 4-92　舆情情感倾向性计算员"标注极性"的 Business Control 层分析图

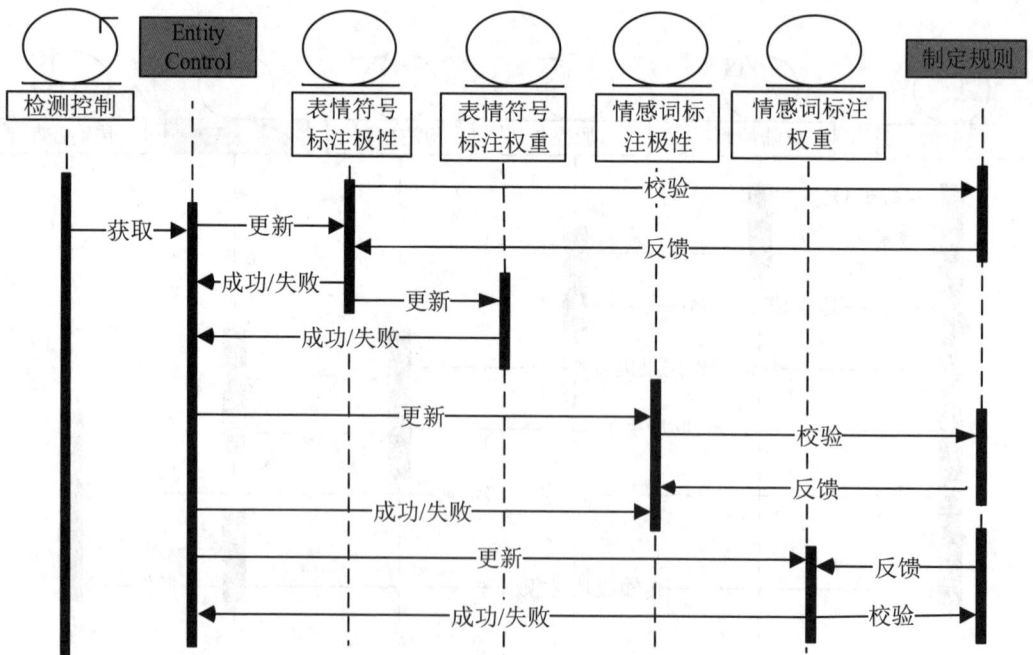

图4-93　舆情情感倾向性计算员"标注极性"的Entity层实现

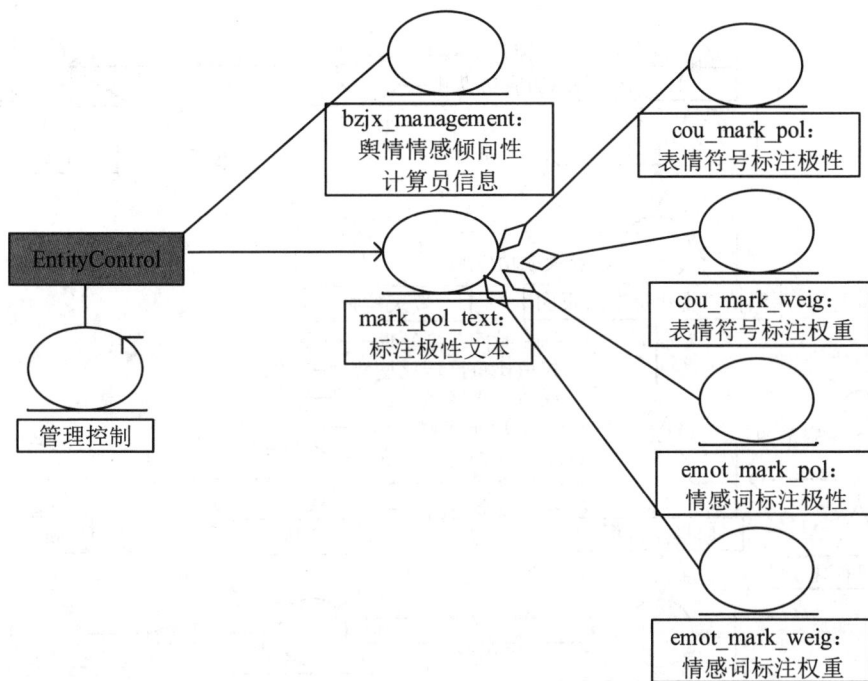

图 4-94　舆情情感倾向性计算员"标注极性"的 Entity 层分析类图

4. 舆情可视化员"生成扇形图"分析模型

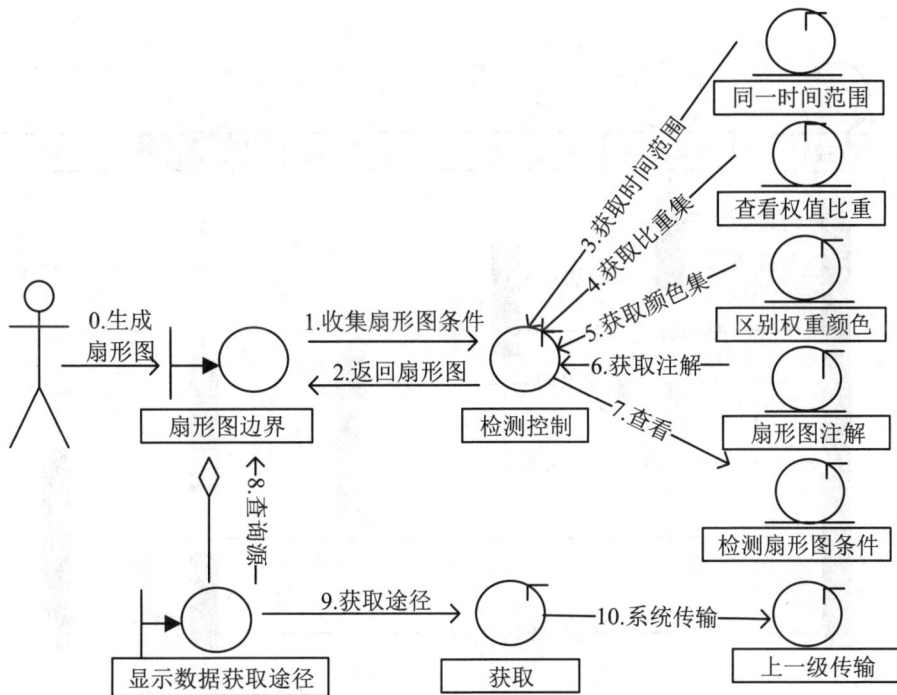

图 4-95　舆情可视化员"生成扇形图"的分析类图

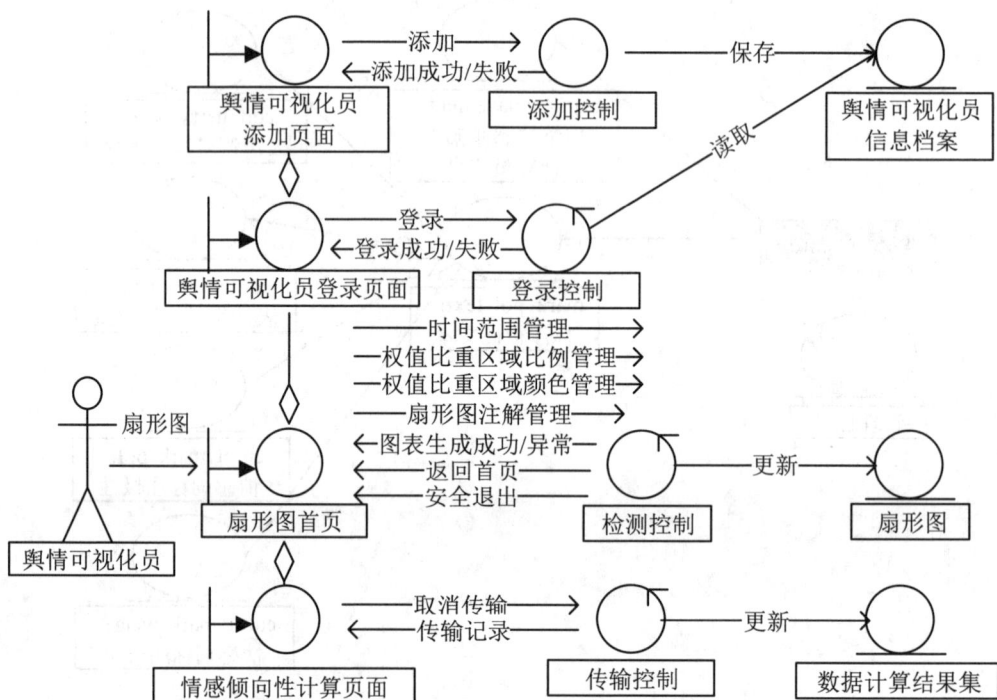

图 4-96 舆情可视化员"生成扇形图"的Web层实现

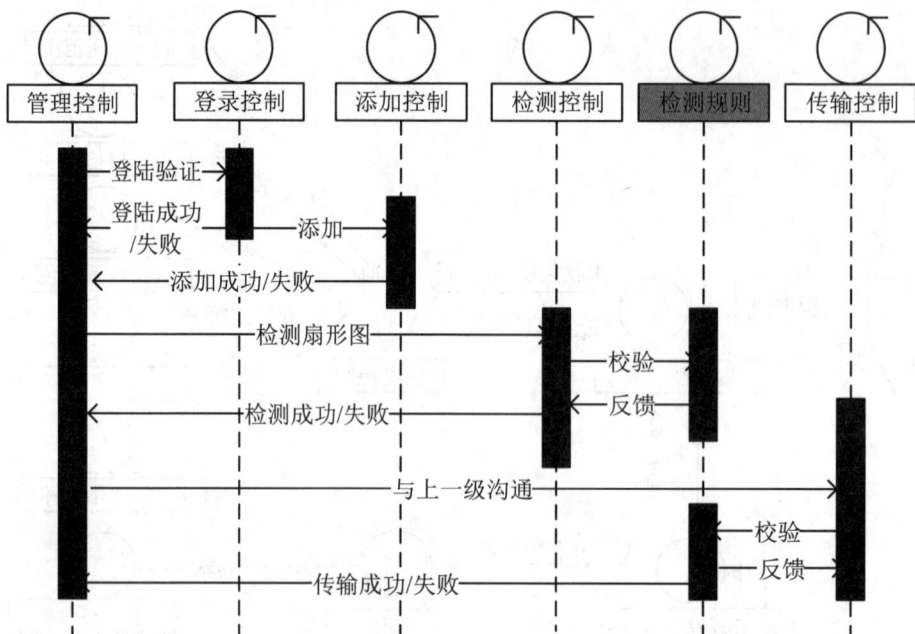

图 4-97 舆情可视化员"生成扇形图"的 Business Control 层实现示意图

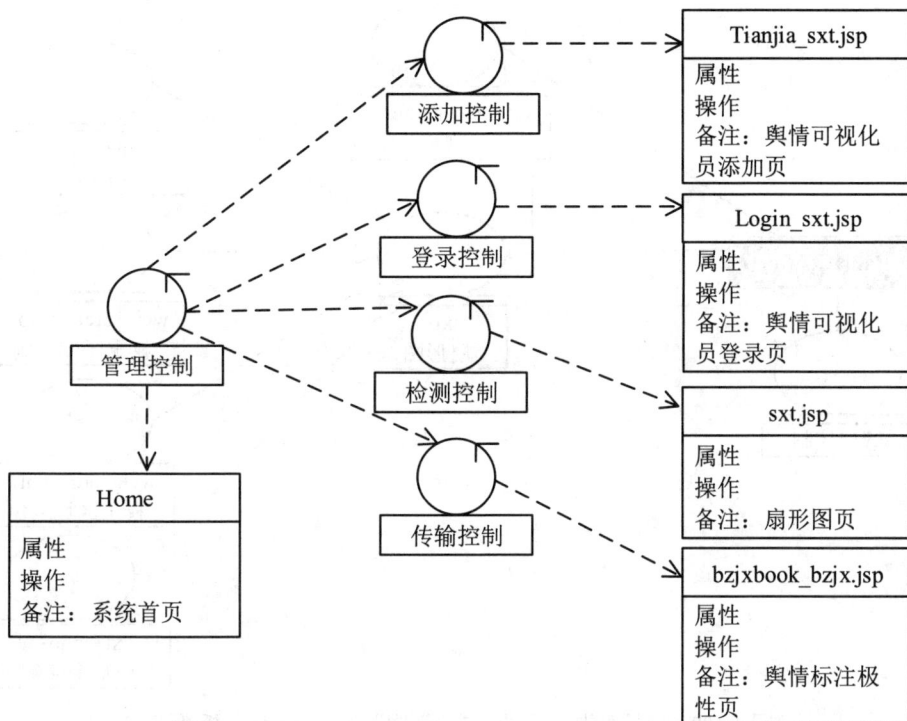

图 4-98　舆情可视化员"生成扇形图"的 Business Control 层分析图

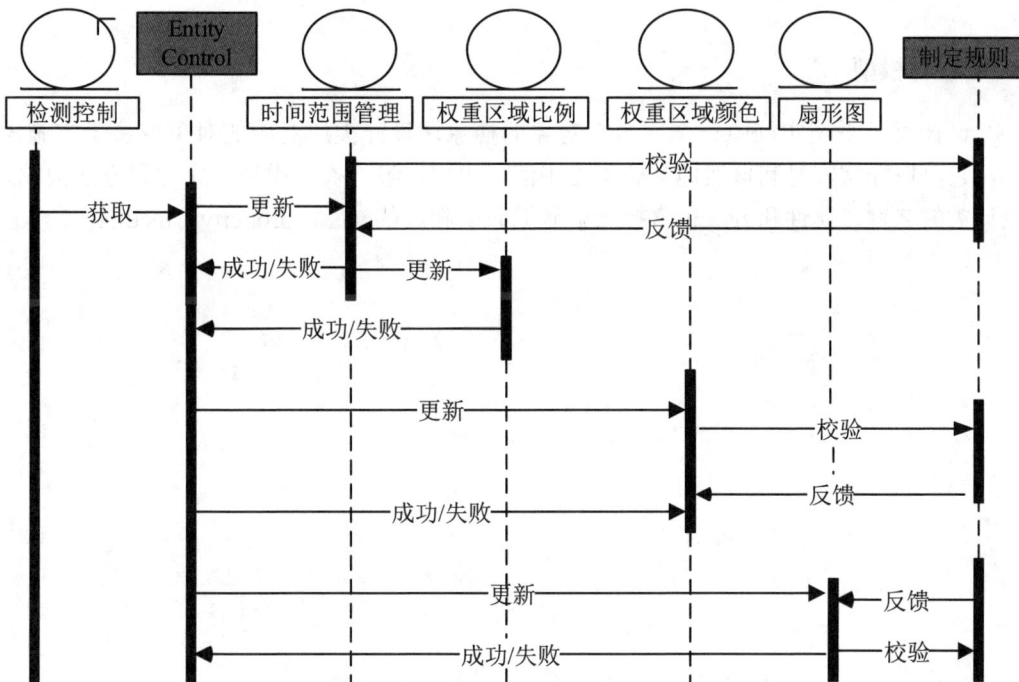

图 4-99　舆情可视化员"生成扇形图"的Entity层实现

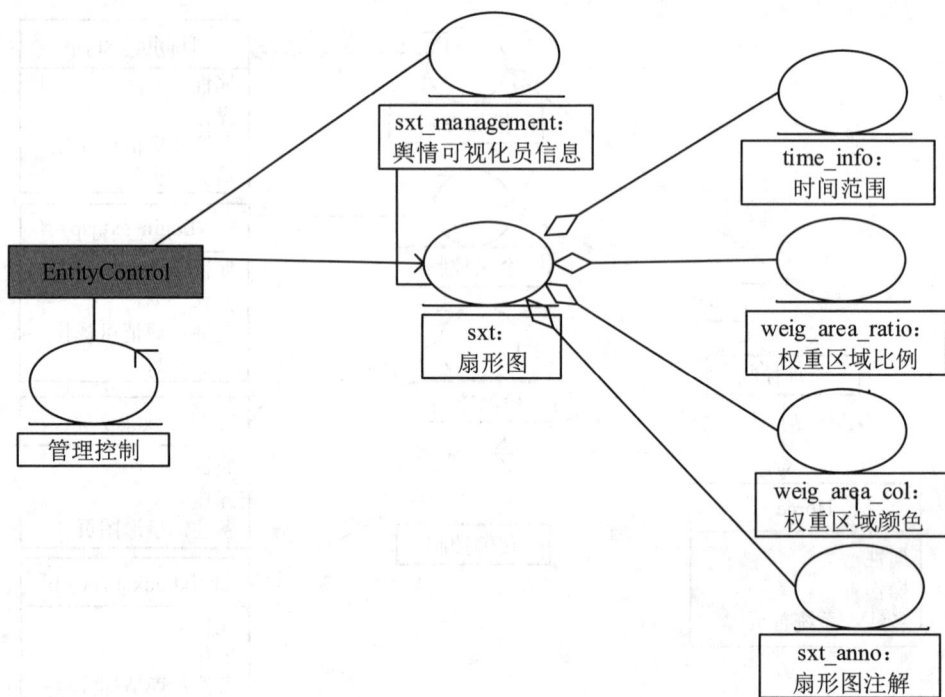

图 4-100 舆情可视化员"生成扇形图"的 Entity 层分析类图

4.6 系统设计

4.6.1 设计模型

设计类是系统实施中一个或多个对象的抽象，设计类所对应的对象取决于实施语言，它可以非常容易和自然地从分析类中演化出来。设计类由类型、属性和方法构成。设计类的名称、属性和方法也直接映射到编码中相应的class、property、method。

1. 实体分析类映射到设计类

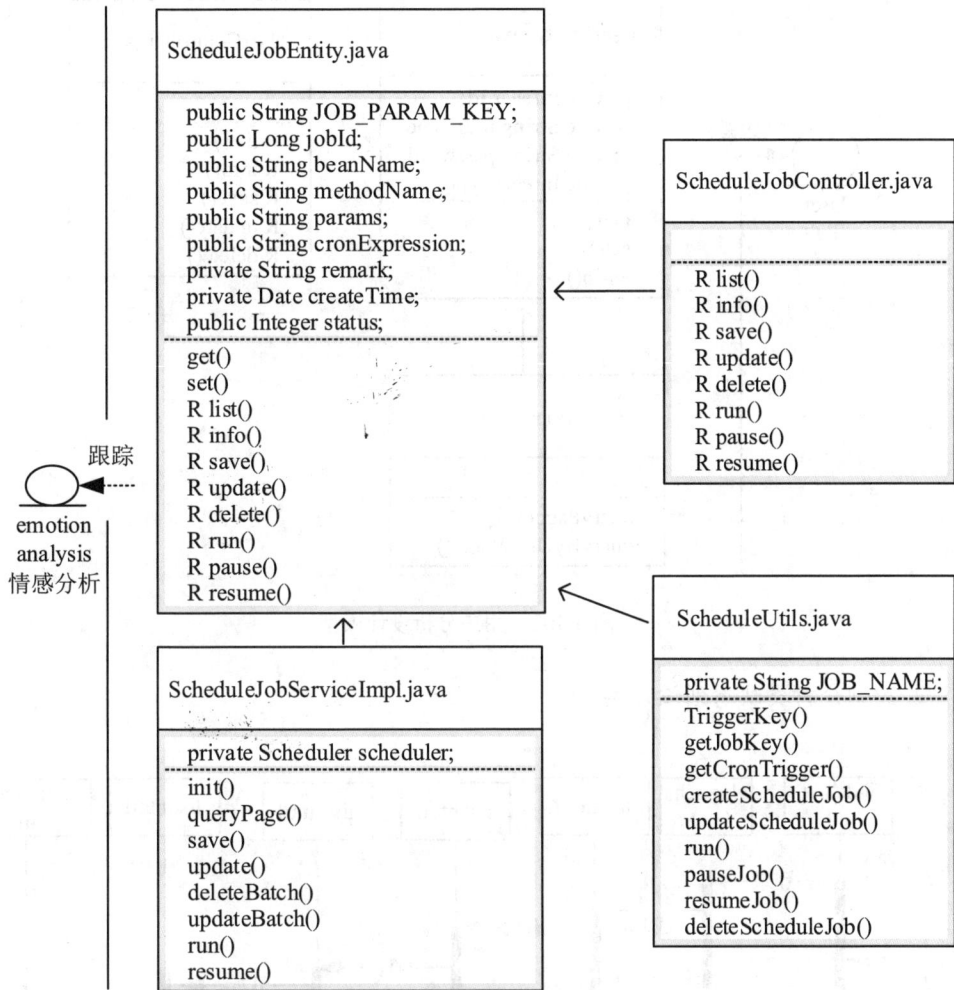

图 4-101　情感分析设计模型图

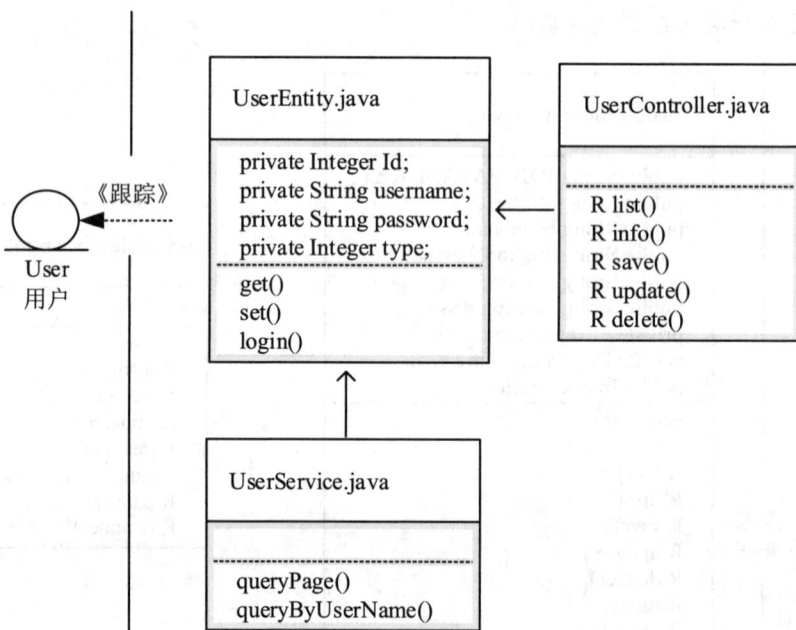

图 4-102　用户分析设计模型

2. 控制分析类映射到设计类

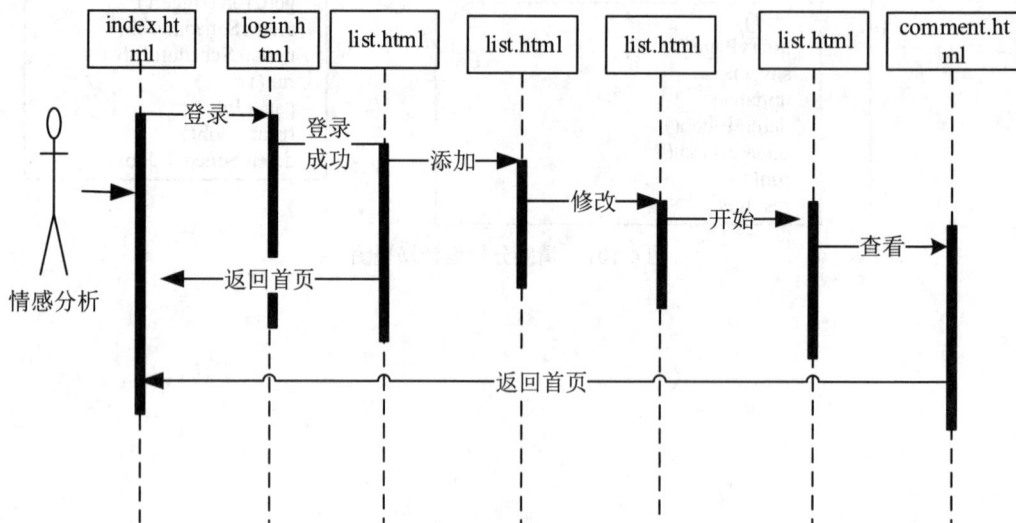

图 4-103　情感分析分析界面

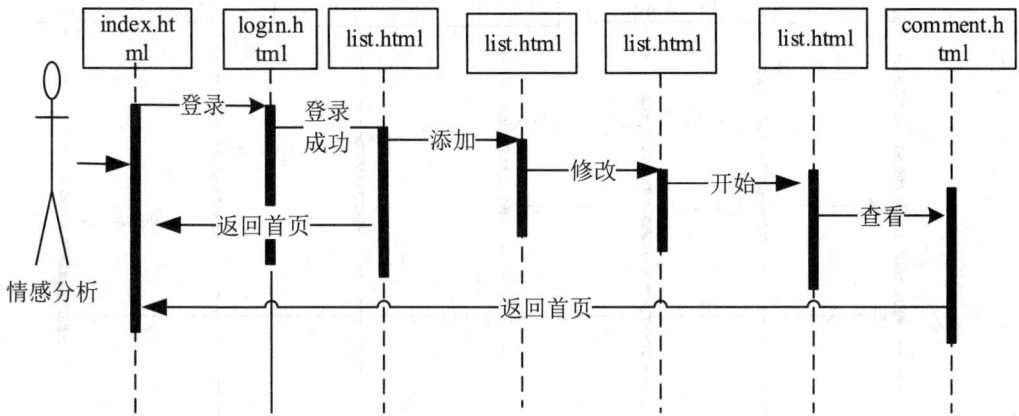

图 4-104　页面跳转关系

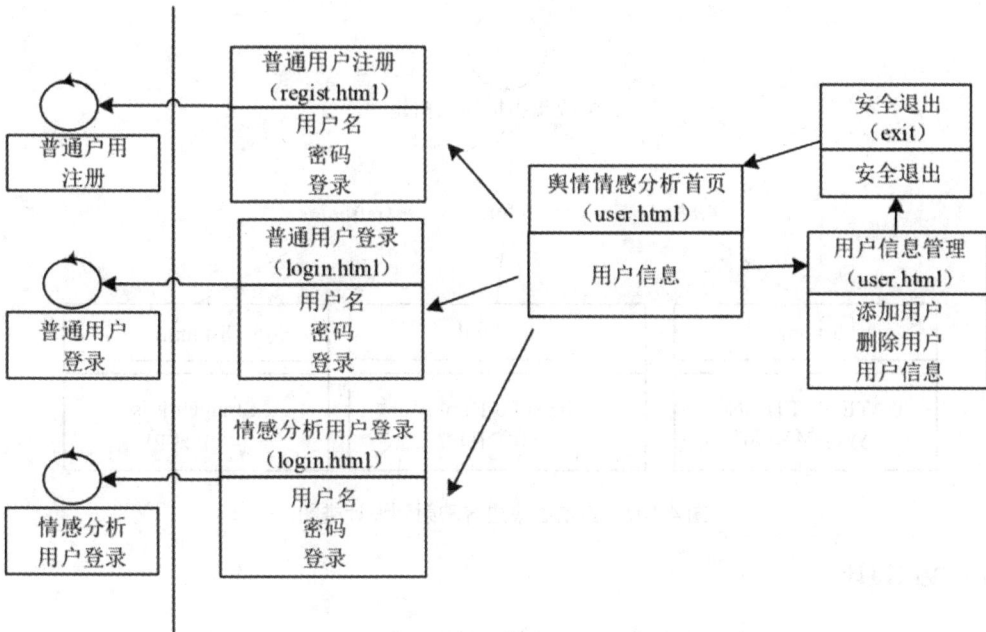

图 4-105　用户分析界面

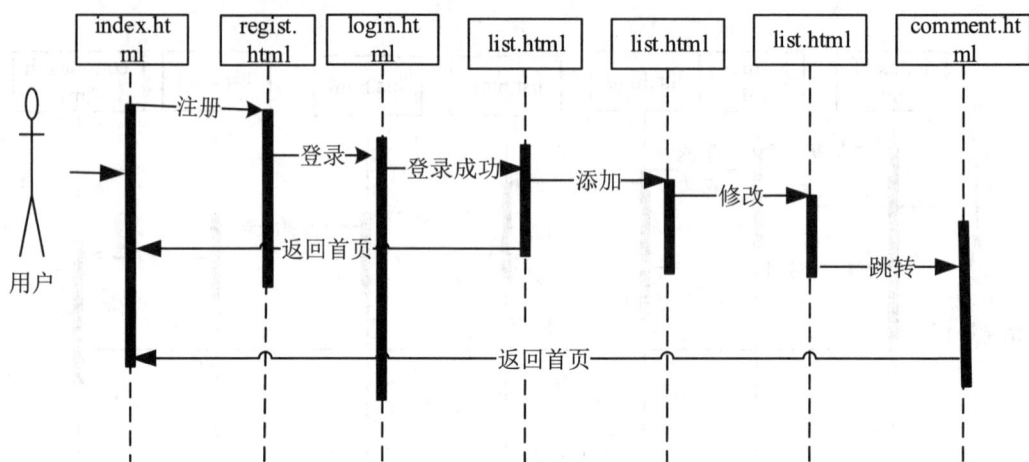

图 4-106　页面跳转关系

3.边界分析类映射到设计类

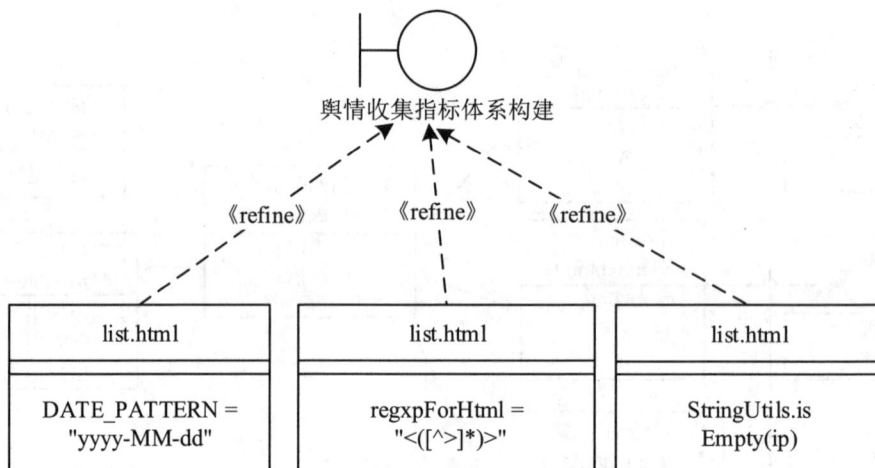

图 4-107　舆情收集边界映射到设计类图

4.6.2 接口设计

表 4-10　用户内部接口设计

页面名词	元素名称	跳转页面	备注
用户登录	登录	Login.html	登录成功
	登录	Login.html	登录失败
用户管理首页	添加用户	supStaff/team-add	添加成功
		supStaff/team-add	添加失败
	删除	supStaff/team-del	删除用户
	重置密码	supStaff/team-reset	重置用户密码
	修改用户	supStaff/team-edit	修改用户

表 4-11　舆情情感词分类抽取员内部接口设计

页面名词	元素名称	跳转页面	备注
用户登录	登录	Login.html	登录成功
	登录	Lodin.html	登录失败
用户管理首页	修改	queryPage/save	保存成功
		queryPage/save	保存失败
	删除	queryPage /deleteBatch	确定删除
	开始	queryPage /run	开始爬取
	恢复	queryPage /resume	恢复爬取
	暂停	queryPage/pause	暂停爬取
查看评论页面	查看评论	comment.html	
	数据分析	weibo/infoChat	扇形图
	评论信息	weibo/info	评论信息

4.6.3 包设计

表 4-12　用户模块内部功能设计表

包名	功能	存放的文件
com.lyf.drugs.modules.sys.controller	控制器	LoginController.java SysPageController.java UserController.java
com.lyf.drugs.modules.sys.entity	实体类	UserEntity.java WeiBoCommentEntity.java WeiBoEntity.java
com.lyf.drugs.modules.sys.dao	数据访问接口	UserDao.java WeiBoCommentDao.java WeiBoDao.java
com.lyf.drugs.modules.sys.service.impl	数据访问实现类	UserService.java WeiBoCommentService.java
com.lyf.drugs.modules.sys.service	业务处理借口	IUserService.java IWeiBoCommentService.java

表 4-13　情感分析模块内部功能设计表

包名	功能	存放的文件
com.lyf.drugs.modules.job.controller	控制器	ScheduleJobController.java ScheduleJobLogController.java
com.lyf.drugs.modules.job.entity	实体类	ScheduleJobEntity.java ScheduleJobLogEntity.java
com.lyf.drugs.modules.job.dao	数据访问接口	ScheduleJobDao.java ScheduleJobLogDao.java
com.lyf.drugs.modules.job.service.impl	数据访问实现类	ScheduleJobLogServiceImpl.java ScheduleJobServiceImpl.java
com.lyf.drugs.modules.job.service	业务处理借口	ScheduleJobLogService.java ScheduleJobService.java
com.lyf.drugs.modules.job.utils	工具类	ScheduleJob.java ScheduleRunnable.java ScheduleUtils.java

4.6.4 数据库设计

选择网址表用来选择需爬取的网站，具体如表4-14所示。

表4-14 爬虫参数

字段名称	数据类型	长度	说明
job_id	数字	整型	编号，主键
bean_name	文本	10	Bean名称
menthod_name	文本	10	方法名
params	文本	200	参数
cron_expression	文本	100	Cron表达式
status	数字	2	任务状态
remark	文本	20	备注
create_time	时间	8	创建时间

用户信息表用来存放管理员信息，具体如表4-15所示。

表4-15 用户信息

字段名称	数据类型	长度	说明
Id	数字	整型	编号，主键
username	文本	16	用户名
password	文本	16	密码
type	数字	2	类型

舆情信息表用来存放舆情信息，具体如4-16所示。

表4-16 舆情信息

字段名称	数据类型	长度	说明
comment_id	数字	整型	微博ID
user_name	文本	32	微博昵称
created_at	时间	8	发表时间
text	文本	255	发表内容
likenum	文本	2	喜欢数
source	文本	16	来源
weibo_id	文本	20	网站id
index	文本	32	内容权重
type	数字	2	类型

4.7　系统实现

4.7.1　相关技术

（1）开发软件。本系统开发平台采用Eclipse集成开发环境和MySQL数据库。Eclipse是一个开放源代码的、基于Java的可扩展开发平台。就其本身而言，它只是一个框架和一组服务，用于通过插件组件构建开发环境。幸运的是，Eclipse 附带了一个标准的插件集，包括Java开发工具（Java Development Kit，JDK）。MySQL是一个关系型数据库管理系统，由瑞典MySQL AB 公司开发，目前属于Oracle旗下产品。MySQL是最流行的关系型数据库管理系统之一，在Web应用方面，MySQL是最好的RDBMS （Relational Database Management System，关系数据库管理系统） 应用软件。

（2）Quartz介绍。Quartz是OpenSymphony开源组织在Job scheduling领域的又一个开源项目，它可以与J2EE与J2SE应用程序相结合也可以单独使用。Quartz框架的核心是调度器。调度器负责管理Quartz应用运行时环境。调度器不是靠自己做所有的工作，而是依赖框架内一些非常重要的部件。Quartz不仅仅是线程和线程管理。为确保可伸缩性，Quartz采用了基于多线程的架构，启动时，框架初始化一套worker线程，这套线程被调度器用来执行预定的作业。本系统通过包依赖的方式将Quartz导入本系统之中，在包依赖之后，不需要手动设置，只需要在pow中配置即可使用包。

（3）Similarity介绍。Similarity是在开源上下载的情感分析工具包，具体包含分析、词性分析、相似对比和情感分析功能，将所有算法封装成为一个包，在使用的时候可以通过包依赖的方式，通过非常简单的代码直接调用即可，下载地址为：https://gitee.com/weirdor/similarity。下面是调用该包的代码：

```
HownetWordTendency hownet = new HownetWordTendency（）；
double sim = hownet.getTendency（txt）；
```

4.7.2　药品安全舆情预处理功能模块实现

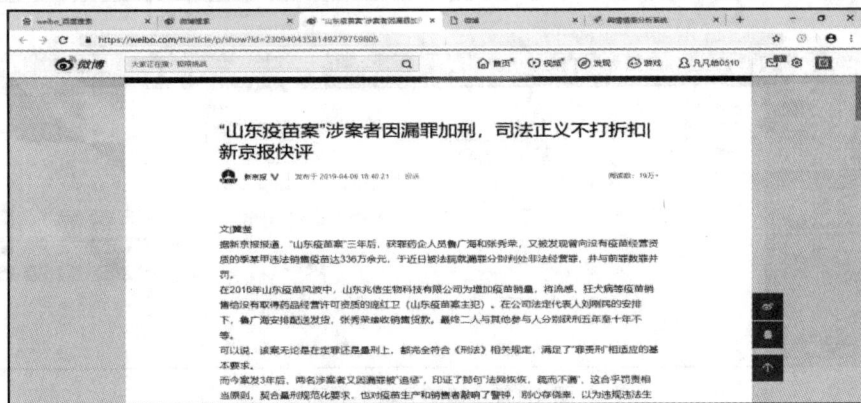

图 4-108　拟爬取网页

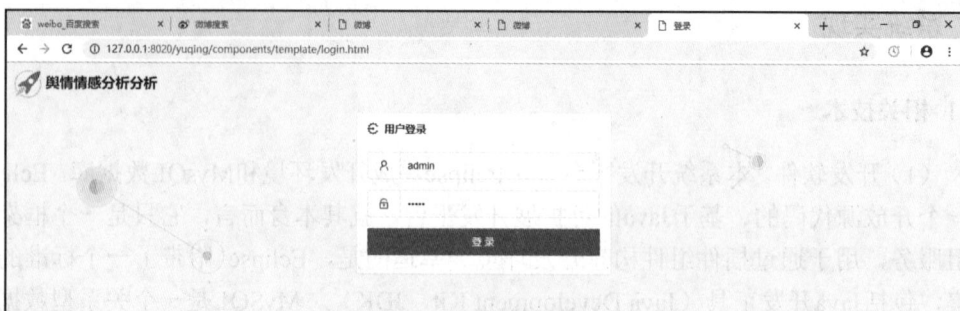

图 4-109　系统登录页面

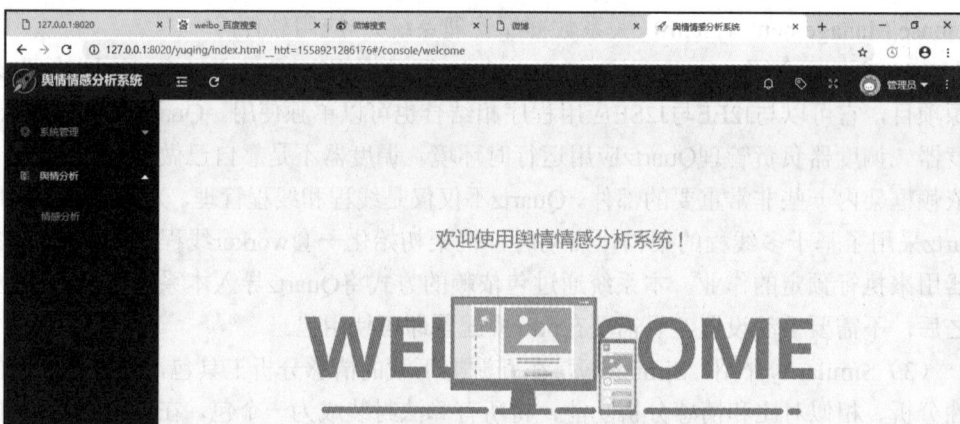

图 4-110　系统主界面

图4-111包含网址的添加，网络爬虫参数的修改，网络爬虫的开启，恢复、暂停和查看评论；网址的添加可以添加参数和采集频率；网络爬虫参数可以修改网址参数和频率；查看评论可以查看扇形图和爬取的数据。

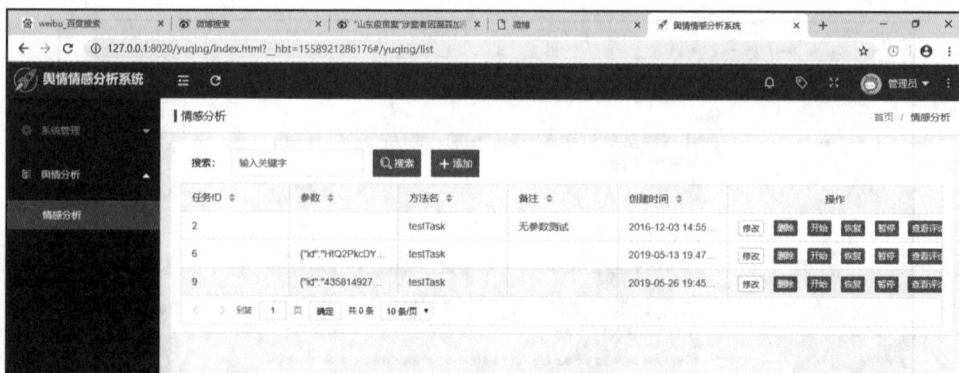

图 4-111　情感分析主界面

图4-112包含分词后的结果和词性分析。分词使用similarity工具，代码表示词性，如a代表形容词，ad代表副词，包含46种词性。

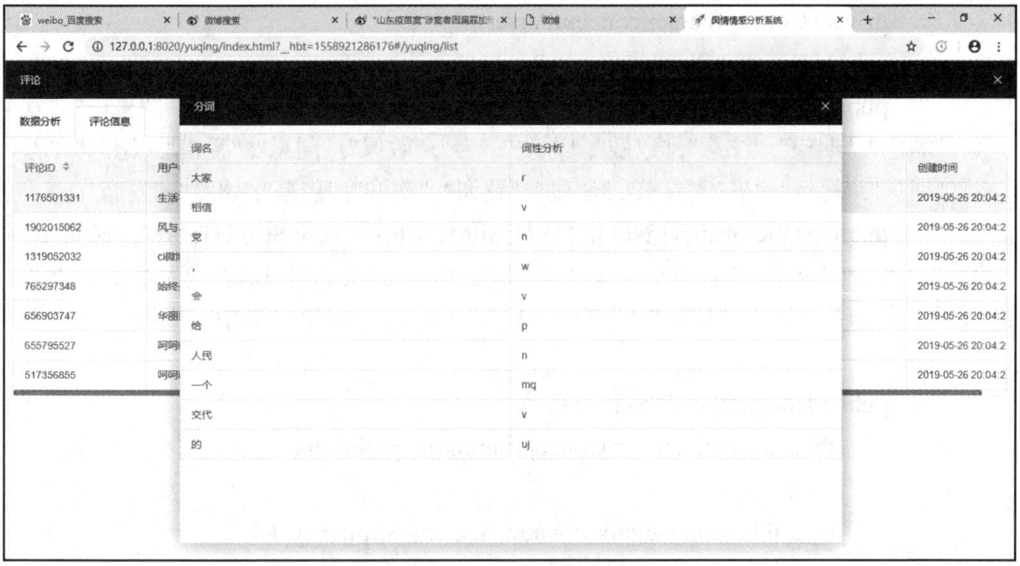

图 4-112　分词界面

4.7.3　药品安全舆情情感倾向性计算功能模块实现

图4-113是查看评论界面。以下是查看评论页面的注释：评论ID为网站注册时的id号；用户名为网站用户的昵称；评论内容为网站用户发表或回复的内容；情感指数是分析网站用户发表内容得出的权值，权值在-1~1之间，-1~0为负面，0~1为正面；极性是分析网站用户发表内容的极性，包含正面、负面；创建时间是爬取网站用户内容的时间。

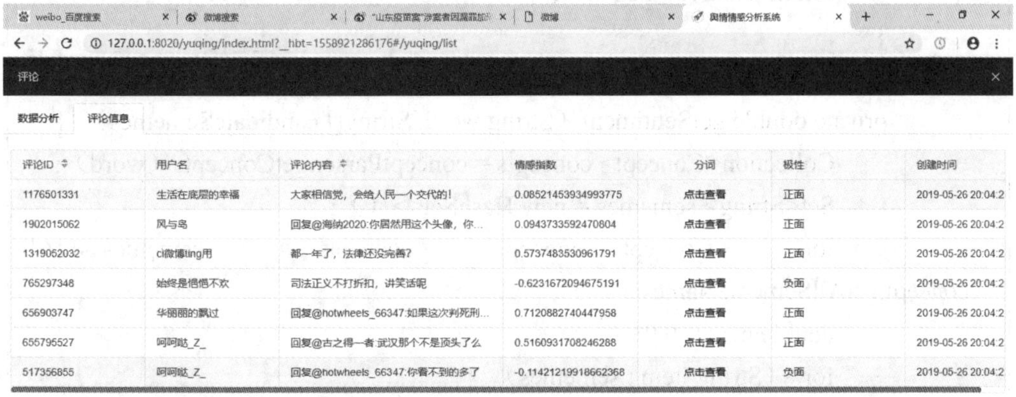

图 4-113　查看评论界面

以下是情感分析的代码：

```java
public class HownetWordTendency implements IWordTendency {
    private static final Logger logger = LoggerFactory.getLogger
（HownetWordTendency.class）;
    private ConceptParser conceptParser;
    private SememeParser sememeParser;
    public static String[] POSITIVE_SEMEMES = new String[]{"良", "喜悦", "夸
奖", "满意", "期望", "注意", "致敬", "喜欢", "专", "敬佩", "同意", "爱惜", "愿意", "思
念", "拥护", "祝贺", "福", "需求", "奖励", "致谢", "欢迎", "羡慕","感激", "爱恋"};
    public static String[] NEGATIVE_SEMEMES = new String[]{"莠", "谴责", "
害怕", "生气", "悲哀", "着急", "轻视", "羞愧","烦恼", "灰心", "犹豫", "为难", "懊悔",
"厌恶", "怀疑", "怜悯", "忧愁", "示怒", "不满", "仇恨", "埋怨", "失望", "坏"};

    public HownetWordTendency（）  {
        this.conceptParser = ConceptSimilarity.getInstance（）;
        try {
            this.sememeParser = new SememeSimilarity（）;
        } catch  （IOException e）  {
            logger.error（"exception:{}", e.getMessage（））;
        }
    }

    @Override
    public double getTendency（String word）  {
        double positive = getSentiment（word, POSITIVE_SEMEMES）;
        double negative = getSentiment（word, NEGATIVE_SEMEMES）;
        return positive - negative;
    }

    private double getSentiment（String word, String[] candidateSememes）  {
        Collection<Concept> concepts = conceptParser.getConcepts（word）;
        Set<String> sememes = new HashSet<>（）;
        for  （ Concept  concept  :  concepts ）    sememes.addAll
（concept.getAllSememeNames（））;
        double max = 0.0;
        for  （String item : sememes）  {
            double total = 0.0;
            for  （String positiveSememe : candidateSememes）  {
```

```
                    double    value    =    sememeParser.getSimilarity （ item,
positiveSememe）;
                // 如果有特别接近的义原，直接返回该相似值
                if （value > 0.9） {
                    return value;
                }
                total += value;
            }
            double sim = total / candidateSememes.length;
            if （sim > max） {
                max = sim;
            }
        }
        return max;
    }
}
以下是极性的代码：
List<Term> termList = HanLP.segment（sentence）;
        results.addAll（termList
                .stream（）
                .map（term -> new Word（term.word, term.nature.name（）））
                .collect（Collectors.toList（））
        ）;
        return results;
    }
```

极性这段代码是调用HanLP工具里面的segment方法；HanLP主要是一系列模型与算法组成的NLP工具包，由大快搜索主导并完全开源，目标是普及自然语言处理在生产环境中的应用；segment方法主要是提供分词之后标注极性的方法；标注极性之后通过CRF模型训练输出结果。

4.7.4 药品安全舆情可视化功能模块实现

图4-114为网站爬虫数据分析后的情感扇形图，包含正面、负面和中性，在线爬取，实时分析，数据不会重复。

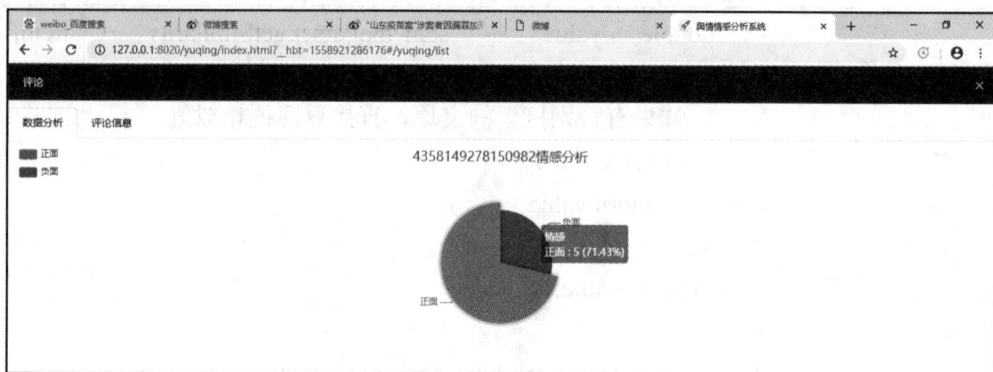

图 4-114　扇形图界面

4.8　本章小结

随着Web2.0时代的到来，网络的快速发展为网络提供了便捷的获取信息的途径，同时也提供了便捷的发表意见的途径与平台。在社会压力越来越大的社情下，在网络上发表评论成了网民发泄情绪的一种方式，无论是主观性较大或者客观性较大的评论或意见，都表达了网民对某件事情的看法。

本章主要针对网民无法全面看到某件事情客观的、理性的评价而开发出来的。用户可直接输入网址id，就可查看该网站对某件事情的具体评价以及分析后评价情况。本章主要对药品安全舆情情感分析系统的需求分析、系统分析、系统设计、系统实现进行了系统的研究。完成工作：（1）首先介绍了药品安全舆情情感分析系统研究的背景与意义，探讨了国内外研究现状，列举了情感分析相关概念，阐述了本章的主要研究内容；（2）采用UML进行分析，然后对主要功能进行建模，详细设计了数据库；（3）详细设计了系统架构及流程，完成系统。

本章参考文献

[1] 王宇佳. 公共危机传播中网络舆情演变研究[D].沈阳：辽宁大学，2013.

[2] 魏芬芳，冯霄婵，钟翎，等.基于多指标综合评价方法的药品安全指数构建[J].中国药物警戒，2017，14（9）：545-550.

[3] 刘晓欣. 中医药网络舆情分析与对策研究[D].北京：北京中医药大学，2017.

[4] 何新宇. 基于改进情感词识别方法的舆情情感分析系统设计[D].北京：北方工业大学，2016.

[5] 温晓希.社交媒体环境下突发公共卫生事件网络舆情的政府治理研究[D].广州：华南理工大学，2020.

[6] 潘琪，王广平.我国药品安全网络舆情现状及应对措施[J].医药导报，2015，34（4）：562-565.

[7] 刘琼辉. 关于对河北省食品药品安全应急管理问题的研究[D].保定：河北大学，2015.

[8] 杨国猛，柴占阳.河南省食药监局成功举办2017年食药监系统新闻宣传培训班[J].食品安全导刊，2017（29）：71.

[9] 广林振.我国地方政府突发事件网络舆情协同治理研究[D].武汉：华中科技大学，2019.

[10] 喻国明.健康传播的舆情特点与常态分布——基于2016年国内食药安全热点事件的量化分析[J].新闻与写作，2018（5）：50-55.

[11] 王一. 新媒体时代食品安全舆情危机处置研究[D].济南：山东师范大学，2016.

[12] 张秋，陈慧，姚立辉.从药用胶囊铬超标系列事件浅析如何建立我国药品安全快速预警与应急处置机制[J].中国药师，2018，21（3）：472-474.

[13] 黄艳，李振存.浙江乐清开展食药安全突发事件应急演练[J].食品安全导刊，2017（29）：61.

[14] 毛颖新，夏琼.完善五大机制　加强舆情管理[J].中国食品药品监管，2015（10）：47-48.

[15] 杨一波. 榆林市餐饮服务食品安全现状与对策研究[D].咸阳：西北农林科技大学，2017.

[16] 魏晶晶.基于Hadoop的企业品牌形象监测系统的研究与实现[D].北京：北京邮电大学，2014.

第5章　药品安全舆情预警系统

随着新媒体技术的快速发展，药品安全事件在网络上的传播变得更加快速便捷，网络已成为药品安全信息传播的载体，以及公众对药品安全事件表达观点和情感的主要平台。

本章详细阐述了药品安全舆情预警系统的需求分析、系统分析、系统设计和系统实现。首先，需求分析部分详细地阐述了需要完成的业务，主要分析目标包括三个：组织分析、需求获取和需求分析，根据现有业务得到系统需要的功能需求包括：构建药品安全舆情指标、采集药品安全舆情数据、药品安全舆情预警。其次，在需求分析的基础上，详细阐述了系统分析，给出了系统用例、业务规则、用例实现和建立分析模型。再次，系统设计部分，通过设计模型、接口设计、包设计、数据库设计，基本实现了系统所要完成的具体要素。系统模型部分，本系统的预警主要由灰色模型来完成，灰色模型主要是通过生成累加生成序列、生成均值生成序列、建立微分方程的过程来实现的。最后，采用SSH框架实现了药品安全舆情预警系统的舆情预警分析模块、舆情关键词模块、舆情采集数据展示模块等。

5.1 绪论

5.1.1 研究背景与意义

（1）研究背景

预警系统的发展历史悠久，其研究成果被运用于多个行业，取得了丰盛的成果。从军事领域走上民用舞台，从宏观经济调控到自然灾害管理，从部门专业领域到区域综合预警，预警系统的基础理论不断丰富，实用系统不断完善，应用领域不断拓展。

导致我国医药产业陷入危机并难以自拔的原因是多方面的，既有药品本身的质量问题，也有管理的僵化问题，以及方针政策的失误，等等。但有一点非常值得深思，那就是对危机的控制乏术和没有采取预防性的策略。当药品安全出现警情之前，未能作出科学、及时、客观的判断，当突如其来的药害事件发生才采取补救措施，但已经造成了不可挽回的局面，给社会和人民生命带来了严重的不良影响。

随着互联网的快速发展，药品安全事件在网络上呈现出传播广泛、准确性难以检验等特点，且易成为社会焦点事件。药品安全关系公众生命健康，药品安全监督管理部门需要把握药品安全舆情特点，提高对药品安全舆情事件的监测和应对能力，能够有针对性地采取控制和引导措施，避免在网络上大面积地出现药品安全舆情事件。药品安全是重大的民生和公共安全问题，事关人民群众的身体健康和社会的和谐稳定。

因此，建立合适的药品安全舆情预警系统，可以快速应对和稳妥处置药品安全相关舆情事件，正确引导公众科学和理性看待突发事件的药品安全风险，对公众的生命健康和社会的稳定具有非常重要的意义。

（2）研究意义

药品安全网络舆情是指基于药品安全事件，被网民、网络媒体等主体通过网络新闻、新闻跟帖、论坛发帖、博客、电子邮件与即时通信工具（微博、微信）等网络工具进行报道、转载与评论，以及对药品安全形势、药品安全监管等方面产生的主观态度，是网民意见、情绪、思想与行为倾向的综合体现。

药品安全舆情预警系统首先通过构建舆情指标体系，采用第三方舆情数据抓取工具，结合灰色预测GM（1，1）模型算法，根据数据库设定的药品安全关键词对采集的舆情数据进行综合分析，并给出各关键词最近十天内的舆情热度趋势图。其次，系统根据分析结果，判断舆情热度是否达到舆情预警阈值，对该药品安全舆情事件作出舆情预警等级判定。最后，由系统使用人员汇总预警信息，上报相关药品监督机构，及时对潜在的舆情事件作出快速反应。

药品安全舆情预警系统可以帮助药监部门及相关部门及时发现网络上发生的药品安全舆情事件，帮助相关药品监督部门快速科学决策、引导社会舆论、提升政府形象，对保护公民的生命健康具有非常重要的意义。

5.1.2 国内外研究现状

食品药品的安全问题是广大人民群众最关心的基本问题之一，但是现今食品药品安全问题却频频发生，很多有问题的食品药品导致了群体突发事件[1]。如何才能有效地减少并及时预防类似这样的安全事件发生，就成为各监管部门要解决的第一等大事。可是由于相关监管环节冗长，相关联的部门以及监管检测对象数不胜数，相关信息在检测监管部门保存分散，导致了数据孤岛以及资源浪费，这对于有关部门对这类事件进行预警有重大影响，也不利于对这些突发事件作出有效的应急处理。随着技术不断提高，食品药品分析检测的标准也在不断提高，如样品数量、分析周期、分析项目和数据的准确性等方面的要求在不断提升，现有的很多模式和系统已无法适应不断提升的需求标准。

随着信息技术的提高和检品更新换代速度的加快，检测部门每天会产生大量关于食药品的相关数据，现在国内大部分检测机构都是运用传统数据库技术进行数据管理，数据分析都是人工分析再录入结果，效率低且速度慢。比如传统的药品检测指标参数标准一般以《中国药典》中规定的标准界限值为划分检测合格与否，对于通过数据检测的合格检品一概而论，有一些检品可能检测指标一直在下滑，指数已经在危险边缘，也有检测合格但在外出现有不良反应的现象或者其他风险因子的存在都未曾考虑进去，所以检测监管部门对此缺乏有效的预警手段[2]。

2007年9月，美国食品药品管理局修正法案（FDAAA）正式签署为法律，其中第九百零五项法条要求建立一个与多源头医疗数据相连接的上市后医药产品风险识别与分析系统，以对上市后的医药产品进行主动性安全监测和分析。该计划由美国食品药品管理局（FDA）于2008年5月正式推出，目的是对现有系统的补充和完善。对医药产品进行全程跟踪、监控，建立一个全国性的、综合的、与不良事件报告相衔接的电子监管数据库，从而对医药产品开展持续性监测来发现其潜在的安全性和有效性问题，主动地对其进行风险识别和评估。该系统作为FDAAA法案的一部分，用以简化医药产品的安全监管程序，并在对加强风险信号监测以及风险分析能力上发挥巨大的作用[3]。FDA将医药产品所反映出的安全问题提交至合作机构，由合作机构的专家进行分析评估，并由其技术部门对每个安全问题编写独立的分析程序，其合作伙伴接收这些分析程序至自己的数据库中。为了信息的安全，合作伙伴的数据库设有防火墙，凭密码进入；为了数据的互通有无，各个机构均执行美国病例与病人医疗资讯标准化协议（HIPPA）对数据进行标准化处理。然后其合作伙伴将分析结果报告反馈至合作中心，合作中心对结果进行再评估，包括数据检查和确保分析程序运行正常等。再将汇总结果与每个合作伙伴的信息摘要汇报至FDA，其中采用共同的分析程序，好处是减少潜在的分歧和跨数据库带来的差异。最终，FDA利用提交的报告进行沟通、商讨，并作出预警决策。

我国于近几年在药品监管领域开始实施风险管理，起步虽晚但发展迅速，各地药品监督管理部门逐渐进行药品风险管理的尝试，然而在监管职能配置和操作行为管理规范上还没有形成风险管理思想，也未能从事后处理转变到事前预警上来。比起西方发达国家，我们欠缺管理机制和对数据的利用程度，缺乏有效的预警系统和完善的管理体系。现在我国各省市检测机构所用的多为实验室管理系统，但是功能差距较大，大部分实验室管理系统功能简单单一，只有简单的存储查询功能，只有广州和北京较为先进，建立了快速检测系统等一系列智能化系统。广州的快速检验系统外带硬件设备，可以快速扫描检品显示光谱图像，从而得到检验数据。北京药检所的药品检验大数据系统，综合药品销售等信息，数据可视化显示，有很多实际实用的功能模块但未涉及安全预警领域[3]。

国家食品药品监管局的食品安全分析预警系统时间过早，系统只包括基础数据库、信息报送系统、预警发布平台三部分，且预警只是事后公告平台。北京药检所庞青云的基于Spotfire的药品检验大数据分析系统，是国内最前沿最有实用价值的食品药品分析系统，但它的关键构件Spotfire是国外的且并不开源，只提供接口。

国内各个检测监管部门都存在以下问题：1）数据产生无序以及难以共享。全国各个检测机构无论公立部门还是私人检测机构，系统都是以自身为单位根据各自需求制作的相应系统，功能界面各不相同，跨界跨省跨部门难以使用，各省市数据都是以自身为独立单位，独立数据库，单独系统，很多省市差距较大，造成重复投资，浪费巨大。数据预处理方式不同，数据没有共享，造成检测监管的信息存在巨大漏洞。2）难以处理海量数据。现在的检测管理系统大部分都是客户端形式，处理本地数据库，但日积月累数据量积攒起来也是非常庞大的，如药品数据根据要求是需要保存15年以上的，现在食品药品信息的增加速度是难以想象的，各种检测图谱所占的空间也非常大。广州建立的快速检测系统三年信息量可达3PB之巨，如果要实现检测监管机构的信息共享，信息增加是难以想象的，现在的管理系统是难以承受的。3）重系统轻数据。检测监管机构注重的是系统对业务流程的管理，对系统数据的管理，只是将之视作档案本的升级，未曾重视起那些数据的价值，没有分析出那些数据的价值，没有挖掘出数据中所蕴含的东西。比较重要的是安全预警，无论检测数据还是互联网上的各种数据，综合到一起之后，去分析解读，总是能发现其中的规律的。

1. 国外研究现状

（1）药品应急管理体系完善，强化舆情预警体系改革

国外在药品安全舆情的实践应用方面比较成熟，主要是进行药品安全舆情监测，包括研究项目和应用系统。如美国的TDT（Topic Detection and Tracking）项目和欧盟的EMM News EXPLOER项目。美国的TDT项目于1996年产生，该系统能在没有人工干预的情况下自动判断新闻数据流的主题，为信息识别、采集和组织等相关技术提供了新的测试平台。国外较知名的网络舆情管理系统有Buzzlogic、Nielsen、Radian6、Cision等，这些系统主要为企业服务，如数据分析公司Twelvefold Media。通过对舆情数据的分析，帮助药品安全监督相关部门评估舆情信息，为药监人员的舆情决策提供信息支持[4]。

刘萍、赵鹏娟分别对美国、法国、日本的药品安全监管的现状进行了分析。美国拥有健全的药品监管体系，重视对监管人员的培训，监管工作透明规范，预防式的全程持续监管，广泛参与式的科学监管；法国拥有完善的药品监管体制，在具体的监管工作中，充分运用了全面质量管理的思想；日本拥有科学的药品监管方法，通过制订年度抽样计划，由日常监管人员按计划实施抽样送检的方式检验药品质量，再对企业作出检查结果是否符合要求的判断[5]。

McGuffin M在研究中指出，欧盟的药监体系很完善，最具特色的机构是药品评价机

构。它们主要负责市场准入把关，对药品上市实施前置审批；及时修订完善医药卫生方面的法律法规；加强流通、使用环节的市场监管，及时制定合理的医药价格；建立信息数据库，实现信息的共享使用；关注国际药品流通市场，及时进行政策调整和各方利益协调[6]。

郭莹、袁红梅在研究中指出，美国属于世界超级强国，强大的经济能力保障了药品监管有充足的经费保障，保证了监管人员始终处于充足状态；强大的系统协调能力，通过覆盖前、中、后全链条的统一监管体系，权威的药品监管系统全面保障药品的研发、生产、销售、使用等各环节的安全，发现、解决问题的快速反应能力极强[7]。

（2）多部门协调统一监管，多方面、多维度全面分析决策

Adrie在研究中指出，药品安全监管体系要注重多部门协调、统一，齐心协力进行监管，在国际上加强交流合作，相互借鉴先进的监管经验方法。在国内增强监管的公开、透明性，充分保障公众的用药安全，以维持社会的和谐稳定[8]。

Taylor等在研究中指出，影响药品安全的因素很多，从不同的角度分析会有不一样的观点、看法，如从生产资源利用和宏观环境质量的角度分析会发现，药品的生产增长环节是重要的影响因素，因此他认为需要从多方面、多维度全面地分析药品安全的影响因素，进而提出科学、有效的监管对策，准确地引导药品安全舆情[9]。

在中国，每年因药品不良反应（ADR，Adverse Drug Reaction）事件死亡的人数高达几十万人，远远超过因传染病死亡的人数，这引起了国家的高度重视。我国在1989年建立了卫生部药品不良反应监察中心。2001年7月，国家药品不良反应监测信息网络系统开通，信息来源从医院收集的纸质报告逐渐变为各地卫生管理中心上报的电子病历报告。到目前为止，国家建立了多个药品不良反应监测中心，加强了对药品不良反应数据的采集、整理，对不同数据标准化和集成处理，形成丰富的数据库，为药品安全性突发事件的预警和应急处理奠定了基础。

2. 国内研究现状

（1）建立药品安全事件快速预警及应急处置机制

张秋、陈慧、姚立辉从药用胶囊铬超标系列事件发生的特点出发，深刻剖析了我国药品安全事件存在的问题，针对存在的问题提出了建议。药品安全突发事件频发、安全形势变化迅速，新媒体时代对药品安全舆情的预警工作带来很大挑战，建立药品安全事件快速预警及应急处置机制，达到防范和应对药品安全事件以及尽可能减少对消费者损害的目标，是一项长期而艰巨的任务。针对该事件，其给出如下建议：1）建立药品安全突发事件监测机制；2）建立药品安全事件风险分析与评估机制；3）建立药品安全突发事件程序启动机制；4）建立药品安全事件处置的完善与纠正机制；5）建立药品安全事件危机终止及善后评估机制；6）建立适当的舆情引导机制[10]。

袁小量、李冰倩通过搜集2012年毒胶囊事件、2014年毒明胶事件及2016年山东非法经营疫苗等食品药品安全事件相关信息和数据，进一步分析后发现，当前我国政府对药品安全引发的网络舆情预警存在的问题主要包括缺乏完善的舆情预警法律体系和切实有效的舆情监督预警体系，缺乏有效的预警机制和快速舆情回应体系。针对上述问题，

提出健全药品安全事件网络舆情预警法律法规和组织体系研究、建立药品安全事件网络舆情分类监测制度、建立药品安全事件预警分级机制、建立药品安全事件预警信息发布平台等方式，解决药品安全事件舆情存在的问题[11]。

刘红茹通过采访湖南省郴州市食品药品监管局局长、河南省渑池县食品药品监管局局长、内蒙古自治区通辽市食品药品监管局投诉举报信息中心主任等相关部门领导，研究当下政府部门怎样处置药品安全舆情突发事件，应完善药品安全舆情监测系统，建立快速反应和引导机制，对于目前药品安全事件频发起到积极的预警作用。在网络舆情方面，由于有些网民非理性表达，所以一旦发现食品药品安全舆情，有关部门要及时应对，准确客观研判[12]。

（2）建立多种预警及应急处置机制

刘琼辉运用案例分析、对比分析、阅读文献等研究方法，研究药品安全应急管理存在的问题，提出药品应急管理体系建设、完善药品应急管理机制、健全药品应急管理法制建设、完善药品应急管预案建设、建立药品应急管理信息化平台等措施。通过分析研究席卷全国的三聚氰胺、香港VC银翘事件等药品安全事件，进一步揭示我国舆情应急管理体系建立的迫切性。我国应急管理存在的不足主要有应急机制不完善、应急体制不健全、应急法律制度不完善、应急预案系列待健全、应急管理素质能力建设方面欠缺等[13]。

毛颖新、夏琼通过分析往年药品安全的特点，例如药品安全舆情的时效性、影响力大、专业要求高等特点，研究如何有效加强舆情管理的问题。加强对食品药品监管有关舆情研究，掌握舆情传播的重点、规律和趋势，事关群众生命健康的药品安全监管，需采取措施对已存在的风险和潜在的风险保持高度的戒备。提出加强舆情管理的如下措施：构建全面监测机制、构建科学研判机制、构建舆情预警机制、建立危机应对机制、建立事后评判机制等多应急处理机制[14]。

袁小量、王慧文针对近几年毒胶囊、山东疫苗案、淀粉制假药等药品安全事件，通过网络舆情的发展历程，研究我国药品安全网络舆情存在的问题。我国正处于互联网快速发展时期，面临处理网络上出现的药品安全舆情，不可避免地存在很多问题，一些网民容易情绪化，在掌握药品安全事件网络舆情的一般规律和特点后，政府部门可有针对性地制定应对策略，及时疏导负面情绪，在网络舆情潜伏期重视"未雨绸缪"，时刻具有危机意识，加强信息公开能力，利用传统和网络新闻媒体及时、准确、客观地发布官方消息，减少虚假信息的肆意传播，进而化解民众的质疑恐慌感，提升政府的公信力。在网络舆情扩散的高涨期，首先要掌握现代的信息技术，用科学、准确、数据化的方式来分析并预测网络舆情，及时采取引导和应对措施，由被动化主动，强化网络舆情的引导、监测、应对和管理能力。其次，要注重明星等公众人物发挥意见领袖的作用，正向引导舆情发展态势，避免由意见领袖的负面情绪引发的进一步民众恐慌。在网络舆情衰退结束期严格惩治追究责任，强化监督，完善政策法规。建立良好的危机处理机制，通过严格的司法制度来对损害民众身心健康权益的不法分子以惩处，对直接负有重大司法责任的政府官员进行惩处，强化缺失的政府责任；及时总结经验教训，完善修订政策法规，以进一步加强对药品的安全管理[15]。

潘琪、王广平从药品安全网络舆情的含义与特点出发，借鉴美国食品药品管理局舆情监测经验，针对我国药品安全网络舆情监测及应对中存在的问题，提出开发监测技术系统，建设监测及应对的专业人员队伍，建立日常监测及应对制度，加强沟通交流，有效引导网络舆情等方面的措施建议。我国药品安全网络舆情监测主要存在如下问题：药品安全网络舆情的利益相关方观念落后，对药品安全网络舆情的敏感度不足；缺乏制度；药监部门应对无据；药品安全网络舆情的监测中缺少技术支持；药品安全网络舆情的监测及应对能力不足[16]。

秦邦政通过结合突发药品舆情事件的新闻规律，研究我国舆情工作应该具体怎样做。在遵循四条原则的基础上，应该建立有效机制，如舆情预防机制、健全研判预警机制、完善应对处置机制的多处理机制[17]。

邓兴广结合四川南充市药品监督管理局的相关数据和工作经验，提出了建立多种预警及应对方案。具体给出如下方案：完善体系，快速准确监测舆情信息，畅通渠道，提升网络舆情影响力；分类处置，积极妥善应对网络舆情；反思改进日常工作，推进建立完善长效机制的方案。他们还邀请第三方发言，提高网友对回复的信任度，提高处置效率，赢得网友的充分信任，用事实说话，化解网民的疑惑于萌芽状态[18]。

（3）基于新媒体视域下药品安全监管

金宏妍、周率、姜学永通过对凤凰网上的调查数据分析，认为新媒体应该成为公民参与舆情监测的工具。由于传统媒体缺乏信息的征集反馈、信息量有限等局限性，提出应该发挥新媒体时代下公民参与药品安全监管的作用。新媒体时代下，公民参与药品安全监管有如下功能：促进了政府信息公开，保障了公民的知情权，扩大了社会监督的范围，提升了监管能力，降低了政府的决策成本，提升了官民互动的平台，化解了社会矛盾，促进了公民的政治参与，提升了公民素质。应该正确利用新媒体以促进药品安全监管过程中的公民参与，但新媒体时代下，公民参与药品安全监测存在的问题：自媒体建设不足，公民参与形式匮乏；公民的网络参与存在非理性因素，易出现极端化倾向；公民缺乏信息甄别能力，易受他人操纵；信息处理能力不足，舆情引导能力有待提高等 [19]。

王一通过文献分析法、案例分析法、理论分析与实践分析结合法等方法，研究新媒体时代下，药品安全监管部门在舆论导向、信息公开性和舆情处理有效性等方面所面临的巨大挑战，探讨了政府如何提升应对舆情危机的能力。综合分析后，提出了如下解决方法：健全和完善舆情监管体系，健全技术支撑，提升媒介素养，建立危机管理问责制度。但依然存在如下问题：缺乏顶层设计，监测能力薄弱，分析研判滞后等[20]。

韦月琼、覃国孙、闭敏通过建立舆情监测系统，采用虚拟机集群和云存储技术，实时采集和存储数据，并基于因素图分析技术，快速搜索食品药品舆情信息，准确定位、翻译、审核和保存，实现了对药品安全舆情信息的智能化分析。该系统区别于传统的药品舆情监测方式，主要针对广播电视媒体进行监测，突破了药品舆情以文本检索识别方式为主的局限性，拓宽了食品药品舆情监测范围，丰富了药品舆情分析的技术手段。但是存在问题如下：药品安全舆情传播渠道多、速度快、时效性强，在传播的过程中，因交互性情绪化等，逐渐造成舆情信息失真，难以控制[21]。

5.1.3 **核心业务**

药品安全舆情预警信息系统的核心业务如表5-1所示。

表 5-1　**药品安全舆情预警信息系统核心业务**

基本内容	关键因素	观测点
构建指标体系	舆情来源指标	权威度：信息来源权威值 准确度：信息来源准确值 公众参与度：公众参与数量
	传播扩散指标	舆情信息流量变化：流通量变化值 舆情区域分布：分散扩散程度值
	预警等级指标	一级白色预警、二级黄色预警、三级橙色预警、四级红色预警
舆情信息采集	采集方式	爬虫技术，对药品安全舆情信息进行采集，对多种载体的药品安全网页的文章关键词、敏感词等要素实现舆情信息获取
	数据来源	新闻网站（新华网） 网络媒体（新浪、腾讯、百度、凤凰） 监管机构和政府部门（药监局、卫健委）
舆情信息预警	选择预警模型	灰色预测GM（1，1）模型应用现状与展望
		组合预测模型的舆情预警模型
		Logistic模型网络舆情监控与预警系统
		多级模糊综合评判的网络舆情评估模型
	舆情事件预警（灰色模型）	第一步：生成累加序列
		第二步：生成均值序列
		第三步：建立微分方程
		第四步：计算预警系数

5.1.4 **研究的基本内容和拟解决的主要问题**

1. 研究的基本内容

（1）需求分析。首先根据业务需求，通过用例获取用户需求，接着通过求精这些用例获取相应的功能需求，最后再通过对获得的用户需求和功能需求的分析验证来反馈修正业务需求，这种循环迭代式的需求获取方法可以有效地获取正确、合理的软件需求，以开发出能够实现药品安全舆情获取、药品安全舆情分析、药品安全预警等功能。

（2）系统分析。根据前面得到的业务用例、业务流程等，使用UML建模语言将系统的功能模块化，分别建立相应模块的系统用例图、活动图、类图、分析业务规则、用例实现和确定系统架构和框架，从而将现实世界中的需求转换到计算机中，进行可视化的描述。

（3）系统设计。实现药品安全舆情预警系统设计，接口设计、包设计、数据库设计、系统前端界面的设计与实现、详细设计等。

（4）系统实现。药品安全舆情预警系统基于Struts2+Hibernate4+Spring4框架整合编程，并且能够对互联网上药品安全网络舆情信息的自动抓取，并对所抓取的药品安全网络舆情信息进行分类、聚类、关联分析、热点分析、敏感点分析等，并得出相应的分析结果，并对重点药品安全网络舆情的事件进行实时监控和实时跟踪，有助于药品安全相关监管和执法部门全面了解、掌握食品安全舆论情况，及时发现药品安全领域的药品安全事件，并在此基础上提供若干积极、科学、有效地进行食品安全舆论监督与引导的建议与策略，有效引导药品安全舆情的良性发展，提供辅助舆情决策支持。

2. 拟解决的主要问题

（1）药品安全舆情信息采集：怎样规范地对药品舆情的主题词进行设定，以及对设定的药品安全相关的网页进行一定的搜索策略分析、数据的采集，从而完成药品安全网络舆情数据的采集，如对药品安全网络舆情信息的自动抽取、自动摘要、自动分类等。

（2）药品安全舆情预警：怎样准确地对药品舆情信息分析的结果进行预警，以及对监测出的事件进行舆情安全的程度分析等。

（3）药品安全舆情预警信息系统设计与实现：系统具体采用何种模式进行设计，应用了什么架构，采用所学习的何种框架技术实现，以及具体实现过程中要用到的编程工具、服务器、数据库，以及建模过程中要用的建模工具等。

5.1.5 研究的方法及措施

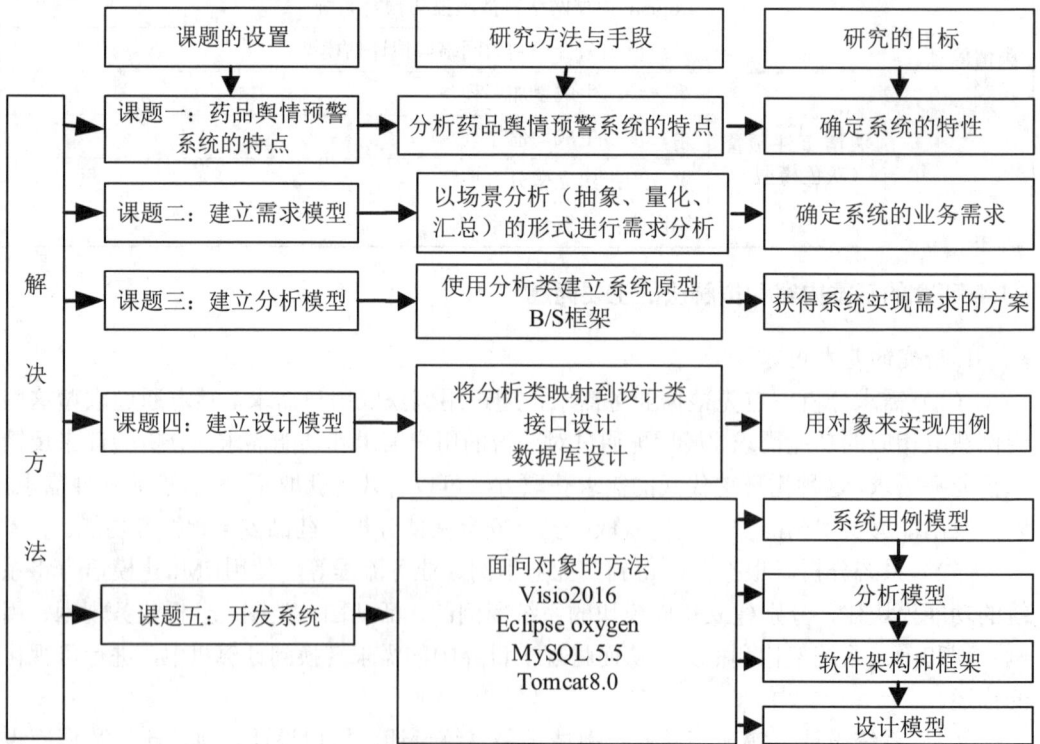

图 5-1　技术路线

（1）药品安全舆情信息采集。药品安全舆情信息的采集，可采用聚焦爬虫技术，该技术是一个自动下载网页的程序，它根据既定的抓取目标，有选择地访问互联网上的相应网页与相关链接，并获取所需要的信息。与传统网页爬虫相比，聚焦爬虫根据一定的网页分析算法过滤与主题无关的链接，保留有用的链接并将其放入等待抓取的URL队列。然后，根据一定的搜索策略从队列中选择下一步要抓取的网页URL，并重复上述过程，直到达到系统的某一条件时停止。

（2）药品安全舆情数据预警。在药品安全网络舆情预警技术中，需要预先设定部分目标词，一旦互联网中出现与预设目标词一致的信息点，不论其位次如何，即将该信息点列为监测对象。根据药品安全网络舆情事件的轻重缓急进行相应的判断，需要对不同的预设目标词赋予不同的数值来表示需要引起注意程度的轻重。如果某一药品安全事件的轻重程度的数值达到或超过预设的阈值时，则监测出该食品安全事件；如果轻重程度的数值未达到预设的阈值时，则该食品安全事件不会被系统监测到。

（3）系统实现技术。药品安全舆情预警系统是基于MVC模式的预警系统，以B/S结构设计，通过利用Struts2+Hibernate4+Spring三大框架来整合实现。其中集成开发环境（IDE）采用Eclipse-jee-luna（Eclipse 4.4），服务器使用Apache Tomcat v8.0，数据库采用MySQL 5.5，UML开发工具使用Visio2016。

5.2　组织分析

5.2.1　组织目标分析

药品安全舆情预警系统能够对海量的药品舆情信息，实现自动的舆情分析和舆情预警。通过对药品安全网络舆情相关药品安全关键词的热点分析，从而对药品安全网络舆情事件实现监测，进而实现了食品安全网络舆情的预警机制。

5.2.2　组织机构分析

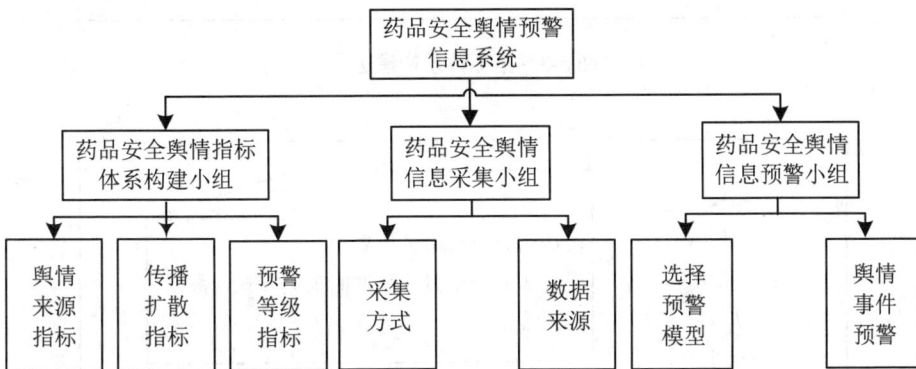

图 5-2　组织机构图

5.2.3　组织职能分析

药品安全舆情预警信息系统由构建药品安全舆情指标体系、舆情信息采集、舆情信息预警三部分构成，各部分内容如下。

构建药品安全舆情指标体系：主要包括舆情来源指标、传播扩散指标、公众关注指标、发展倾向指标、社会热度评价指标。

舆情信息采集：主要定义数据的采集方式，采用爬虫技术，对药品安全舆情信息进行采集，主要是对各种格式、各类载体的药品安全网页中的文章标题、关键词、敏感词、发布时间、作者、摘要等要素实现自动（或根据设定）识别、抽取，完成对药品舆情数据的采集，采集完成后，导入后台数据库，为舆情分析作数据准备。

舆情信息预警：系统根据药品分类分析的舆情热度值、药品主题分析的舆情热度值，管理员动态设置的舆情热度值比较后，系统对相应事件作出舆情判断，若热度值大于阈值，则要将该事件输出，给出事件热度报告，此时舆情管理员要对该事件向相关部门汇报，作好预警准备。

5.3 需求获取

5.3.1 定义边界

业务目标是最终系统要实现的功能，通过业务目标可划分为系统边界。每个业务目标都可以用来定义边界，每个边界都有不同的涉众参与，也会有不同的用例出现。

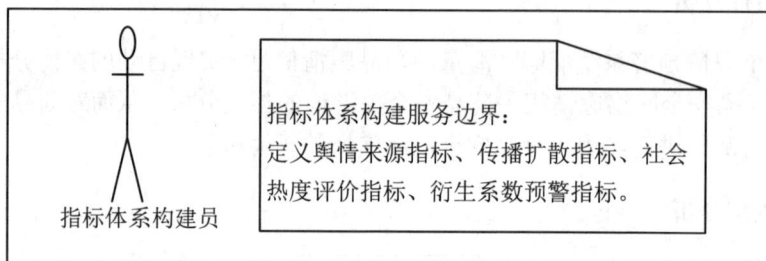

图 5-3　指标体系构建边界

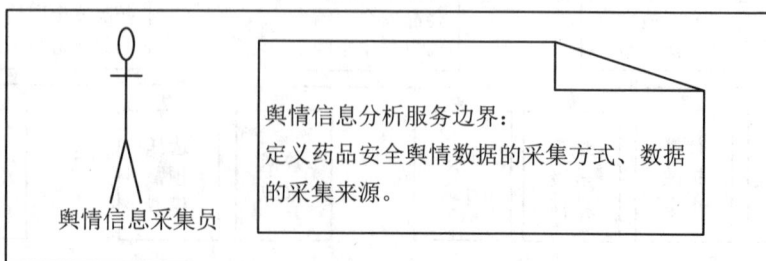

图 5-4　舆情信息采集人员边界

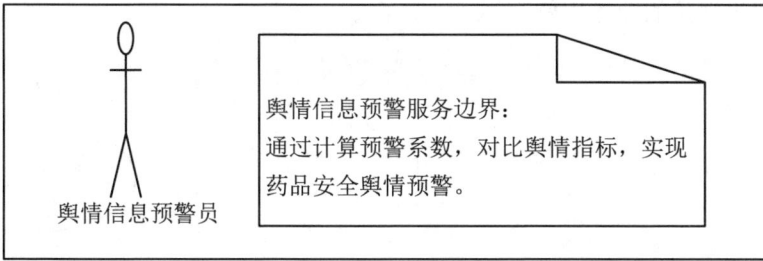

图 5-5　舆情信息预警人员边界

5.3.2　发现主角

药品安全舆情预警系统的正常工作，离不开舆情管理员作出及时的判断，以及对相关部门的信息反馈，所以舆情管理员为业务主角。数据库管理员负责管理系统日常的舆情信息的收集、舆情数据的录入，对系统中的数据及时更新及删除。

5.3.3　获取业务用例

1. 业务用例

（1）业务用例的用例视角

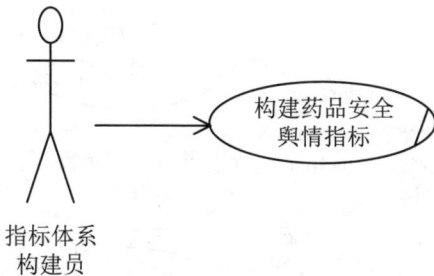

图 5-6　指标体系构建人员的业务用例视角

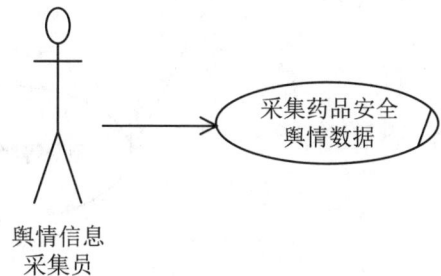

图 5-7　舆情信息采集人员的业务用例视角

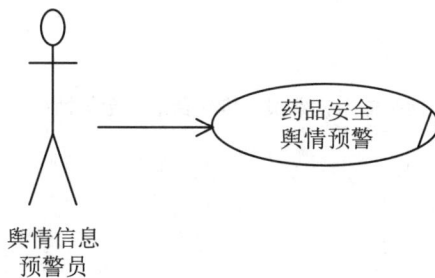

图 5-8　舆情信息预警人员的业务用例视角

（2）用户视角的业务用例

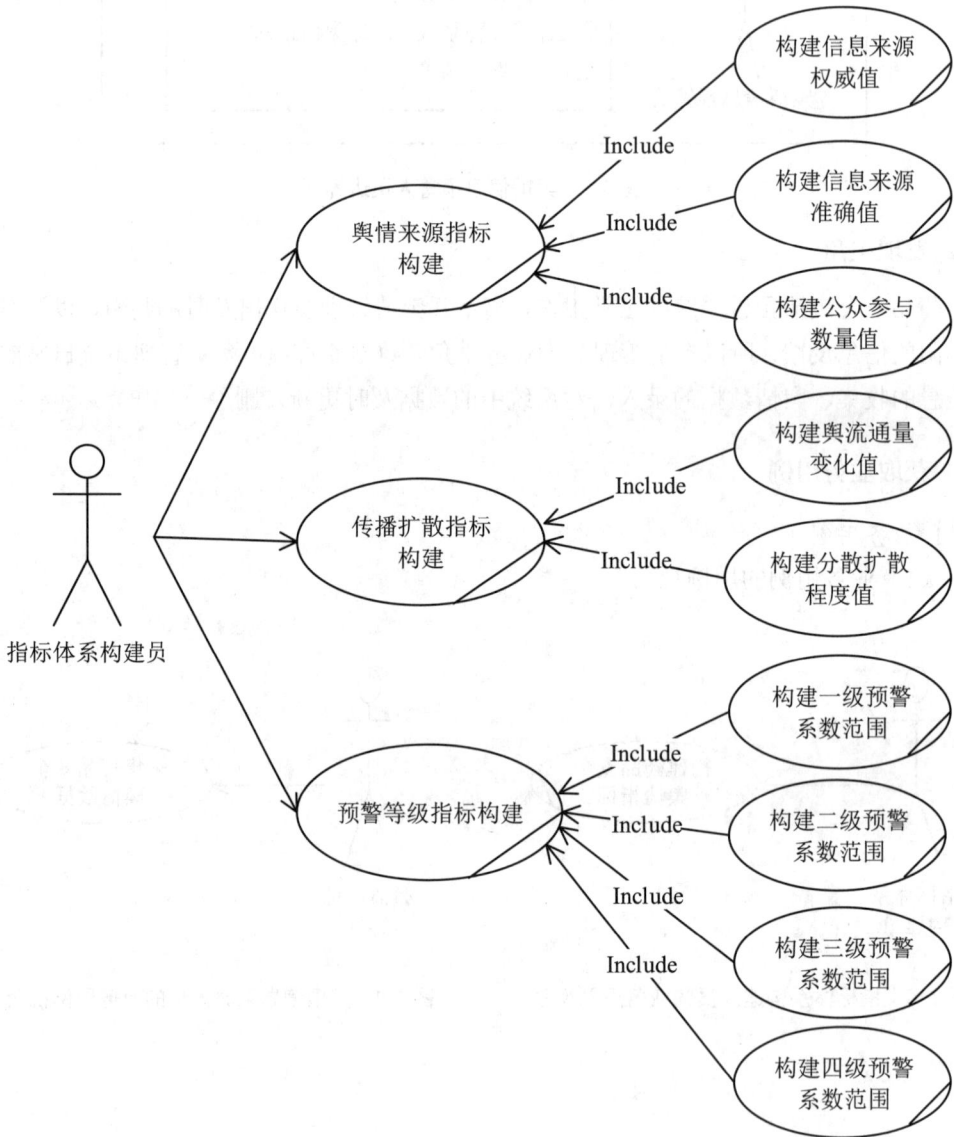

图 5-9　指标体系构建员"构建药品安全舆情指标"用例图

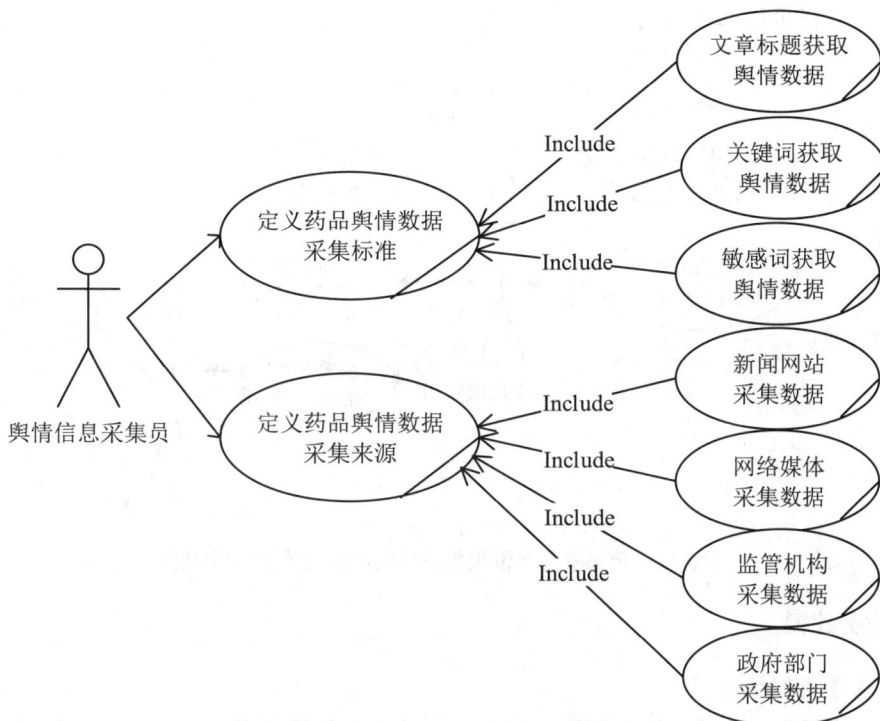

图 5-10　舆情信息采集员"采集药品安全舆情数据"用例图

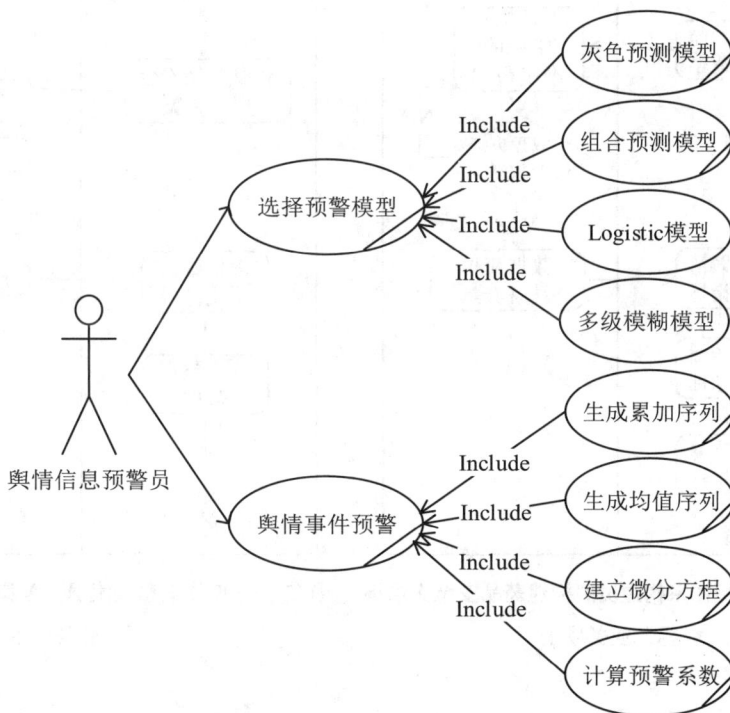

图 5-11　舆情信息预警员"药品安全舆情预警"用例图

2. 业务视角的业务用例

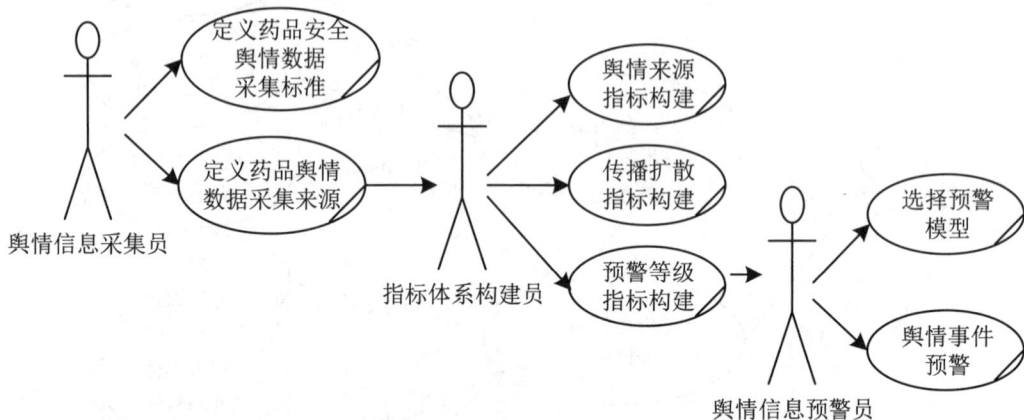

图 5-12　药品安全舆情预警系统业务视角的业务用例图

5.3.4 业务建模

1. 业务用例场景图

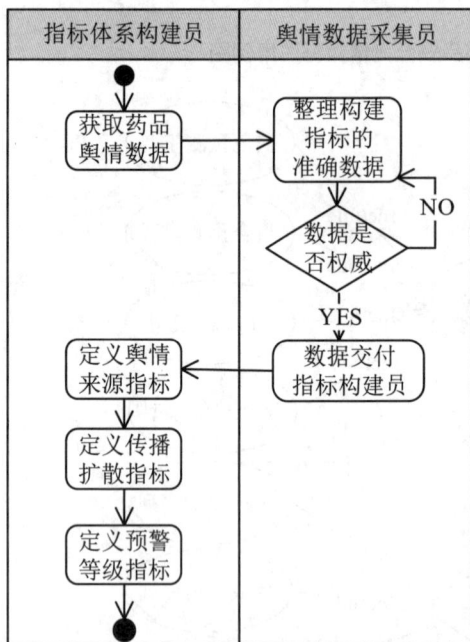

图 5-13　指标体系构建员"构建药品安全舆情指标"业务场景

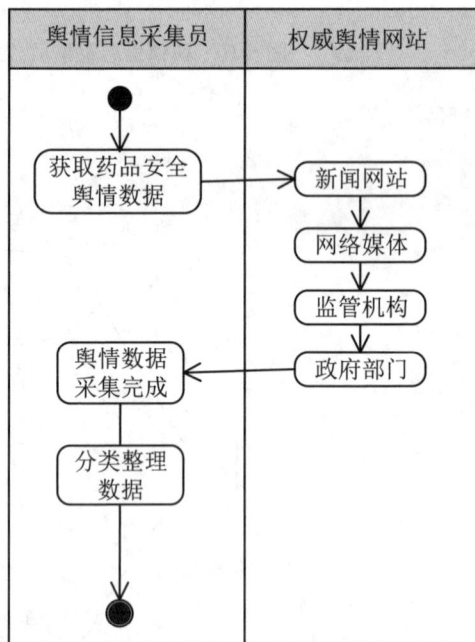

图 5-14　舆情信息采集员"采集药品安全舆情数据"业务场景

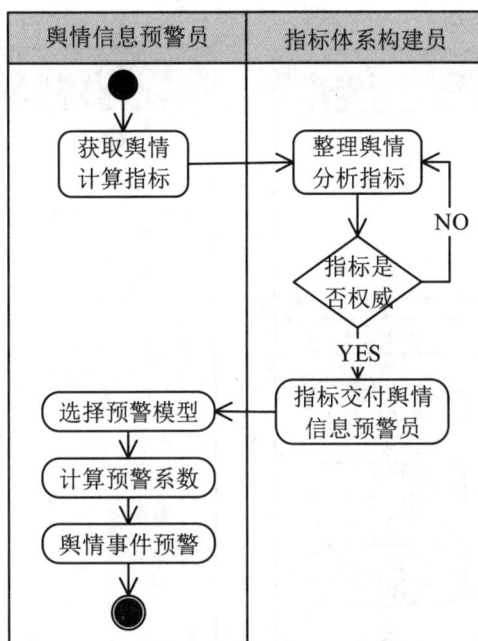

图 5-15　舆情信息预警员"药品安全舆情预警"业务场景

2. 用例实现视图

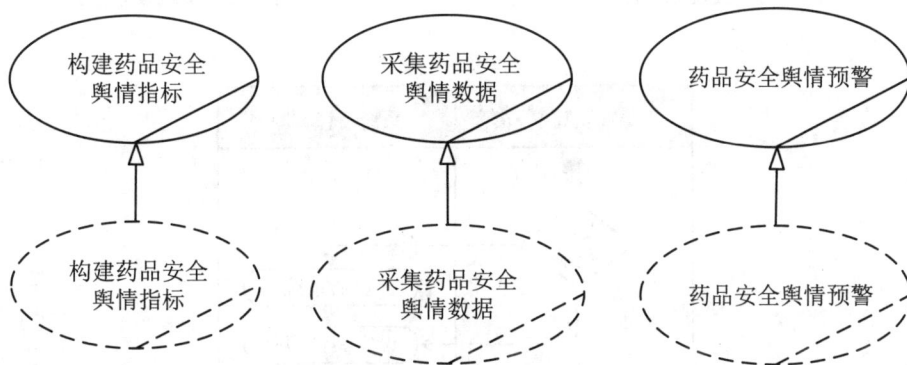

图 5-16　药品安全舆情预警用例实现视图

3.业务用例实现场景图

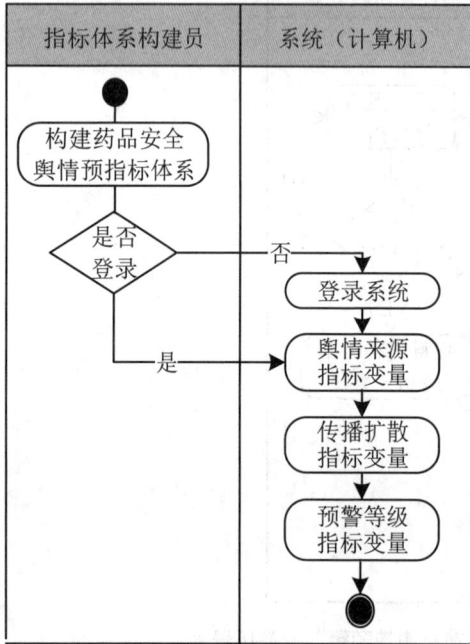

图 5-17 指标体系构建员"构建药品安全舆情指标"用例实现场景图

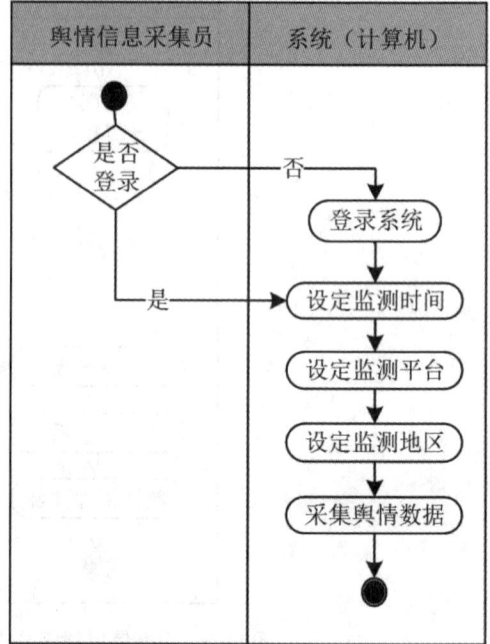

图 5-18 舆情信息采集员"采集药品安全舆情数据"用例实现场景图

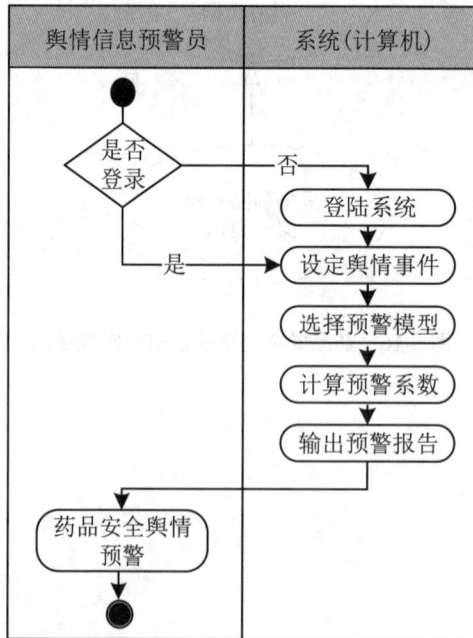

图 5-19 舆情信息预警员"药品安全舆情预警"用例实现场景图

5.3.5 领域建模

1. 业务实体 ER 模型

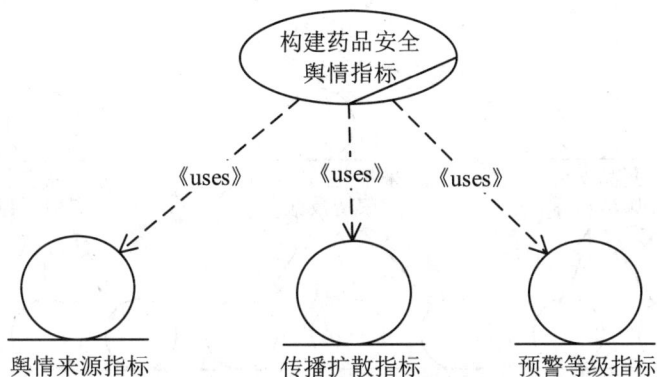

图 5-20　指标体系构建员"构建药品安全舆情指标"业务对象图

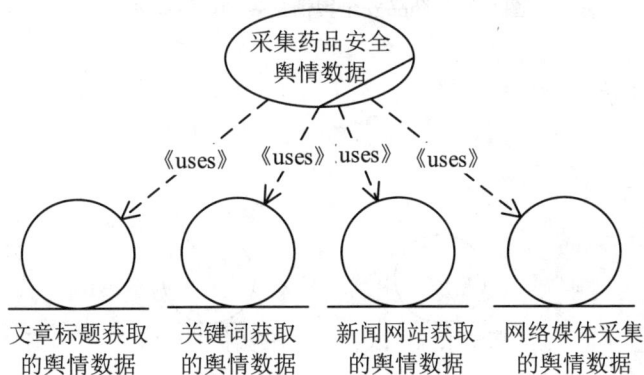

图 5-21　舆情信息采集员"采集药品安全舆情数据"业务对象图

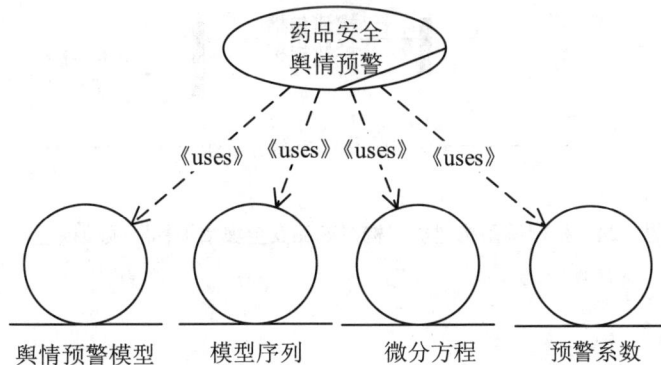

图 5-22　舆情信息预警员"药品安全舆情预警"业务对象图

2. 领域模型

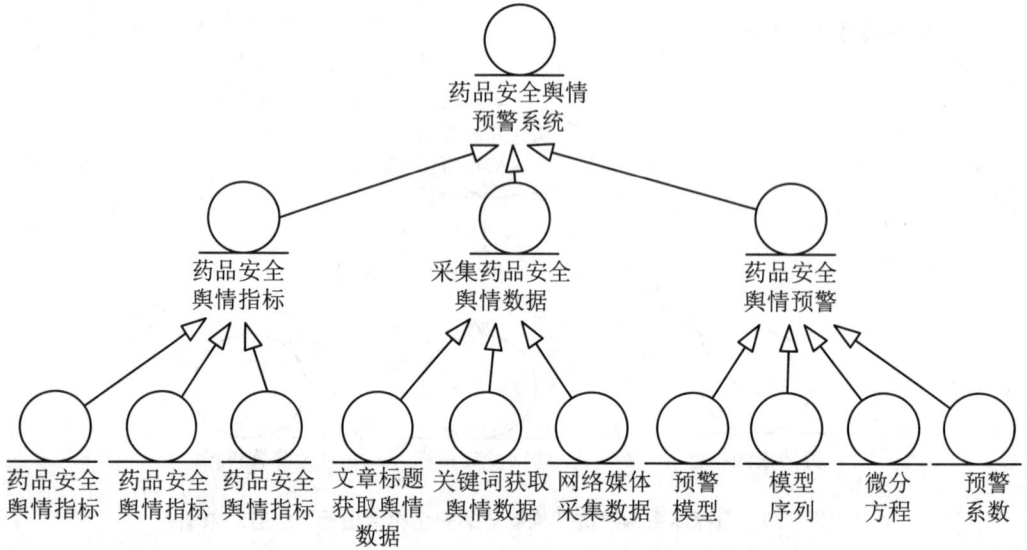

图 5-23　药品安全舆情预警领域模型图

3. 领域模型场景

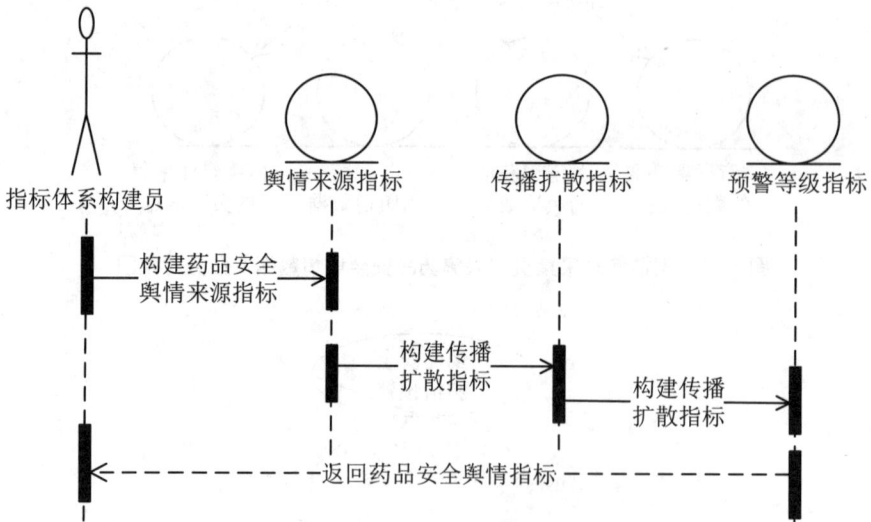

图 5-24　指标体系构建员"构建药品安全舆情指标"领域模型场景图

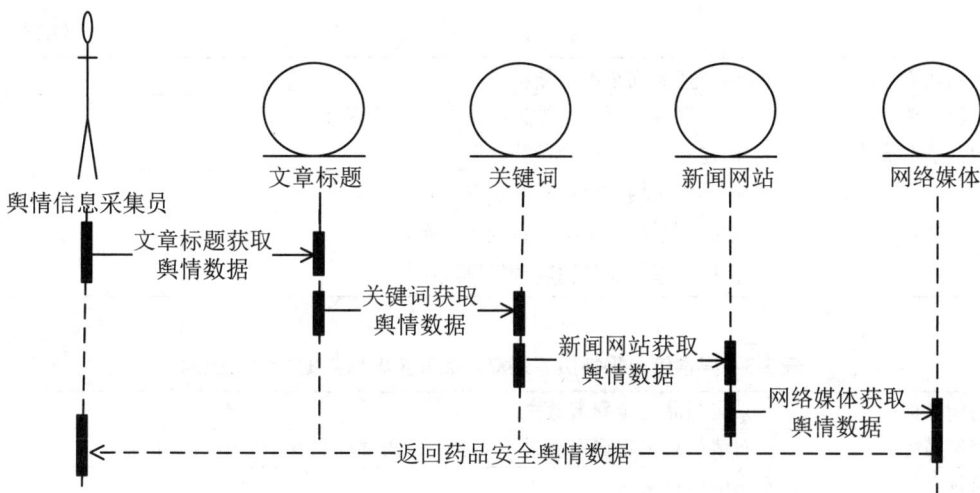

图 5-25　舆情信息采集员"采集药品安全舆情数据"领域模型场景图

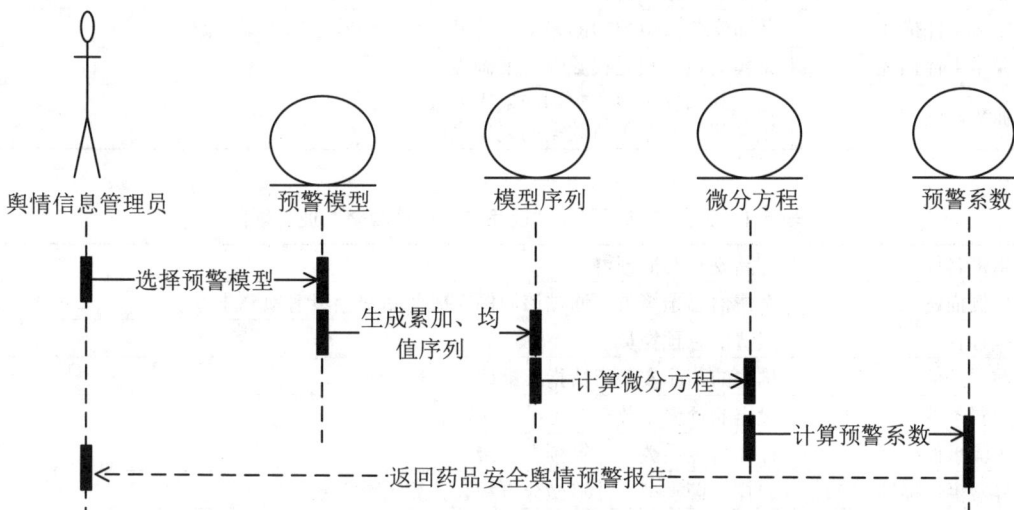

图 5-26　舆情信息预警员"药品安全舆情预警"领域模型场景图

5.3.6　提炼业务规则

业务用例模型帮助我们获得了功能性需求，业务场景帮助我们获得了面对业务的执行过程描述和概念（逻辑）模型，让我们知道业务将如何运作和业务执行过程。除了以上的成果，我们还需要知道业务规则以及业务实例的属性。

表 5-2　指标体系构建员"构建药品安全舆情指标"业务规则

用例名称	构建药品安全舆情指标
用例描述	指标体系构建员可通过该用例完成药品安全舆情指标的构建业务
执行者	指标体系构建员
前置条件	具备权威、准确的药品安全舆情数据
后置条件	构建的指标适合预警计算变量规范

（续表）

用例名称	构建药品安全舆情指标
主流事件描述	舆情来源指标、传播扩散指标、预警等级指标
异常事件描述	构建的指标不符合预警计算公式
业务规则	指标体系构建员构建舆情来源指标； 指标体系构建员构建传播扩散指标； 指标体系构建员构建预警等级指标

表 5-3　舆情信息采集员"采集药品安全舆情数据"业务规则

用例名称	采集药品安全舆情数据
用例描述	舆情信息采集员可通过该用例完成采集药品安全舆情数据业务
执行者	舆情信息采集员
前置条件	具备权威的药品安全舆情网站和相关部门的官网
后置条件	采集的数据具有权威性
主流事件描述	药品安全舆情数据的采集、药品安全舆情数据的采集来源
异常事件描述	采集的数据缺乏权威性、准确性
业务规则	定义药品安全舆情数据的采集方式； 定义药品安全舆情数据的采集来源

表 5-4　舆情信息预警员"药品安全舆情预警"业务规则

用例名称	药品安全舆情预警
用例描述	舆情信息预警员可通过该用例完成药品安全舆情预警业务
执行者	舆情信息预警员
前置条件	构建的药品安全舆情指标准确
后置条件	设定的预警系数符合标准
主流事件描述	计算衍生系数、计算预警等级
异常事件描述	选择预警模型、计算微分方程、计算预警系数
业务规则	根据构建的指标，选择合适的预警模型； 根据预警模型，计算灰微分方程、计算白微分方程； 根据预警模型，计算预警系数； 根据预警指标与预警系数，判断药品安全舆情预警事件

5.4 需求分析

5.4.1 建立概念模型

1. 业务主线

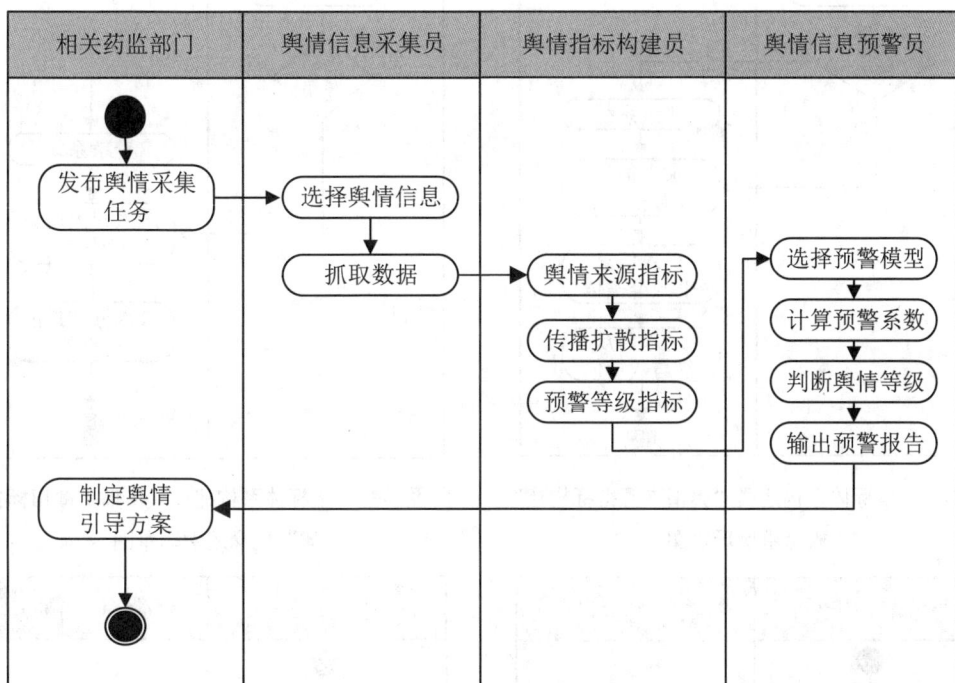

图 5-27　药品安全舆情预警系统业务主线

2. 关键业务用例

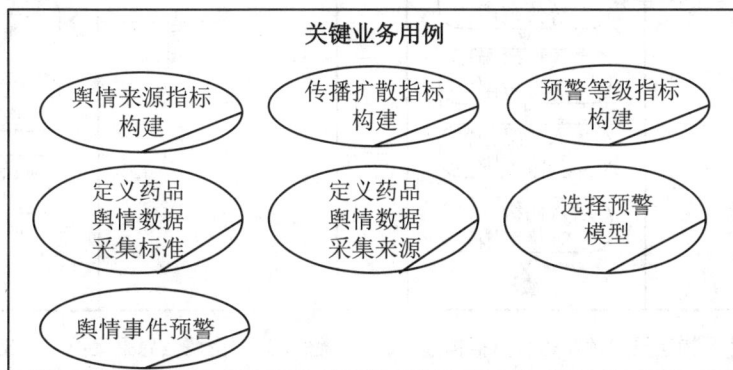

图 5-28　关键业务用例

3. 概念用例场景

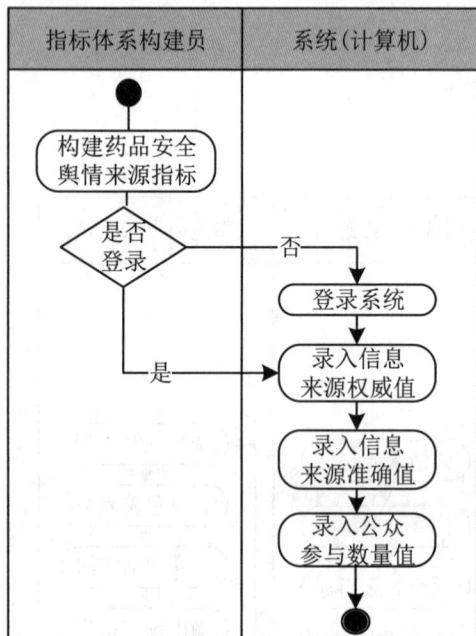

图 5-29 指标体系构建员"舆情来源指标构建"
概念用例场景图

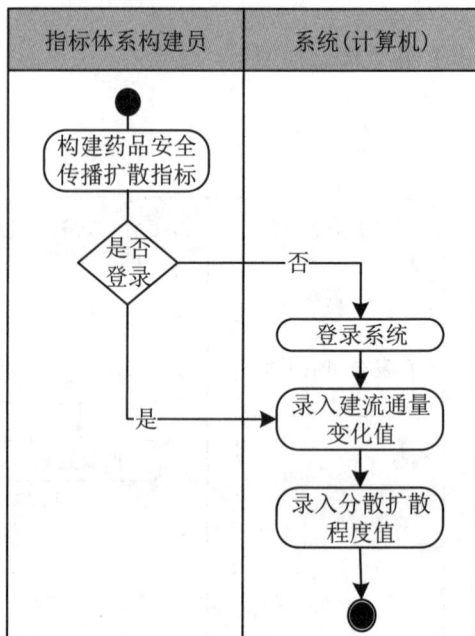

图 5-30 指标体系构建员"传播扩散指标构
建"概念用例场景图

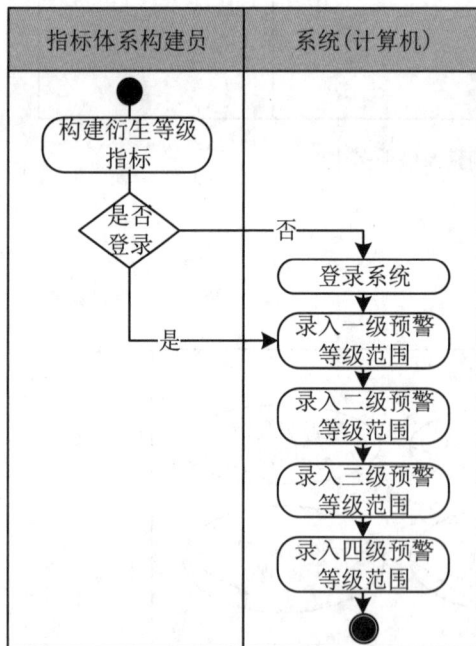

图 5-31 指标体系构建员"预警等级指标构建"
概念用例场景图

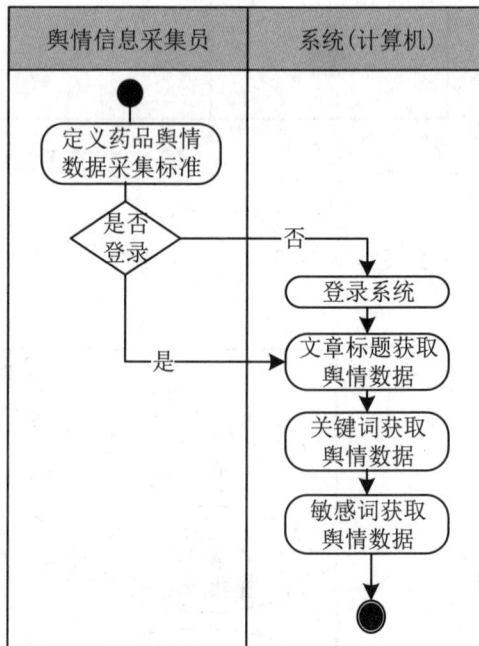

图 5-32 舆情信息采集员"定义药品舆情数
据采集标准"概念用例场景图

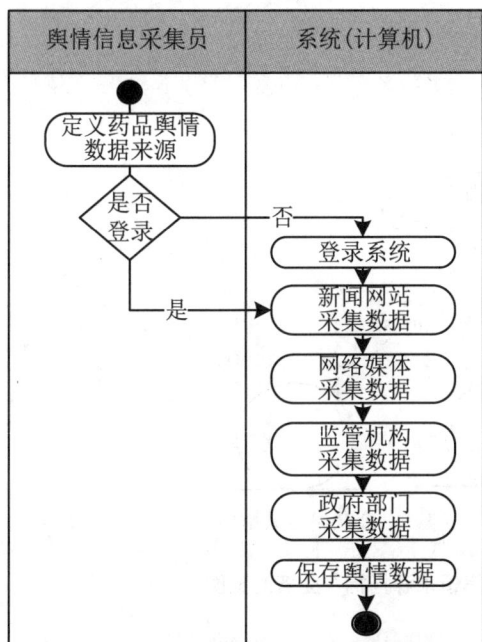

图 5-33　舆情信息采集员"定义药品安全舆情数据采集来源"概念用例场景图

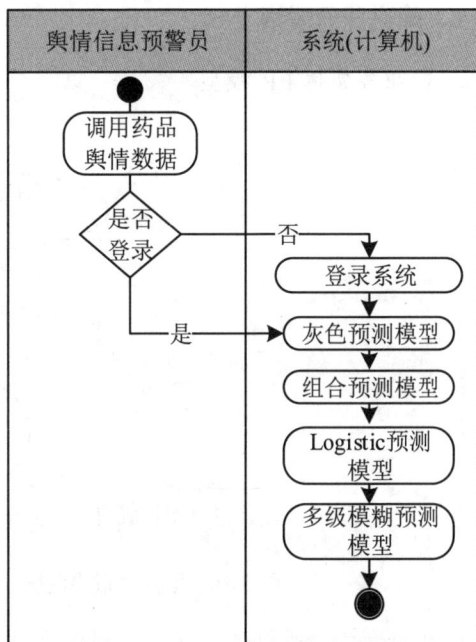

图 5-34　舆情信息预警员"选择预警模型"概念用例场景图

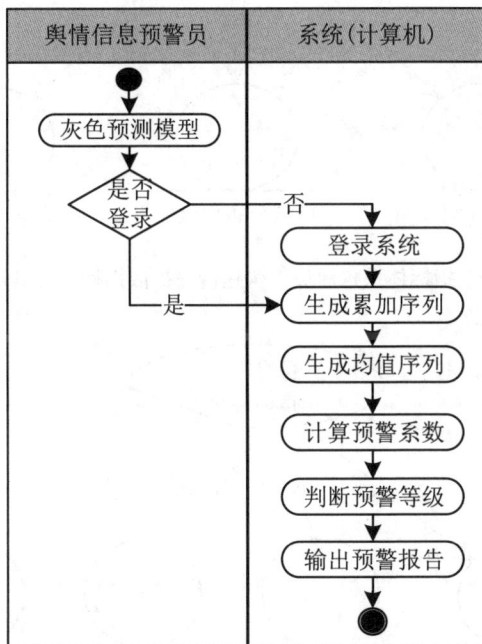

图 5-35　舆情信息预警员"舆情事件预警"概念用例场景图

5.4.2 建立业务架构

1. 业务实体 ER 模型

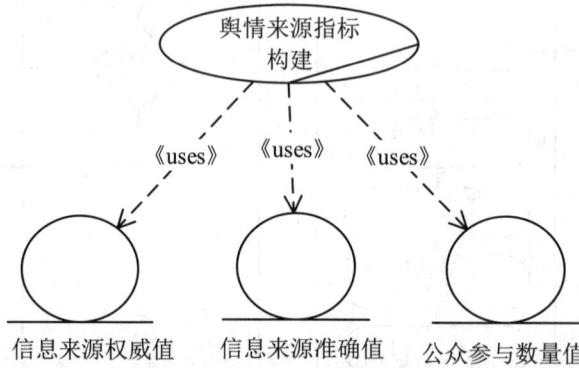

图 5-36　指标体系构建员"构建舆情来源指标"业务对象图

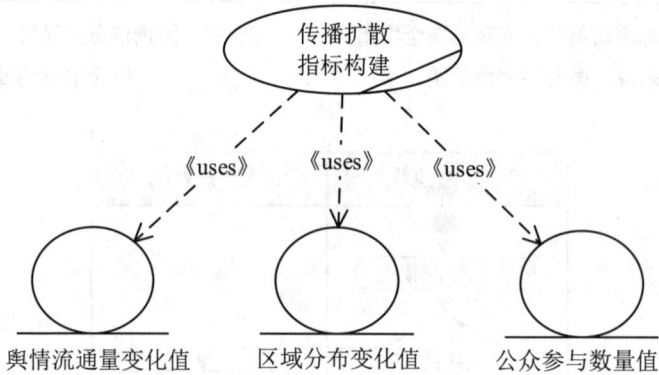

图 5-37　指标体系构建员"构建传播扩散指标"业务对象图

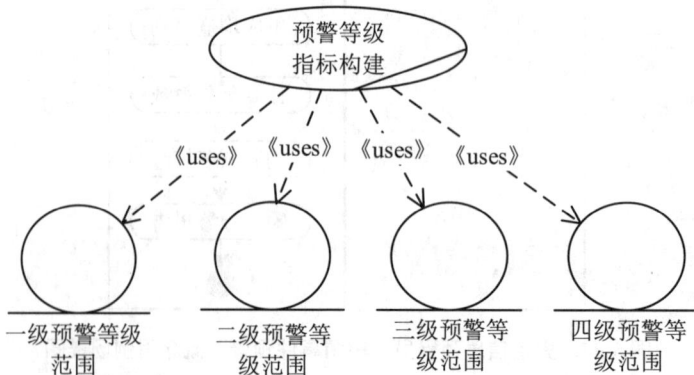

图 5-38　指标体系构建员"构建预警等级指标"业务对象图

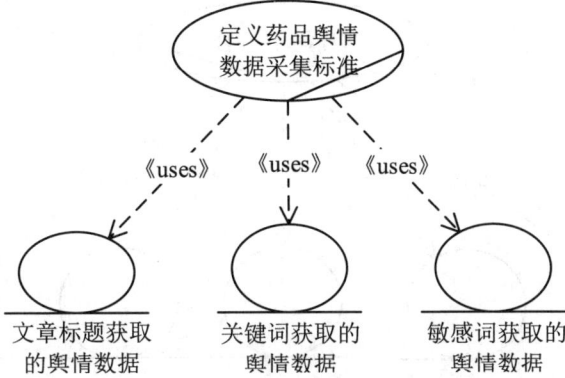

图 5-39　舆情信息采集员"采集舆情数据方式"业务对象图

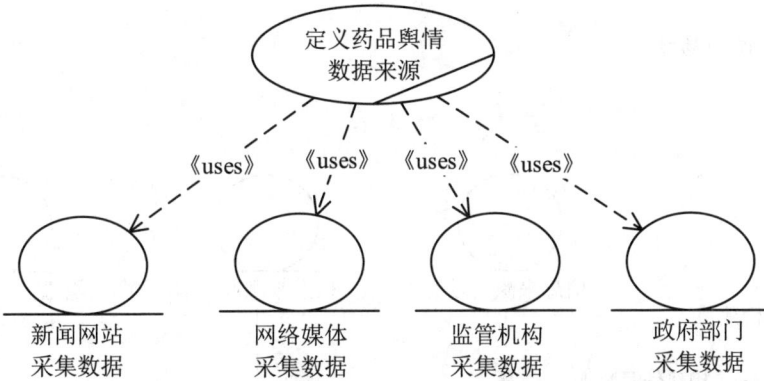

图 5-40　舆情信息采集员"获取舆情数据来源"业务对象图

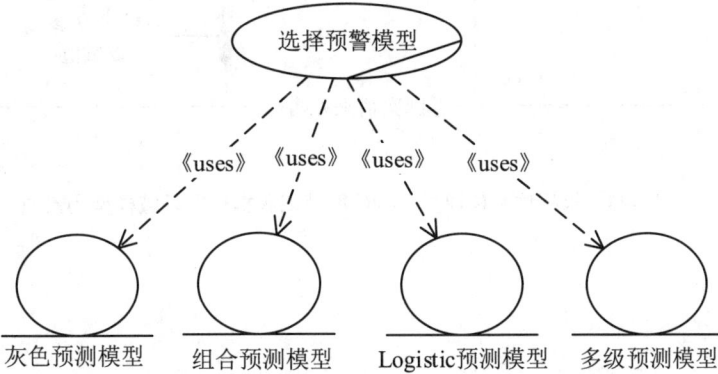

图 5-41　舆情信息预警员"选择预警模型"业务对象图

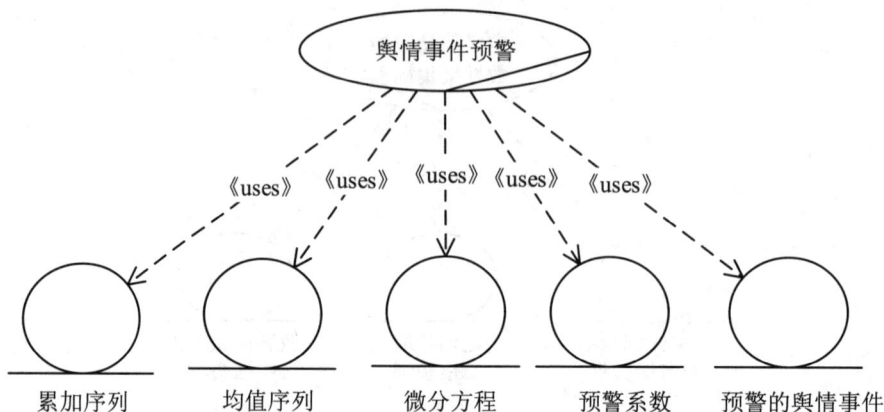

图 5-42　舆情信息预警员"舆情事件预警"业务对象图

2. 领域模型场景

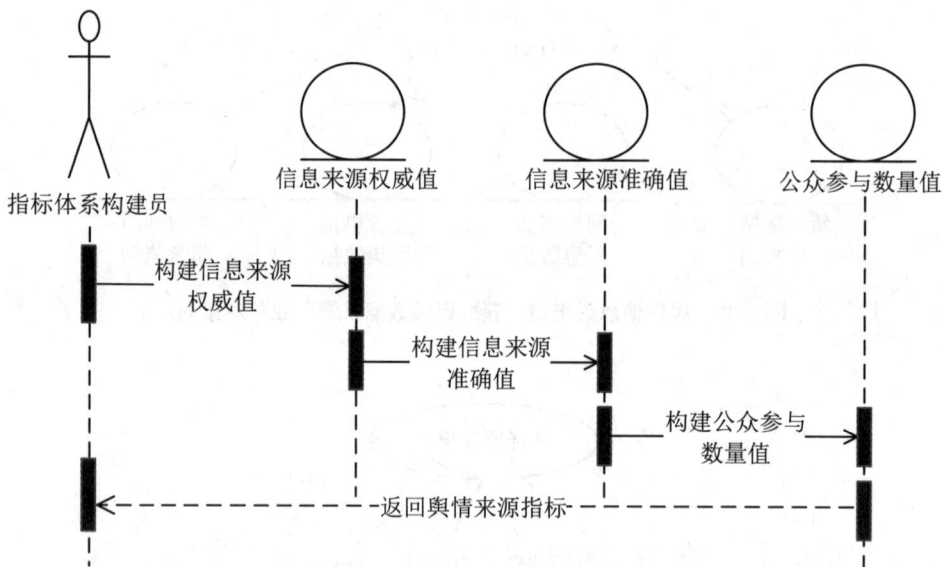

图 5-43　指标体系构建员"构建舆情来源指标"领域模型场景图

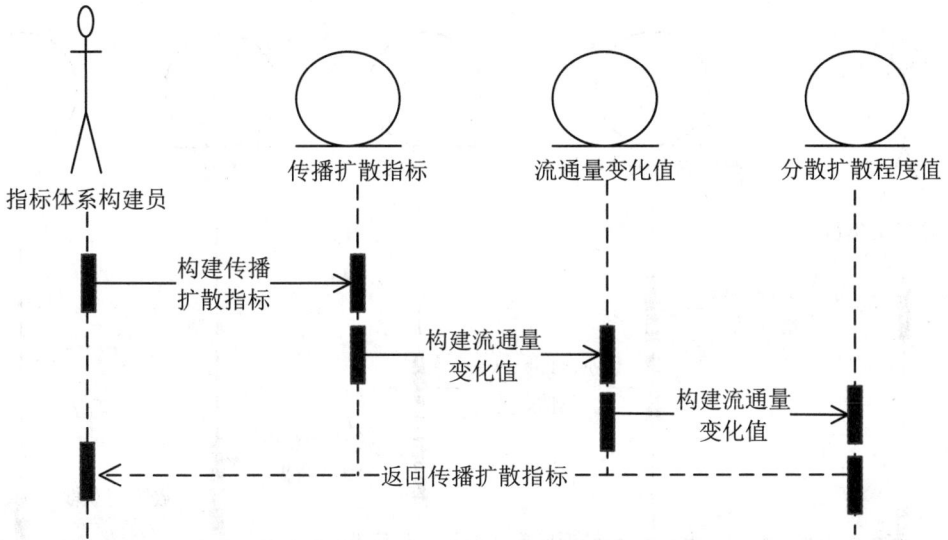

图 5-44　指标体系构建员"构建传播扩散指标"领域模型场景图

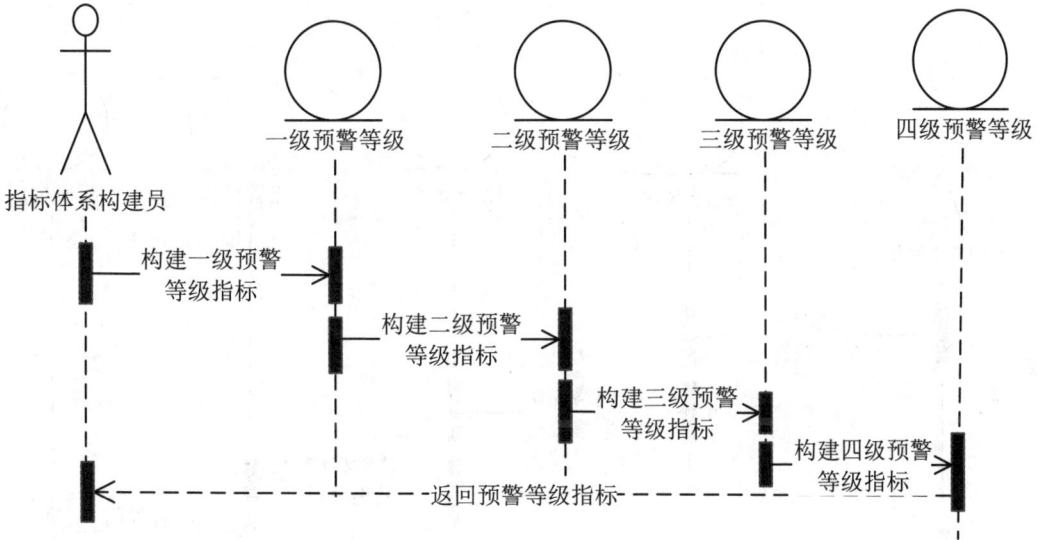

图 5-45　指标体系构建员"构建预警等级指标"领域模型场景图

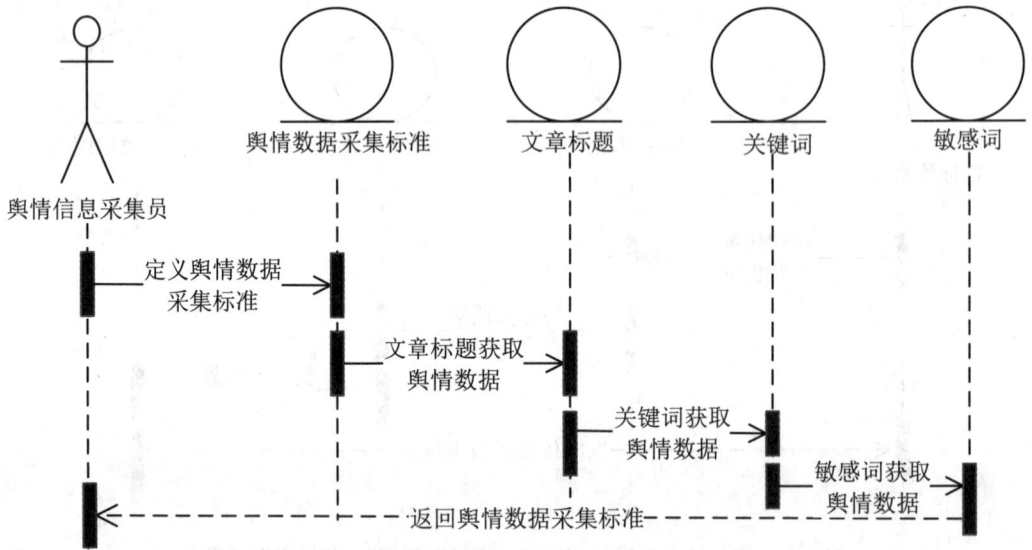

图 5-46　舆情信息采集员"采集舆情数据方式"领域模型场景图

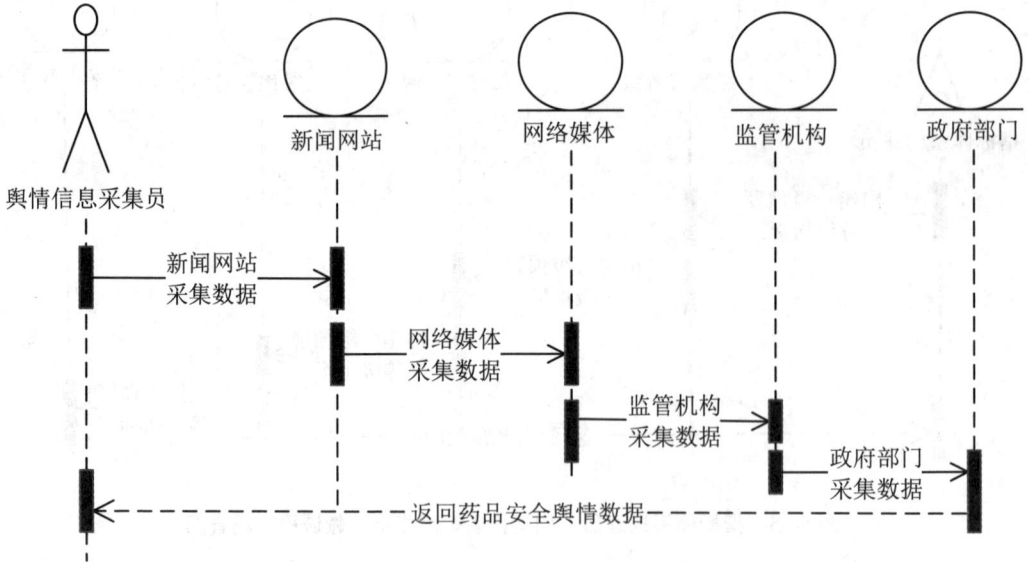

图 5-47　舆情信息采集员"获取舆情数据来源"领域模型场景图

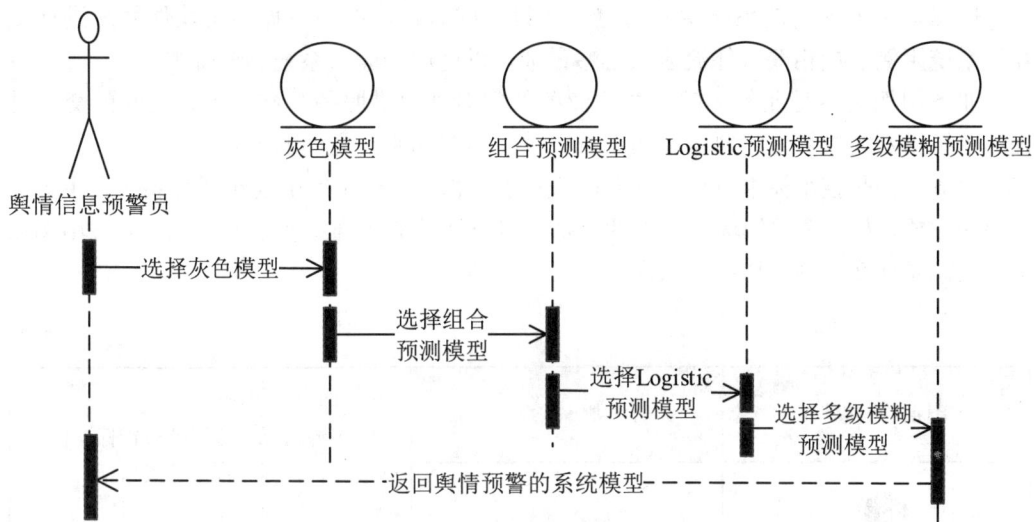

图 5-48　舆情信息预警员"选择预警模型"领域模型场景图

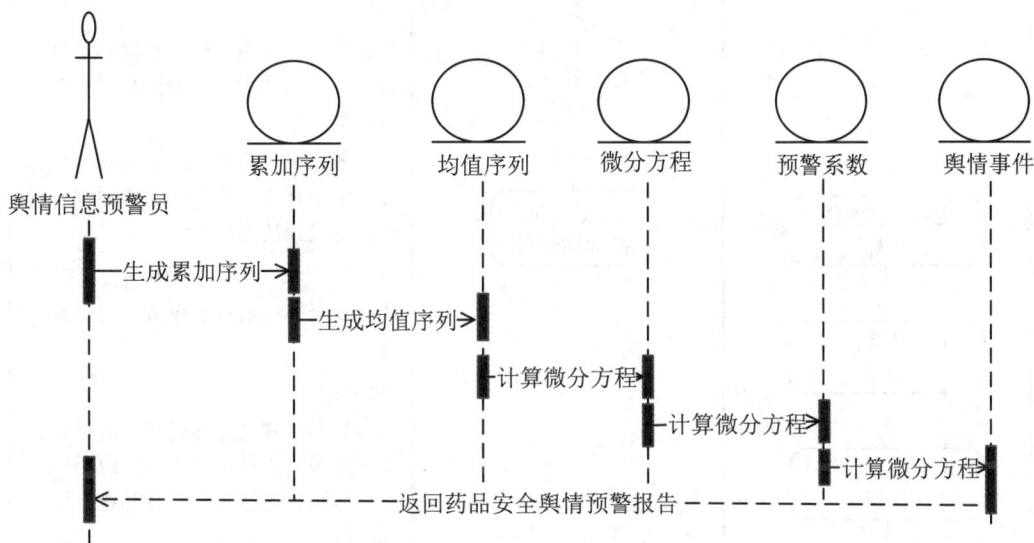

图 5-49　舆情信息预警员"舆情事件预警"领域模型场景图

5.5　系统分析

5.5.1　建立系统用例

在完成需求获取和需求分析之后，需要通过抽象、映射、合并、演绎等方法从业务用例细化出系统用例，即信息系统必须实现的功能。业务用例和系统用分别描述业务范围和系统范围。

以黑盒形式编写的系统用例着重于要设计的软件，参与者如何与软件系统进行交互？系统用例直接相关事件流应该足够详细，以便用于编写系统测试脚本。

业务用例边界是业务部门，关注业务部门对外提供服务与被服务人之间的交互过程；系统用例的边界是将要实现的系统，关注用户和系统之间的交互过程。

业务用例是整个需求方可能涉及的人、事、物；系统用例中仅包括与系统发生数据交换的对象，从业务用例场景当中抽出那些可以在计算机当中实现的单元，业务用例场景中某某做什么是系统用例的来源。

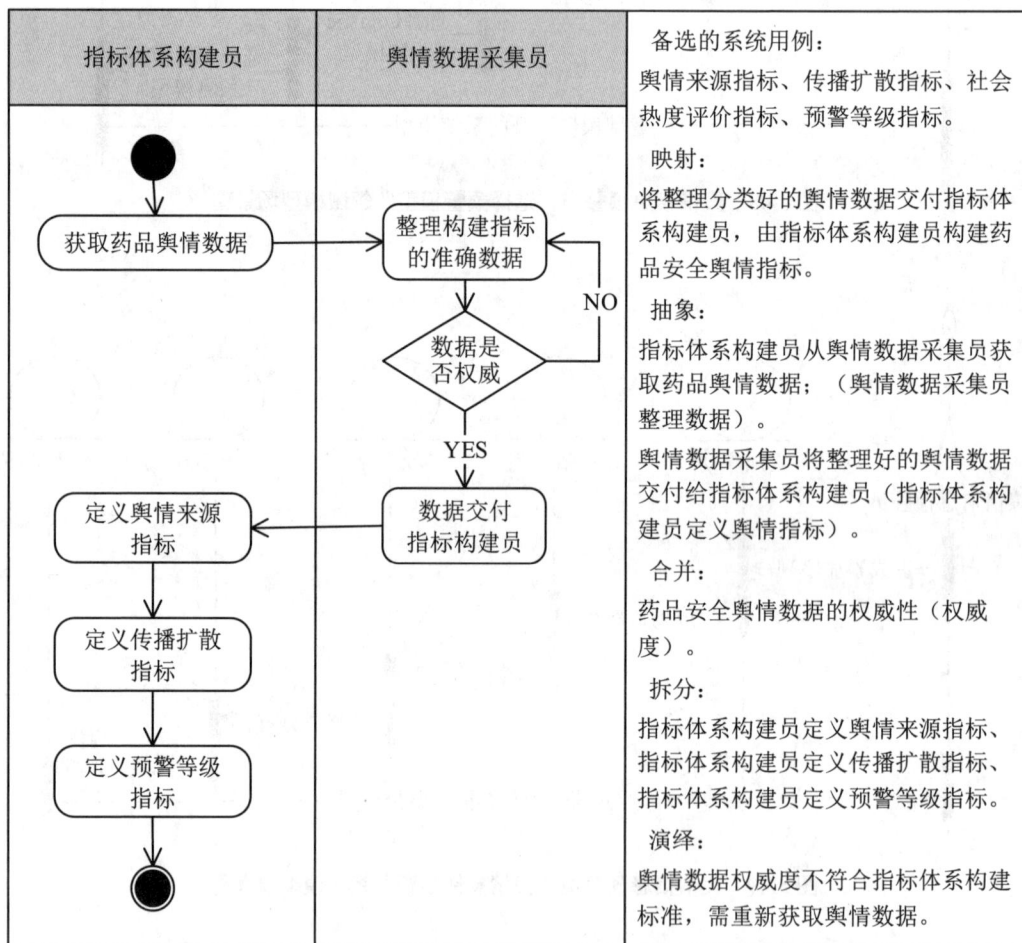

图 5-50　指标体系构建员"构建药品安全舆情指标"系统用例的获取过程示意图

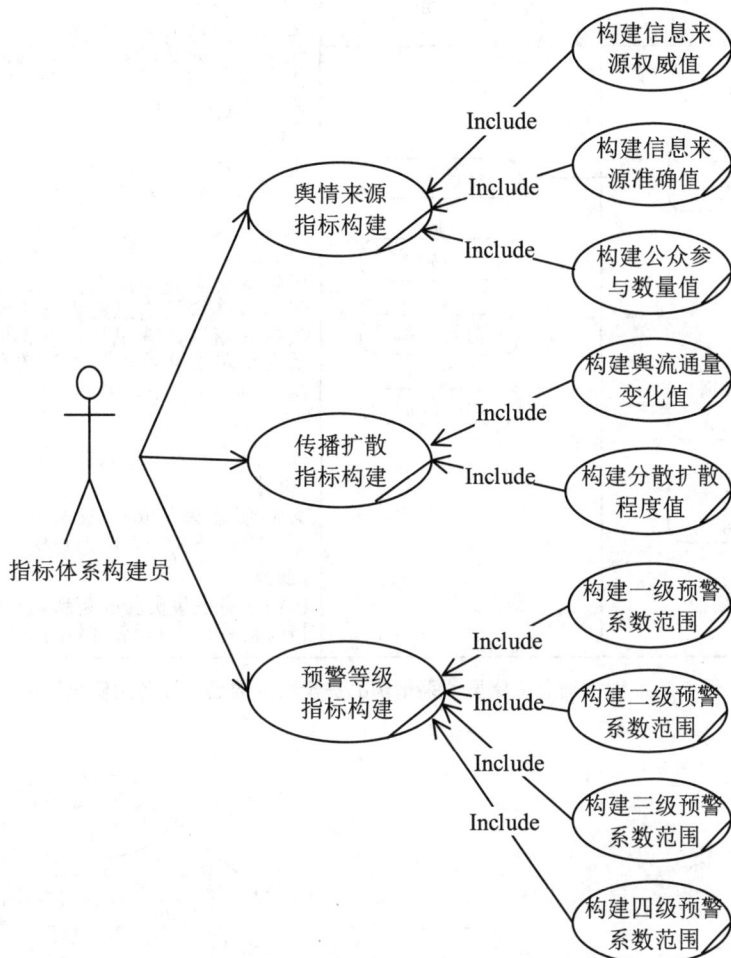

图 5-51　指标体系构建员"构建药品安全舆情指标"系统用例图

舆情信息采集员	权威舆情网站	备选系统用例： 定义药品舆情数据采集标准（文章标题、关键词、敏感词），定义药品舆情数据采集来源（新闻网站、网络媒体、监管机构、政府部门）。 映射： 舆情信息采集员从舆情网站获取舆情数据（新闻网站、网络媒体、监管机构、政府部门）。 抽象： 舆情信息采集员从新闻网站采集数据（新华网），舆情信息采集员从网络媒体采集数据（新浪、腾讯、百度、凤凰），舆情信息采集员从监管机构和政府部门采集数据（药监局、卫计委）。 合并： 舆情信息采集员分类整理数据。 拆分： 舆情信息采集员从权威网站采集舆情数据，整理药品安全舆情数据。 演绎： 舆情信息采集员获取药品安全舆情数据，舆情信息采集员分类整理药品安全舆情数据。
获取药品安全舆情数据 →	新闻网站 ↓ 网络媒体 ↓ 监管机构 ↓ 政府部门	
舆情数据采集完成 ←		
分类整理数据		

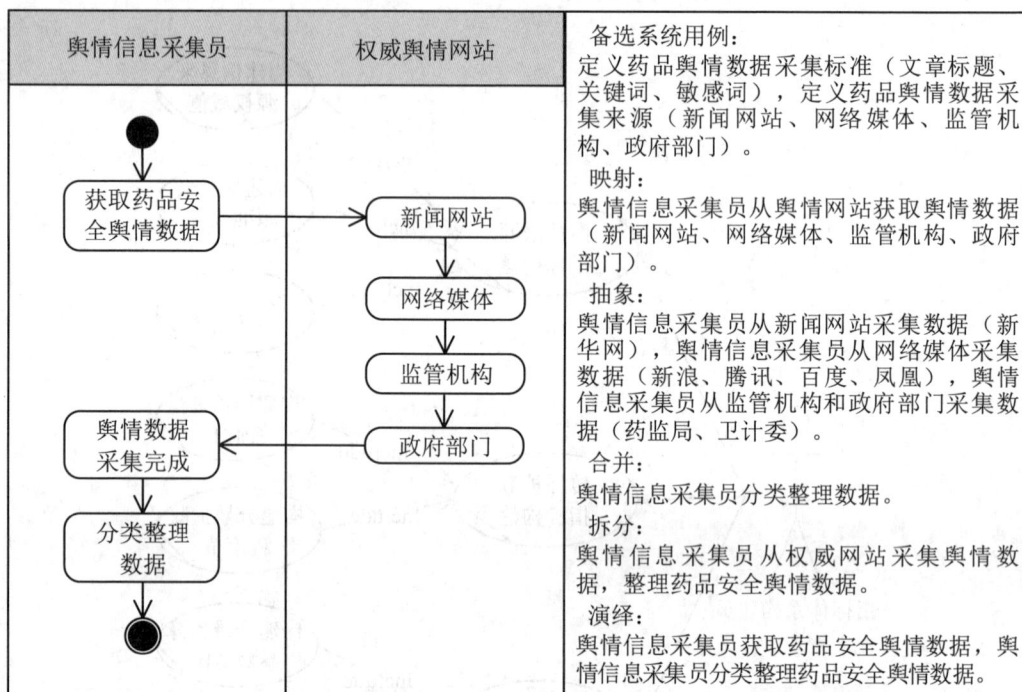

图 5-52　舆情信息采集员"采集药品安全舆情数据"任务用例场景图

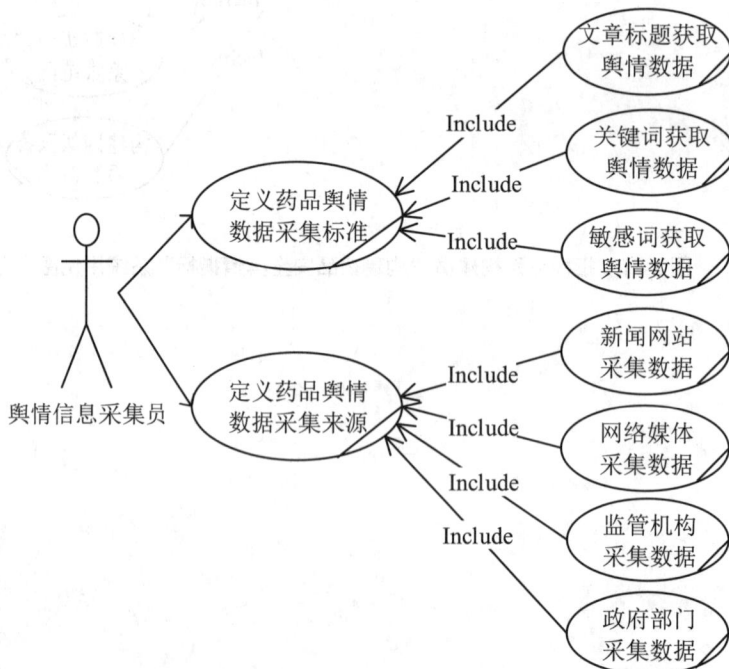

图 5-53　舆情信息采集员"采集药品安全舆情数据"系统用例图

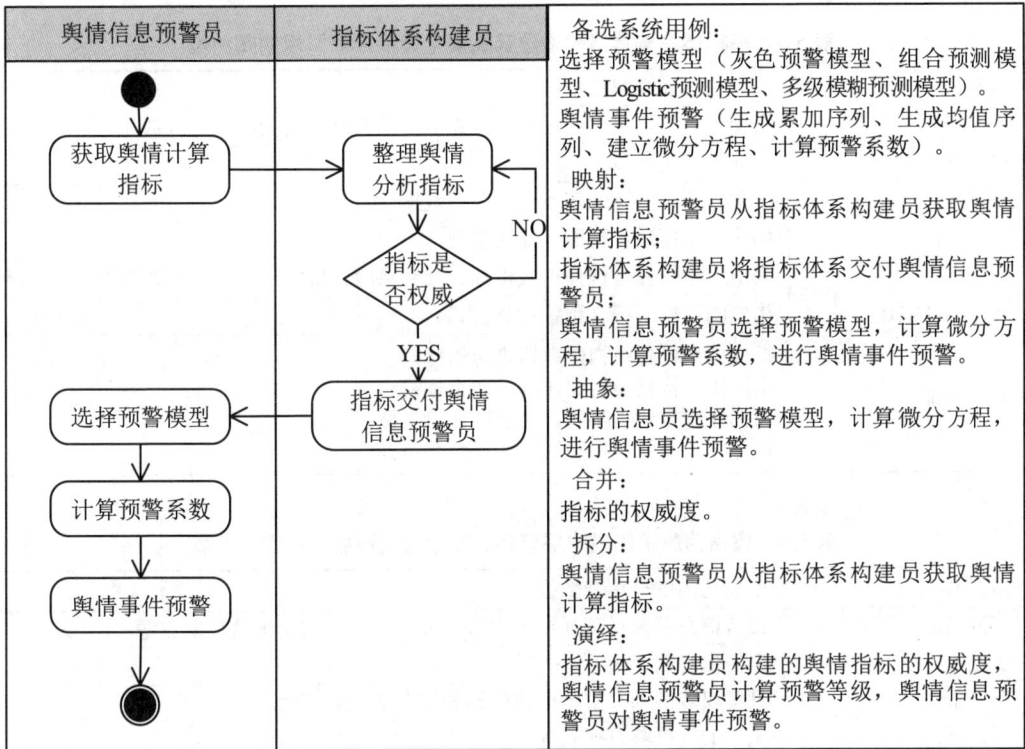

图 5-54　舆情信息预警员"药品安全舆情预警"任务用例场景图

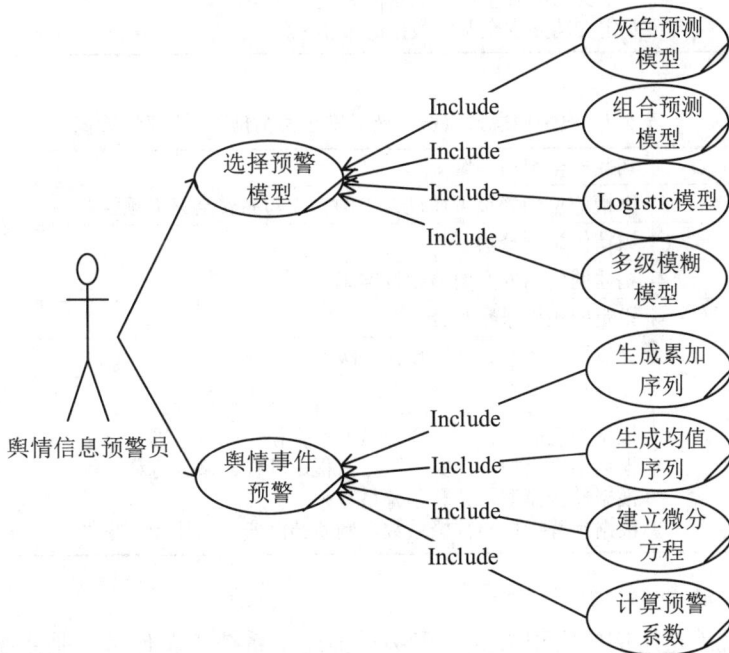

图 5-55　舆情信息预警员"药品安全舆情预警"系统用例图

1. 分析业务规则

表 5-5　指标体系构建员"构建药品安全舆情指标"用例归约表

用例名称	构建药品安全舆情指标
用例描述	指标体系构建员可通过该用例完成药品安全舆情指标构建业务
执行者	指标体系构建员
前置条件	具备权威、准确的药品安全舆情数据
后置条件	构建的指标适合预警计算变量规范
主流事件描述	舆情来源指标、传播扩散指标、社会热度评价指标、衍生系数预警指标
异常事件描述	构建的指标不符合预警计算公式
业务规则	指标体系构建员构建舆情来源指标； 指标体系构建员构建传播扩散指标； 指标体系构建员构建社会热度评价指标； 指标体系构建员构建衍生系数预警指标

表 5-6　舆情信息采集员"采集药品安全舆情数据"用例归约表

用例名称	采集药品安全舆情数据
用例描述	舆情信息采集员可通过该用例完成采集药品安全舆情数据业务
执行者	舆情信息采集员
前置条件	具备权威的药品安全舆情网站和相关部门的官网
后置条件	采集的数据具有权威性
主流事件描述	药品安全舆情数据的采集、药品安全舆情数据的采集来源
异常事件描述	采集的数据缺乏权威性、准确性
业务规则	定义药品安全舆情数据的采集方式； 定义药品安全舆情数据的采集来源

表 5-7　舆情信息预警员"药品安全舆情预警"用例归约表

用例名称	药品安全舆情预警
用例描述	舆情信息预警员可通过该用例完成药品安全舆情预警业务
执行者	舆情信息预警员
前置条件	构建的药品安全舆情指标准确
后置条件	设定的预警系数符合标准
主流事件描述	计算预警系数、计算预警等级
异常事件描述	选择预警模型、计算微分方程、计算预警系数
业务规则	根据构建的指标，选择合适的预警模型； 根据预警模型，计算灰微分方程、计算白微分方程； 根据预警模型，计算预警系数； 根据预警指标与预警系数，判断药品安全舆情预警事件

2. 用例实现

用例实现就是用例的实现方式。用例只描述了系统该做什么，是系统需求，是一个设想。用例实现的目的就是实现系统需求，将设想变为现实。我们采用的是面向对象的方法，要将设想变为现实，就要用对象之间的交互实现设想。但是一个用例可能有多个用例实现，每个用例实现都是设想的一种方式。虽然实现方式和过程不同，但目的是相同的，同样要达到用例所规定的系统目标。该系统的用例实现场景如图5-56～图5-61所示。

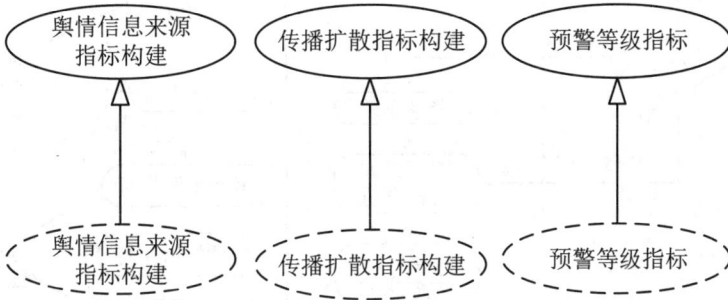

图 5-56　指标体系构建员"构建药品安全舆情指标"系统用例实现图

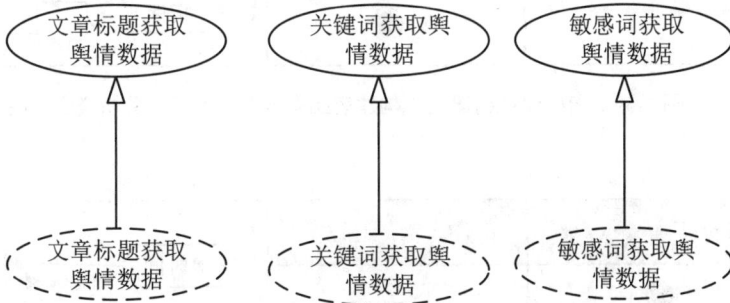

图 5-57　舆情信息采集员"采集药品安全舆情数据"系统用例实现

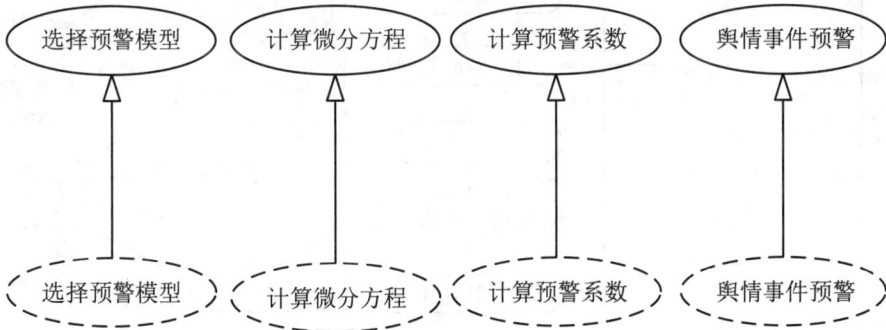

图 5-58　舆情信息预警员"药品安全舆情预警"系统用例实现图

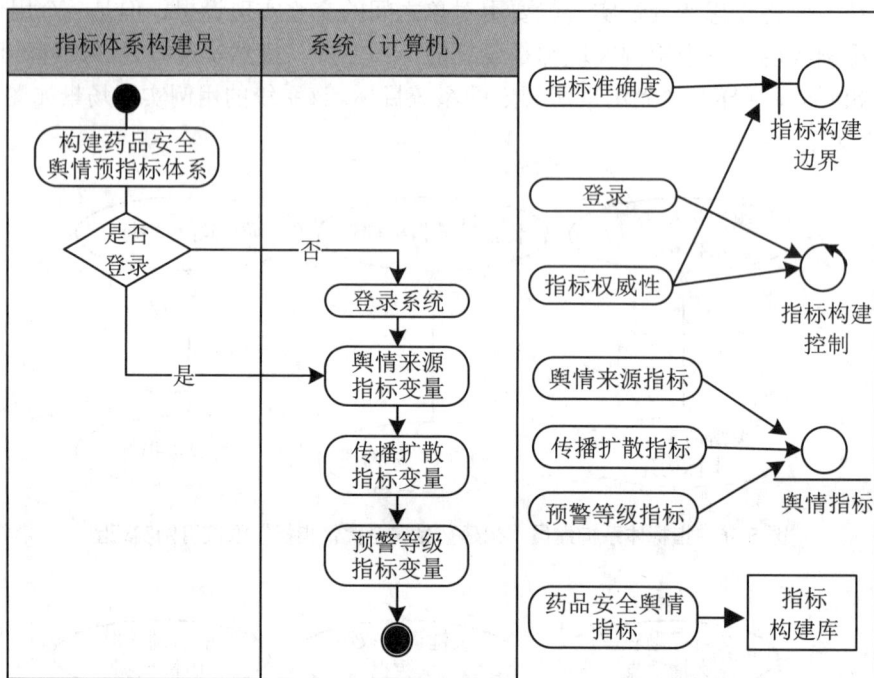

图 5-59　指标体系构建员"构建药品安全舆情指标"分析类识别图

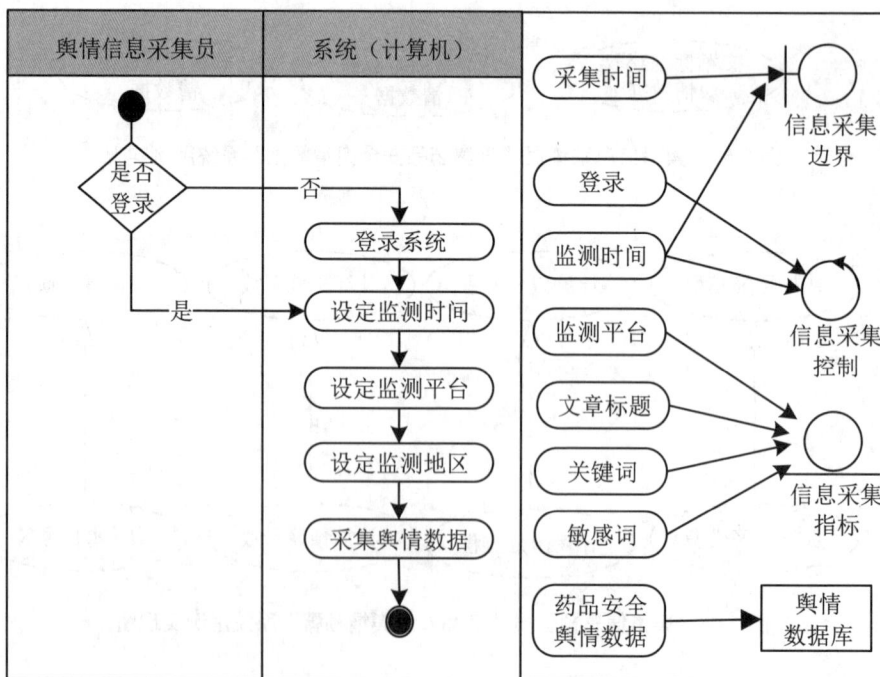

图 5-60　舆情信息采集员"采集药品安全舆情数据"分析类识别图

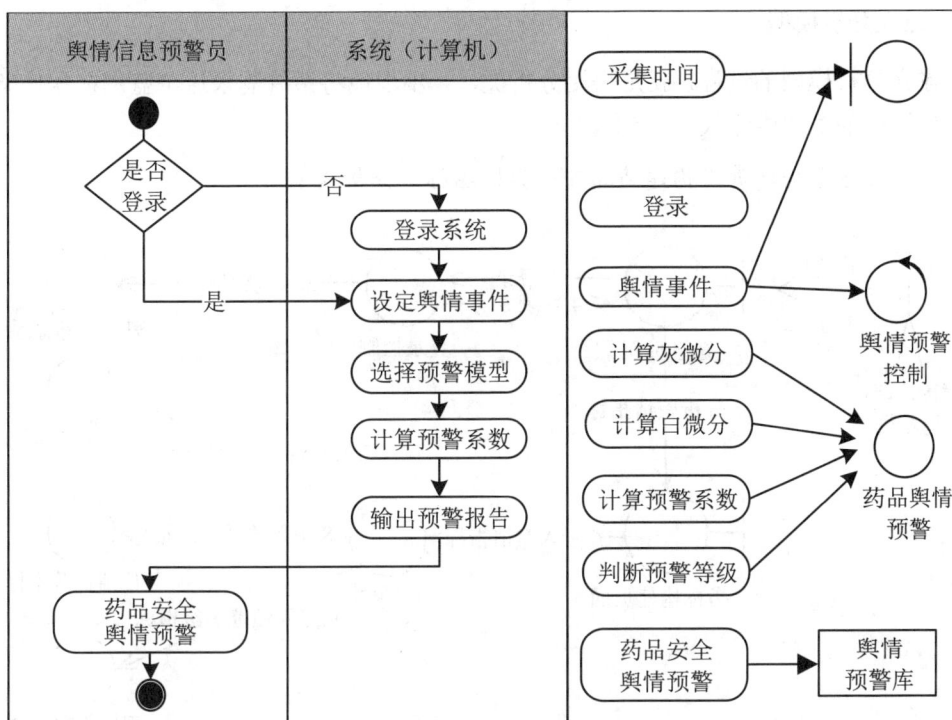

图 5-61　舆情信息预警员"药品安全舆情预警"分析类识别图

5.5.2 软件架构和框架

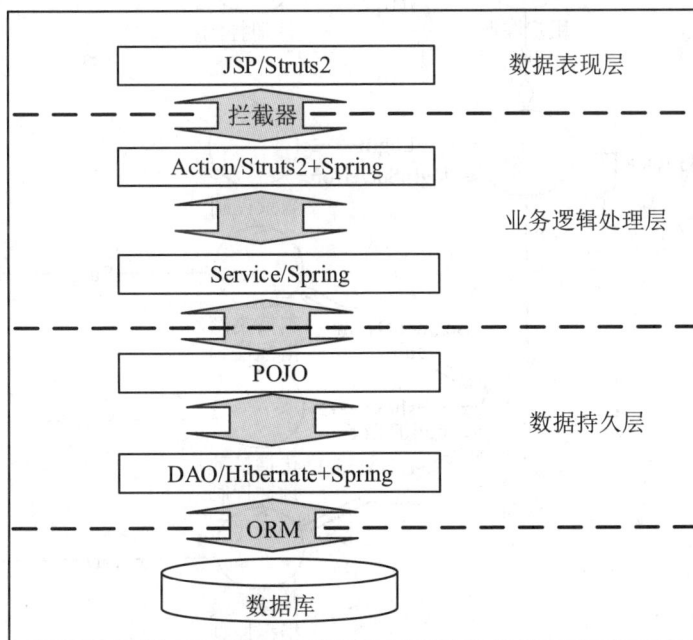

图 5-62　软件架构图

5.5.3 建立分析模型

建立分析模型的过程，就是采用分析类，一步步地将系统需求这个蓝图在软件架构和框架构成的骨架中注入重要部分。

1. 指标体系构建员"构建药品安全舆情指标"分析模型

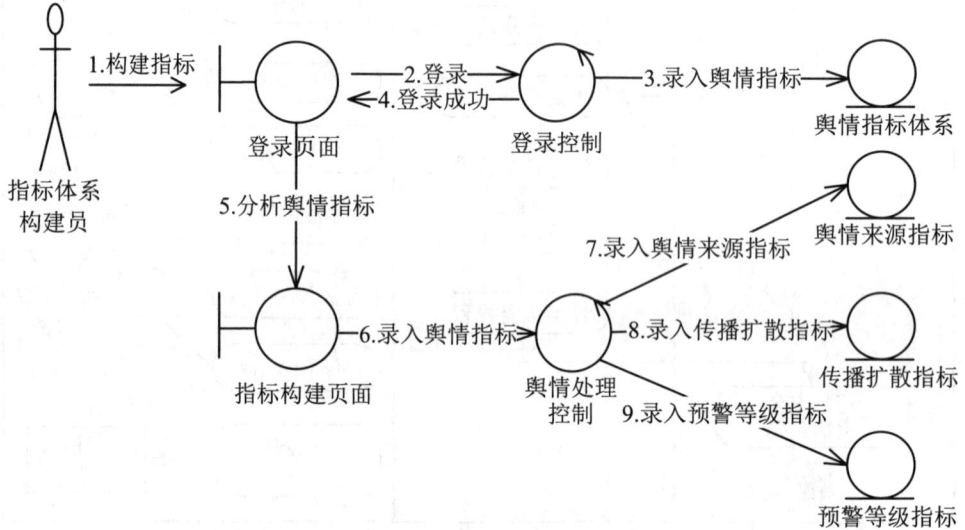

图 5-63　指标体系构建员"构建药品安全舆情指标"分析模型示意图

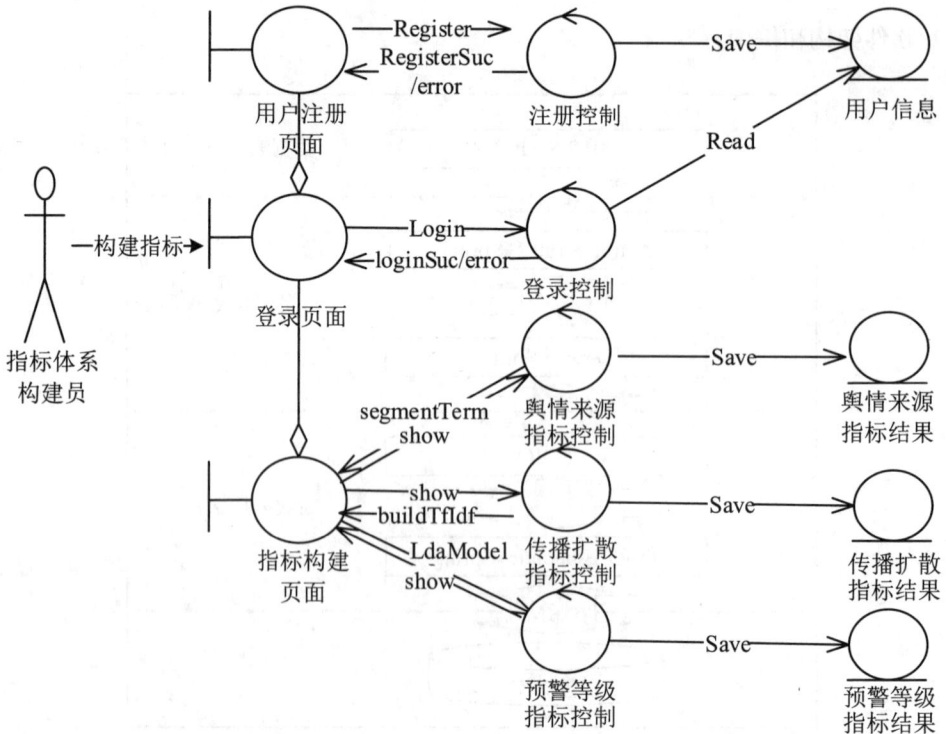

图 5-64　Web层指标体系构建员"构建药品安全舆情指标"分析类图

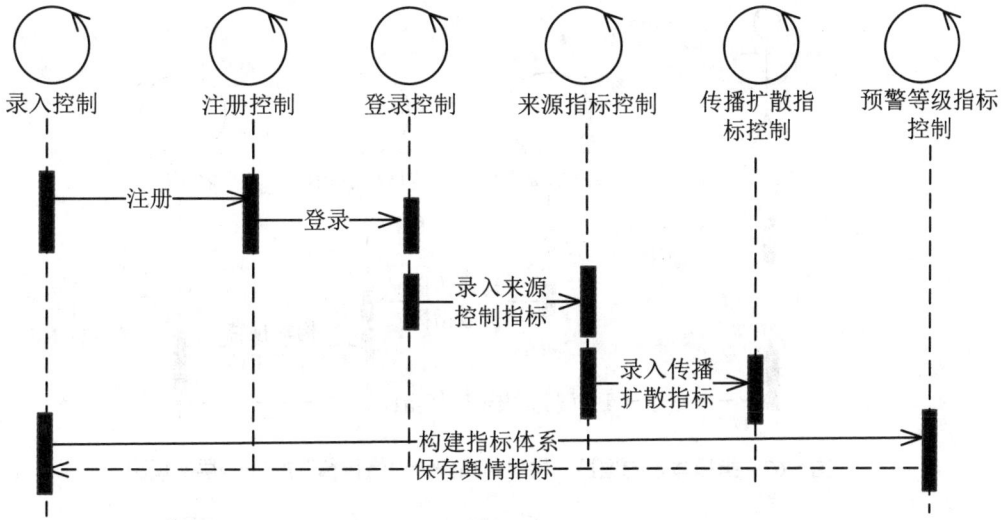

图 5-65　指标体系构建员"构建药品安全舆情指标"的Business Control层实现示意图

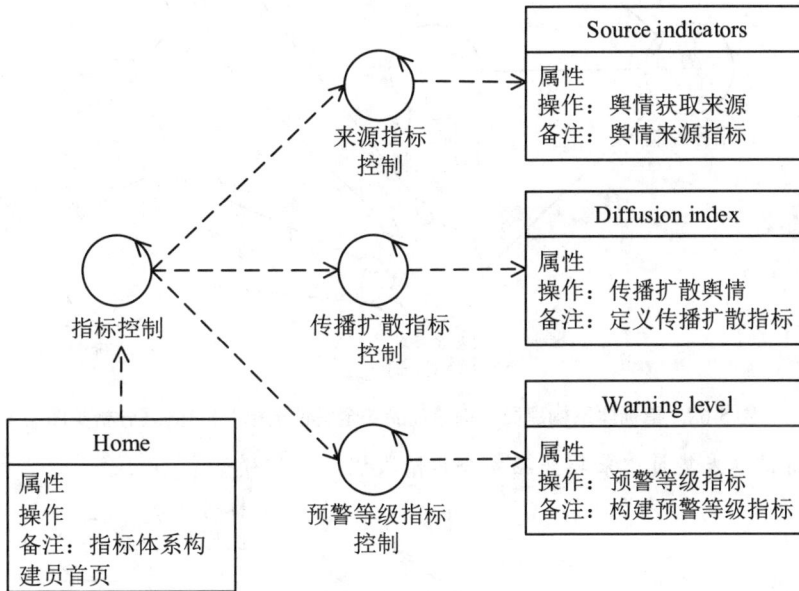

图 5-66　指标体系构建员"构建药品安全舆情指标"的Business Control层分析类图

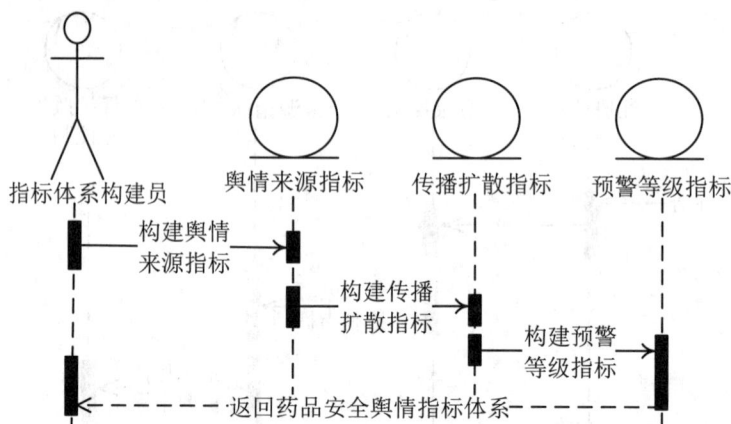

图 5-67　指标体系构建员"构建药品安全舆情指标"的 Enity 层实现图

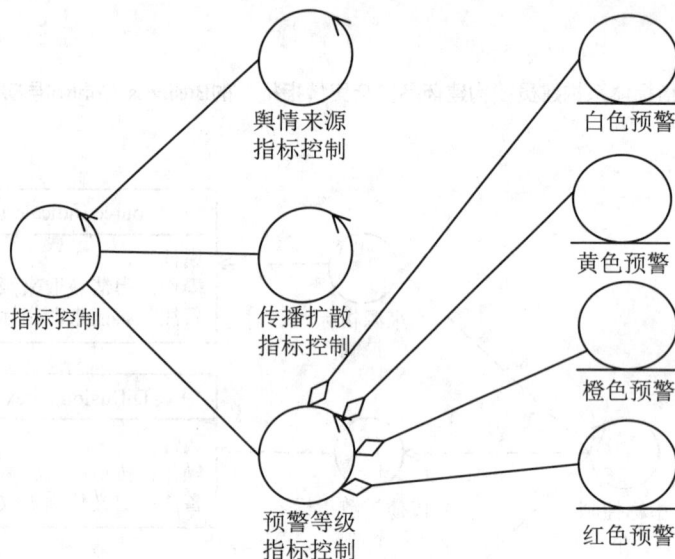

图 5-68　指标体系构建员"构建药品安全舆情指标"Entity 层分析类图

2. 舆情信息采集员"采集药品安全舆情数据"分析模型

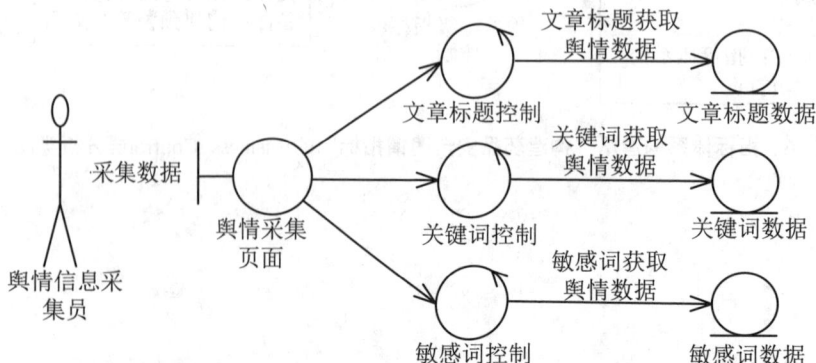

图 5-69　舆情信息采集员"采集药品安全舆情数据"分析模型示意图

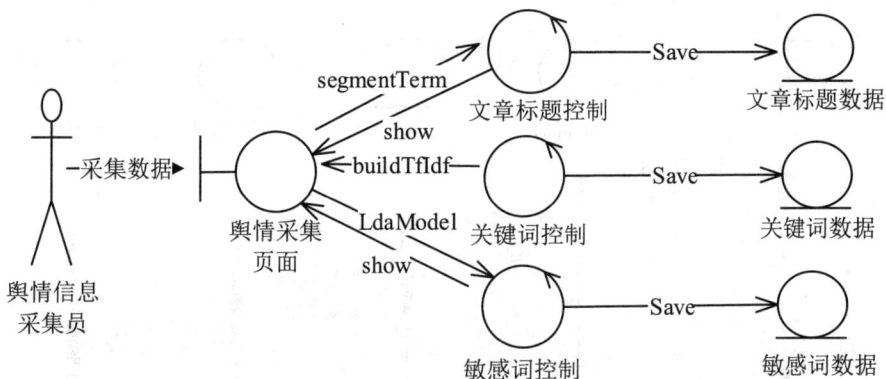

图 5-70　Web层舆情信息采集员"采集药品安全舆情数据"分析类图

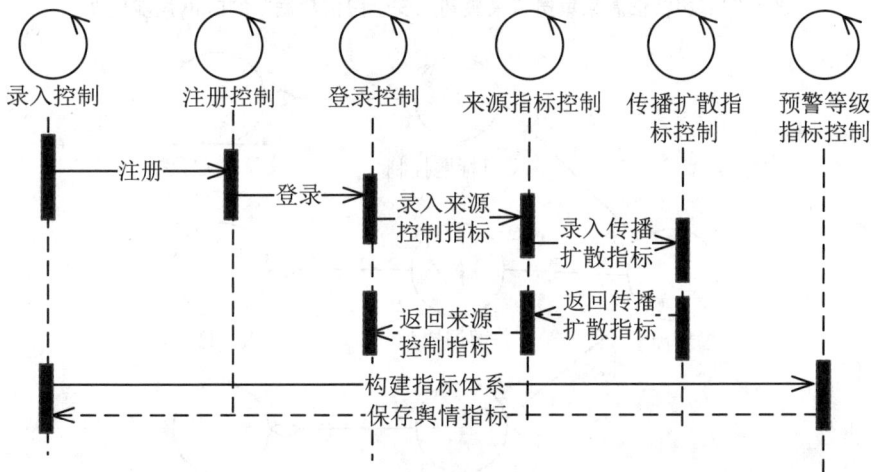

图 5-71　舆情信息采集员"采集药品安全舆情数据"Business Control层实现示意图

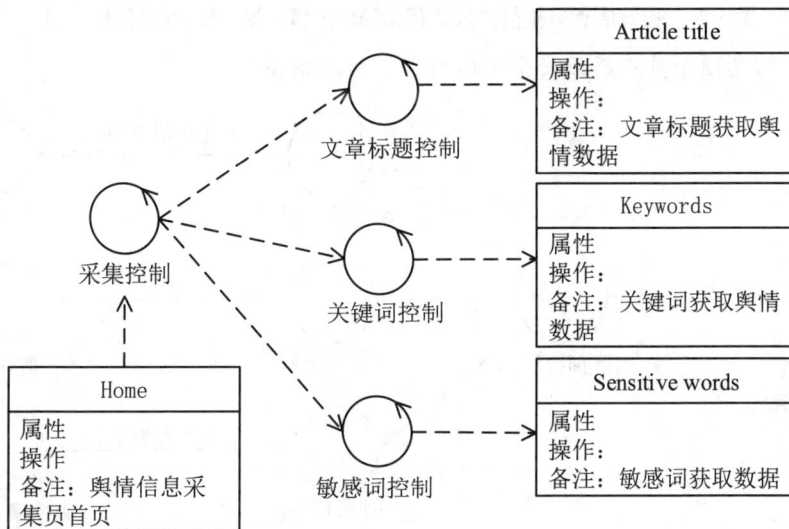

图 5-72　舆情信息采集员"采集药品安全舆情数据"的Business Control层分析类图

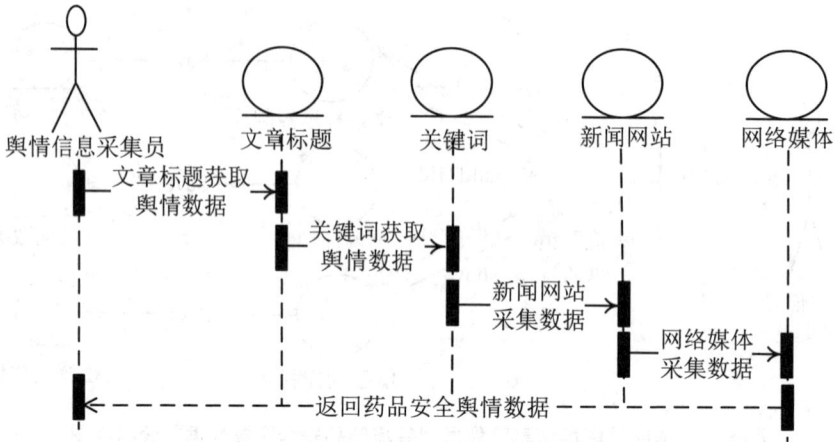

图 5-73　舆情信息采集员"采集药品安全舆情数据"的Enity层实现图

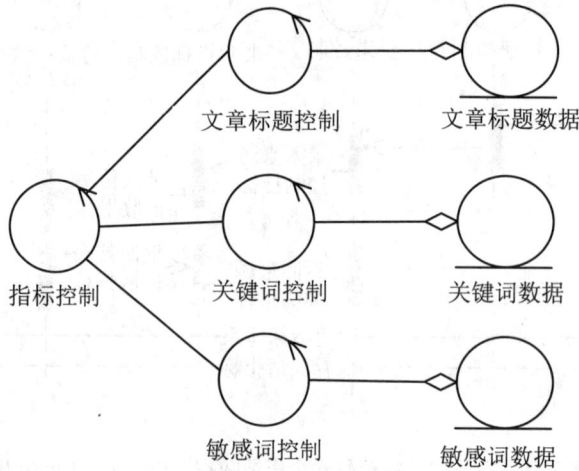

图 5-74　舆情信息采集员"采集药品安全舆情数据"Entity层分析类图

3. 舆情信息预警员"药品安全舆情预警"分析模型

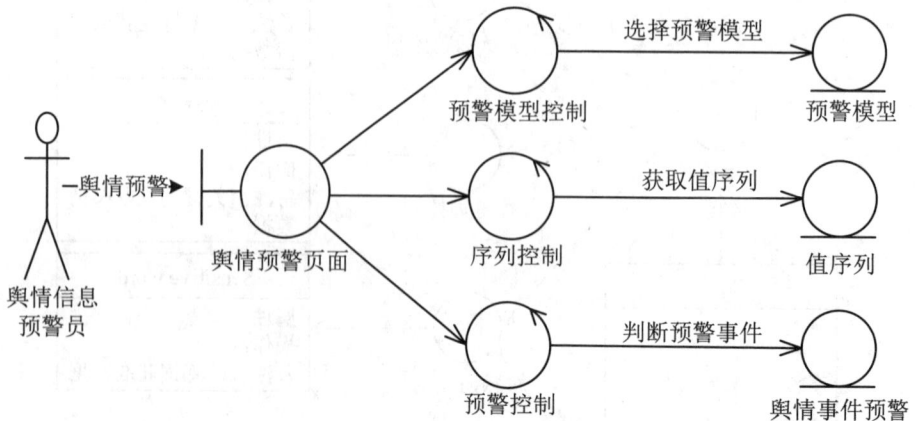

图 5-75　舆情信息预警员"药品安全舆情预警"分析模型示意图

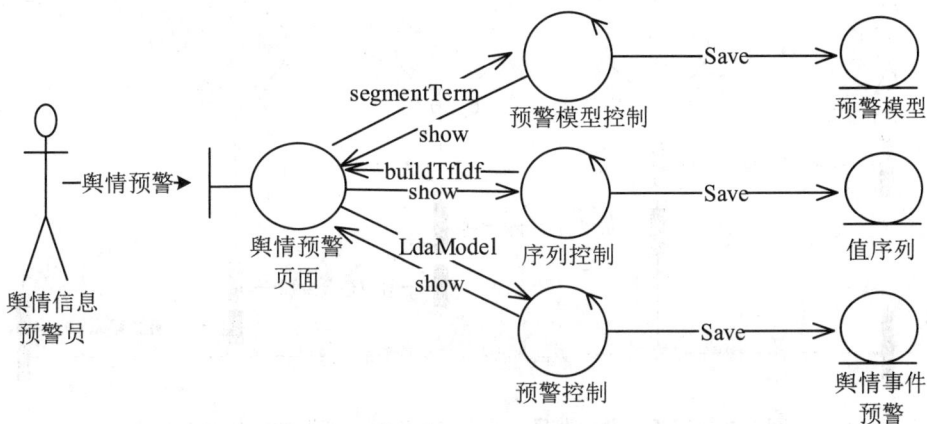

图 5-76　Web层舆情信息预警员"药品安全舆情预警"分析类图

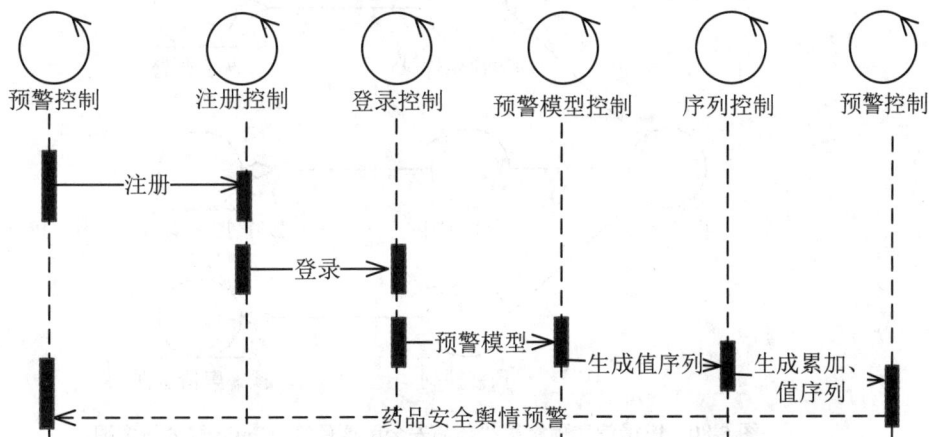

图 5-77　舆情信息采集员"采集药品安全舆情数据"的Business Control层实现示意图

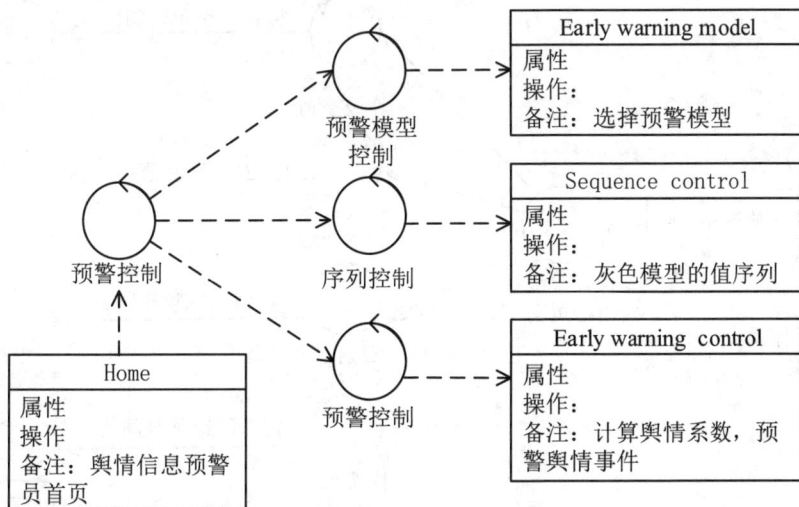

图 5-78　舆情信息预警员"药品安全舆情预警"的Business Control层分析类图

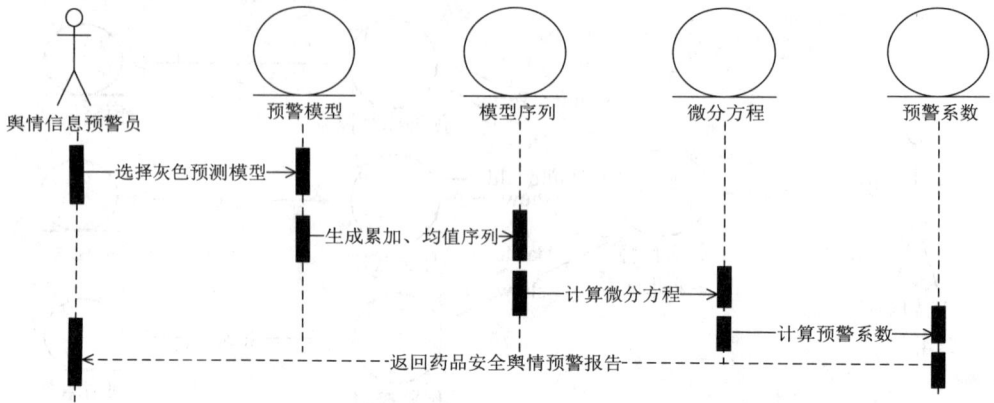

图 5-79　舆情信息预警员"药品安全舆情预警"的Enity层实现图

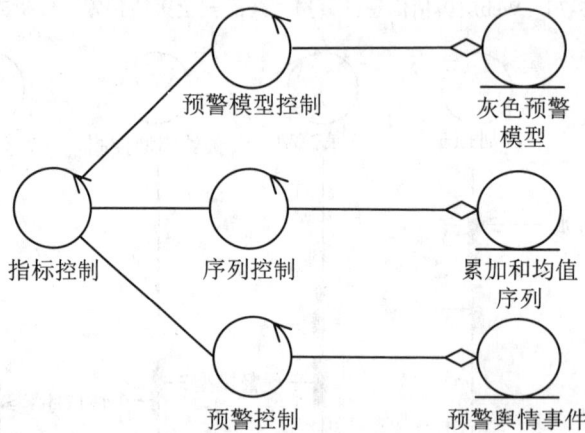

图 5-80　舆情信息预警员"药品安全舆情预警"Entity层分析类图

4. 指标体系构建员"预警等级指标构建"分析模型

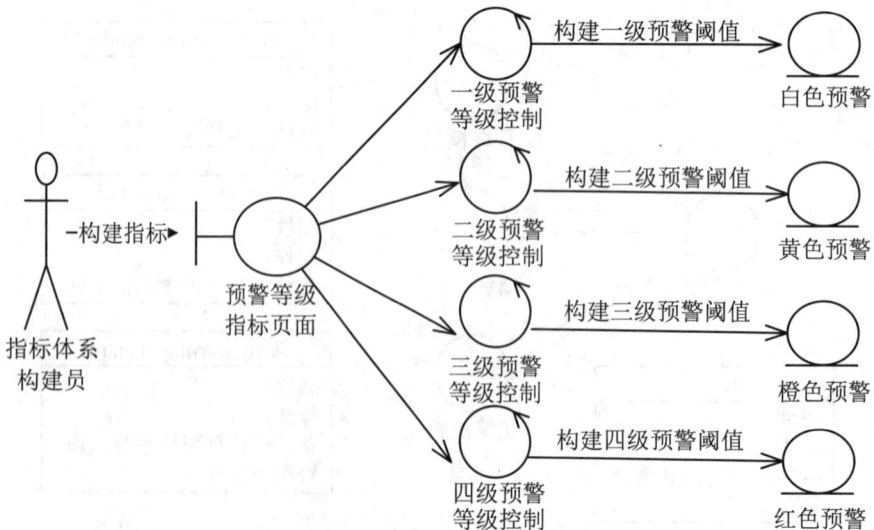

图 5-81　指标体系构建员"预警等级指标构建"分析模型示意图

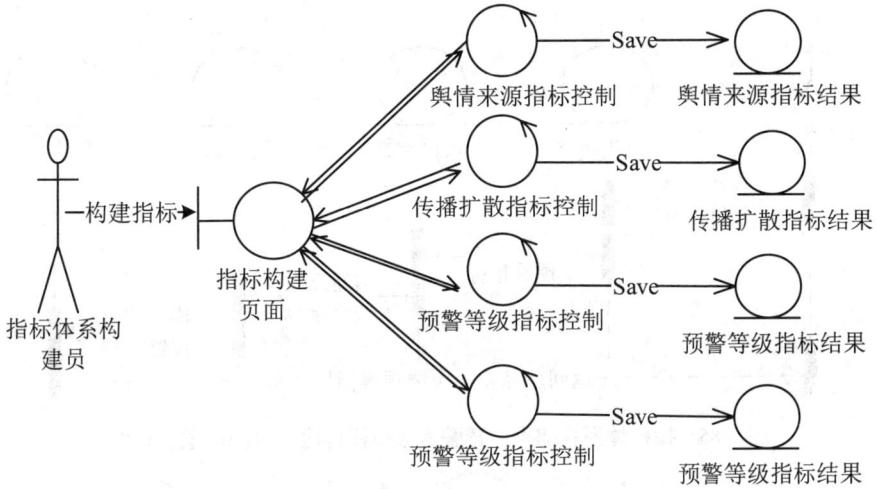

图 5-82　指标体系构建员"预警等级指标构建"分析类图

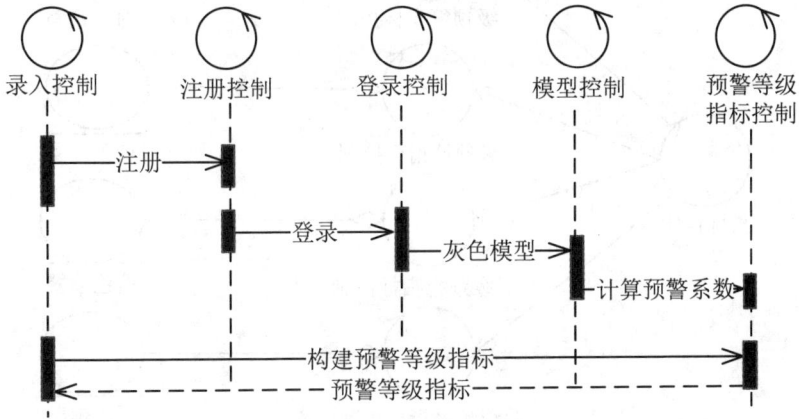

图 5-83　指标体系构建员"预警等级指标构建"Business Control层实现示意图

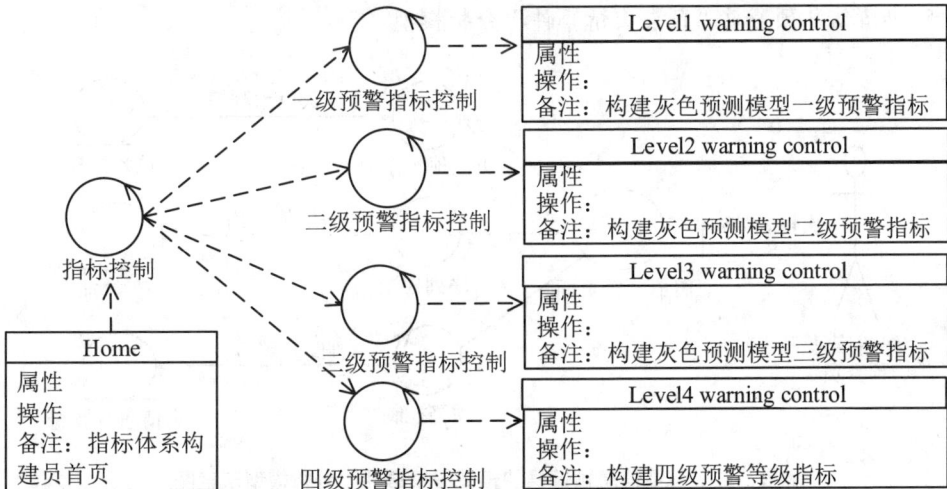

图 5-84　指标体系构建员"预警等级指标构建"的Business Control层分析类图

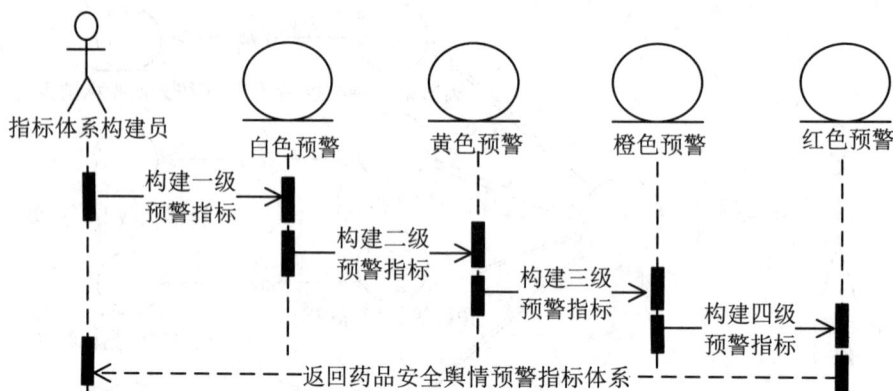

图 5-85　指标体系构建员"预警等级指标构建"的Enity层实现图

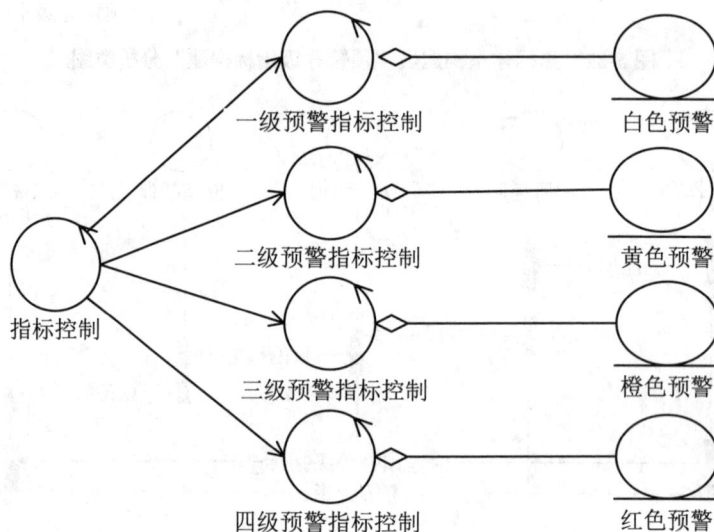

图 5-86　指标体系构建员"预警等级指标构建"Enity层分析类图

5. 舆情信息预警员"预警舆情事件"分析模型

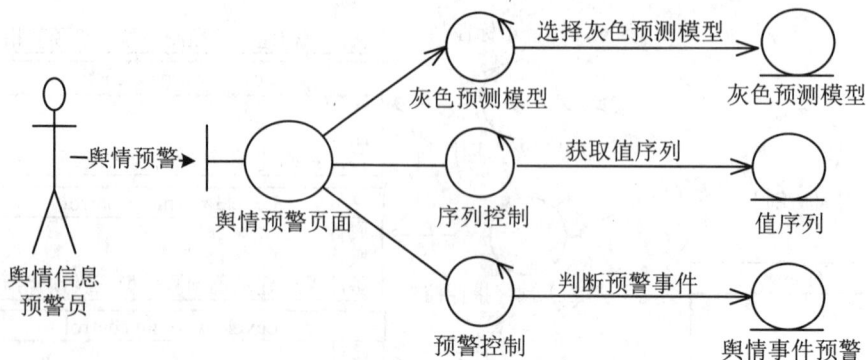

图 5-87　舆情信息预警员"预警舆情事件"分析模型示意图

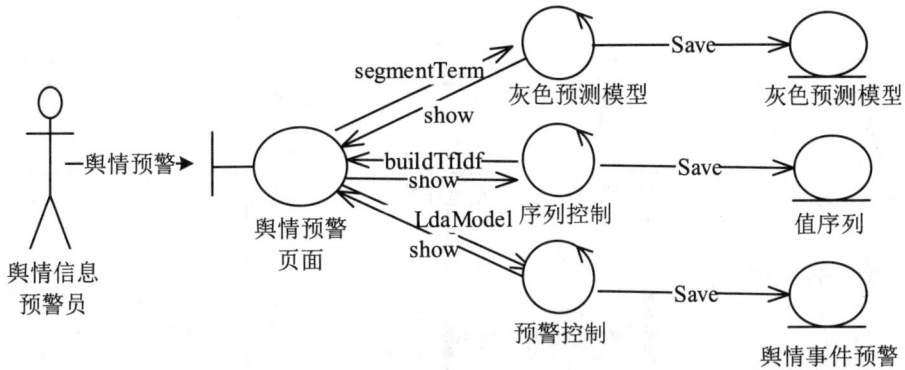

图 5-88　Web层舆情信息预警员"预警舆情事件"分析类图

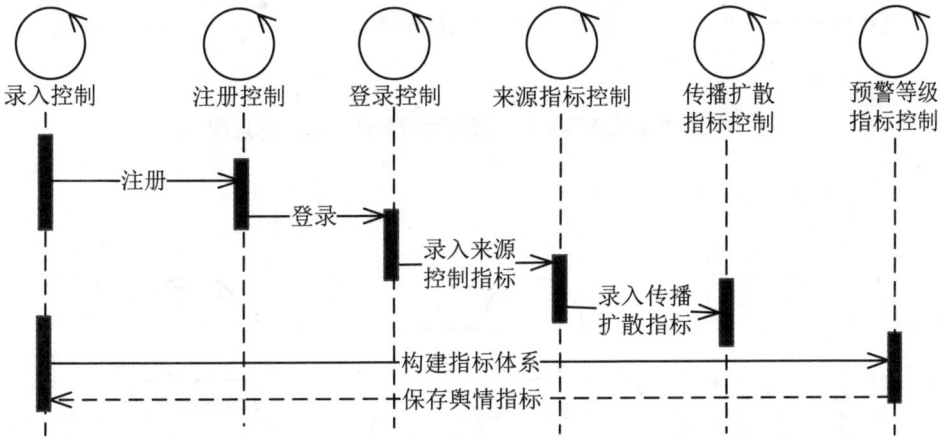

图 5-89　舆情信息预警员"预警舆情事件"Business Control层实现示意图

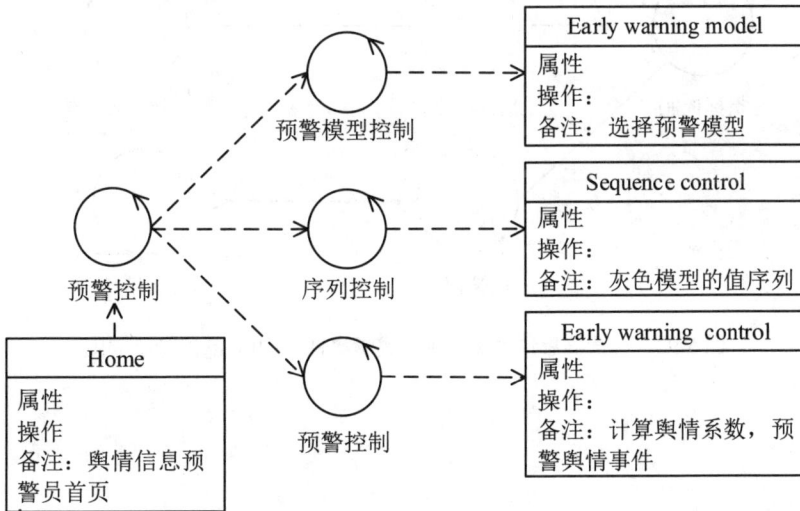

图 5-90　舆情信息预警员"预警舆情事件"的Business Control层分析类图

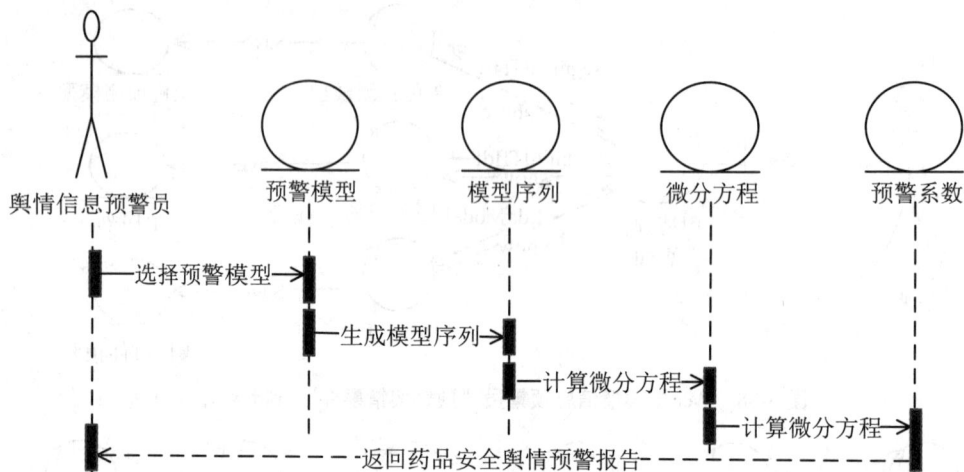

图 5-91　舆情信息预警员"预警舆情事件"的Enity层实现图

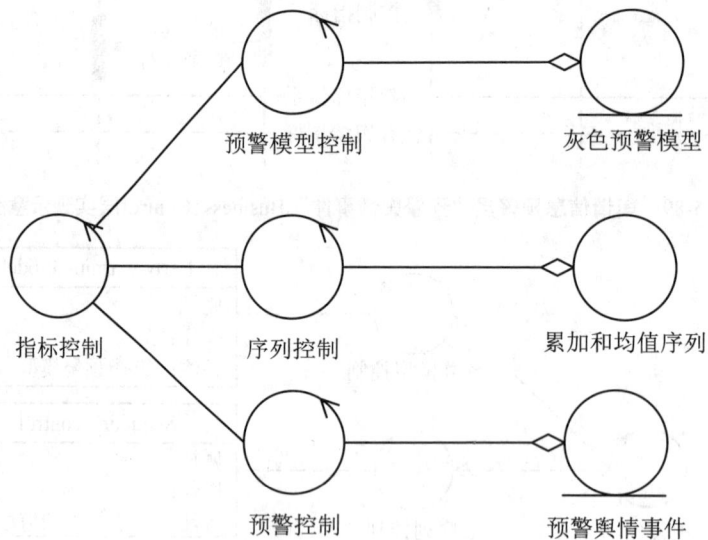

图 5-92　舆情信息预警员"预警舆情事件"的Entity层分析类图

5.6　系统设计

5.6.1　设计模型

1. 实体分析类映射到设计类

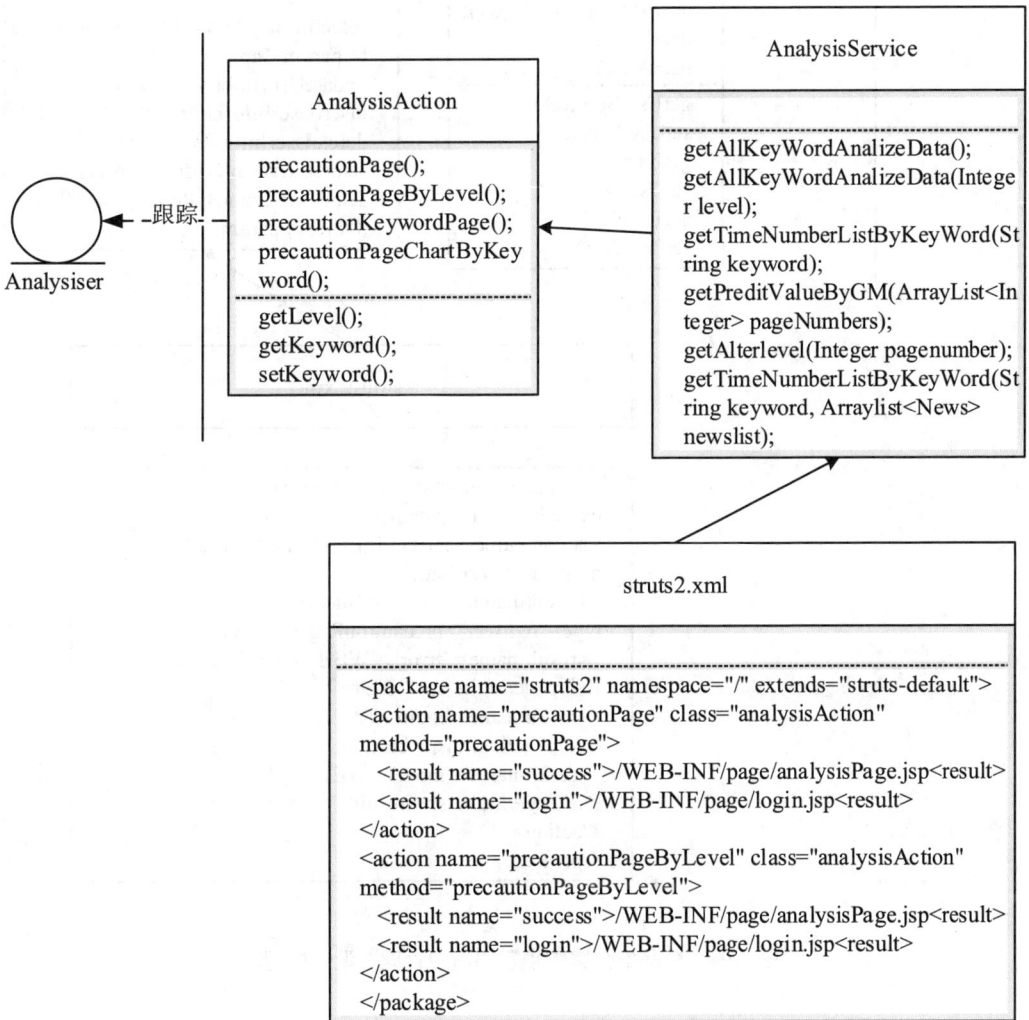

图 5-93　药品安全舆情预警"舆情趋势分析"设计模型图

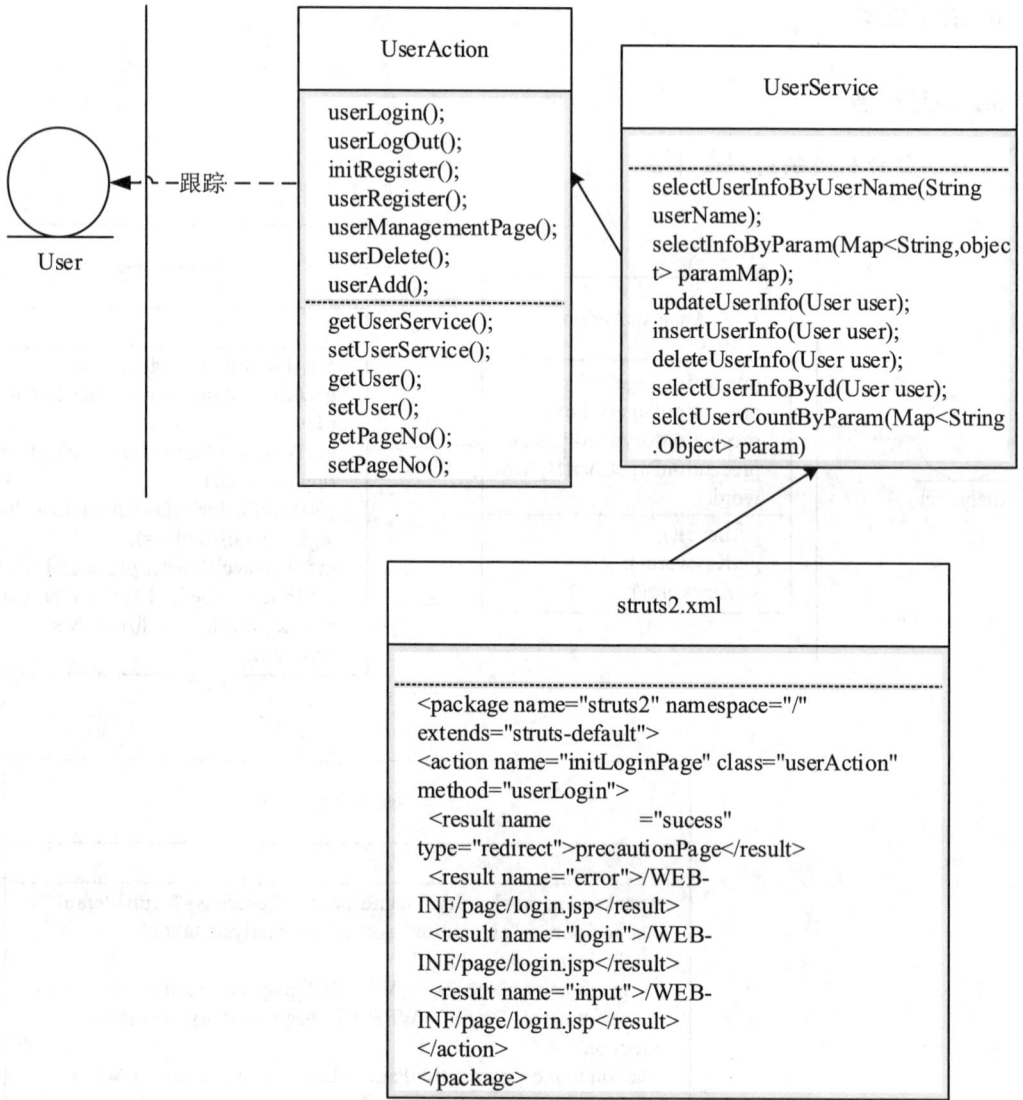

User

UserAction

userLogin();
userLogOut();
initRegister();
userRegister();
userManagementPage();
userDelete();
userAdd();

getUserService();
setUserService();
getUser();
setUser();
getPageNo();
setPageNo();

—跟踪 — — →

UserService

selectUserInfoByUserName(String userName);
selectInfoByParam(Map<String,object> paramMap);
updateUserInfo(User user);
insertUserInfo(User user);
deleteUserInfo(User user);
selectUserInfoById(User user);
selctUserCountByParam(Map<String.Object> param)

struts2.xml

```
<package name="struts2" namespace="/"
extends="struts-default">
<action name="initLoginPage" class="userAction"
method="userLogin">
  <result name        ="sucess"
type="redirect">precautionPage</result>
  <result name="error">/WEB-
INF/page/login.jsp</result>
  <result name="login">/WEB-
INF/page/login.jsp</result>
  <result name="input">/WEB-
INF/page/login.jsp</result>
</action>
</package>
```

图 5-94　药品安全舆情预警"用户管理"设计模型图

2. 控制分析类映射到设计类

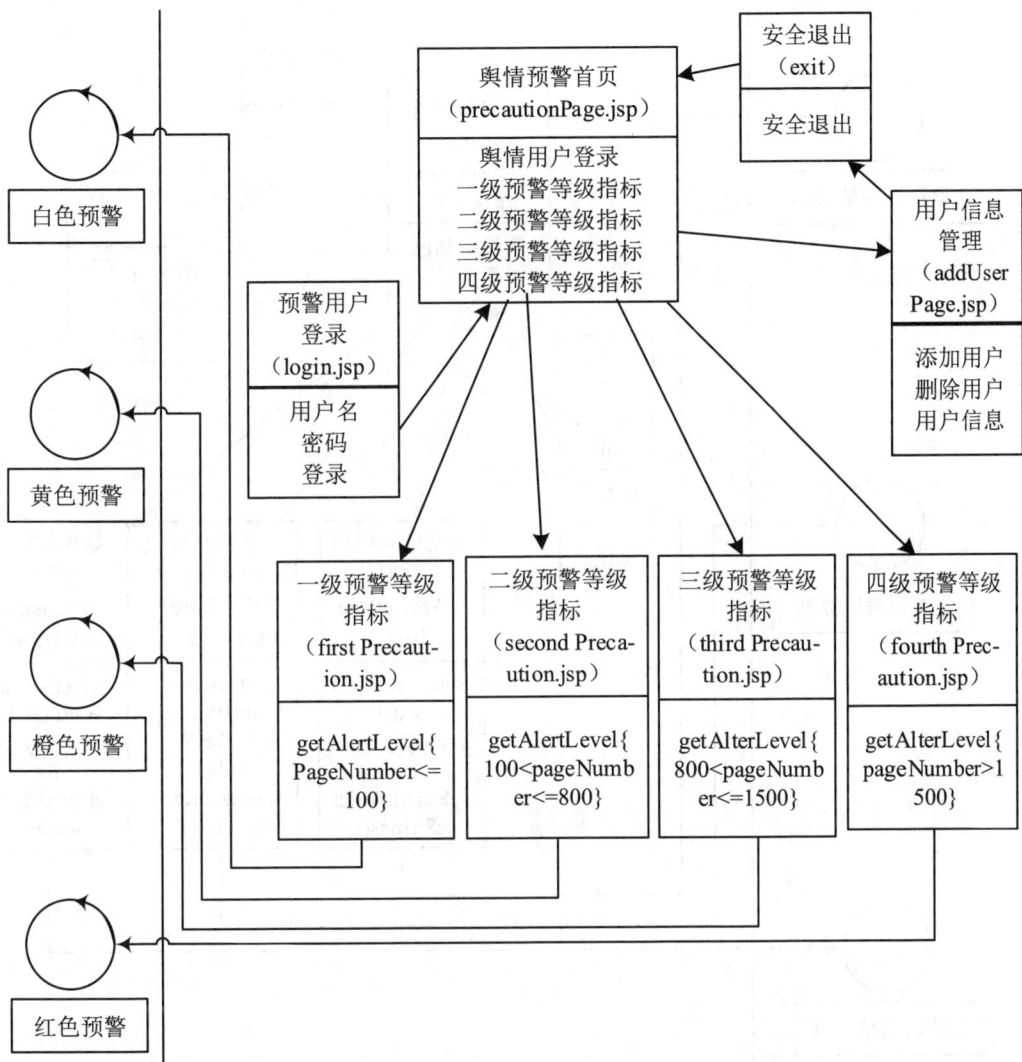

图 5-95　指标体系构建员"预警等级指标构建"界面图

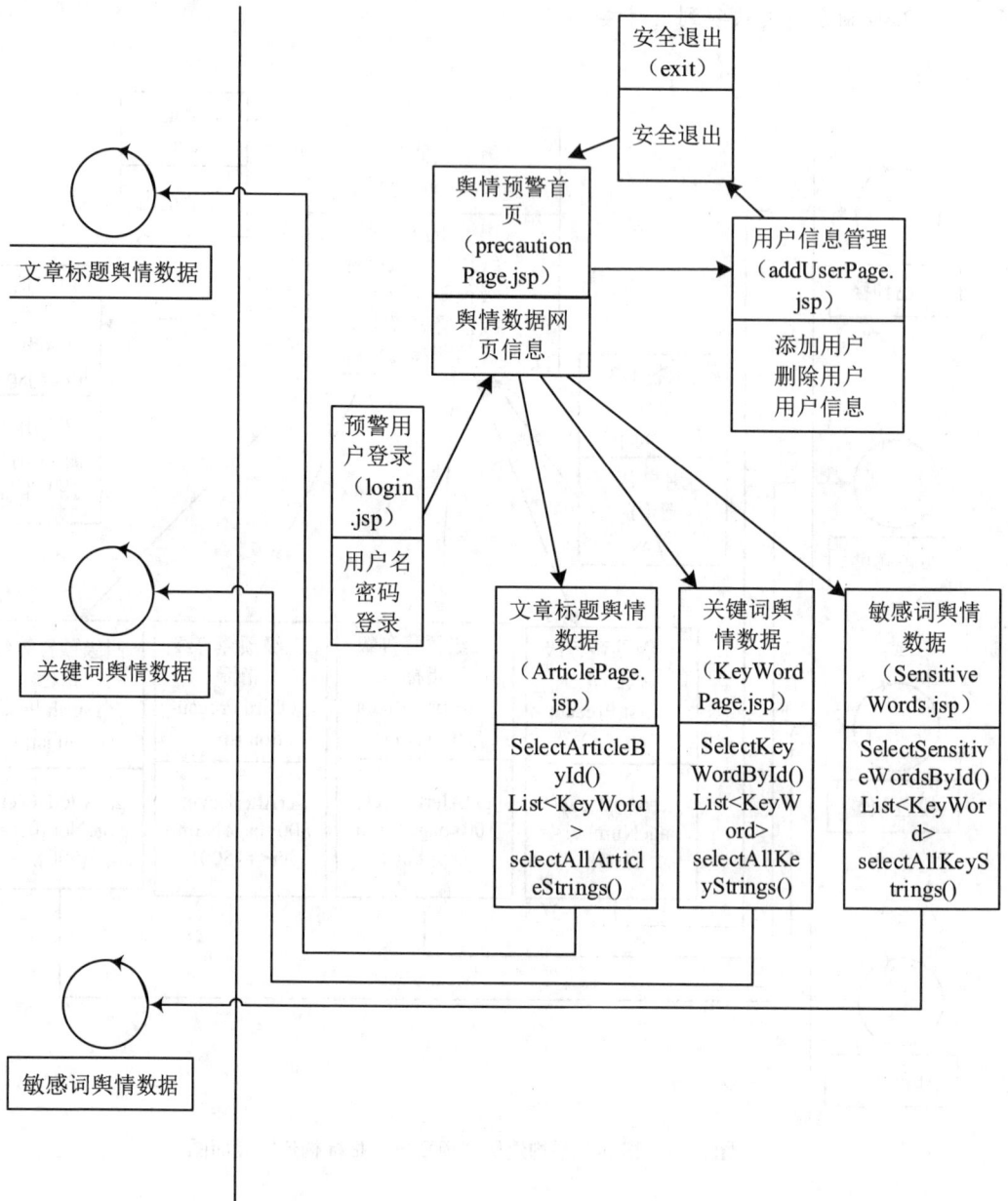

图 5-96　舆情信息采集员"采集药品安全舆情数据"界面图

安全退出
（exit）

安全退出

预警用
户登录
（login.
jsp）

用户名
密码
登录

舆情预警首页
（precaution Page.jsp）

药品安全舆情分析
药品安全关键词库
药品安全网页信息
药品安全用户管理

用户信息管理
（add User
Page.jsp）

添加用户
删除用户
用户信息

药品安全
舆情预警

药品安全舆情
预警
（precaution
Page.jsp）

各级预警事件
一级预警事件
二级预警事件
三级预警事件
四级预警事件

药品安全
舆情趋势

药品安全舆情
关键词

药品安全舆情趋势
（precaution Key
Word Page.jsp）

关键词一舆情趋势
关键词二舆情趋势
关键词三舆情趋势
关键词四舆情趋势

药品安全舆情
关键词
（key Word
List Page. jsp）

关键词一
关键词二
关键词三
关键词四

药品安全
舆情网页
信息

关键词
标题
时间
来源

药品安全
舆情用户
（user
Manage-
ment.jsp）

用户信息
添加用户
删除用户

药品安全
舆情信息

药品安全
舆情用户

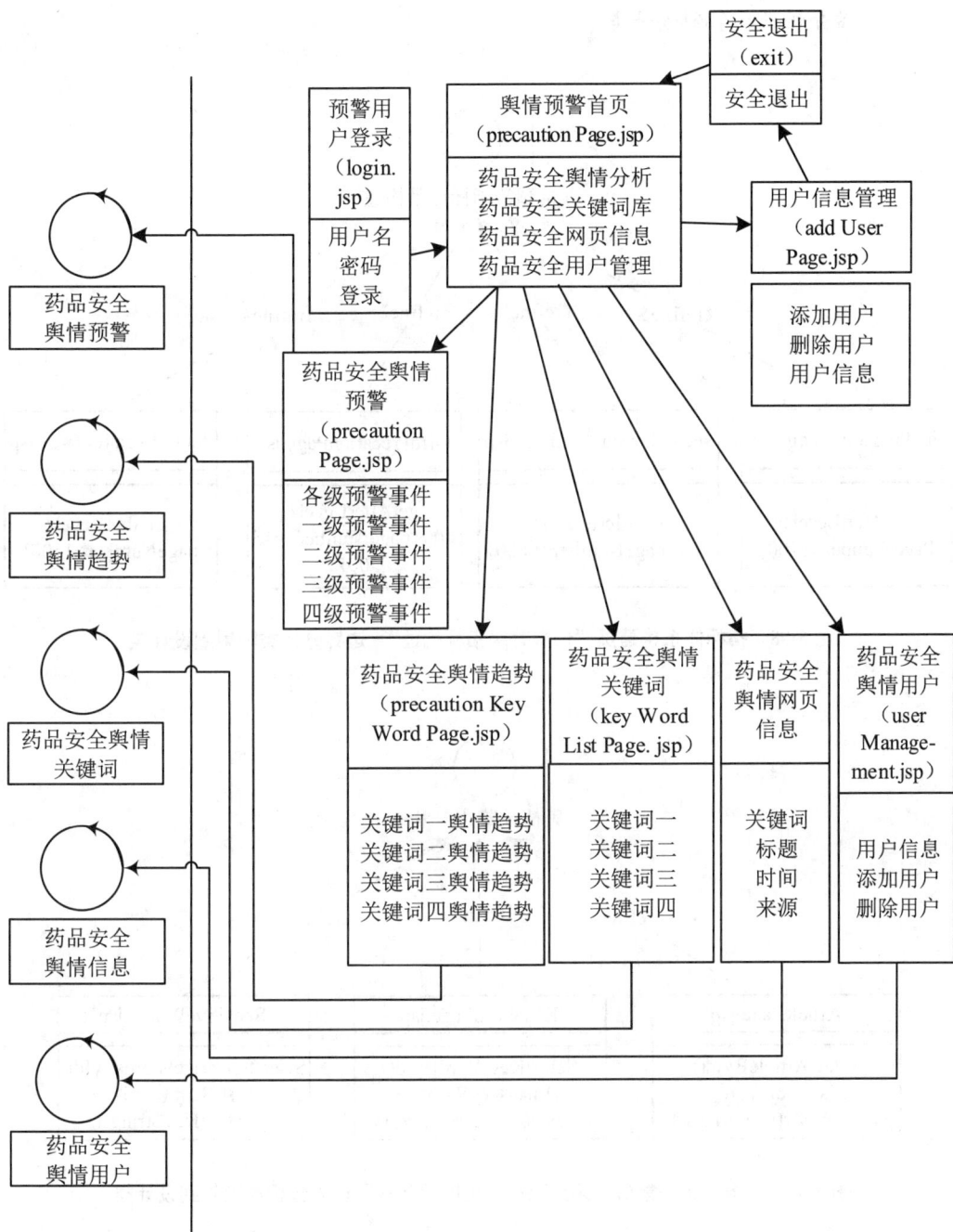

图 5-97　舆情信息预警员"药品安全舆情预警"界面图

3. 边界分析类映射到设计类

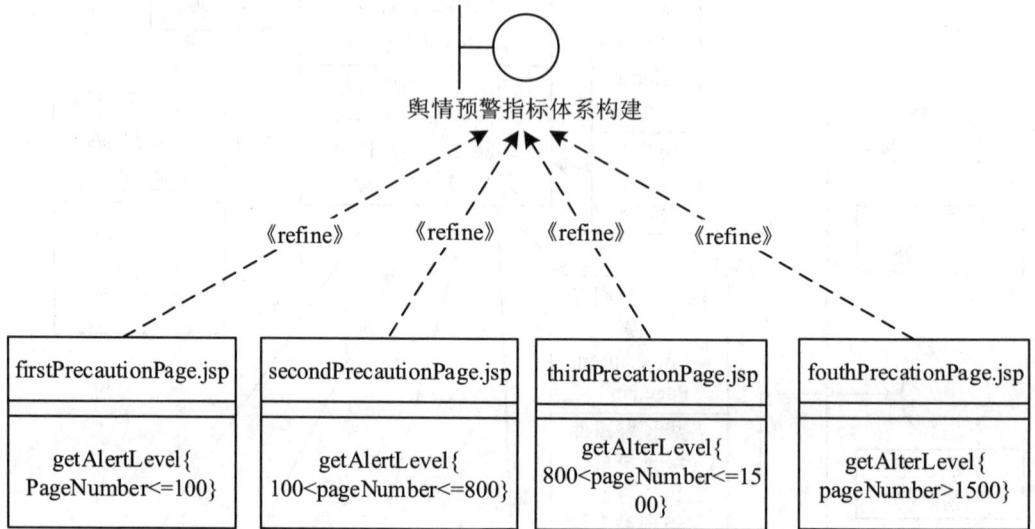

图5-98 指标体系构建员"预警等级指标构建"边界分析类映射到设计类

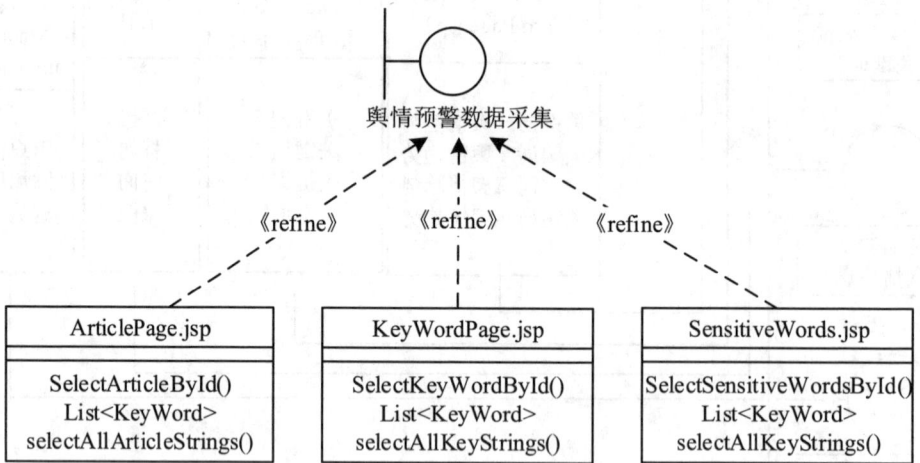

图5-99 舆情信息采集员"采集药品安全舆情数据"边界分析类映射到设计类

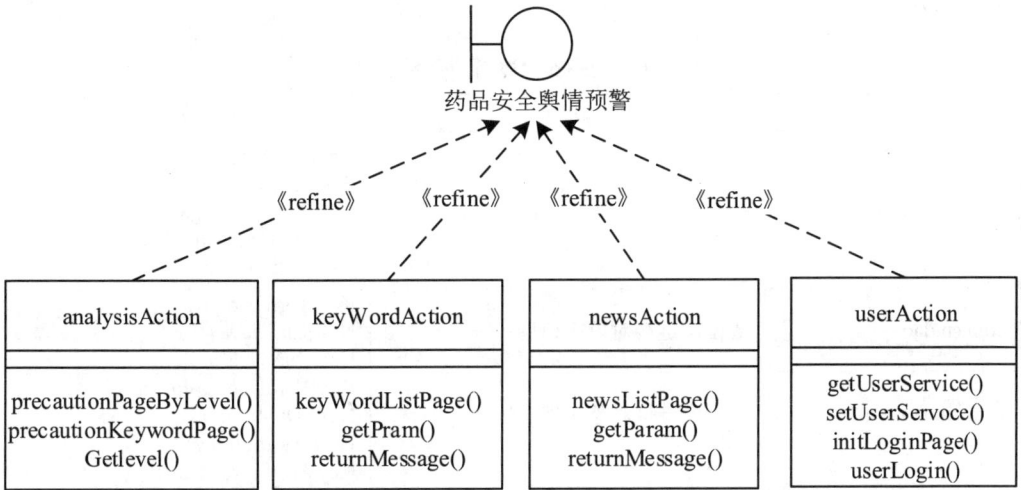

图 5-100　舆情信息预警员"药品安全舆情预警"边界分析类映射到设计类

5.6.2 接口设计

表 5-8　舆情预警内部接口设计（页面跳转关系）表

页面名词	元素名称	跳转页面	备注
舆情预警	一级预警	page/analysisPage.jsp	展示各级预警的舆情事件
	二级预警		
	三级预警		
	四级预警		
关键词分析	舆情趋势	page/analysisKeyWordPage	显示十日内的药品安全舆情趋势
关键词库	展示舆情关键词	page/keyWordListPage	显示药品安全舆情预警配置的关键词
网页信息	展示爬取的舆情数据	page/newsListPage	显示爬取的最近十日内的舆情药品安全舆情数据

表 5-9　用户管理模块内部接口设计（页面跳转关系）表

页面名词	元素名称	跳转页面	备注
用户登录页面	登录	page/login	登录成功
	登录	page/login	登录失败
用户注册页面	注册	page/register	注册成功
	注册	page/register	注册失败
用户管理页面	普通用户	page/userManagementPage	普通权限用户
	管理员	page/userManagementPage	管理员查看注册用户
		page/addUserPage	管理员对用户进行增、删操作

5.6.3 包设计

表 5-10   药品安全舆情预警系统包设计

包名	功能	存放的文件
com.cn.action	控制器（业务逻辑controller）	AnalysisAction.java BaseAction.java KeyWordAction.java NewsAction.java UserAction.java
com.cn.dao	数据库链接对象接口层	KeyWordDao.java NewsDao.java UserDao.java
com.cn.dao.impl	数据库链接对象实现层	KeyWordDaoImpl.java NewsDaoImpl.java UserDaoImpl.java
com.cn.entity	存放数据库实体	KeyWord.java News.java SelectParam.java User.java
com.cn.pojo	返回前台使用的数据结构	AnalizedData.java TimePageNumber.java
com.cn.service	业务service接口	AnalysisService.java KeyWordService.java NewsService.java UserService.java
com.cn.service.impl	业务service实现类	AnalysisServiceImpl.java KeyWordServiceImpl.java NewsServiceImpl.java UserServiceImpl.java
com.cn.util	工具类（灰色模型、日期转换）	DateUtil.java GrayMoedl.java

5.6.4 数据库设计

系统采用数据库为MySQL，数据库名为root，数据库密码为123456，接下来对数据库及其字段进行详细设计：药品安全舆情预警关键词表：keystrings，药品安全舆情网页信息表：newstab，药品安全舆情预警用户表：user_info。

表 5-11   药品安全舆情预警关键词表

字段名称	数据类型	长度	说明
ID	Int	11	AUTO_INCREMENT
Word	Varchar	20	NOT_NULL

表 5-12   药品安全舆情网页信息表

字段名称	数据类型	长度	说明
ID	Int	11	AUTO_INCREMENT
Title	Varchar	255	NOT_NULL

（续表）

字段名称	数据类型	长度	说明
PublishTime	Date		NOT_NULL
URL	Varchar	255	NOT_NULL
KeyWordID	Int	11	AUTO_INCREMENT
KeyWord	Varchar	20	AUTO_INCREMENT

表 5-13　药品安全舆情预警用户表

字段名称	数据类型	长度	说明
ID	Int	11	AUTO_INCREMENT
Name	Varchar	80	NOT_NULL
Password	Varchar	80	NOT_NULL
Role	Varchar	20	DEFAULT "USER"

5.7　系统实现

5.7.1　药品安全舆情预警的灰色模型

药品安全舆情预警在预警阶段，选择的药品安全舆情预警模型为灰色预测模型 GM（1，1）。该模型对原始数据作累加生成，得到近似的指数规律再进行建模的方法。GM（1，1）的优点是不需要很多的原始数据，最少4个数据就能解决不确定性的预测问题；利用微分方程充分挖掘信息的本质，实现高精度预测；能将无规律的原始数据生成得到规律性强的生成序列，运算简单，易于检验。

GM（1，1）的和用途算法如下：

（1）生成累加生成序列

定义：$X^{(0)}$ 为原始序列：

$$X^{(0)}=\left\{X_1^{(0)},\ X_2^{(0)},\ \cdots,\ X_n^{(0)}\right\} \tag{5-1}$$

生成一阶累加生成序列（1-AGO）序列：

$$X^{(1)}=\left\{X_1^{(1)},\ X_2^{(1)},\ \cdots,\ X_n^{(1)}\right\} \tag{5-2}$$

$$X^{(1)}=\mathrm{AGO}(X^{(0)}) \tag{5-3}$$

式中：$x_k^{(1)}=\sum_{k=1}^{k}x_k^{(0)}$，$k=1,2,\cdots,n$。

（2）生成均值生成序列

设：连续相邻的均值生成序列为 $Z^{(1)}$：

$$Z^{(1)}=\left\{Z_2^{(0)},\ Z_3^{(0)},\ \cdots,\ Z_n^{(0)}\right\} \tag{5-4}$$

式中：$Z_k^{(1)}=\dfrac{x_{k-1}^{(1)}+x_k^{(1)}}{2}$，$k=2,3,\cdots,n$。

（3）建立微分方程

建立灰微分方程：

$$x_k^{(0)} + az_k^{(1)} = b, \ k = 2, \ 3, \ \cdots, \ n \tag{5-5}$$

相应的白化微分方程为：

$$\frac{\mathrm{d}t^{(1)}}{\mathrm{d}t} + ax_t^{(1)} = b \tag{5-6}$$

$$\boldsymbol{u} = \left[a, b\right]^{\mathrm{T}}$$

$$\boldsymbol{Y} = \left[x_2^{(0)}, x_3^{(0)}, \ \cdots, \ x_n^{(0)}\right]^{\mathrm{T}}$$

$$\boldsymbol{B} = \begin{bmatrix} -z_2^{(1)} & 1 \\ -z_3^{(1)} & 1 \\ \vdots & \vdots \\ -z_n^{(1)} & 1 \end{bmatrix} = \begin{bmatrix} -(x_1^{(1)} + x_2^{(1)})/2 & 1 \\ -(x_2^{(1)} + x_3^{(1)})/2 & 1 \\ \vdots & \vdots \\ -(x_{n-1}^{(1)} + x_n^{(1)})/2 & 1 \end{bmatrix}$$

则由最小二乘法，求得使 $\boldsymbol{J}(u) = (\boldsymbol{Y} - \boldsymbol{B}u)^{\mathrm{T}}(\boldsymbol{Y} - \boldsymbol{B}u)$ 达到最小值的 u 的估计值为：

$$\hat{\boldsymbol{u}} = \left[\hat{a}, \ \hat{b}\right]^{\mathrm{T}} = (\boldsymbol{B}^{\mathrm{T}}\boldsymbol{B})^{-1}\boldsymbol{B}^{\mathrm{T}}\boldsymbol{Y} \tag{5-7}$$

于是求解方程（5-6），得：

$$\hat{x}_{k+1}^{(1)} = \left(x_1^{(0)} - \frac{\hat{b}}{\hat{a}}\right)\mathrm{e}^{-\hat{a}k} + \frac{\hat{b}}{\hat{a}}, \ k = 0, 1, \cdots, n-1, \cdots \tag{5-8}$$

GM（1，1）的成功应用，解决了大量的实际问题，应用范围扩展到金融、医学等诸多领域。

5.7.2 药品安全舆情预警角色模块

用户登录页面，用户可以登录系统或注册，如图5-101所示；用户登录错误页面，当用户身份校验错误时，提示用户名不存在，如图5-102所示；未注册用户，可在注册页面注册，方可登录系统，如图5-103所示；如用户注册时，与系统已有用户账号冲突，则会提示用户此账号已存在，如图5-104所示；没有管理员权限的用户，无法查看系统注册用户，对系统用户进行修改，如图5-105所示；系统预设一个舆情管理员，对用户进行管理，用户名：admin，密码：admin，如图5-106所示；管理员拥有添加用户、删除已有用户的权限，如图5-107所示。

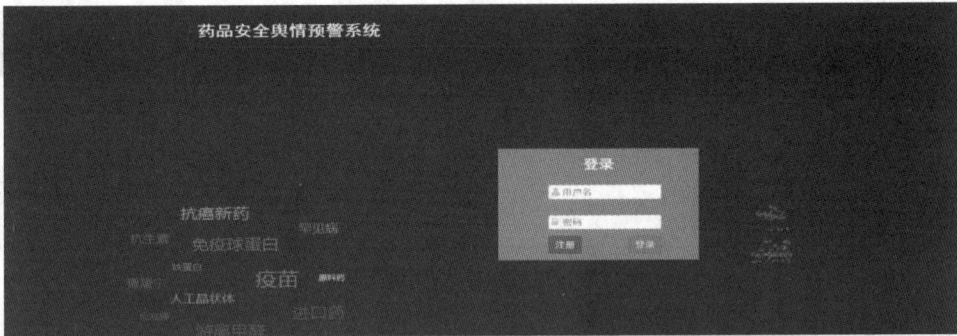

图 5-101　用户登录页面

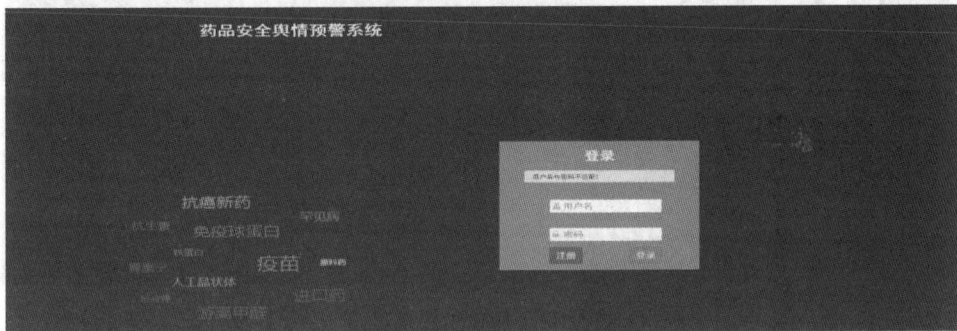

图 5-102　用户登录错误页面

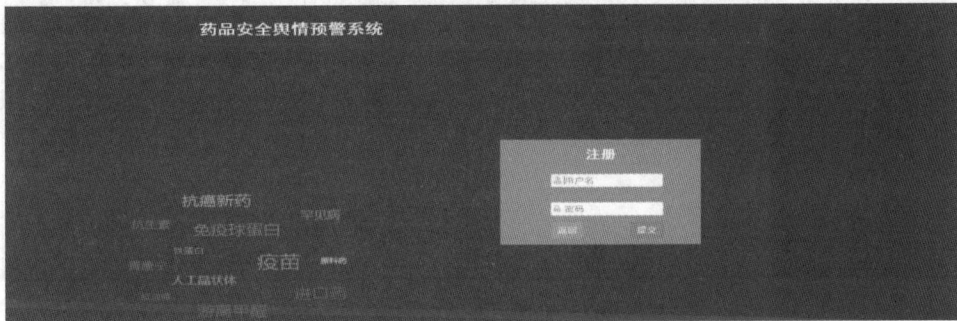

图 5-103　用户注册页面

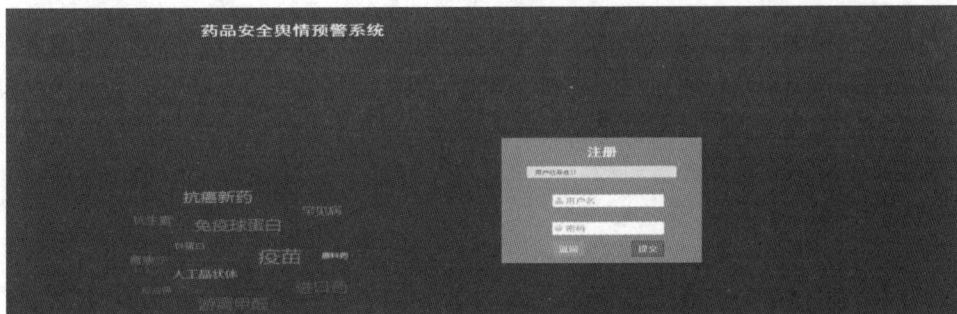

图 5-104　注册用户冲突页面

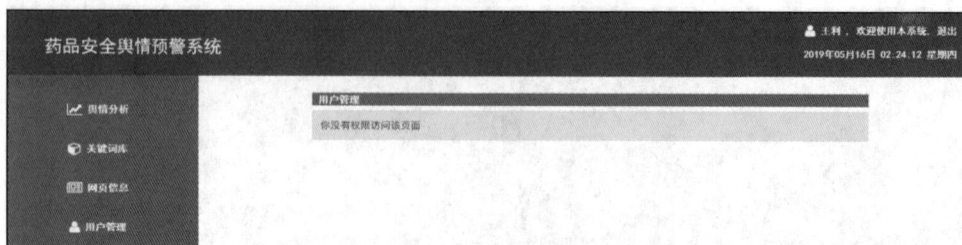

图 5-105　用户权限的用户管理

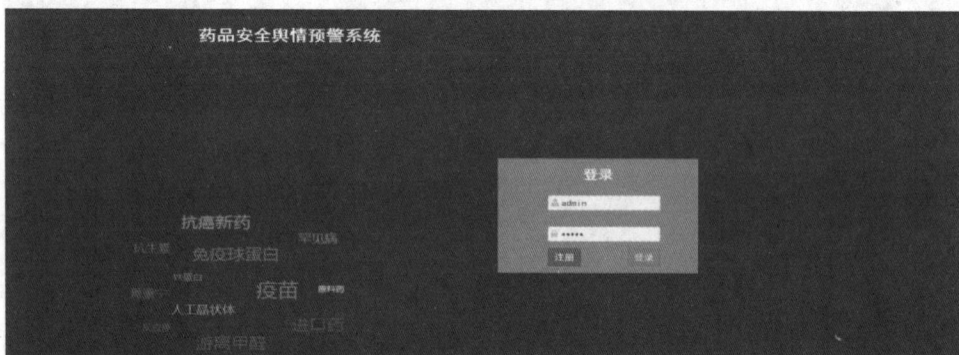

图 5-106　管理员登录页面

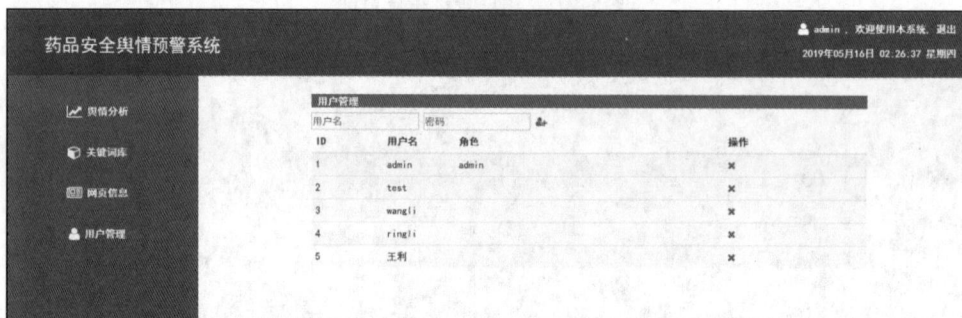

图 5-107　管理员查看系统用户界面

5.7.3 药品安全舆情预警分析模块

药品安全舆情预警系统选择的预警模型为灰色预测GM（1，1）模型。系统重点在于获取对应的网页信息，建立时间列表，体现了舆情分析过程。系统通过灰色预测模型来计算关键字的预警阈值，是整个预警实现的核心功能。最后，系统根据设定的阈值判定预测值，获取关键词的预警等级。

1.药品安全舆情分析子模块

（1）药品安全舆情分析模块界面

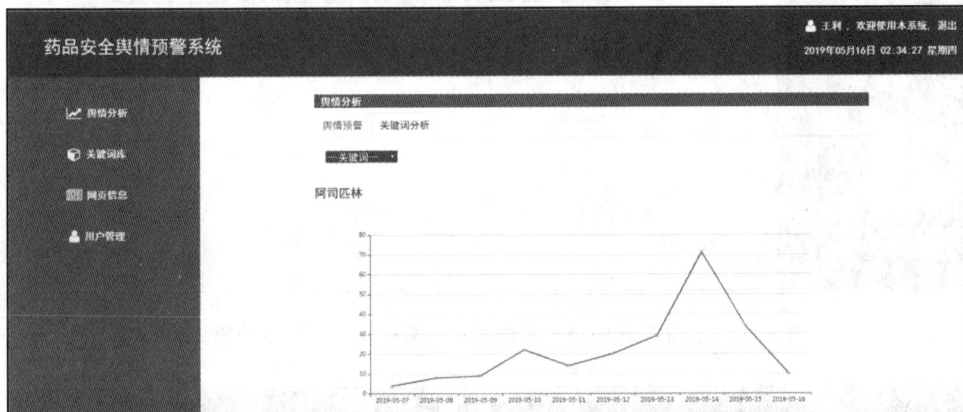

图 5-108　药品安全舆情"关键词——阿司匹林"舆情趋势图

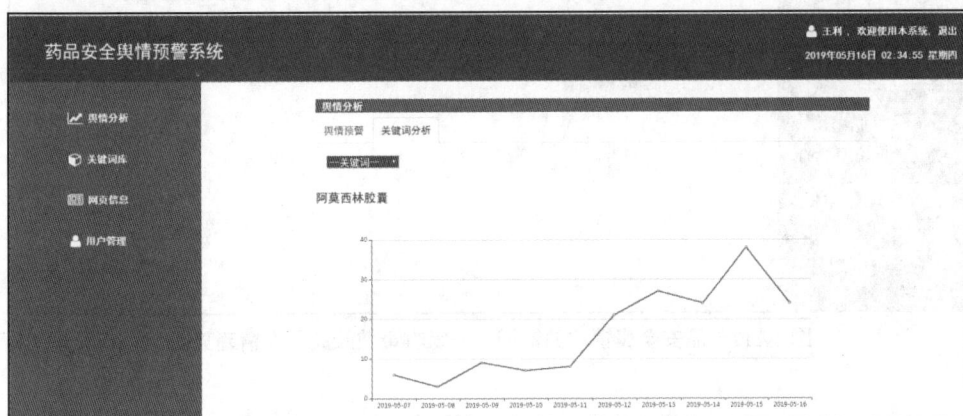

图 5-109　药品安全舆情"关键词——阿莫西林胶囊"舆情趋势图

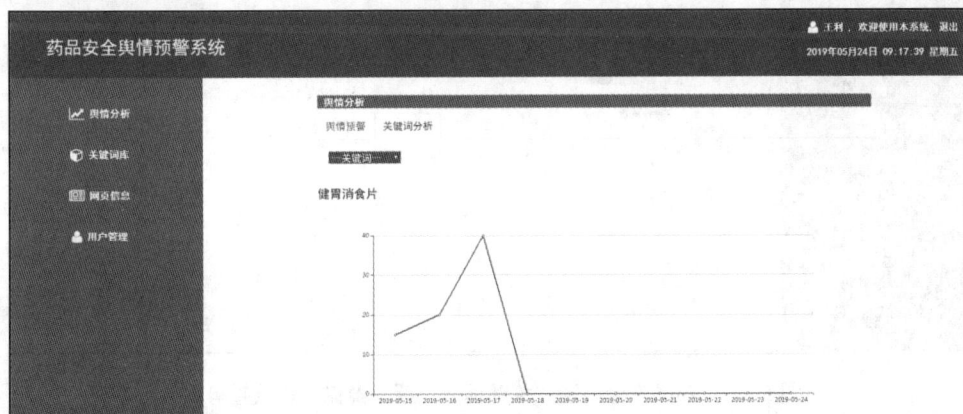

图 5-110　药品安全舆情"关键词——健胃消食片"舆情趋势图

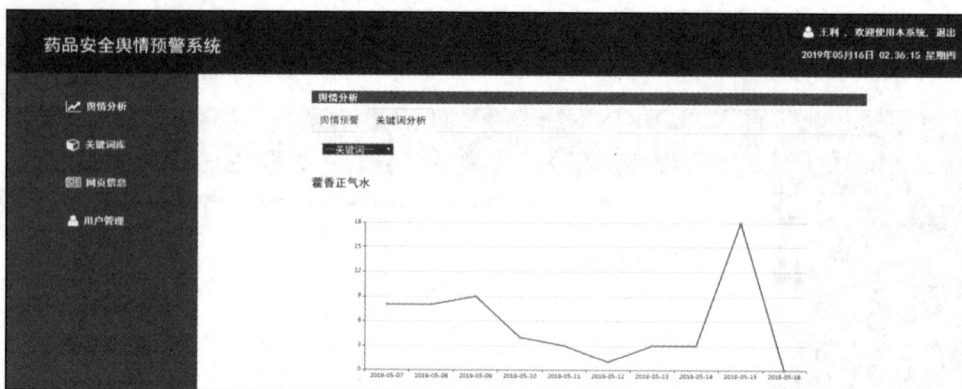

图 5-111 药品安全舆情"关键词——藿香正气水"舆情趋势图

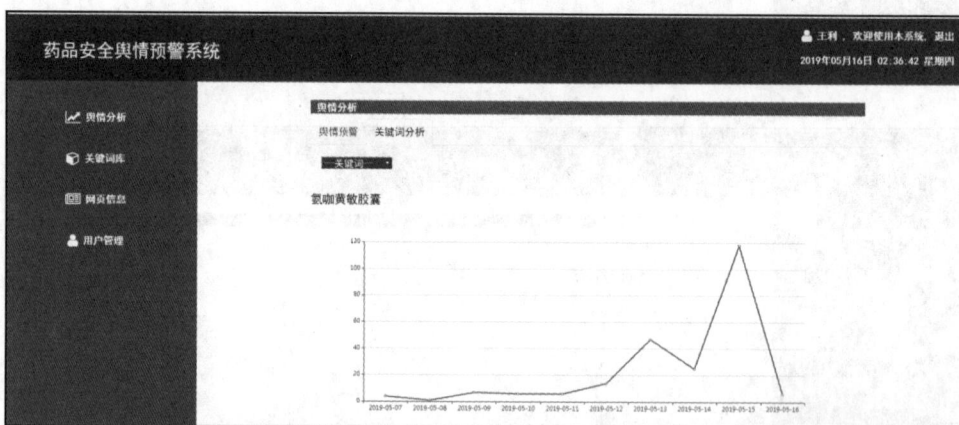

图 5-112 品安全舆情"关键词——氨咖黄敏胶囊"舆情趋势图

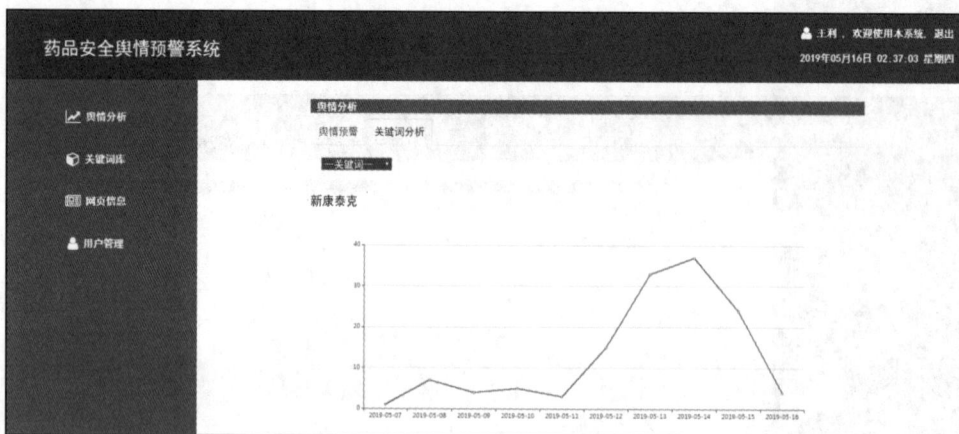

图 5-113 药品安全舆情"关键词——新康泰克"舆情趋势图

（2）药品安全舆情分析模块核心代码

舆情预警数据分析，主要在于获取网页信息，建立时间序列表，并构建系统阈值范围，由预警范围，获取关键词的预警等级。完成这部分的主要功能代码如下：

```
package com.cn.service.impl;
@Service
@Transactional
public class AnalysisServiceImpl implements AnalysisService{

    @Autowired
    private NewsService newsService;

    @Autowired
    private KeyWordService keyWordService;

    @Override
    public     List<TimePageNumber>     getTimeNumberListByKeyWord   （ String     keyword,
ArrayList<News> newsList） {
        List<TimePageNumber> result = new ArrayList<TimePageNumber> （） ;
        LinkedHashMap<String, Integer> resultMap = new LinkedHashMap<String, Integer>（）;

        SimpleDateFormat sdf = new SimpleDateFormat （"yyyy-MM-dd"） ;

        Date today = new Date （） ;
        for （int i = -9; i <= 0; i++） {
            Date date = DateUtil.getBeforeOrAfterDate （today, i） ;
            resultMap.put （sdf.format （date） , 0） ;
        }

        for （News news : newsList） {
            String dtime = sdf.format （news.getDtime （） ） ;
            Integer pageNumber = resultMap.get （dtime） ;
            if （resultMap.get （dtime） != null） {
                pageNumber += 1;
                resultMap.put （dtime, pageNumber） ;
            }
        }

        for （String key : resultMap.keySet （） ） {
            TimePageNumber temp = new TimePageNumber （） ;
            temp.setDate （key） ;
            temp.setPageNumbers （resultMap.get （key） ） ;
            result.add （temp） ;
        }

        return result;
    }

    @Override
    public Integer getPreditValueByGM （ArrayList<Integer> pageNumbers） {
        GrayModel gs = new GrayModel （） ;
        //设置原序列
        double[] sourceNumbers = this.convertIntegerArrayToDoubleArray （pageNumbers） ;
        //构建灰色预测模型
        gs.build （sourceNumbers） ;
        //获取预测值
```

```
            Integer preditValue = （int）  gs.nextValue（0）；
            if （preditValue<0）  {
                preditValue=0;
            }
        //将预测值转换为整数型
          return preditValue;
    }

    @Override
    public Integer getAlertLevel（Integer pageNumber）  {
        if（pageNumber == null || pageNumber < 0）  {
            return null;
        }
        if（pageNumber <= 100）  {
            return 1;
        }else if（pageNumber > 100 && pageNumber <= 800）{
            return 2;
        }else if（pageNumber > 800 && pageNumber <= 1500）  {
            return 3;
        }else {
            return 4;
        }
    }

    public double[] convertIntegerArrayToDoubleArray（ArrayList<Integer> source）  {
        if （source == null || source.size（）  == 0）  {
            return null;
        }

        double[] target = new double[source.size（）];

        for （int i = 0; i <  source.size（）; i++）  {
            target[i] = source.get（i）.doubleValue（）;
        }

        return target;
    }

    /*
     * 获取所有关键词的预警信息并按照预测值排序
     * @return 关键词，时序表，预测值，预警等级
     *
     */
    @Override
    public List<AnalizedData> getAllKeyWordAnalizedData（）  {
        List<AnalizedData>  result = new ArrayList<AnalizedData>（）;
        //获取数据库所有关键词
        List<News> newsList = newsService.selectAllNewstab（）;
        //获取数据库所有网页信息
        List<KeyWord> keywordList = keyWordService.selectAllKeystrings（）;

        //这个HashMap用来存放关键词及其对应的网页信息列表
        HashMap<String,  ArrayList<News>>  allKeyWordAndNewsMap  =  new
HashMap<String, ArrayList<News>>（）;
```

```
                //初始化HashMap，遍历关键词，并初始化对应的网页信息列表存入HashMap中
                for（KeyWord item : keywordList）  {
                        allKeyWordAndNewsMap.put（item.getKeyword（），new ArrayList<News>（））;
                }

                //遍历所有的网页信息，进行归类
                for（News item : newsList）  {
                        //获取网页信息的关键词
                        String keyword = item.getKeyword（）;
                        //获取HashMap中对应的关键词的网页列表
                        ArrayList<News> keywordNewsMap = allKeyWordAndNewsMap.get（keyword）;
                        //如果网页列表不为空，即关键词存在，则将这条网页新闻加入列表
                        if（keywordNewsMap != null）  {
                                keywordNewsMap.add（item）;
                                //由于关键词已经存在，所以这句代码本质上是更新对应的网页列表
                                allKeyWordAndNewsMap.put（keyword, keywordNewsMap）;
                        }
                }

                //分析关键词的网页信息获取对应分析后的数据
                for（KeyWord item : keywordList）  {
                        AnalizedData temp = new AnalizedData（）;
                        //获取关键词
                        String keyword = item.getKeyword（）;
                        temp.setKeyword（keyword）;
                        //获取相关网页
                        temp.setPages（allKeyWordAndNewsMap.get（keyword））;
                        //获取时间序列表
                        List<TimePageNumber> timePageNumbers = this.getTimeNumberListByKeyWord
（keyword, allKeyWordAndNewsMap.get（keyword））;
                        temp.setTimePageNumbers（timePageNumbers）;
                        //获取预测值
                        Integer    preditValue    =    this.getPreditValueByGM    （    getPageNumbers
（timePageNumbers））;
                        temp.setPredictValue（preditValue）;
                        //获取预警类型
                        Integer alertLevel = this.getAlertLevel（preditValue）;
                        temp.setAlertLevel（alertLevel）;

                        result.add（temp）;
                }

        return result;
        }

    public ArrayList<Integer> getPageNumbers（List<TimePageNumber> timePageNumbers）{
                ArrayList<Integer> result   = new ArrayList<Integer>（）;

                for（TimePageNumber temp : timePageNumbers）  {
                        result.add（temp.getPageNumbers（））;
                }

        return result;
```

```
        }

        @Override
        public List<TimePageNumber> getTimeNumberListByKeyWord（String keyword） {
            List<AnalizedData>   result = new ArrayList<AnalizedData>（）;
            //获取关键词所有的网页信息
            ArrayList<News> newsList = （ArrayList） newsService.selectNewstabByKeyword
（keyword）;
            //获取时间序列表
            List<TimePageNumber> timePageNumbers = this.getTimeNumberListByKeyWord
（keyword, newsList）;

            return timePageNumbers;
        }

        @Override
        public List<AnalizedData> getAllKeyWordAnalizedData（Integer level） {
            List<AnalizedData>   result = new ArrayList<AnalizedData>（）;
            //获取数据库所有关键词
            List<News> newsList = newsService.selectAllNewstab（）;
            //获取数据库所有网页信息
            List<KeyWord> keywordList = keyWordService.selectAllKeystrings（）;

            //这个HashMap用来存放关键词及其对应的网页信息列表
            HashMap<String,   ArrayList<News>>   allKeyWordAndNewsMap   =   new
HashMap<String, ArrayList<News>>（）;

            //初始化HashMap，遍历关键词，并初始化对应的网页信息列表存入HashMap中
            for（KeyWord item : keywordList） {
                allKeyWordAndNewsMap.put（item.getKeyword（）, new ArrayList<News>（））;
            }

            //遍历所有的网页信息，进行归类
            for（News item : newsList） {
                //获取网页信息的关键词
                String keyword = item.getKeyword（）;
                //获取HashMap中对应的关键词的网页列表
                ArrayList<News> keywordNewsMap = allKeyWordAndNewsMap.get（keyword）;
                //如果网页列表不为空，即关键词存在，则将这条网页新闻加入列表
                if（keywordNewsMap != null） {
                    keywordNewsMap.add（item）;
                    //由于关键词已经存在，所以这句代码本质上是更新对应的网页列表
                    allKeyWordAndNewsMap.put（keyword, keywordNewsMap）;
                }
            }

            //分析关键词的网页信息获取对应分析后的数据
            for（KeyWord item : keywordList） {
                AnalizedData temp = new AnalizedData（）;
                //获取关键词
                String keyword = item.getKeyword（）;
                temp.setKeyword（keyword）;
                //获取相关网页
```

```
            temp.setPages（allKeyWordAndNewsMap.get（keyword））；
            //获取时间序列表
            List<TimePageNumber> timePageNumbers = this.getTimeNumberListByKeyWord
（keyword, allKeyWordAndNewsMap.get（keyword））；
            temp.setTimePageNumbers（timePageNumbers）；
            //获取预测值
            Integer    preditValue   =    this.getPreditValueByGM    （ getPageNumbers
（timePageNumbers））；
            temp.setPredictValue（preditValue）；
            //获取预警类型
            Integer alertLevel = this.getAlertLevel（preditValue）；
            temp.setAlertLevel（alertLevel）；

            if（alertLevel.equals（level））  {
                result.add（temp）；
            }
        }
        return result;
    }
}
```

2. 药品安全舆情预警子模块

（1）药品安全舆情预警模块界面

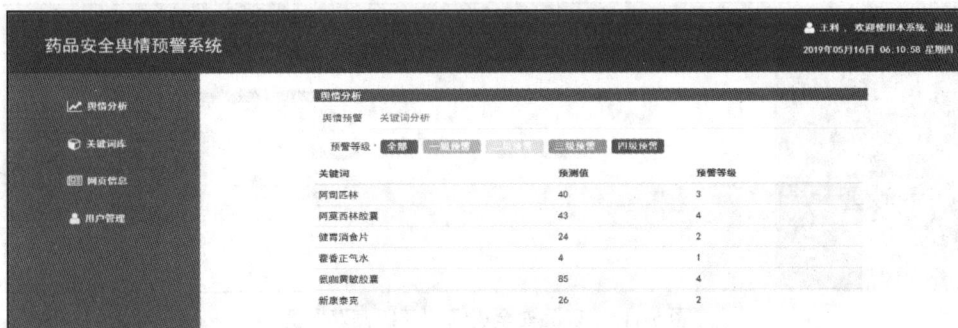

图 5-114　药品安全舆情"舆情预警"总览图

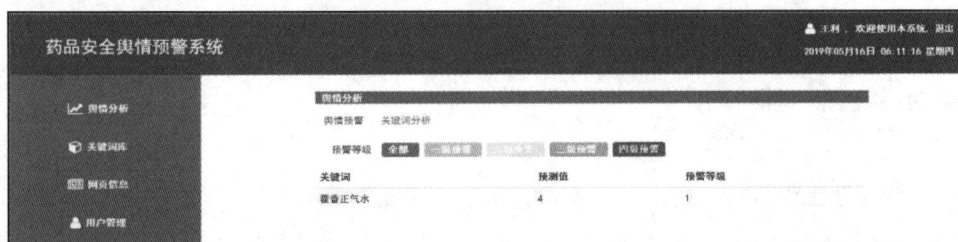

图 5-115　药品安全舆情"一级预警"图

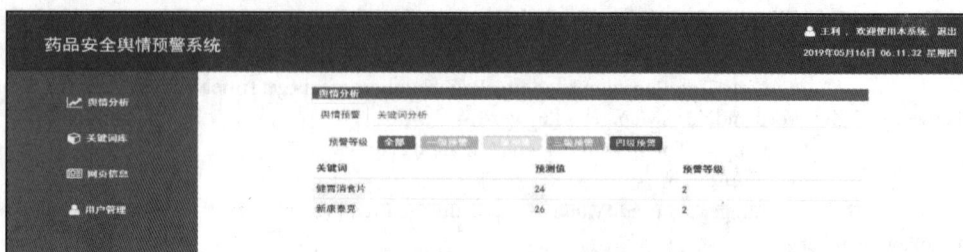

图 5-116　药品安全舆情"二级预警"图

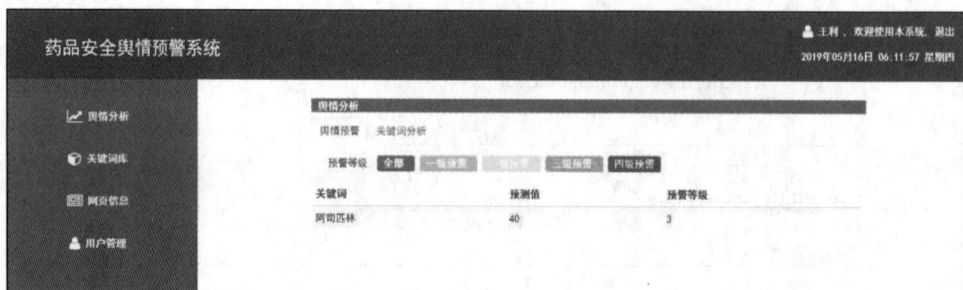

图 5-117　药品安全舆情"三级预警"图

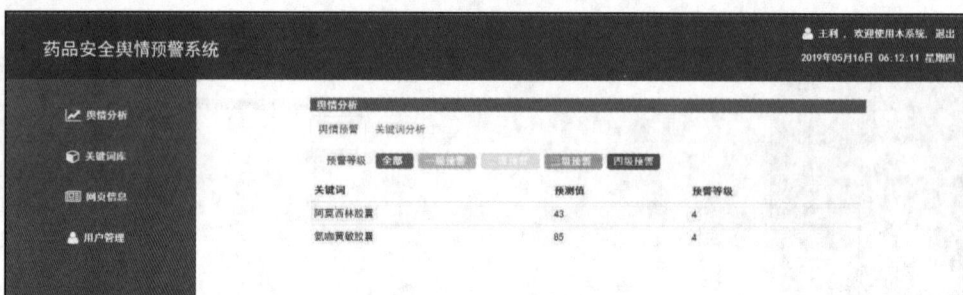

图 5-118　药品安全舆情"四级预警"图

（2）药品安全舆情预警核心模块代码

```
package com.cn.util;

public class GrayModel {
    private double a0, a1, a2;
    private int size;
    private double error;

    public GrayModel（） {
    }

    public void build（double[] x0） {
        size = x0.length;
        double[] x1 = new double[size];
        x1[0] = x0[0];
```

```
for （int i = 1; i < size; i++） {
    x1[i] = x0[i] + x1[i - 1];
}
double[][] b = new double[size - 1][2];
double[][] bt = new double[2][size - 1];
double[][] y = new double[size - 1][1];
for （int i = 0; i < b.length; i++） {
    b[i][0] = - （x1[i] + x1[i + 1]） / 2;
    b[i][1] = 1;
    bt[0][i] = b[i][0];
    bt[1][i] = 1;
    y[i][0] = x0[i + 1];
}
double[][] t = new double[2][2];
multiply （bt, b, t）;
t = inverse （t）;
double[][] t1 = new double[2][size - 1];
multiply （t, bt, t1）;
double[][] t2 = new double[2][1];
multiply （t1, y, t2）;
a0 = t2[0][0];
double u = t2[1][0];
a2 = u / a0;
a1 = x0[0] - a2;
a0 = -a0;

error = 0;
for （int i = 0; i < x0.length; i++） {
    double d = （x0[i] - getX0 （i））;
    error += d * d;
}
error /= x0.length;
}

/**
 * 误差
 *
 * @return
 */
public double getError （） {
    return error;
}

double getX1 （int k） {
    return a1 * Math.exp （a0 * k） + a2;
}

double getX0 （int k） {
    // return a0 * a1 * Math.exp （a0 * k）;
    if （k == 0）
        return a1 * Math.exp （a0 * k） + a2;
    else
        return a1 * （Math.exp （a0 * k） - Math.exp （a0 * （k - 1）））;
}
```

```
/**
 * 预测后续的值
 *
 * @param index
 * @return
 */
public double nextValue（int index） {
    if （index < 0）
        throw new IndexOutOfBoundsException（）;
    return getX0（size + index）;
}

/**
 * 预测下一个值
 *
 * @return
 */
public double nextValue（） {
    return nextValue（0）;
}

static double[][] inverse（double[][] t） {
    double[][] a = new double[2][2];
    double det = t[0][0] * t[1][1] - t[0][1] * t[1][0];
    a[0][0] = t[1][1] / det;
    a[0][1] = -t[1][0] / det;
    a[1][0] = -t[0][1] / det;
    a[1][1] = t[0][0] / det;
    return a;
}

static void multiply（double[][] left, double[][] right, double[][] dest） {
    int n1 = left.length;
    int m1 = left[0].length;
    int m2 = right[0].length;
    for （int k = 0; k < n1; k++） {
        for （int s = 0; s < m2; s++） {
            dest[k][s] = 0;
            for （int i = 0; i < m1; i++） {
                dest[k][s] += left[k][i] * right[i][s];
            }
        }
    }
}

/*
 * 只是一个灰色预测模型的测试用例与项目本身无关
 */
public static void main（String[] args） {
    GrayModel gs = new GrayModel（）;
    // 函数  sin+cos
    double[] y = new double[10];
    double step = 0.001;
    double x = 0.001;
    for （int i = 0; i < y.length; i++） {
```

```
            y[i] = Math.sin（x） + Math.cos（x）;
            x += step;
        }
        gs.build（y）;
        for （int i = 0; i < 5; i++） {
            // 真实值与预测值的差值
            System.out.println（Math.sin（x） + Math.cos（x） - gs.nextValue（i））;
            x += step;
        }
        System.out.println（Math.sqrt（gs.getError（）））;
    }
}
```

3.药品安全舆情预警关键词模块

药品安全舆情预警系统可以动态地从本地数据库获取舆情预警关键词，用户可查看舆情预警关键词。

（1）药品安全舆情关键词模块界面

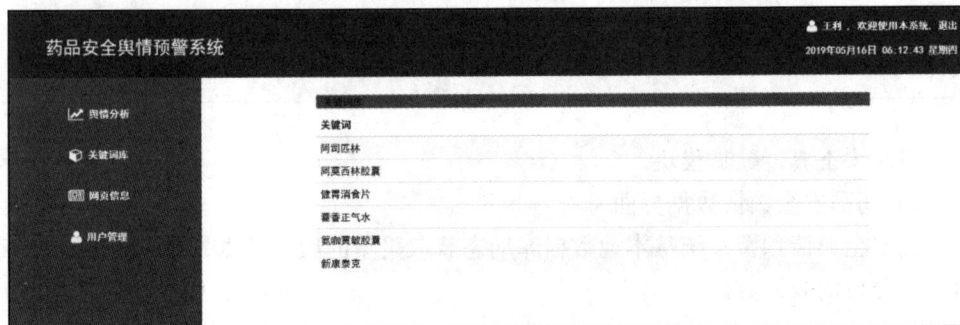

图 5-119　药品安全舆情"舆情关键词"图

（2）药品安全舆情关键词核心代码

舆情关键词展示模块核心代码在系统业务Service包中，核心代码如下：

```
package com.cn.service;
……，
……，
public interface KeyWordService {
    /**
     * 根据编号查询关键词信息
     * @param id
     * @return
     */
    public KeyWord selectKeystringsById（Integer id）;

    /**
     * 查询所有关键词信息
     * @return
     */
```

```
            public List<KeyWord> selectAllKeystrings（）;
    }

    package com.cn.service.impl;

    @Service
    @Transactional
    public class KeyWordServiceImpl implements KeyWordService{

        @Autowired
        private KeyWordDao keyWordDao;

        @Override
        public KeyWord selectKeystringsById（Integer id）{
            return keyWordDao.selectKeystringsById（id）;
        }
    @Override
            public List<KeyWord> selectAllKeystrings（）{
            return keyWordDao.selectAllKeystrings（）;
        }

    }
```

4. 药品安全舆情数据模块

（1）药品安全舆情数据界面

药品安全舆情预警系统从本地数据库动态获取采集的舆情数据，管理员和用户可以实时所要分析的舆情数据。

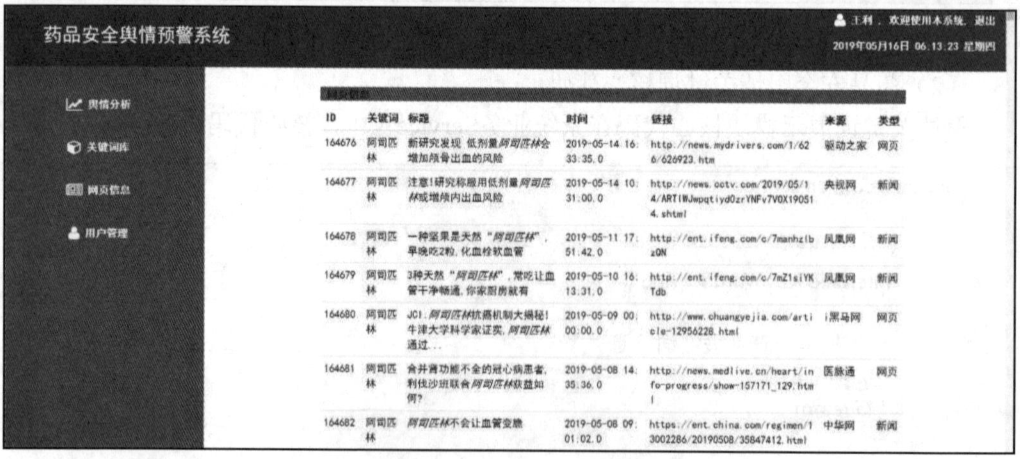

图 5-120　药品安全舆情"舆情数据"图

（2）药品安全舆情数据模块核心代码

舆情关键词展示模块核心代码在系统业务Service包中，核心代码如下：

```
package com.cn.service;
public interface NewsService {
    /**
     * 根据关键词id查询网页新闻信息
     * @param keyid
     * @return
     */
    public List<News> selectNewstabByKeyId（Integer keyid）;

    /**
     * 根据关键词字段查询网页新闻信息
     * @param keyword
     * @return
     */
    public List<News> selectNewstabByKeyword（String keyword）;

    /**
     * 获取所有网页新闻信息
     * @param keyword
     * @return
     */
    public List<News> selectAllNewstab（）;
}

package com.cn.service.impl;
@Service
@Transactional
public class NewServiceImpl implements NewsService{
    @Autowired
    private NewsDao newsDao;

    @Override
    public List<News> selectNewstabByKeyId（Integer keyid）  {
        return newsDao.selectNewstabByKeyId（keyid）;
    }

    @Override
    public List<News> selectNewstabByKeyword（String keyword）  {
        return newsDao.selectNewstabByKeyword（keyword）;
    }

    @Override
    public List<News> selectAllNewstab（）  {
        return newsDao.selectAllNewstab（）;
    }

}
```

5.8　本章小结

随着信息和网络技术的发展，网络已日益成为舆论传播和热点聚集的源头。本章通过对药品安全网络舆情的国内外发展现状和相关的理论基础的研究，确定了药品安全舆情预警的核心业务。在这些已获得的理论基础上，选择了药品的预警模型为灰色预警模型，为预警系数的计算和预警等级的报告奠定了基础。最后，通过理论指导实践，综合运用计算机方面的专业知识实现了药品安全舆情预警系统的开发。本章的主要内容可以总结为以下几个方面：（1）建立了药品安全网络舆情的指标体系。要实现药品安全舆情预警，要确定药品安全舆情的指标项，通过查阅文献资料，从舆情来源指标、传播扩散指标、预警等级指标，其中最主要的指标项为预警等级指标，整个系统的预警都是根据预警等级指标的阈值范围进行预警。（2）确定了药品安全舆情信息的采集方式。本系统采用金石舆情监测系统提供的最近十日内的药品安全舆情数据，作为舆情预警数据。该舆情采集系统主要根据预设的关键词对舆情数据进行采集。（3）确定了药品安全舆情信息预警的预警模型。通过查阅相关文献，备选的预警模型有：灰色预测模型GM（1，1）模型、组合预测模型、Logistic模型、多级模糊综合评判模型。从预警的准确度、系统实现的难度等方面综合考虑，药品安全舆情预警系统采用的是灰色预警模型。（4）实现了药品安全舆情的分析和预警。通过灰色模型的预测算法，基本实现了对近十日内的药品安全舆情数据进行舆情趋势分析和药品安全舆情的预警。

由于药品安全网络舆情的形成速度快、传播迅速、影响范围大，如果药品安全相关的监管和执法部门不能及时发现当前的热点舆情，并进行相应的监控和及时的引导，很容易对当前的药品产业链产生相当严重的后果，对社会经济的稳定及发展产生不良影响。因此建立药品安全舆情预警系统具有重要意义。

本章参考文献

[1] 金丹.食品安全领域惩罚性赔偿法律制度研究[D].天津：天津财经大学，2018.

[2] 行程.基于海量数据分析的食品药品安全检测系统[D].西安：西安工业大学，2017.

[3] 朱凤才，沈孝兵.公共卫生应急[M].南京：东南大学出版社，2017.

[4] 蔡少芳.医药卫生网络舆情、建议提案与卫生政策的相关性分析[D].北京：北京中医药大学，2017.

[5] 刘萍，赵鹏娟.提升药品监管全面质量的国外经验与启示[J].经济研究导刊，2013（8）：156-157.

[6] McGuffin M. Should herbal medicines beregulated asdrugs[J].Clinical Pharmacology and Thereapeutics，2008，83（3）：393-395.

[7] 郭莹，袁红梅.美国的药品安全监管体制对我国的启示[J].中国药物警戒，2013，10（10）：607-608，613.

[8] AdrieJ M Beulens，Douwe-FritsBroens，Peter Folstar，et al. Food safety and transparency in food chains and networks Relationships and challenges[J].Food Control，2003，16（6）：481-486.

[9] Taylor. Preparing American food safety for the Twenty-Firstcentury[J]. Food and Drug

Law Journal，2007（34）：56-58.

[10] 张秋，陈慧，姚立辉.从药用胶囊铬超标系列事件浅析如何建立我国药品安全快速预警与应急处置机制[J].中国药师，2018，21（3）：472-474.

[11] 袁小量，李冰倩.食品药品安全事件网络舆情预警策略研究[J].中国市场，2017（34）：87-88.

[12] 刘红茹.及时应对、正确引导食品药品安全舆情[N].中国医药报，2013-08-14（002）.

[13] 刘琼辉.关于对河北省食品药品安全应急管理问题的研究[D].保定：河北大学，2015.

[14] 毛颖新，夏琼.完善五大机制加强舆情管理[J].中国食品药品监管，2015（10）：47-48.

[15] 袁小量，王慧文.药品安全事件网络舆情传播规律研究——以"山东非法经营疫苗"事件为例[J].中国管理信息化，2016，19（22）：171-172.

[16] 潘琪，王广平.我国药品安全网络舆情现状及应对措施[J].医药导报，2015，34（4）：562-565.

[17] 秦邦政.舆情工作：积极面对正确引导[N].中国医药报，2015-12-02（004）.

[18] 邓兴广.密切跟踪妥善应对全面提升网络舆情应急处置能力[J].中国食品药品监管，2014（2）：26-27.

[19] 金宏妍，周率，姜学永.新媒体视域下的食品药品安全监管过程中的公民参与[J].辽宁行政学院学报，2014，16（11）：59-60.

[20] 王一.新媒体时代食品安全舆情危机处置研究[D].济南：山东师范大学，2016.

[21] 韦月琼，覃国孙，闭敏.食品药品广播电视舆情监测系统设计与实现[J].广播与电视技术，2018，45（2）：109-111.

[22] 曾润喜，杜换霞，王君泽.网络舆情指标体系、方法与模型比较研究[J].情报杂杂质志，2014，33（4）：96-101.

[23] 林琛.基于网络舆论形成过程的舆情指标体系构建研究[J].情报科学，2015，33（1）：146-149，161.

[24] 王青，成颖，巢乃鹏.网络舆情监测及预警指标体系构建研究[J].图书情报工作，2011（8）：54-57.

[25] 毋建军.网络舆情及其指标体系构建研究述略[J].长江大学学报（社会科学版），2013，36（10）：128-129.

[26] 冯姝慧.食品安全网络舆情监测与预警研究[D].厦门：集美大学，2015.

[27] 张旺.互联网舆情信息监测管理系统的设计与实现[D].长沙：湖南大学，2018.

[28] 孔雪，王丽，冯益华.灰色预测GM（1，1）模型应用现状与展望[J].齐鲁工业大学学报，2018，32（6）：49-53.

[29] 连芷萱，连增水，张秋波，等.面向突发事件的网络衍生舆情预警模型与实证研究[J].情报杂志，2019，38（3）：133-140.

[30] 张巍，陈俊杰.基于Logistic模型的医疗网络舆情监控与预警系统的研究[J].电脑知识与技术，2018，14（4）：10-11.

[31] 刘万敏.涉医网络舆情监控与预警系统设计与实现[D].北京：中国科学院大学（工

程管理与信息技术学院），2014.

[32] 戴媛，郝晓伟，郭岩，等.基于多级模糊综合评判的网络舆情安全评估模型研究[J].
信息网络安全，2010（5）：60-62.